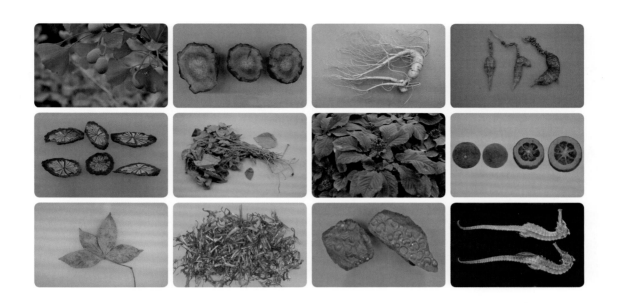

# 中药鉴定学通论

—— 方法·应用·图谱

## 下册

**主编单位**

范崔生全国名中医传承工作室

江中药业股份有限公司

上海科学技术出版社

# 目录

## 下　册

**第十一章 ／ 植物类中药：全草类 / 735**

## 第十五章　矿物类中药 / 941

## 索引

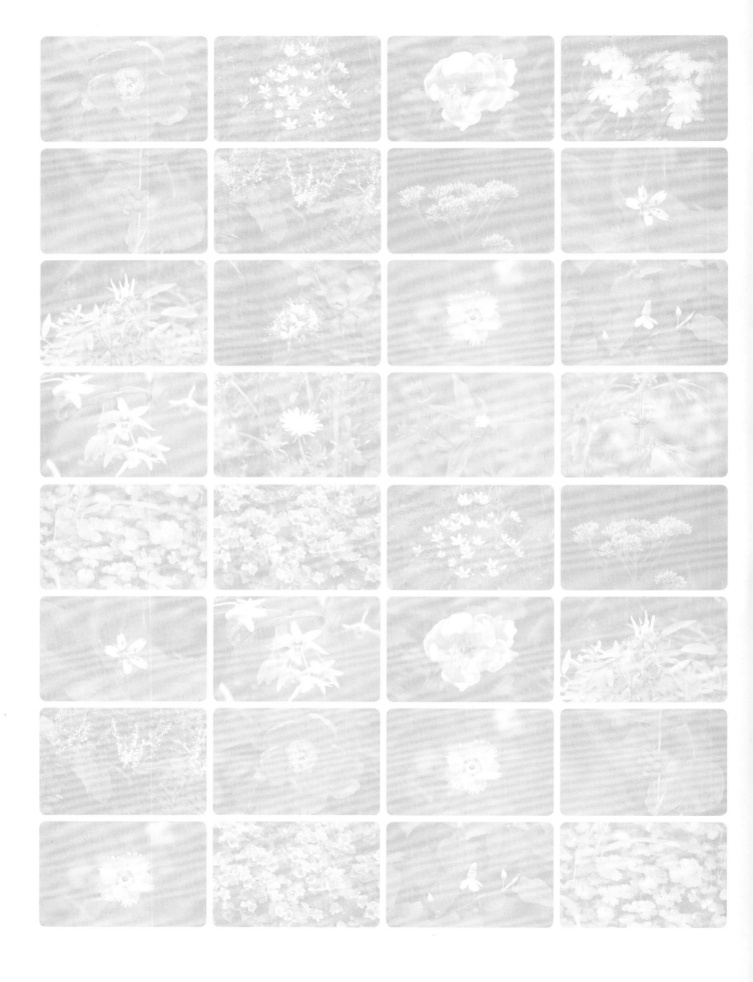

# 第九章

# 植物类中药：花类

## 鸡冠花

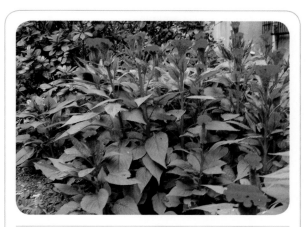

A. 植物

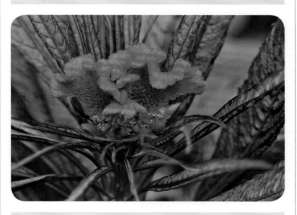

B. 花

图 9-1-1　鸡冠花植物

CELOSIAE CRISTATAE FLOS

本品见于《嘉祐本草》。李时珍曰："以花状命名。"又曰："鸡冠处处有之。三月生苗，入夏高者五六尺，矮者才数寸。其叶青柔，颇似白苋菜而窄，梢有赤脉。其茎赤色，或圆或扁，有筋起。六七月梢间开花，有红、白、黄三色。其穗圆长而尖者，俨如青葙之穗；扁卷而平者，俨如雄鸡之冠……花最耐久，霜后始蔫。"

[来源]　为苋科植物鸡冠花 Celosia cristata L.的干燥花序。

[植物形态]　一年生草本，高40～80 cm。茎直立，近上部扁平，绿色或带红色。单叶互生，叶片长卵形或卵状披针形，先端渐尖或长尖，全缘。穗状花序顶生或茎上部腋生，扁平似鸡冠状；苞片、小苞片和花被片紫红色、黄色、黄白色或淡红色，干膜质，宿存；雄蕊5，花丝下部合生成环状。胞果卵形，盖裂，包于宿存花被内。花期7—9月，果期9—10月。（图9-1-1）

[产地]　全国大部分地区有产。

[采收加工]　8—10月间，花序充分长大，并有部分果实成熟时，剪下花序，晒干。

[药材鉴别]　性状鉴别　为块状的穗状花序，呈鸡冠状，肥厚而扁，长8～25 cm，宽5～20 cm。表面淡紫色、淡红色或黄白色。每花宿存的苞片及花被片均呈膜质。成熟果实盖裂，种子黑色，略呈扁圆肾形，有光泽。体轻，质柔韧。气微，味淡。（图9-1-2）

[成分]　含黄酮类成分槲皮素、异鼠李素、山柰酚、木犀草素、山柰苷等。含甜菜拉

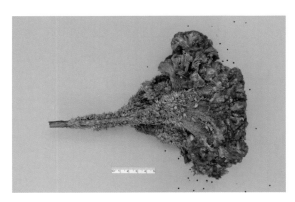

图9-1-2　鸡冠花药材

因类成分苋菜红（amaranthin）（黄色花序中含微量苋菜红苷，红色花序中主要含苋红素）等水溶性天然色素，从其种子中分离出的化合物成分有对羟基苯乙醇、山柰酚、槲皮素、β-谷甾醇、2-羟基十八烷酸、豆甾醇和4种皂苷（celosin A/B/C/D）以及其他成分等。花序中维生素$B_1/B_2/C/E$及茎叶中β-胡萝卜素均较一般蔬菜含量高。花、种子均含有18种氨基酸，包括8种必需氨基酸，以谷氨酸的含量最高。种子含脂肪油。

[贮藏保管]　置通风干燥处。

[功效]　性凉，味甘、涩。收涩止血，止带，止痢。用于吐血，崩漏，便血，痔血，赤白带下，久痢不止。

[用法用量]　6～12 g。

# 辛　夷

MAGNOLIAE FLOS

本品记载于《五十二病方》中，《神农本草经》列为上品。李时珍谓："夷者黄也，其苞初生如荑而味辛也。"《植物名实图考》载曰："木笔即辛夷，分紫瓣和白瓣两种。"紫瓣指紫玉兰 *Magnolia lilifora* Desr.，白瓣应是 *Magnolia denudate* Desr. 等植物。

[别名]　木笔花。

[来源]　为木兰科植物望春花 *Magnolia biondii* Pamp.、玉兰 *Magnolia denudate* Desr. 及武当玉兰 *Magnolia sprengeri* Pamp. 的干燥花蕾。

[植物形态]　望春花　落叶乔木。叶互生，叶片长椭圆状披针形，先端渐尖，基部圆形或楔形，全缘，两面均无毛，幼时下面脉上有毛。花先于叶开放，单生枝顶，直径6～8 cm；花萼3，近线形；花瓣6，2轮，白色，外面基部常带紫色；雄蕊多数；心皮多数，分离，子房1室，胚珠2。花期3月。（图9-2-1）

玉兰　与望春花的主要区别为：叶宽，倒卵形至倒卵状矩圆形，顶端短突尖，基部楔形或宽楔形，上面有光泽，下面被柔毛。花大，白色，直径12～15 cm；萼片与花瓣无明显区别，共9片。（图9-2-2）

武当玉兰　与望春花的主要区别为：叶倒卵形或倒卵状长圆形，先端钝或急短尖，叶背中脉两侧和脉腋密被白色长毛。花被多为12片，外面粉红色，基部色更深，内面白色。

[产地]　主产于河南、安徽、江西、湖北、四川、陕西等省。河南南召县为道地药材产区。

[采收加工]　春初花未开放时，选晴天采收，采时应逐朵齐花柄处摘下，切勿损伤树枝，因花芽是在头一年夏秋已形成，否则影响第2年的产量。采收后，白天摊开阴干，晚间堆放一起。阴至半干时，再堆放1～2日，然后阴至全干。如遇雨天，可烘干至半干时，同样堆放1～2日，再低温烘至全干。

[药材鉴别]　性状鉴别　呈毛笔状，有的基部具木质短枝梗。花蕾长2～3.8 cm，直径1～1.8 cm。外具2～3片苞片，苞片外表面密被黄绿色或灰白色光亮的长柔毛，剥去苞片后，可见3片小型萼片与6片花瓣或9片花被；武当玉兰多为12片，每轮3片，显油性。除去花被，内有多数棕黄色或黄绿色的雄蕊和雌蕊。质轻脆。气香，味辛凉而稍苦。（图9-2-3）

传统鉴别　会春花：主产于河南伏牛山区及桐柏山区；伏牛山以南坡的南召、鲁山等县产量最大，在禹县集散。花蕾紧闭，外被绿色浓厚茸毛，光泽鲜艳，剥开内有紫红色花瓣，花梗短少，芳香清郁。为药材主流品种，品质最优，占收购量60%～70%。来源多为望春花 *Magnolia biondii* Pamp.

安春花：主产安徽南部，经安庆集散，故名"安春花"。花蕾形大松泡，外被毛茸多

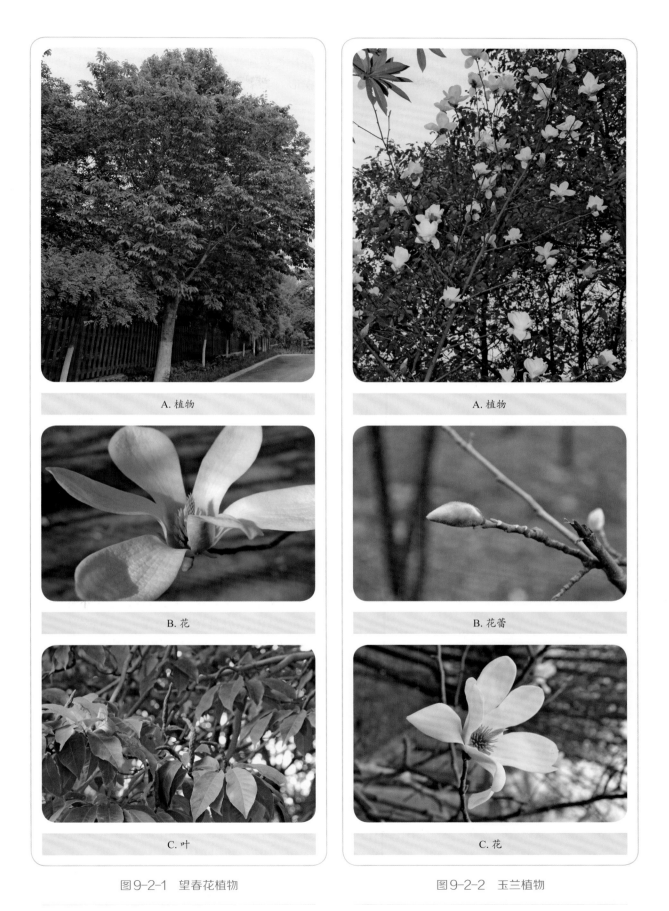

A. 植物

B. 花

C. 叶

图9-2-1　望春花植物

A. 植物

B. 花蕾

C. 花

图9-2-2　玉兰植物

委黄。多作香料用。来源多为玉兰 *Magnolia denudate* Desr.

湖北春花、陕春花和川春花：主要来源为武当玉兰 *Magnolia sprengeri* Pamp.，主产于湖北巴东、建始，陕西安康、宁陕，四川江油、北川。多为地区用商品。

以完整、气香、无梗者为佳。

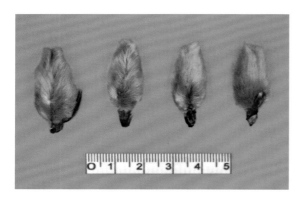

图9-2-3 辛夷药材

［成分］ 望春花 含木兰脂素（magnolin）；挥发油3%～5%，油中主成分为β-蒎烯、桉油精（cineole）、樟脑（camphor）、鹅掌楸树脂醇、β-二甲醚、望春花素（magnolin）、法式玉兰素（fargesin）、松脂素二甲醚（pinoresinol dimethylether）、d-乌药碱等。

玉兰 挥发油主要含橙花叔醇、桉油精等50种成分。另含6种木脂素成分。

武当玉兰 挥发油主要成分为β-蒎烯、香桧烯、反式丁香烯、乙酸龙脑酯、丁香烯氧化物、β-桉油醇等。

［贮藏保管］ 置阴凉干燥通风处。本品虫不蛀。

［功效］ 性温，味辛。散风寒，通鼻窍。用于风寒头痛，鼻塞流涕，鼻鼽，鼻渊。

［用法用量］ 3～10 g，包煎；外用适量。

［方例］ 辛夷散（《济生方》）：辛夷仁，白芷，升麻，藁本（去芦），防风（去芦），羌活（去芦），川芎，细辛，木通，甘草（炙）。主治肺虚，风寒湿邪外袭，鼻内壅塞，涕出不已，气息不通，或不闻香臭。

［论注］ （1）辛夷是一味常用的辛温解表药。其植物有花白、紫2种，白花类群多分布在长江以南，而紫花类群多分布于长江以北；花瓣紫色深浅多是这一药用类群耐寒强弱特性的表现。望春玉兰 *Magnolia biondii* Pamp. 和武当玉兰 *Magnolia sprengeri* Pamp. 是这一类群中分布北部端域的种类，也是古代医家推崇的优质种源。植物玉兰 *Magnolia denudata* Desr. 白色，属于这一药用类群的南方种类，自明清被关注，于近代成为药用主体，但在种内分布的北部端域形成了道地产区。

（2）紫玉兰 *Magnolia lilifora* Desr.，是宋代《本草衍义》所载开紫花的一种辛夷，自古至今不是药用主体。本品树小为灌木，并非乔木而产花数量少，现多为庭园栽培作观赏植物，提供药材产量较少。《中国药典》1963年版仅收紫玉兰一种原植物，1977年版收载规定望春花、玉兰、紫玉兰3种植物，1985年版及后期药典保持望春花和玉兰为原植物，因紫玉兰商品量很少而删去，增加了武当玉兰。药材性状与望春玉兰相似。

# 月季花

ROSAE CHINENSIS FLOS

本品始载于《本草纲目》，列于草部蔓草类。时珍曰："处处人家多栽插之，亦蔷薇类也。青茎长蔓硬刺，叶小于蔷薇，而花深红，千叶厚瓣，逐月开放，不结子也。"

［别名］ 月月红，四季花。

［来源］ 为蔷薇科植物月季 *Rosa chinensis* Jacq. 的花蕾或初开放的花。

［植物形态］ 常绿灌木，茎、枝有钩状皮刺。羽状复叶互生，小叶3～5片，少为7片；叶片长椭圆形或椭圆状卵形，边缘有锐锯齿，两面无毛；叶柄和叶轴散有钩状皮刺和短腺毛。花单生或数朵丛生于枝顶；萼裂片卵形，有的羽状分裂，内密被黄白色绒毛，边缘有腺毛；花瓣红色或玫瑰色，多重瓣；雄、雌蕊均多数。蔷薇果卵形或梨形，红色，萼宿存。花期5—9月。（图9-3-1）

［产地］ 原产于我国江苏省，全国均有栽培。

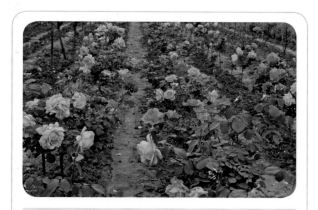

A. 植物

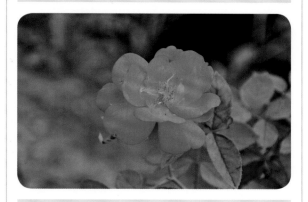

B. 花

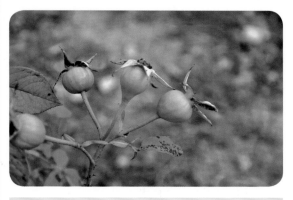

C. 果

图9-3-1　月季植物

[采收加工]　采花蕾或初开之花，低温烘干或弱阳光晒干。

[药材鉴别]　性状鉴别　花蕾球形或卵圆形，长1.5～2.5 cm，直径0.7～1.5 cm。有较长的柄，花托比玫瑰花长而尖圆。萼片5，有的羽状分裂，大多向下反折，背面黄绿、黄橙色，有疏毛，内面被黄白色绒毛。花瓣紫红色或粉红色，多重瓣。质轻而脆，易于破碎。微有清香气，味淡、微苦。（图9-3-2）

以蕾大、完整、紫红色者为佳。

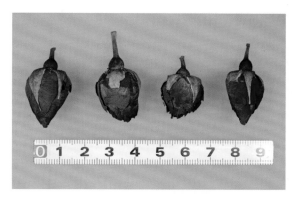

图9-3-2　月季花药材

[成分]　主要成分包括黄酮、黄酮苷、酚酸类化合物、挥发油、鞣质和色素等。黄酮类化合物有金丝桃苷（hyperoside）、异槲皮苷（isoquercitrin）、槲皮苷、山奈素-3-O-鼠李糖苷等。酚酸类化合物有琥珀酸、琥珀酸甲酯、没食子酸、没食子酸乙酯、原儿茶酸、香草酸、莽草酸等。另含β-谷甾醇、菜油甾醇、环桉烯醇、齐墩果酸、熊果酸。挥发油中主要有效成分为没食子酸。鞣质是一类复杂的具有沉淀蛋白质性质的水溶性多元酚类化合物。色素主要是花青素类。

[贮藏保管]　放缸内置阴凉干燥处，注意防潮变色。

[功效]　性温，味甘。活血调经，疏肝解郁。用于气滞血瘀，月经不调，痛经，闭经，胸胁胀痛。

[用法用量]　3～6 g。

# 玫瑰花

ROSAE RUGOSAE FLOS

本品始载于姚可成所辑《食物本草》，谓："茎高二三尺……宿根自生，春时抽条，枝条多刺，叶小似蔷薇，边多锯齿，四月开花，大者如盅，小者如杯，色若胭脂，香同兰麝。人以捣去苦味，与蜜糖印成花鸟，以供点茶佳品。玫瑰花，味甘、微苦，温，无毒，主利肺脾，益肝胆，辟邪恶之气，食之芳香甘美，令人神爽。"赵学敏《本草纲目拾遗》谓："玫瑰花有紫白二种，紫者入血分，白者入气分。"现代药用的玫瑰，《科学注解本草概要》认为是紫色花品种。

[别名] 玫瑰，刺玫花。

[来源] 为蔷薇科植物玫瑰 *Rosa rugosa* Thunb.的干燥花蕾。

[植物形态] 落叶灌木。茎枝密被绒毛、腺毛及皮刺。羽状复叶互生，小叶5～9片，椭圆形至椭圆状倒卵形，边缘有细锯齿，叶背密被白色柔毛及腺体，叶柄和叶轴有绒毛，疏生小皮刺；托叶大部分附着于叶柄。花单生或数朵簇生，有浓香气；萼片5，披针形，内有腺毛；花瓣多重瓣，紫红或白色；雄蕊、雌蕊均多数。蔷薇果扁球形，砖红色，萼宿存。花期5—6月，果期7—9月。（图9-4-1）

[产地] 山东平阴、北京妙峰山、四川江油、新疆和田、甘肃苦水、江苏徐州、云南等地有栽培，以山东平阴为道地产区。

[采收加工] 4—6月花期分批摘取花蕾，用低温迅速干燥。烘时将花摊成薄层，花冠向下，使先干燥，然后翻转烘干其余部分；或置阴凉通风干燥处，晾干。

[药材鉴别] 性状鉴别 呈扁球形或卵形，直径1.5～1.8 cm。花托钟状呈半圆球形。萼片5，大多朝上紧抱花冠，稀有向下反折，背面灰绿色，有细柔毛，内面密被淡黄色绵毛。花瓣紫红色或棕红色，中央为黄色花蕊，多重瓣。具有浓郁香气，晒干者颜色和香气均较差。味微苦、涩。（图9-4-2）

传统鉴别 扁球或卵状，花托（花萼杯）半球形，花萼5，朝向上，紧包花冠，背面灰绿色，有柔毛，内面绵毛，有明显主脉，花冠重瓣，中心面黄色，多数雄蕊，香气浓郁，味微苦涩。

商品规格有头水花、二水花、三水花之分。头水花为含苞欲放的大花蕾，质最优。二水花为半开放时采收，质较次。三水花为盛开时采收，质最差。

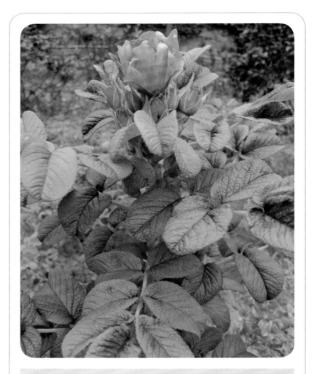

A. 植物

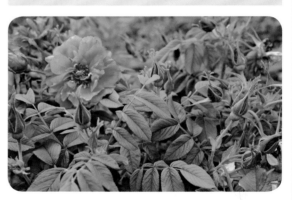

B. 花

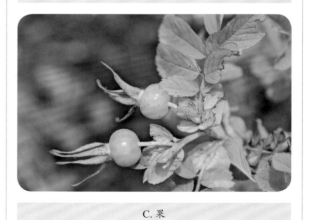

C. 果

图9-4-1 玫瑰植物

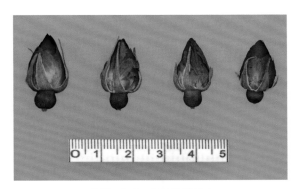

图9-4-2　玫瑰花药材

以蕾大、身干、色紫红鲜艳、香气浓者为佳。

[成分]　含挥发油约0.03%。玫瑰油中主要成分为左旋香茅醇（L-citronellol $C_{10}H_{22}O$）、牻牛儿醇（即香叶醇geraniol）及其酯类、苯乙醇（phenylethyl alcohol）、壬醛（nonyl aldehyde）等。此外尚含玫瑰鞣质A/B/C/D/E/F/G（rugosins A/B/C/D/E/F/G）、槲皮素、苦味质、没食子酸、花青苷-矢车菊双苷（cyanin）、β-胡萝卜素（β-carotene）、黄色素等。

[贮藏保管]　密闭保存，注意防潮变色，防霉及气味散失。

[功效]　性温，味甘、微苦。行气解郁，和血，止痛。用于肝胃气痛，食少呕恶，月经不调，跌扑伤痛。

[用法用量]　3～6 g。

[论注]（1）本品为庭园栽培观赏植物，常见的变种有：① 紫玫瑰 Rosa rugosa Thunb. var. rugosa Rehd.，花为玫瑰紫色。② 红玫瑰 Rosa rugosa Thunb. var. rosa Rehd.，花为玫瑰红色。③ 白玫瑰 Rosa rugosa Thunb. var. alba Ware，为引种栽培品，花为白色。④ 重瓣玫瑰 Rosa rugosa Thunb. var. alba-plena Rehd.，花重瓣，白色。

（2）山东平阴玫瑰栽培历史悠久，距今已有1 300多年，是我国著名的"玫瑰之乡"，早在唐代初期就有栽植玫瑰的记载。明代已能利用玫瑰酿酒，到清代已遍植于翠屏山周围及玉带河流域。清代《平阴县志》有"隙地生来千万枝，恰如红豆寄相思，玫瑰花放香如海，正是家家酒熟时"的记载。据《平阴乡土志》载："清光绪三十三年（1907年），摘花季节，京、津、徐、济客商云集平阴，争相收购，年收花三十万斤，值白银五千两。"

北京市门头沟区妙峰山地区生产红玫瑰已有500多年的历史，其玫瑰花产量大，因色红鲜艳、花瓣香味浓、含油量高、品质优异和经济价值高而驰名中外；其中以狼洞村所产者称"妙峰玫瑰（《京城古物考》）"，该地多年来一直是优质玫瑰花生产基地。所采摘的鲜花主要用于提炼玫瑰精油和制造玫瑰露供应出口。

平阴玫瑰及和田玫瑰提取的精油香气具蜡味，难以进入国际主流市场，用于加工干花为主。大马士革玫瑰是保加利亚主栽品种，是世界上公认最好的玫瑰品种，其含油量高，精油香气成分完全，香气丰满，被认为国际香型的精油。

（3）玫瑰花与月季花常有混淆现象，两者性状鉴别比较见表9-4-1。

表9-4-1　玫瑰花和月季花的性状鉴别

| 项目 | 玫 瑰 花 | 月 季 花 |
|---|---|---|
| 花形 | 略呈半球形或不规则团块，直径0.7～1.5 cm | 呈类球形，直径1.5～2.5 cm |
| 花梗 | 短，0.5～2.5 cm | 长，3～5 cm |
| 花托 | 呈半球形 | 呈长圆形 |
| 萼片 | 黄绿色或者棕绿色，披针形，有细绒毛 | 暗绿色，卵形，被粗腺毛，末端反卷 |
| 花瓣 | 花瓣多皱缩，宽卵形，覆瓦状排列，紫红色，久贮呈黄棕色；内有黄色花蕊及灰白色毛茸 | 花瓣散碎，多呈长圆形，有纹理，呈紫色或粉红色；花瓣中央为黄色花蕊 |
| 雄蕊 | 长于花柱 | 短于花柱 |
| 气味 | 气芳香浓郁，味微苦涩 | 气清香，味淡、微苦 |

# 代代花

CITRI AURANTII FLOS

[**别名**] 玳玳花。

[**来源**] 为芸香科植物代代花 *Citrus aurantium* L. 'Daidai' 的干燥花蕾。

[**植物形态**] 常绿灌木或小乔木，小枝细长，疏生短刺。叶互生，革质，椭圆形至卵状长圆形，基部宽楔形，先端渐尖，边缘具微波状齿，翼叶宽阔。花白色，顶生或数朵簇生在叶腋内。柑果扁球形，橙红色，直径约8 cm，肉瓤10瓣。花期5月，果熟期12月。（图9-5-1）

[**产地**] 主产于江苏、浙江、广东等省。

[**采收加工**] 5—6月采收，大火烘至七八成干显白色后，再以小火烘或晒至全干，但切勿烘焦。

[**药材鉴别**] 性状鉴别 呈长卵圆形，顶端稍膨大，长1～2 cm。花萼基部联合，先端5裂，灰绿色，上有凹陷的小油点；花瓣5枚，覆瓦状抱合，黄白色或灰黄白，上有棕色油点和纵纹；雄蕊多数，基部联合成数束，黄色；中心有雌蕊，呈棒状，子房倒卵形，暗绿色。质脆易碎。气香，味微苦。（图9-5-2）

以干燥、色黄白、香气浓郁、无破碎者为佳。

[**成分**] 含挥发油。油中主要含柠檬烯（limonene）、芳樟醇（linalool）、牻牛儿醇（geraniol）、香茅醇（ifronellol）、缬草醇（valeric acid）等。含新橙皮苷（neohesperidin）和柚皮苷（naringin）。含柠檬苦素、诺米林、黄柏酮等类柠檬苦素类、柠檬酸、酒石酸、L-苹果酸等有机酸。还含各种糖类物质以及微量元素。

[**贮藏保管**] 置阴凉干燥处，密闭保存。防霉，防虫蛀。

[**功效**] 性平，味甘、微苦。理气宽胸，开胃止呕。用于胃脘胀闷，恶心，食欲不振。

[**用法用量**] 1.5～2.5 g。

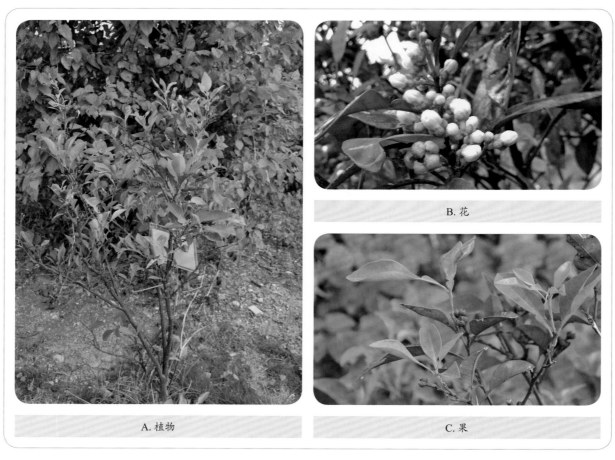

A. 植物

B. 花

C. 果

图9-5-1 代代花植物

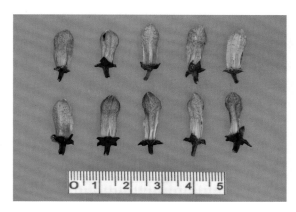

图9-5-2 代代花药材

# 芫 花

GENKWAE FLOS

本品始载于《神农本草经》，列为下品。

[**别名**] 芫，赤芫。

[**来源**] 为瑞香科植物芫花 *Daphne genkwa* Sieb. et Zucc. 的干燥花蕾。

[**植物形态**] 落叶灌木。茎直立多分枝，幼枝密被淡黄色绢毛，皮富纤维，不易折断。叶对生，偶有互生，椭圆形至长椭圆形，幼叶下面密被淡黄色绢毛，老时渐脱落。花淡紫色，先叶开放，3～7朵丛生，花被筒状，外被绢毛，裂片4，顶端圆形。核果肉质白色。花期3—4月，果期6月。（图9-6-1）

[**产地**] 主产于江苏、安徽、江西、河南、四川、山东等省。

[**采收加工**] 花将开放时采收，晒干。

[**药材鉴别**] 性状鉴别 呈棒槌状，上端膨大，下端较细，略弯曲，长约1 cm，直径约0.3 cm。3～7朵成簇或脱落成单朵，上端裂片4，约为全长1/3，蓝紫色，下部灰棕色，全体密被短绒毛；剖开，可见雄蕊8，2轮，不具花丝；雌蕊1，花柱极短。质柔韧。气微香，久嗅能致头痛，味微甘，久嚼之则辛热，具持久性烧灼感。（图9-6-2）

以花蕾多、淡紫色、无杂质者为佳。

[**成分**] 含黄酮类化合物芫花素（genkwanin）、羟基芫花素（hydroxygenkwanin）、芹菜素（apigenin）、芫花瑞香素（gekwadaphnin）、淡黄

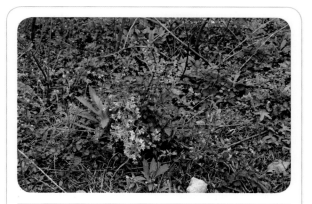

A. 植物

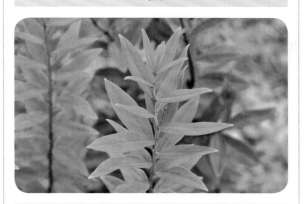

B. 叶

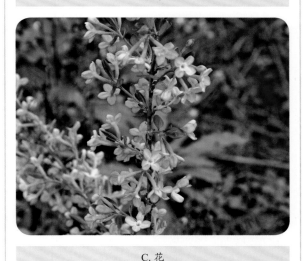

C. 花

图9-6-1 芫花植物

木樨草苷、淡黄木樨苷-7-甲醚等。另含二萜原酸酯类化合物芫花酯甲（yuanhuacin）、芫花酯乙（yuanhuadin）、芫花酯丙（yuanhuafin）、芫花酯丁（yuanhuatin）、芫花酯戊（yuanhuapin）、12-苯甲酰氧基瑞香毒素（12-benzoxydaphnetoxin）

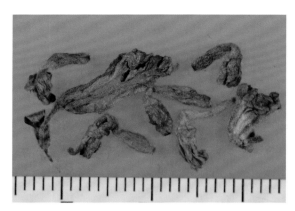

图9-6-2 芫花药材

等。尚含芫花酯丁（yuanhuatine）和芫花酯戊（yuanhuapine），两者为抗生育的有效成分。还含香豆素类化合物伞形花内酯（umbelliferone）、西瑞香素（daphnoretin）等。芫花的挥发油中含大量的脂肪酸，还含有一些链烃、醛类等，萜类成分极少，其中棕榈酸（palmitic acid）、油酸（oleic acid）、亚油酸（linoleic acid）的含量较高。

[贮藏保管] 置通风干燥处，防霉。

[功效] 性温，味辛、苦；有毒。泻水逐饮；外用杀虫疗疮。用于水肿胀满，胸腹积水，痰饮积聚，气逆咳喘，二便不利；外治疥癣秃疮，痈肿，冻疮。

[用法用量] 1.5～3 g。醋芫花研末吞服，一次0.6～0.9 g，一日1次；外用适量。

[注意] 孕妇禁用；不宜与甘草同用。

[方例] 十枣汤（《伤寒论》）：芫花（制），甘遂，大戟，大枣等分。功能攻逐水饮；主治心下有水气，干呕，痛引两胁，或喘或咳。

[论注] （1）同科植物河朔荛花 Wikstroemia chamaedaphne Meissn 的干燥花蕾：据谢宗万先生的考证，认为本种为宋代《本草图经》苏颂所说的"黄芫花"。主产于山西、陕西、甘肃、内蒙古等地。当地当芫花使用，称为"北芫花"；与芫花相似而略小，长0.3～1 cm，直径0.1～0.15 cm；表面灰绿色或灰黄色，已开放的花，裂片略呈橙黄色；质轻松，易于破碎；无香气，味甜微辣，久嚼麻舌而稍凉。本品叶含黄酮类化合物，主要是5,7-二羟基-3′-甲氧基黄酮-4′-O-D-葡萄糖苷、5,7,4′-

三羟基黄酮-3′-O-β-D-葡萄糖苷、5,7,3′,4′-四羟基黄酮-3-O-β-D-葡萄糖苷、5,7,3′,4′-四羟基黄酮-6-O-β-D-葡萄糖苷。本品花蕾及叶有用于治狂躁型精神病。叶的黄酮类已制成制剂，用于急、慢性肝炎有效。

（2）芫花根亦入药。治风湿筋骨痛，跌打损伤。根皮中分出黄酮苷类芫根苷（yuenkanin）、β-谷甾醇等。

# 丁 香
（附：母丁香）

CARYOPHYLLI FLOS

本品始载于《开宝本草》。马志曰："丁香生交、广、南番，按广州图上丁香，树高丈余，木类桂，叶似栎叶。花圆细，黄色，凌冬不凋。其子出枝蕊上如钉，长三四分，紫色。其中有粗大如山茱萸者，俗呼为母丁香。"

[来源] 为桃金娘科植物丁香 Eugenia caryophyllata Thunb. 的干燥花蕾。

[植物形态] 常绿乔木，高达12 m。叶对生，革质，卵状长椭圆形至披针形，长5～12 cm，宽2.5～5 cm，全缘，先端尖，基部狭窄，侧脉多数，平行状，具多数透明小油点。花顶生，复聚伞花序；萼筒长1～1.6 cm，先端四裂，齿状，肉质，有油腺；花瓣紫红色，4裂，裂片矩管状，花蕾作覆瓦状排列；雄蕊多数，成4束与萼片互生，花丝丝状，花蕾时向内弯曲；雌蕊1，子房下位，2室，具多数胚珠，花柱锥状，细长。浆果椭圆形，红棕色，顶端有宿存萼片。香气强烈。（图9-7-1）

[产地] 主产于坦桑尼亚桑给巴尔岛、马来西亚、印度尼西亚及东非沿海国家。我国海南省、广东省、云南省有引种栽培。

[采收加工] 通常9月至次年3月间，花蕾由绿色转为红色时采摘，晒干。

[药材鉴别] 性状鉴别 略呈鼓槌状或丁字状，长1～2 cm。花冠近球形，直径0.3～0.5 cm，棕褐色至黄褐色，花瓣4，覆瓦状抱合；萼筒圆柱形，略扁，长0.7～1.4 cm，直径0.3～0.6 cm，红棕色或棕褐色，萼片4，十

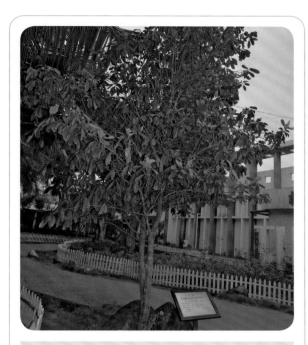

A. 植物

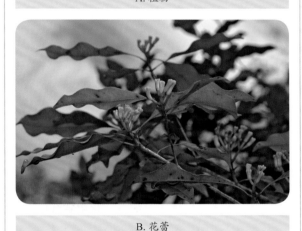

B. 花蕾

图9-7-1　丁香植物

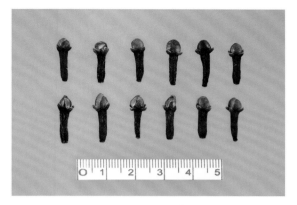

图9-7-2　丁香药材

字状分开。质坚实，富油性。气芳香浓裂，味辛辣，有麻舌感。（图9-7-2）

传统鉴别　丁香未开放之花蕾，形如钉帽，习称"公丁香"。分为：① 大花公丁香：花冠包合成圆帽状，萼肥大，呈金黄色，萼筒扁长而粗大，紫色，微有光泽，芳香气特异而浓，研粉油质能粘结成块。品质优。② 小花公丁香：花萼瘦小，萼筒扁而细小，全体呈紫黑色，研粉油质较少，芳香气淡。品质为次。

以完整、个大、油性足、颜色深红、香气浓郁、入水萼管下沉（与已去油的丁香区别）者为佳。

显微鉴别　萼筒中部横切面：① 表面被厚的角质层和气孔。② 薄壁组织间油室众多，卵圆形，2 ～ 3 列排成环状，内含挥发油。③ 双韧型维管束排列成不连续的环，木质部狭小，导管3 ～ 5 个，厚壁纤维稀少。④ 维管束内为通气组织，由小型薄壁细胞构成，排列疏松。⑤ 中央部有细小维管束15 ～ 17 个，环列，其旁伴有少量纤维；中央薄壁细胞较小，常含细小的草酸钙簇晶。

粉末：暗棕色至红棕色。① 油室众多，直径约200 μm，分泌细胞界限不清，含黄色油状物。② 花粉粒三角形，具三副合沟，直径15 ～ 20 μm。③ 纤维呈梭形，厚壁微木化，长达650 μm。④ 花托表皮细胞多角形，气孔多为不定式，副卫细胞6 ～ 7 个。⑤ 草酸钙簇晶，细小，众多。

［成分］　含16% ～ 19%挥发油，油中主要含丁香酚（eugenol），还含 β-丁香烯（β-caryophyllene）、乙酰基丁香酚（acetyl eugenol）及其他少量 α-丁香烯（α-caryophyllene）、苯甲醇、乙酸苯甲酯、间甲氧基苯甲醛、α-依兰烯（ylangene）、胡椒酚（chavicol）等。还含有山奈酚、鼠李素等黄酮类成分，齐墩果酸、山楂酸等三萜类成分，木麻黄鞣亭（casuarictin）、丁香英（eugeniin）等鞣花鞣质类成分。

［贮藏保管］　置阴凉干燥处。

［功效］　性温，味辛。温中降逆，补肾助阳。用于脾胃虚寒，呃逆呕吐，食少吐泻，心腹冷痛，肾虚阳痿。丁香油可用于蛀牙的局部

镇痛药。

[用法用量] 1～3 g，内服或研末外敷。

[方例] 丁香柿蒂汤（《症因脉治》）：丁香，柿蒂，人参，生姜。功能降逆止呃，温中益气；主治胃气虚寒之呃逆。

[注意] 畏郁金。

[论注]（1）关于丁香植物学名，我国药学文献一直沿用番樱桃属丁香 *Eugenia caryophyllata* Thunb.，但此植物学名系一分类学异名。《中国植物志》采用蒲桃属丁香 *Syzygium aromaticum*（L.）Merr. et Perry 更为准确。该两属植物在诸如毛茸、花序位置、花成熟期、花序结构、小苞片特征、花被数目、子叶愈合或分离、花序厚角组织、种皮表面特征、维管系统式样等方面有明显区别。

（2）丁香主产于桑给巴尔（Zamzibar）的丁香岛。19世纪末，苏丹王朝强行令国人种丁香。丁香岛包括桑给巴尔岛、奔马岛和若干小岛。树龄长者有150多年，年产量1万多吨，所产丁香颗粒均匀，色泽鲜艳，驰名于全世界。

# 附: 母丁香

CARYOPHYLLI FRUCTUS

[别名] 鸡舌香。

[来源] 为桃金娘科植物丁香 *Eugenia caryophyllata* Thunb. 的干燥近成熟果实。

[植物形态] 同"丁香"。

[采收加工] 果实将熟时采收，晒干。

[药材鉴别] 性状鉴别 呈卵圆形或椭圆形，呈枣核状，全体为花萼筒所包裹，长 1.5～3 cm，直径0.1～1 cm。表面棕褐色或微带有土红色粉末，粗糙，多细皱纹。顶端有齿状宿萼4枚，向中央弯曲。果皮与种皮薄壳状，质脆，易破碎。种仁倒卵形，暗棕色，由2片肥厚的子叶抱合而成，子叶形如鸡舌，不规则抱合，中央有1条细杆状的胚根。气微香，味辛辣。（图9-7-3）

以完整肥大者为优，瘦小或萼片破碎者为次。

[成分] 含挥发油2%～9%，油中主含丁

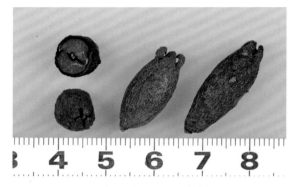

图9-7-3 母丁香药材

香酚。

[贮藏保管] 置阴凉干燥处。

[功效] 性温，味辛。温中降逆，补肾助阳。用于脾胃虚寒，呃逆呕吐，食少吐泻，心腹冷痛，肾虚阳痿。

[用法用量] 1～3 g，内服或研末外敷。

[注意] 畏郁金。

# 闹羊花
（附: 八厘麻）

RHODODENDRI MOLLIS FLOS

本品始载于《神农本草经》，名羊踯躅，列为下品。陶弘景曰："羊食其叶，踯躅而死，故名。闹当作恼，乱也。"

[别名] 羊踯躅，黄杜鹃。

[来源] 为杜鹃花科植物羊踯躅 *Rhododendron molle*（Bl.）G. Don 的干燥花。

[植物形态] 落叶小灌木，幼枝有短柔毛及刚毛。叶互生，叶椭圆形至椭圆状披针形，先端钝而具短尖，基部楔形，幼时背面密被灰白色短柔毛。顶生伞形花序；花金黄色，萼宿存，5浅裂，被稀疏细毛；花冠漏斗状，先端5裂，裂片椭圆形或卵形；雄蕊5枚，与花冠等长或稍伸出花冠外。蒴果长椭圆形，赤褐色。花期4—5月，果期6—7月。（图9-8-1）

生于山坡、石缝、灌木丛中。

[产地] 产于我国长江流域至南部各省。

[采收加工] 4—5月开花时，选晴天采收，晒干。

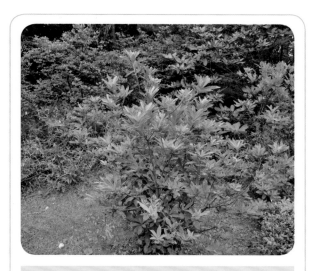

A. 植物

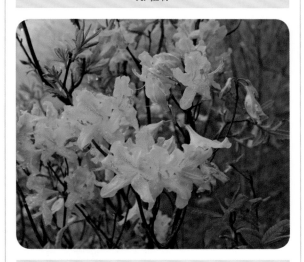

B. 花

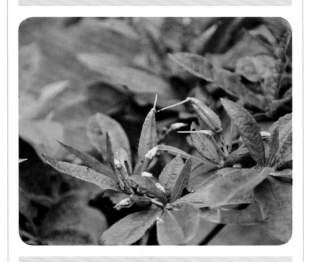

C. 果

图9-8-1 羊踯躅植物

[**药材鉴别**] 性状鉴别 数朵花簇生于1总柄，多脱落为单朵。花冠钟状黄灰色至黄褐色，表面疏生短柔毛。雄蕊较花冠长，弯曲露出外面，花药棕黄色；雌蕊1，子房圆锥形，密生灰白色柔毛，花柱细，较花丝略短。质脆易碎。气弱，味微苦麻。（图9-8-2）

以色黄棕、无杂质者为佳。

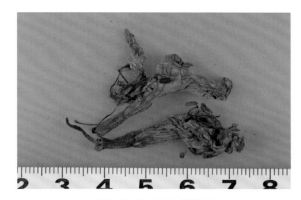

图9-8-2 闹羊花药材

[**成分**] 含二萜类成分木藜芦毒素 I / II / III（grayanotoxin I / II / III）、闹羊花毒素 II / III / VI（rhodojaponin II / III / VI）、羊踯躅素 I / III（rhodomollein I / III）等。

[**贮藏保管**] 置干燥处。有大毒，注意存放。

[**功效**] 性温，味辛；有大毒。祛风，除湿，散瘀定痛。用于风湿顽痹，偏正头痛，伤折疼痛，皮肤顽癣，并用作手术麻醉。

[**用法用量**] 0.6～1.5 g，浸酒或入丸散用；外用适量，煎水洗。

[**注意**] 本品有毒，不宜多服，久服；心脏病患者或衰弱者及小儿忌用。

[**论注**] 广东省某些地区有药材名为"广东闹羊花"，其植物为茄科白花曼陀罗 *Datura metel* L.。两者均为毒剧药材，在来源鉴定和临床应用上应加以重视区别。

# 附: 八厘麻

RHODODENDRI MOLLIS FRUCTUS

[**别名**] 六轴子。

［来源］ 杜鹃花科植物羊踯躅 *Rhododendron molle*（Bl.）G. Don 的干燥成熟果实。

［植物形态］ 同"闹羊花"。

［采收加工］ 秋季果熟未开裂时采摘，用水浸后晒干，以防果实裂开，损失有效成分。

［药材鉴别］ 性状鉴别 呈长椭圆形，稍弯曲，长 2 ～ 3.5 cm，直径 0.5 ～ 1 cm。表面深棕色或棕褐色，有纵沟 5 条，具细纵纹；顶端尖或稍开裂，基部有宿存花萼。质硬而脆，易折断，断面 5 室。种子多数，长扁圆形，棕色或棕褐色，边缘具膜质翅。气微，味涩、微苦，有刺舌感。（图 9-8-3）

以色红棕、未开裂者为佳。

［成分］ 含八厘麻毒素，即闹羊花毒素Ⅳ（rhodojaponin）。

［功效］ 性温，味苦、辛；有毒。祛风，止痛，散瘀消肿。用于风湿痹痛，跌扑损伤。

［用法用量］ 1.5 ～ 4.5 g。

［注意］ 本品易使心率减慢，血压下降；孕妇慎服。

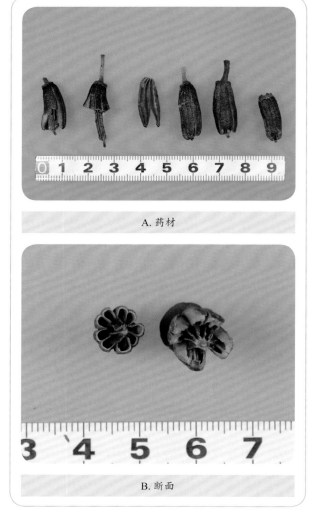

A. 药材

B. 断面

图 9-8-3 八厘麻药材

# 密蒙花

BUDDLEJAE FLOS

本品之名始载于《开宝本草》，李时珍谓："其花繁密蒙茸如簇锦，故名。"

［别名］ 蒙花，老蒙花。

［来源］ 为马钱科植物密蒙花 *Buddleja officinalis* Maxim. 的干燥花蕾及其花序。

［植物形态］ 落叶灌木，小枝略呈四棱形。枝、叶片、叶柄及花序密被白色星状毛及茸毛。叶对生，矩圆状披针形至条状披针形，先端渐尖，基部楔形，全缘或有小锯齿。聚伞圆锥花序顶生，花冠淡紫色至白色，花萼、花冠均为 4 裂，雄蕊 4 枚。花期 2—3 月，果期 7—8 月。（图 9-9-1）

［产地］ 主产于河南、陕西、湖北、四川、甘肃等省。

［采收加工］ 春季当花未开时，采集簇生花蕾，除净枝梗等杂质，晒干。

［药材鉴别］ 性状鉴别 小花蕾密聚簇生，团块状，大小不一。表面灰黄色或淡褐色，密被细绒毛。单独的花蕾呈短棒状，上粗下细，顶端圆，略膨大，4 裂；花萼钟形，4 裂，全体柔软易碎，断面中央黑色；雄蕊 4。气微香，味甘而微苦辛。（图 9-9-2）

以花蕾密集、灰黄色、有绒毛、枝梗少者为佳。

显微鉴别 表面观：① 上表面（外表面）花冠裂片边缘 3 ～ 6 列表皮细胞，外平周壁呈乳突状，裂片部细胞呈多边形，垂周壁平直或稍波状弯曲。② 筒部细胞向下逐渐变长，呈纵向延长的长方形，垂周壁平直或稍弯曲，表面可见角质层纹理。③ 下表面（内表面）花冠裂片边缘 1 ～ 2 列细胞，形态与上表面相似，

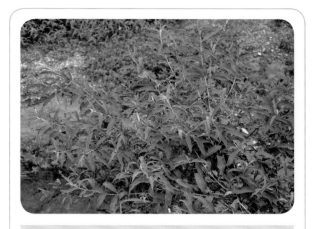

A. 植物

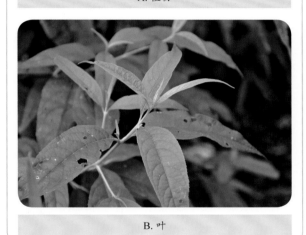

B. 叶

图9-9-1　密蒙花植物

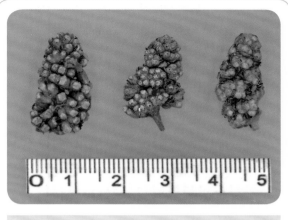

A. 药材

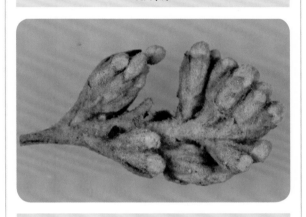

B. 绒毛

图9-9-2　密蒙花药材

但较大；裂片部表皮细胞垂周壁波状弯曲或稍弯曲，表面有多数星状毛和少数腺毛。（图9-9-3）

粉末：灰黄色。① 非腺毛通常为4细胞，基部2细胞单列，上部2细胞并列，每细胞又分2叉；每分叉长50～500 μm，壁甚厚，胞腔线形。② 花冠上表面有少数非腺毛，单细胞，长38～600 μm，壁具多数刺状突起。③ 花粉粒球形，直径13～20 μm，表面光滑，有3个萌发孔。④ 腺毛头部顶面观（1～）2细胞，2细胞者并列呈哑铃形或蝶形，柄极短。（图9-9-4）

[成分]　含黄酮类成分，其苷元以芹菜素、刺槐素和木犀草素为主，如蒙花苷（buddleoside，即柳穿鱼苷linarin），水解后得1分子刺槐素（acacetin）及各1分子鼠李

糖、葡萄糖。含多种苯乙醇苷类化合物，其中毛蕊花糖苷（verbascoside）含量最高。所含的萜类成分主要包括三萜及其皂苷如密蒙皂苷（mimengoside）A/B/C/D/E/F/G，单萜和环烯醚萜。含有丰富的挥发油类成分，包括酮、酯、酸、醇、烷烃、烯烃、联苯及杂环等8类化合物，还含有丰富的天然食用黄色素如藏红花苷。尚含甘露醇、香草酸、α-菠甾醇和半乳糖醇等化合物。

[贮藏保管]　置通风干燥处，防潮。

[功效]　性微寒，味甘。清热泻火，养肝明目，退翳。用于目赤肿痛，多泪羞明，目生翳膜，肝虚目暗，视物昏花。

[用法用量]　3～9 g。

[论注]　历代本草记载的密蒙花与现在全国大部分地区使用的均属上述马钱科植物密

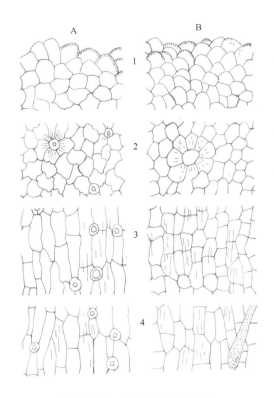

图9-9-3　密蒙花花冠表面观

A.外表面　B.内表面
1.示裂片部边缘乳突　2.裂片部表皮细胞
3.筒部上方表皮细胞　4.筒部下方表皮细胞

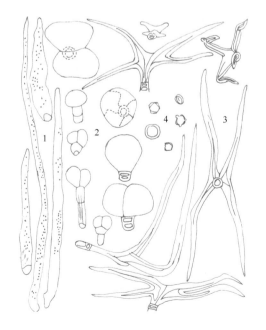

图9-9-4　密蒙花粉末图

1.单细胞非腺毛　2.腺毛　3.星状毛　4.花粉粒

蒙花之花蕾及花序，药材称"老蒙花"；而江苏、江西、湖北、湖南、黑龙江等地尚用瑞香科植物结香 *Edgewarthia chrysantha* Lindl. 的花蕾，药材称"新蒙花"或"蒙花珠"。其花蕾由许多小花结成头状或单独散在，表面密被淡黄色有光泽的绢丝状毛茸，总苞片6～8枚；单花呈短棒状，为单被花，花被4裂，雄蕊8，2轮；气微，味淡。显微特征中非腺毛1～2细胞，有时可见螺旋状纹理，壁厚者层纹明显，含有较多簇晶；花粉粒圆球形，金黄色，显光泽，壁较厚，表面有点线状雕纹，萌发孔不明显。（图9-9-5、图9-9-6）

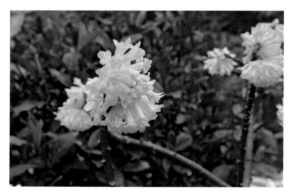

图9-9-5　结香植物

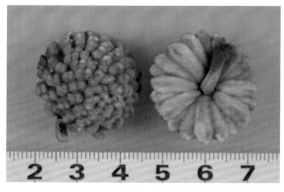

图9-9-6　蒙花珠药材

# 夏枯草

PRUNELLAE SPICA

本品始载于《神农本草经》，列为下品。朱震亨曰："此草夏至后即枯……故名。"

［**来源**］　为唇形科植物夏枯草 *Prunella vulgaris* L.的干燥带花的果穗。

［**植物形态**］　多年生草本，全株被白色细毛。茎四方，表面暗红色。叶对生，卵形或椭圆状披针形，全缘或有稀疏锯齿，两面被毛。轮伞花序顶生，集成穗状；苞片、花萼均被白色茸毛，每苞内具花2～3朵，花唇形，花冠紫色；雄蕊4，2强；子房4裂。花期5—6月，果期6—7月。（图9-10-1）

［**产地**］　全国大部分地区均有野生，主产于江苏、安徽、浙江、河南等省。

［**采收加工**］　夏季果穗呈棕红色时采收，剪去果穗柄，晒干。

［**药材鉴别**］　性状鉴别　呈圆棒状略扁，长1.5～8 cm，直径0.8～1.4 cm，由许多枯萎的小花组成。黄褐色呈横肾形的苞片对生于花轴上，外被白色短毛，每苞片内有小花2～3朵。每朵花内有小坚果4枚，形似种子，棕褐色，遇水后表面形成白色黏液层。气微清香，味苦，有凉爽感。（图9-10-2）

以穗大、杂质少、柄短、色棕红者为佳。

［**成分**］　含苯丙素类化合物如迷迭香酸（rosmarinic acid）等。含三萜及其皂苷如夏枯草苷（prunellin），其苷元为齐墩果酸（oleanolic acid）及游离的熊果酸（ursolic acid）。并含黄酮类如芸香苷（rutin）、飞燕草苷元（delphinidin）和矢车菊苷元（cyanidin）的花色苷等；尚含咖啡酸（caffeic acid）、胡萝卜苷（daucosterol）、β-香树脂醇（β-amyrin）。挥发油中主成分为1,8-桉油精（1,8-cineol）、β-蒎烯（β-pinene）、芳樟醇（linalool）、月桂烯（myrcene）、α-水芹烯（α-phellandrene）等。

［**贮藏保管**］　置通风干燥处，防虫蛀。

［**功效**］　性寒，味苦、辛。清肝泻火，明目，散结消肿。用于目赤肿痛，目珠夜痛，头痛眩晕，瘰疬，瘿瘤，乳痈，乳癖，乳房胀痛。

［**用法用量**］　9～15 g。

［**论注**］　同属植物白花夏枯草 *Prunella vulgaris* L. var. *leucantha* Schur. 在部分地区作夏枯草入药。主要不同点为：花白色。

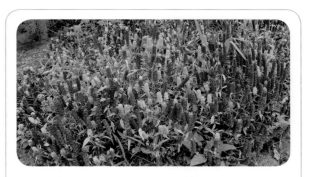

A. 植物

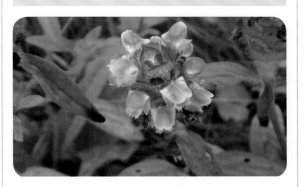

B. 花

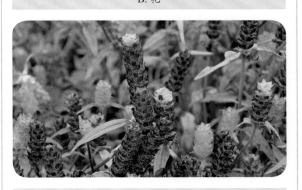

C. 果穗

图9-10-1　夏枯草植物

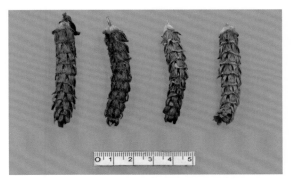

图9-10-2　夏枯草药材

# 洋金花

DATURAE FLOS

本品为曼陀罗属（Datura）多种植物的花。古称曼陀罗花，其名始见于《法华经》，谓："佛说法时，天雨曼陀罗花。"始载于《本草纲目》，李时珍曰："曼陀罗生北土，人家亦栽之。春生夏长，独茎直上，高四五尺，生不旁引，绿茎碧叶，叶如茄叶。八月开白花，凡六瓣，状如牵牛花而大。攒花中折，骈叶外包，而朝开夜合。结实圆而有丁拐，中有小子。八月采花，九月采实。"此即指曼陀属的植物而言。洋金花是中国传统的麻醉药。

[别名] 凤茄花，醉仙花。

[来源] 为茄科植物白花曼陀罗Datura metel L.和毛曼陀罗Datura innoxia Mill.的干燥花。目前商品以白花曼陀罗为主，由于产地和来源不同，前者称为"南洋金花"，后者称为"北洋金花"。

[植物形态] 白花曼陀罗 一年生草本，全体近无毛，茎基部稍木化。单叶互生，卵形至广卵形，基部呈不对称楔形，边缘具波状短齿或全缘。花单生于枝的分叉或叶腋间；花萼筒状，黄绿色，先端5裂；花冠长漏斗状，白色，5浅裂；雄蕊5，贴生于花冠管上；雌蕊1，柱头棒状。蒴果扁球形或近球形，斜生或横生，疏生粗短刺，熟时瓣裂。花期5—9月，果期6—10月。（图9-11-1）

毛曼陀罗 与白花曼陀罗的主要区别为：全体密生柔毛。叶广卵形。花冠长漏斗状，花开放，其边缘有10尖头；花梗初直立，花萎谢后渐转向下垂，故球形蒴果生于下垂果柄上，密生韧曲性细刺及短柔毛。（图9-11-2）

[产地] 白花曼陀罗主产于江苏、浙江、福建、广东、广西等省区。毛曼陀罗产于河北、山东、河南等省。

[采收加工] 分期采收初开的花，南洋金花除去花萼晒至七八成干，数十朵扎成1把，再晒。北洋金花一般带花萼，烘干或晒干。

[药材鉴别] 性状鉴别 南洋金花：皱缩成条状，长9～15 cm。黄棕色，常除去花萼，

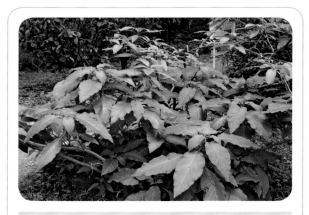

A. 植物

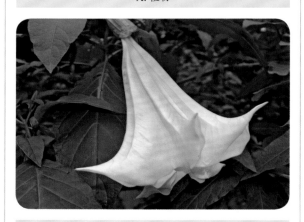

B. 花

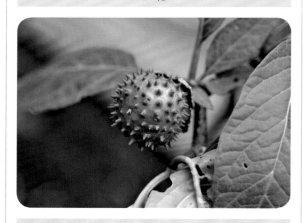

C. 果

图9-11-1 白花曼陀罗植物

多数十朵花捆成小把；湿润展开后，花冠喇叭状，顶端5浅裂，裂片先端有短尖，两裂片间波状或微凹，剖开5枚雄蕊的花丝贴于花冠筒上面短于花冠；雌蕊1，柱头棒状。气微，味辛苦。（图9-11-3）

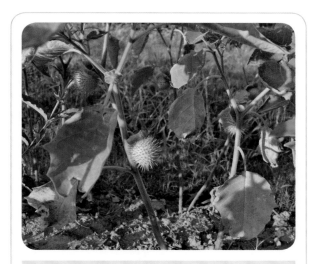

A. 植物

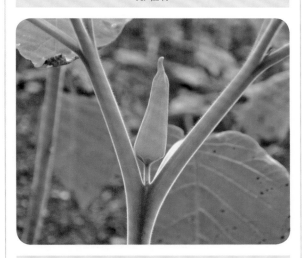

B. 柔毛

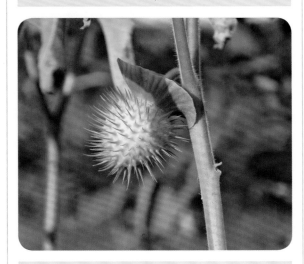

C. 果

图9-11-2 毛曼陀罗植物

以去萼、朵大、整齐、色黄棕者为佳。

北洋金花：常具花萼，其上密被毛茸；花冠较短而花冠裂片先端为三角形，裂片间呈三角状突起；雄蕊花丝与花冠近等长；柱头戟形。（图9-11-4）

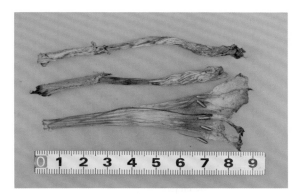

图9-11-3 南洋金花药材

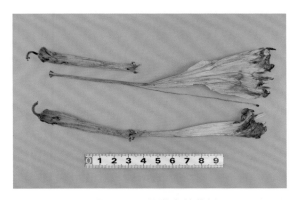

图9-11-4 北洋金花药材

以朵大、完整者为佳。

显微鉴别 粉末：黄棕色。① 花粉粒呈类球形，萌发孔3个，直径42～66 μm，外壁有条纹状雕纹，自两极向四周呈放射状排列。② 腺毛有2种：一种头部为1～5个细胞，柄1～5个细胞；另一种头部为单细胞，柄2～5个细胞。③ 不同部位的非腺毛也不完全相同，花萼上由1～3个细胞组成，具壁疣；花冠上长至10个细胞，微具壁疣；花丝基部上短大，由1～5个较短的细胞组成。④ 薄壁组织中有草酸钙簇晶和砂晶。（图9-11-5）

[成分] 含莨菪烷类生物碱类成分东莨菪碱（hyoscine 或 scopolamine）、莨菪碱（hyosyamine）、

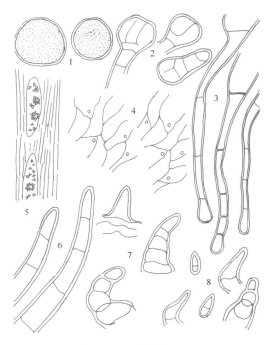

图9-11-5　洋金花粉末图

1. 花粉粒　2/3. 腺毛　4. 薄壁组织
5. 草酸钙砂晶及簇晶　6/7/8. 非腺毛

阿托品（atropine）、阿朴东莨菪碱（asposcopolamine）及去甲莨菪碱（norhyoscyamine）等。洋金花总碱的含量以凋谢期最高（0.75%），花蕾期为0.58%，盛开期为0.47%。含非生物碱类成分，有北曼陀罗灵G/H（beimantuoluoline G/H）等醉茄甾内酯类，山奈酚（kaempferol）、7-O-β-D-吡喃葡萄糖基山奈酚（7-O-β-D-glucopyranosylk aempferol）、松脂醇二吡喃葡萄糖苷（pinoresinol-diglucopyranoside）等黄酮类，托品酸（tropic acid）、羟基苯乙酮（hydroxyacetophenone）等酚酸类。

[**贮藏保管**]　置干燥处，防霉，防虫蛀。注意有毒。

[**功效**]　性温，味辛；有毒。平喘止咳，解痉定痛。用于哮喘咳嗽，脘腹冷痛，风湿痹痛，小儿慢惊；外科麻醉。

[**用法用量**]　0.3～0.6 g，宜入丸散，亦可作卷烟燃吸（一日量不超过1.5 g）；外用适量。

[**注意**]　外感及痰热咳喘、青光眼、高血压患者禁用。

[**论注**]　（1）凤茄子为白花曼陀罗 *Datura metel* L.的种子，又名保险子。具有止痛作用，可用于胃痛、风湿痹痛。一般用量为10粒，煎服。儿童忌用。（图9-11-6）

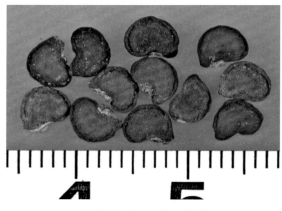

图9-11-6　凤茄子药材

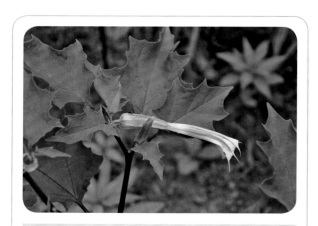

A. 花

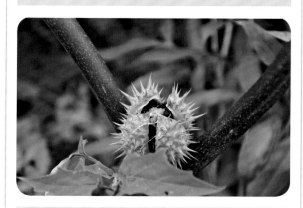

B. 果

图9-11-7　紫花曼陀罗植物

（2）白花曼陀罗 *Datura metel* L.的栽培变种或变种的花多可作洋金花药用。如大白洋金花 *Datura metel* L. cv. *alba*，花大，单瓣，主产于江苏、浙江、山东等省。重瓣白花曼陀罗 *Datura metel* L.cv. *ovata*，花白色，重瓣，果卵圆形，产于山东、江苏等省。大紫曼陀罗 *Datura metel* L. cv. *viola*，茎带紫色，花冠外面近先端带紫晕，产于山东、江苏等省。美丽曼陀罗 *Datura metel* L.var. *fastuosa.*，单瓣或重瓣，重瓣者花冠2～3层，外面紫色，内白色，产山东、江苏、云南等省。而曼陀罗 *Datura stramonium* L.很少作洋金花用。（图9-11-7）

据报道，重瓣白花曼陀罗，产量高，花期长，生物碱含量亦高，是质量最佳的洋金花资源。

# 凌霄花

本品又名紫葳，始载于《神农本草经》，列为中品。李时珍曰："凌霄野生，蔓才数尺，得木而上，即高数丈，年久者藤大如杯。春初生枝，一枝数叶，尖长有齿，深青色。自夏至秋开花，一枝十余朵，大如牵牛花，而头开五瓣，赭黄色，有细点，秋深更赤……。"又曰："俗谓赤艳曰紫葳葳，此花赤艳，故名。附木而上，高数丈，故曰凌霄。"

［**别名**］ 紫葳，红花倒水莲，倒挂金钟。

［**来源**］ 为紫葳科植物凌霄 *Campsis grandiflora* (Thunb.) K. Schum.或美洲凌霄 *Campsis radicans* (L.) Seem.的干燥花。

［**植物形态**］ 凌霄 落叶木质藤本，借气生根攀附于其他植物或墙壁上升。单数羽状复叶对生，小叶7～9片，卵形或披针形，基部稍不对称。聚伞圆锥花序，顶生；花大，花萼5裂至中部；花冠漏斗状钟形，鲜红色，筒稍高；雄蕊4。蒴果细长，革质。花期7—9月，果期8—10月。（图9-12-1）

美洲凌霄 与凌霄的主要区别为：羽状复叶，小叶9～11。萼筒短，裂片仅占萼的1/3处。花冠口较小。（图9-12-2）

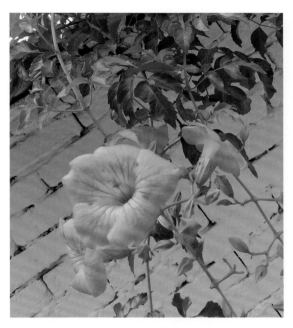

图9-12-1 凌霄植物

生于山谷、路旁、溪边、疏林下，或攀缘于树上、石壁上。多为栽培。

［**产地**］ 凌霄主产于江苏省连云港市南城镇、浙江等地。美洲凌霄原产美洲，现我国广有栽培。

［**采收加工**］ 7—9月花盛开时，择晴天采收，晒干或用微火烘干。

［**药材鉴别**］ 性状鉴别 凌霄花：多皱缩卷曲，黄褐色或棕褐色，完整花朵长4～5 cm。萼筒钟状，长2～2.5 cm，暗棕色，萼齿先端不等5裂或等5裂，可裂至萼筒1/3～1/2处，萼筒基部至萼片齿尖有5条明显纵棱线。花冠黄棕色，先端5裂，裂片半圆形，下部联合成漏斗状，表面或内外均有明显棕色细脉纹。雄蕊4，着生于花冠上，2长2短，花药个字形。气微香，味微苦而略酸。（图9-12-3）

美洲凌霄花：完整花长6～7 cm。萼筒长1.5～2 cm，硬革质，先端5齿裂，裂片短三角状，长约为萼筒的1/3，萼筒外无明显的纵棱；花冠内表面具明显的深棕色脉纹。

显微鉴别 粉末：黄棕色。①花粉粒类圆形，直径24～31 μm，具3孔沟，表面有极细密的网状雕纹。②腺毛淡黄色或黄棕色，头部多细胞，呈扁圆形、类圆形或长圆形，侧面

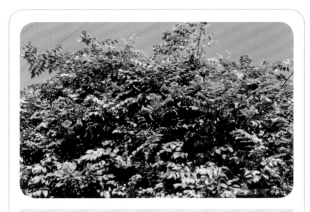

A. 植物

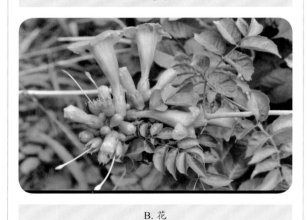

B. 花

图 9-12-2　美洲凌霄植物

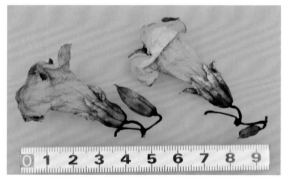

图 9-12-3　凌霄花药材

观细胞似栅状排列 1～2 层，柄部 1～3 细胞。③ 花冠表皮细胞类多角形；具螺纹导管。

[成分]　凌霄花中含脂肪醇、脂肪酮、脂肪酸类成分如三十一烷醇（hentriacontanol）、15-巯基-2-十五烷酮（15-mercapto-2-pentadecanone）等，酚酸类成分如桂皮酸（cinnamic acid），环己乙醇类成分如 halleridone［4-hydroxy-34-（epoxyethano）-5-cyclohexenone］等，甾醇及甾醇苷类成分如 β-谷甾醇（β-sitosterol）、胡萝卜苷（daucosterol）等，黄酮类成分如芹菜素（apigenin），环烯醚萜及其苷类成分如 campsiol、ixoroside、campsiside 等，苯丙素苷类成分如毛蕊花糖苷（verbascoside，acteoside，阿克替苷，洋丁香苷），挥发油类成分如糠醛（furfural）、5-甲基糠醛（5-methyfurfural）等，五环三萜类成分如齐墩果酸（oleanolic acid）、山楂酸（maslinic acid）、熊果酸（ursolic acid）、熊果醛（ursolic aldehyde）等。

美洲凌霄花中含十六烷酸（棕榈酸，hexadecanoic acid）、十九烷酸（nonadecanoic acid）、原儿茶酸（protocatechuic acid）、矢车菊素-3-芸香糖苷（cyanidin-3-rutinoside）等。

[贮藏保管]　置通风干燥处，防潮。

[功效]　性寒，味甘、酸。活血通经，凉血祛风。用于月经不调，经闭癥瘕，产后乳肿，风疹发红，皮肤瘙痒，痤疮。

[用法用量]　5～9 g。

[注意]　孕妇忌服。

[方例]　紫葳散（《沈氏尊生方》）：紫葳，肉桂，赤芍，白芷，延胡索，当归，刘寄奴，丹皮，红花。治经水不来，发热腹胀。

[论注]　（1）药材凌霄花的伪品可见泡桐花或洋金花，应注意区别。洋金花特征见"洋金花"项下。泡桐花为玄参科泡桐属植物毛泡桐 Paulownia tomentosa（Thunb.）Steud. 或白花泡桐 Paulownia fortunei（Seem.）Hemsl. 的干燥花，应注意鉴别。（图 9-12-4、表 9-12-1）

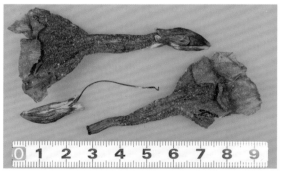

图 9-12-4　泡桐花

表9-12-1 凌霄花、美洲凌霄花、泡桐花鉴别特征比较

| 品名 | 形　　状 | 表　　面 |
|------|---------|---------|
| 凌霄花 | 萼筒裂片5，裂至中部，萼筒基部至萼齿尖有5条纵棱 | 花冠表面可见细脉纹，内表面较明显。花萼花冠均无星状毛 |
| 美洲凌霄 | 花萼裂片短三角状，长约萼筒的1/3，萼筒外无明显的纵棱 | 花冠内表面具明显的深棕色脉纹，花萼花冠均无星状毛 |
| 泡桐花 | 花萼钟状，革质，肥厚，萼裂片三角状，长约为萼筒的1/2 | 花冠内具紫色的斑点，花萼花冠均具星状毛 |

（2）美洲凌霄花能使离体子宫呈节律性的兴奋和抑制。美洲凌霄花与凌霄花化学成分有所不同，两者药理作用对比研究有待深入。

# 金银花类

商品按来源不同，分为金银花和山银花2个类别，药材分别以金银花和山银花为名。

# 金银花
（附：忍冬藤）

LONICERAE JAPONICAE FLOS

本品原名忍冬，《名医别录》列为上品。陶弘景曰："藤生，凌冬不凋，故名忍冬。"金银花药用始于南宋王默庵《履巉岩本草》。李时珍曰："三四月开花，长寸许，一蒂两花二瓣，一大一小，如半边状，长蕊。花初开者，蕊瓣俱色白；经二三月，则变黄。新旧相参，黄白相映，故呼金银花，气甚芳香，四月采花，阴干。忍冬茎叶及花功皆同。"清光绪二十二年《费县志》称："花有黄白故名金银花，从前间有之，不过采以代茶，至嘉庆初，商旅贩往他处……不数年山角水湄栽植几遍。"《密县县志》记载："民国八年（1919年），密县银花出口换取外汇银八万两。"可见两地为金银花的道地产区。河南密县、巩义、荥阳所产者称为"密银花"，山东平邑、费县新产者称为"济银花"（或东银花），品质优良，行销全国，并有出口。

[别名] 二宝花，双花，银花。

[来源] 为忍冬科植物忍冬 *Lonicera japonica* Thunb.的干燥花蕾或初开的花。

[植物形态] 半常绿缠绕性木质藤本。小枝青色，密被短柔毛；老枝无毛，皮层常呈剥裂状。叶卵形至长椭圆状卵形，基部圆形或近于心脏形，先端尖或渐尖，稀为钝形，全缘，边缘有短柔毛；表面绿色，背面淡绿色，幼时两面均有短柔毛，老叶表面无毛或仅叶脉上残存短柔毛。花初开时白色，后变黄色，花成对腋生；苞片叶状，类卵形至椭圆形；花萼5裂，无毛或齿顶具毛；花冠长管状，上唇4裂，下唇不裂。浆果球形。花期5—7月，果期7—10月。（图9-13-1）

[产地] 主产于河南、山东，均为栽培。以河南密县产者质量为佳，为著名怀药，习称"密银花"；巩义、新县、荥阳、民权、新郑、登封、封丘、原阳亦主产。山东产的称"东银花"或"济银花"，产量大，质量亦佳，主产平邑、费县、日照、苍山、济宁、蒙阳、滕州。

[采收加工] 5月中下旬采摘"头茬花"，6月中下旬采摘二、三茬花。应选晴天早晨露水未干时采摘，当日应采完待放的花蕾，否则过夜即开。采摘时注意不要折断枝条，以免影响下茬花的产量。采收后要及时晾干或烘干，防止沤坏。干燥过程中切不可用手直接翻动，以免花蕾遇汗变黑。烘干的温度开始不宜过高，一般在30℃左右，烘2小时后温度可提高到40℃左右，经5～10小时，温度再升到50℃至烘干为止，中途不能停烘，否则时间过长发热变质。

[药材鉴别] 性状鉴别 呈棒状，略弯曲，长2～3 cm。表面淡黄色或黄棕色，密被短柔毛；花萼黄绿色，先端5裂，裂片有毛；雄蕊

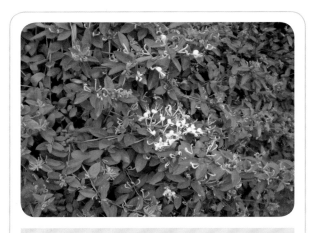

A. 植物

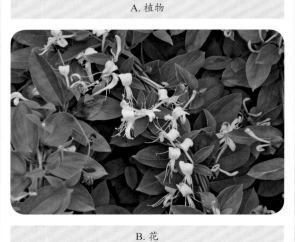

B. 花

图9-13-1　忍冬植物

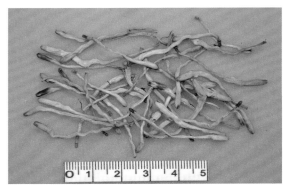

图9-13-2　金银花药材

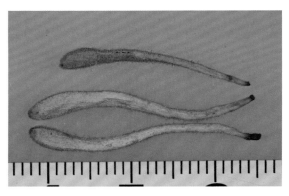

图9-13-3　密银花药材

5枚，花柱1枚，子房无毛。气清香，味淡、微苦。（图9-13-2）

　　**传统鉴别**　密银花：产于河南密县和巩义交界的五指山，多系家种；过去由怀庆人经营，故又称"怀银花"或"密银花"，为栽培品。含苞未放，花朵长，呈眉毛状（习称"眉银花"），密布短茸毛，黄绿色，极鲜艳。气清香，味甘、微苦。品质最优。（图9-13-3）

　　济银花：主产于山东沂蒙山区，费县、平邑栽培量大，为主要产区。在济南集散，故称"济银花"；采摘时间长，夹有开放的花，黄棕色。气清香，味微苦。品质亦优。

　　以花未开放、花蕾大、色黄白、气清香者为佳。

　　**显微鉴别**　粉末：浅黄色。① 花粉粒众多，黄色，球形，直径60～70 μm，外壁具小刺状突起，萌发孔3个。② 腺毛有2种：一种腺头近圆形，由10～30个细胞组成，直径52～130 μm；另一种头部呈倒三角形，较小，6～20个细胞组成，直径30～64 μm；腺毛头部均含黄棕色分泌物，腺柄均是多细胞组成。③ 非腺毛大多为单细胞，有2种：一种较短，壁较厚，光滑或略具壁疣；另一种长而弯曲，壁薄，壁斑明显。④ 薄壁组织中含小型草酸钙簇晶。（图9-13-4）

　　[**成分**]　含绿原酸、木犀草素（luteolin）及木犀草苷（luteolin-7-O-glucoside）等。抗菌有效成分以绿原酸（chlorogenic acid）和异绿原酸为主。含挥发油约0.6%，油中含30种以上成分，主要为芳樟醇（linalool）、香叶醇（geraniol）、α-松油醇（α-terpineol）、丁香油酚（eugenol）等。此外，含环烯醚萜类如马钱素（loganin）等，有机酸类如咖啡酸（caffeic acid）等。尚含三萜及三萜皂苷、鞣质、肌醇（inositol）、乙酰胆碱和维生素等。

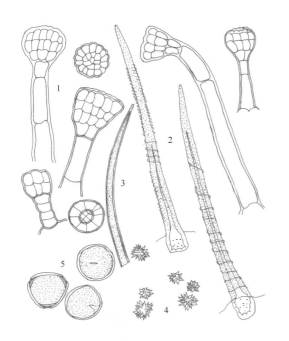

图9-13-4 金银花粉末图

1.腺毛 2.厚壁非腺毛 3.薄壁非腺毛
4.草酸钙簇晶 5.花粉粒

［**贮藏保管**］ 置阴凉干燥处，注意防霉、虫蛀。

［**功效**］ 性寒，味甘。清热解毒，疏散风热。用于温病发热，热毒血痢，痈疮肿毒，喉痹，丹毒，风热感冒。

［**用法用量**］ 6～15g。

［**方例**］ 银翘散（《温病条辨》）：银花，连翘，桔梗，薄荷，竹叶，荆芥穗，淡豆豉，牛蒡子，甘草，芦根。功能辛凉透表，清热解表；主治温病初起，发热微恶风寒，头痛，口渴，咳嗽，咽痛苔薄白或微黄，脉浮数等。

# 附：忍冬藤

LONICERAE JAPONICAE CAULIS

忍冬入药，始见于梁代《名医别录》。初用茎枝及叶，至明代后花才广为使用。《本草纲目》："忍冬，茎叶及花，功用皆同。"《本草正义》曰："今人多用其花，实则花性轻扬，力量甚薄，不如枝蔓之气味俱厚。古人只称忍冬，不言为花，则并不用花入药，自可于言外得之。

观《纲目》所附诸方，尚是藤叶为多，更是佐证。"

［**别名**］ 金银藤。

［**来源**］ 为忍冬科植物忍冬 *Lonicera japonica* Thunb.的干燥带叶茎枝。

［**植物形态**］ 同"金银花"。

［**产地**］ 同"金银花"。

［**采收加工**］ 秋、冬二季采割，晒干。

［**药材鉴别**］ 性状鉴别 细长圆柱形，常卷折成束状，直径1.5～6mm。外皮红棕色或暗棕色，幼枝有细柔毛，老枝外皮易剥落。质坚韧，折断面纤维性，断面黄白色，中心有空洞。叶多卷曲，破碎不全。气微，味微苦。

以枝条均匀、带红色外皮、嫩枝稍有毛、带叶者为佳。（图9-13-5）

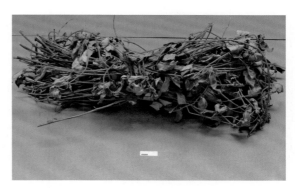

图9-13-5 忍冬藤药材

［**成分**］ 含绿原酸、异绿原酸、咖啡酸等有机酸类化合物，马钱苷、獐牙菜苷等环烯醚萜苷类化合物，以及忍冬素、木犀草素等黄酮类化合物。

［**贮藏保管**］ 置干燥处，注意防霉、虫蛀。

［**功效**］ 性寒，味甘。清热解毒，疏风通络。用于温病发热，热毒血痢，痈疮肿毒，风湿热痹，关节红肿热痛。

［**用法用量**］ 9～30g。

［**论注**］ （1）商品药材忍冬藤多为华南忍冬 *Lonicera confusa* DC.的带叶茎枝，以野生资源为主要来源。栽培的忍冬 *Lonicera japonica* Thunb.多采花，一般不割取带叶茎藤。

（2）有研究表明，忍冬越冬老叶中绿原酸、黄酮类成分含量远高于金银花、忍冬藤，值得进一步开发研究。

# 山银花

LONICERAE FLOS

[**来源**] 为忍冬科植物华南忍冬 *Lonicera confusa* DC.、灰毡毛忍冬 *Lonicera macranthoides* Hand.-Mazz.、红腺忍冬 *Lonicera hypoglauca* Miq. 或黄褐毛忍冬 *Lonicera fulvotomentosa* Hsu et S. C. Cheng 的干燥花蕾或带初开的花。

[**植物形态**] 华南忍冬　与忍冬相似，但花为短而密的顶生圆锥花序，少单生叶腋者；花萼密被柔毛，故又称"毛萼忍冬"；子房有毛。（图9-14-1）

红腺忍冬　与忍冬相似，但其叶背密被橘红色腺体；花细长，苞片条状披针形，花柱、子房均无毛。（图9-14-2）

灰毡毛忍冬　与忍冬相似，叶下面被由短糙毛组成的灰黄色毡毛，网脉突起呈明显蜂窝状，雄蕊和花柱无毛。（图9-14-3）

黄褐毛忍冬　与忍冬相似，萼筒无毛，花冠外面密被黄褐色倒伏毛和开展的短腺毛，雄蕊和花柱无毛。（图9-14-4）

[**产地**] 华南忍冬主产于广东、广西、云南等省区；红腺忍冬主产于浙江、江西、福建、湖南、广东、广西、四川等省区；灰毡毛忍冬主产于贵州、四川、广西、云南、湖南等省区；黄褐毛忍冬主产广西西北部、贵州西南部和云南等省区。

[**采收加工**] 夏初花开放前采收，干燥。

[**药材鉴别**] 性状鉴别　华南忍冬：与忍

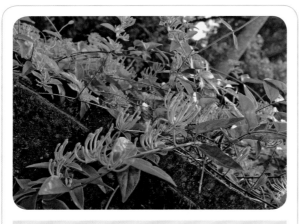

A. 植物

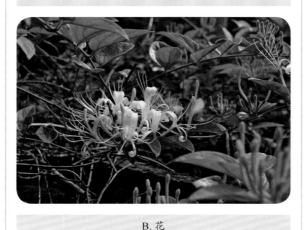

B. 花

图9-14-1　华南忍冬植物

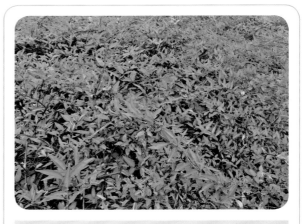

A. 植物

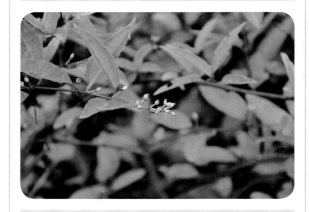

B. 花

图9-14-2　红腺忍冬植物

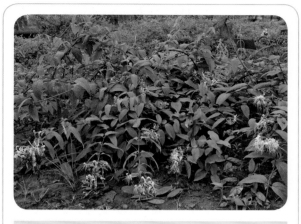

A. 植物

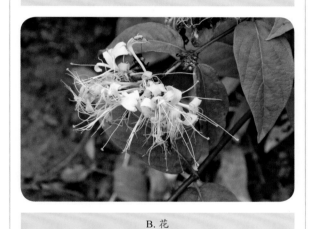

B. 花

图9-14-3 灰毡毛忍冬植物

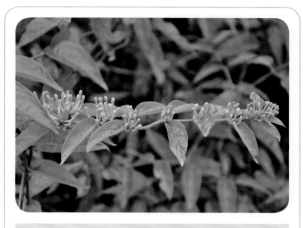

A. 植物

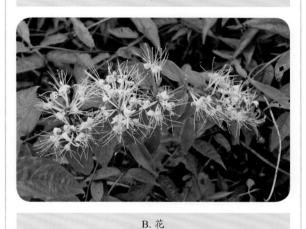

B. 花

图9-14-4 黄褐毛忍冬植物

冬相似，但萼筒和花冠密被灰白色毛，子房有毛。（图9-14-5）

红腺忍冬：花长2.5～4.5 cm，直径1～2 mm。花萼筒部无毛，裂片长三角形，被毛。花冠二唇形，平滑无毛或具十分稀疏的柔毛。花柱及子房无毛。

灰毡毛忍冬：呈棒状而稍弯曲，长3～4.5 cm，上部直径约2 mm，下部直径约1 mm。表面黄色或黄绿色。总花梗集结成簇，开放者花冠裂片不及全长之半。质稍硬，手捏之稍有弹性。气清香，味微苦甘。

黄褐毛忍冬：长1～3.4 cm，直径1.5～2 mm。花冠表面淡黄棕色或黄棕色，密被黄色茸毛。

传统鉴别　山银花过去主要来源为华南忍冬 *Lonicera confusa* DC. 的花蕾。原为野生品，

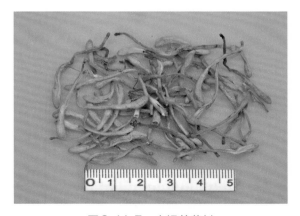

图9-14-5 山银花药材

现有栽培。花蕾瘦小，黄棕色，花萼密被柔毛。

［**成分**］ 与金银花相似。挥发油是山银花的主要有效成分之一，包括芳樟醇、棕榈酸、亚油酸、香叶醇、α-松油醇以及辛烯醇等。含

黄酮类成分木犀草素、槲皮素等。含有机酸成分咖啡酰奎宁酸类（包括绿原酸、异绿原酸、新绿原酸等）和咖啡酸等。含皂苷类成分如灰毡毛忍冬皂苷甲、灰毡毛忍冬皂苷乙、川续断皂苷乙等。

[贮藏保管] 置阴凉干燥处，注意防霉、虫蛀。

[功效] 性寒，味甘。清热解毒，疏散风热。用于温病发热，热毒血痢，痈疮肿毒，喉痹，丹毒，风热感冒。

[用法用量] 6～15 g。

[方例] 银翘散（《温病条辨》）：银花，连翘，桔梗，薄荷，竹叶，荆芥，淡豆豉，牛蒡子，甘草。功能辛凉透表，清热解毒；主治温病初起，发热微恶风寒，头痛，口渴，咳嗽，咽痛等。

[论注]（1）华南忍冬 Lonicera confusa DC. 为野生资源，分布于广东、广西、云南等省区，称"山银花"或"土银花"，在华南地区应用广泛。《生草药性备要》载曰："味甘，性寒，无毒。能消疗毒，止痢疾，洗痔疮，去皮肤血热，乃外科灵药。"《中国药典》2015年版收载的山银花包含4种忍冬属植物的花蕾，其中黄褐毛忍冬的花大而多，绿原酸高达6.8%，是值得开发的新资源。

（2）据报道，金银花与山银花在有机酸类、黄酮类、三萜皂苷类、环烯醚萜类、挥发油类化合物及微量元素等方面存在化学成分的一致性，但也存在一定差异：① 金银花较山银花含有更丰富的环烯醚萜类和黄酮类化合物，山银花较金银花含有更为丰富的三萜皂苷类化合物。② 山银花中绿原酸类化合物含量明显高于金银花；金银花中芦丁、木犀草苷、木犀草素-7-O-β-D-半乳糖苷、忍冬苷含量远高于山银花。③ 金银花中铁与镍含量较山银花中高，而山银花中锰含量较金银花中高。

# 旋覆花
（附：金沸草）

INULAE FLOS

本品始载于《神农本草经》，列为下品。别名金沸草。寇宗奭曰："花缘繁茂，圆而覆下，故曰旋覆。"目前商品药材以头状花序为旋覆花，以其茎叶为金沸草。

[别名] 金钱花。

[来源] 为菊科植物旋覆花 *Inula japonica* Thunb. 及欧亚旋覆花 *Inula britannica* L. 的干燥头状花序。

[植物形态] 旋覆花 多年生草本，具纵棱及被长伏毛。叶互生，长椭圆形或披针形，无柄，基部渐狭或急狭或有半抱茎的小耳，先端尖，全缘或具细锯齿，上面被疏毛，下面密被伏毛。头状花序多数，黄色，常呈伞房状。瘦果长椭圆形，有纵棱10条，冠毛灰白色。花期7—10月，果期8—11月。（图9-15-1）

欧亚旋覆花 与旋覆花的主要区别为：叶基部宽大，心形，有耳，半抱茎以及花较大，直径2.5～5 cm。

[产地] 旋覆花分布我国华东、华北、东北及西南等地；欧亚旋覆花分布于东北及河南、陕西、内蒙古、甘肃、新疆等地。

[采收加工] 花刚开放时，采取头状花序，去净茎、叶，先晒至半成干，再晾干，不宜

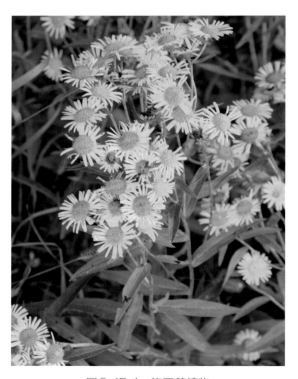

图9-15-1 旋覆花植物

暴晒。

**[药材鉴别]** 性状鉴别 呈扁球形，直径
1～1.5 cm，底部具4～5层条状披针形的总苞
片，苞片表面被白色茸毛。舌状花1列，黄色，
舌片常皱缩卷曲，先端3裂。中央为多数密集
管状花。子房顶端具有与管状花等长的白色冠
毛。气微，味微苦咸。（图9-15-2）

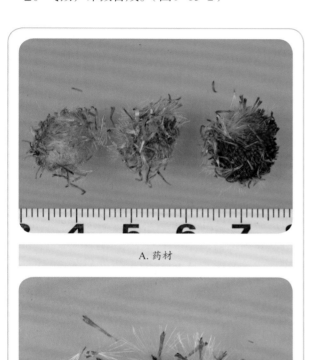

A. 药材

B. 管状花

图9-15-2　旋覆花药材

显微特征 舌状花横切面：① 为带状，维
管束处向下表面突出，上、下表皮各1列，类
方形或长圆形，外被角质层。② 叶肉细胞
2～6列，排列不规则，可见胞间隙，细胞
中无或有多少不等的草酸钙方晶或柱晶，长
10～33 μm，宽3～6 μm。③ 维管束4条，具
螺纹导管，直径3～5 μm，木化。（图9-15-3）
粉末及解离组织：① 最外层苞片上表皮

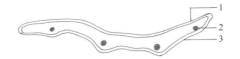

图9-15-3　旋覆花舌状花横切面简图

1. 上表皮　2. 维管束　3. 下表皮

细胞垂周壁常较平直，下表皮细胞在中脉处
及靠近外侧处垂周壁平直，其余部分细胞垂
周壁多弯曲，气孔不定式。② 苞片非腺毛长
200～560 μm，4～8个细胞组成，下部1～4
个细胞短，基部细胞常膨大，顶端细胞特长；
内层苞片有2～3细胞并生的非腺毛，先端尖
锐。冠毛为多列性非腺毛，多至30列细胞并
生，边缘细胞稍向外突出。③ 苞片、花冠腺
毛棒槌状，头部多细胞，多排成2列，围有角
质囊；柄多细胞，2～3列。④ 柱头顶端及两
侧具多数乳突，顶端乳突长而尖，长达33～
40 μm，侧面乳突较短。⑤ 花冠基部表皮细
胞壁厚而木化，具横向单纹孔。⑥ 花柱表皮
细胞表面观长方形，长30～60 μm，宽10～
20 μm，外被薄角质层。⑦ 厚壁细胞长梭形，
木化，具横向或斜向单纹孔。⑧ 管状花表皮细
胞表面观多角形，纵向延长，顶部细胞呈乳突
状，中上部细胞狭长，中下部细胞长方形，基
部细胞1～5层厚化细胞。⑨ 花粉粒类球形，
直径22～33 μm，外壁有刺，长约3 μm，具3
个萌发孔。（图9-15-4）

**[成分]** 旋覆花含倍半萜内酯类化合
物如1-O-乙酰基大花旋覆花内酯（1-
O-acetylbritannilactone）、旋覆花次内酯
（inulicin）、旋覆花内酯（britannin），欧亚旋覆
花含天人菊内酯（gaillardin）等。还含黄酮类
成分如槲皮素、槲皮素苷、异槲皮苷、槲皮万
寿菊苷等。

欧亚旋覆花挥发油中主要成分为2,3,4,5-
四氢-1-苯并噁庚英-3-醇，还含天人菊内酯
（gaillardin）、槲皮素、槲皮素黄苷、异槲皮
苷等。

**[贮藏保管]** 置阴凉干燥处。

**[功效]** 性微温，味苦、辛、咸。降气，
消痰，行水，止呕。用于风寒咳嗽，痰饮蓄结，

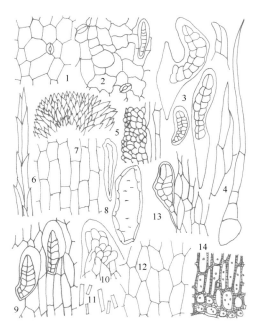

图9-15-4　旋覆花粉末及解离组织图

1.最外层苞片上表皮细胞　2.最外层苞片下表皮细胞
3.腺毛　4.非腺毛　5.柱头乳突　6.冠毛
7.花柱表皮细胞　8.厚壁细胞　9.管状花花冠外表皮细胞
10.管状花花冠内表皮乳突　11.草酸钙结晶
12.管状花花冠内表皮中下部细胞
13.内层苞片表皮细胞及腺毛
14.管状花花冠内表皮基部细胞

胸膈痞闷，喘咳痰多，呕吐噫气，心下痞硬。

[用法用量]　3～9g，包煎。

[方例]　旋覆代赭石汤（《伤寒论》）：旋覆花、代赭石、党参、炙甘草、半夏、生姜、大枣。功能降浊化痰，补中益气；主治脾肾虚弱，痰浊内阻，心下痞硬，噫气不除者，或逆气不降者，反胃吐涎沫等。

[论注]　（1）同属植物条叶旋覆花*Inula linariifolia* Turcz.的花习称"小朵旋覆花"。在上海、江苏等地曾发现患者服用后，出现恶心呕吐现象。有的地区已停止收购。其花序比旋覆花及大花旋覆花的花序小，直径0.6～1 cm；总苞片4层，被腺点、柔毛。

（2）广东、广西以山黄菊*Anisopappus chinensis*（L.）Hook. et Arn.的头状花序充旋覆花用，药材称"广东福花"。干燥的头状花序呈半球形，直径1～1.5 cm，常残有花序短柄；总苞片2～3层，条状披针形，被灰绿色毛，质

脆。舌状花冠易散落，管状花冠基部收缩，并伴有托片，约与管状花等长，花后宿存，冠毛3～6条，顶端伸长成芒刺状。气微香，味微苦。

# 附: 金沸草

INULAE HERBA

金沸草之名见于《神农本草经》。现在商品药材以旋覆花的地上部分称为"金沸草"。

[别名]　旋覆梗。

[来源]　为菊科植物条叶旋覆花*Inula linariifolia* Turcz.或旋覆花*Inula japonica* Thunb.的干燥地上部分。

[植物形态]　条叶旋覆花　多年生草本。叶互生，条状披针形，下部渐狭成叶柄，边缘常反卷，下面有腺点及蜘蛛丝状柔毛或长伏毛。头状花序，直径1.8～2.5 cm，单生或3～5个排成伞房状；总苞半球形，苞片4层，被腺毛和柔毛；舌状花和筒状花外面均有腺点。瘦果圆柱形，冠毛长约3 mm。花期7—10月，果期8—11月。

旋覆花　同"旋覆花"。

[产地]　主产于江苏、浙江、四川等省。江西亦产。

[采收加工]　夏、秋二季花刚开时采割，晒干。

[药材鉴别]　性状鉴别　条叶旋覆花：茎呈圆柱形，上部分枝，长30～70 cm，直径0.2～0.5 cm；表面绿褐色或棕褐色，疏被短柔毛，有多数细纵纹；质脆，断面黄白色，髓部中空。叶互生，叶片条形或条状披针形，长5～10 cm，宽0.5～1 cm；先端尖，基部抱茎，全缘，边缘反卷；上表面近无毛，下表面被短柔毛。头状花序顶生，直径0.5～1 cm，冠毛白色，长约0.2 cm。气微，味微苦。

旋覆花：叶片椭圆状披针形，宽1～2.5 cm，边缘不反卷。头状花序较大，直径1～2 cm，冠毛长约0.5 cm。（图9-15-5）

[成分]　条叶旋覆花含线叶旋覆花内酯。旋覆花含倍半萜内酯、旋覆花次内酯

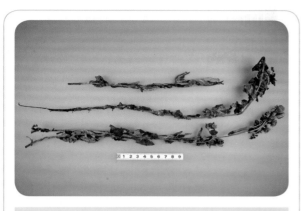

A. 药材

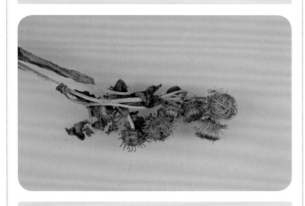

B. 花

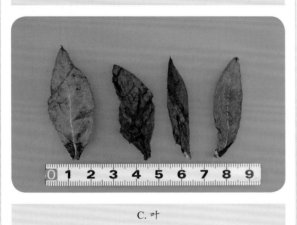

C. 叶

图 9-15-5　金沸草药材

（inulicin），此外还有黄酮、甾醇、皂苷等多种化合物。

［贮藏保管］　置通风干燥处。

［功效］　性温，味苦、辛、咸。用于外感风寒，痰饮蓄结，咳喘痰多，胸膈痞满；外治疔疮肿毒。

［用法用量］　5～10 g。用鲜品适量，捣

汁涂患处。

# 菊　花

CHRYSANTHEMI FLOS

本品始载于《神农本草经》，列为上品。李时珍曰："菊之品凡百种，宿根自生，茎叶花色，品品不同……大抵惟以单叶味甘者入药，菊谱所载甘菊、邓州黄、邓州白者是矣。甘菊始生于山野，今则人皆栽植之，其花细碎，品不甚高，蕊如蜂窠，中有细子，亦可捺种，嫩叶及花皆可食。白甘菊稍大，味不甚甘，亦秋月采之。"

［别名］　亳菊，滁菊，贡菊，杭菊，祁菊，怀菊。

［来源］　为菊科植物菊花 *Chrysanthemum morifolium* Ramat. 的干燥头状花序。

［植物形态］　多年生草本，茎直立，基部常木化。叶互生，卵圆形或披针形，边缘有粗大锯齿或深裂，下面有白色茸毛。头状花序顶生或腋生，总苞片 3～4 层，外层呈绿色，条形，边缘膜质；舌状花数层，白色，黄色或淡红色；中间为管状花，黄色，基部常有膜质鳞片。花期 9—11 月。（图 9-16-1）

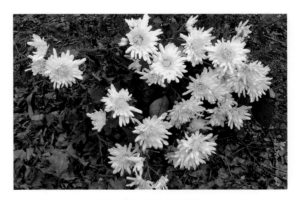

图 9-16-1　菊花植物

［产地］　主产于浙江、安徽、河南、河北等省。多为栽培。产于安徽亳县者为亳菊，产于安徽滁州者为滁菊；产于安徽歙县者为贡菊；产于浙江杭州、桐乡、海宁者为杭菊；产于河南沁阳、武陟、博爱者为怀菊；产于河北

安国者为祁菊。

[**采收加工**] 秋末冬初花盛开时分批采收。

**亳菊** 在霜降后，将已开放的花枝剪断，捆成把悬挂屋内通风处阴干，摘下花朵，再熏至洁白。现已采用热风干燥法。

**滁菊** 在霜降前后采摘开放的花。采时在菊花花枝分叉处剪下，扎成小束，倒挂于通风干燥处阴3～4日，然后摘下花头，熏蒸1小时，晒至六成干时，用竹筛子把花头筛成圆球形，再晒至全干。晒时忌用手翻动。现已采用热风干燥法。

**贡菊** 于11月上旬采摘第1次花，以后每隔7日采摘，分3次采完。选晴天的下午或上午露水干后进行，不采露水花，否则易腐烂。将采回的鲜花放入烘房的竹帘上，烘房温度控制在40～50℃之间，烘至九成干时，再置通风干燥处阴至全干。

**杭菊** 将采摘的鲜花置日光下略晾晒后，再蒸4～5分钟，取出置日光下暴晒，刚蒸好的菊花不宜翻动，以防破碎，晒3日后宜翻1次，晒至九成干，收回存放1～2日，待其还性后再晒1～2日，晒至用手捏花变硬即可。如遇阴雨天，应以微火干燥。

**怀菊** 早期的加工方法与亳菊相似，即采用阴干法和熏蒸法。目前主要采用低温烘干法。

**祁菊** 现采用杀青烘干或直接烘干法。

[**药材鉴别**] *性状鉴别* 为扁球形或不规则球形，直径1.5～3（～4）cm。总苞片由3～4层苞片组成，苞片卵形或长椭圆形，舌状花冠数轮，类白色或黄色、淡黄色、黄色或深黄色。体轻，质柔润。味甘，微苦。

*传统鉴别* 菊花有白菊花（亳菊、滁菊、贡菊、杭白菊、怀菊、祁菊等）和黄菊花（杭黄菊）2种。皖菊花有亳菊、滁菊、贡菊3种。因产地及加工方法不同，其各地品种在性状上也有所差异。

亳菊：清《亳州志》载"甜菊花"，有300多年历史，主产亳州、涡阳县、临泉县。药材呈扁圆状，直径1.5～3.5 cm，舌状花花冠黄白色，伸直，不卷曲。亳菊体轻，花朵大，质柔润，气清香，味甘，煎后不散瓣，为白菊花之上品。（图9-16-2）

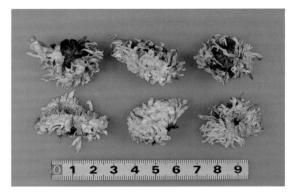

图9-16-2 亳菊药材

滁菊：早期栽于定远县池河镇，故名"池菊"；尔后引种至滁州大柳，故又称"滁菊"。药材为不规则球形、扁球形，直径0.8～2.4 cm，紧实，舌状花花冠白色，内卷，管状花30～200朵，被舌状花覆盖。滁菊质柔嫩，馨香郁幽，味清凉，不苦不甜，为菊中之珍品。（图9-16-3）

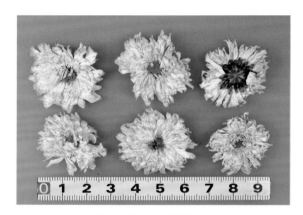

图9-16-3 滁菊药材

贡菊：又称徽菊。相传由徽商从浙江引进，后由歙县药农精心培养而成的品种，主产歙县南部的深渡、岔口和街口等地。药材呈扁球形，直径0.7～2.2 cm，舌状花花冠白色，平展，由内至外层层叠压，管状花4～30朵，外露。贡菊花蒂翠绿，花瓣排列紧密，玉白色，有光泽，质地肥厚，花心金黄色，味微甘、气清香而独具特色。（图9-16-4）

怀菊：呈不规则球形或扁球形，直径1.5～2.5 cm。多数为舌状花，舌状花类白色或黄色，不规则扭曲，内卷，边缘皱缩，有时可

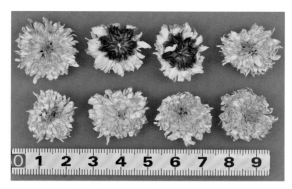

图9-16-4　贡菊药材

见腺点；管状花大多隐藏。（图9-16-5）

祁菊：河北安国市古称祁州，所产菊花称祁菊花。《中药志》载称："产于河北安国者，称为祁菊。神农本草经列为上品。"现主产地在安国及周边地区。药材呈扁球形；花瓣白色，紧密，不粘连，"似玉盘"；花萼绿色，花蕊细小。体轻，质柔润。气清香，味甘、微苦。以花大、色白、无黄心者，质优效佳。（图9-16-6）

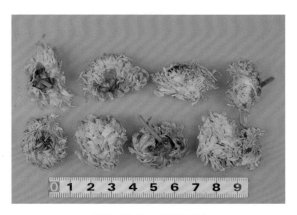

图9-16-5　怀菊药材

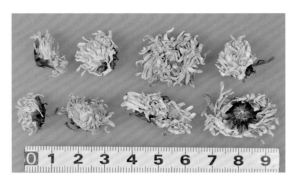

图9-16-6　祁菊药材

杭菊：包括杭白菊和杭黄菊（大黄菊、小黄菊）。杭白菊呈不规则压扁结块状，朵大，直径约3.5 cm，瓣宽而疏，白色或浅黄色，花心较大，深黄色。大黄菊与杭白菊相似，唯花瓣黄色。小黄菊呈扁球形，花形完整，直径2～2.7 cm，花瓣黄色，花心深棕色。（图9-16-7）

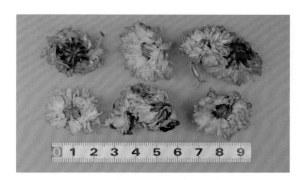

图9-16-7　杭菊药材

［成分］　含挥发油，油中倍半萜类主要有姜烯、金合欢醇、α-荜澄茄醇等，单萜类主要有龙脑、樟脑、β-蒎烯、α-侧柏酮、马鞭草烯酮等。黄酮类成分含木犀草苷（cynaroside）、刺槐苷（acaciin）、大波斯菊苷（cosmosiin）、香叶木素-7-葡萄糖苷（diosmetin-7-glucoside）等。有机酸类成分含3,5-O-二咖啡酰基奎宁酸、绿原酸等。还含有氨基酸、微量元素、多糖、常量元素、鞣花酸、胆碱、腺嘌呤、维生素和菊苷等。此外，尚含菊花萜二醇（chrysandiol）等三萜类化合物。

［贮藏保管］　置阴凉干燥处，本品易霉蛀，应勤检查。

［功效］　性微寒，味甘、苦。散风清热，平肝明目，清热解毒。用于风热感冒，头痛眩晕，目赤肿痛，眼目昏花，疮痈肿毒。

［用法用量］　5～10 g。

［方例］　菊花决明散（《证治准绳》）：菊花，决明子，黄芩，石决明（东流水煮一伏时，碾极细），木贼，防风，羌活，蔓荆子，甘草（炙），川芎，石膏（碾极细）。功能疏风清热，祛翳明目；主治风热上攻，目中白睛微变青色，黑睛稍带白色，黑白之间，赤环如带，谓之抱轮红，视物不明，睛白高低不平，甚无光泽，

口干舌苦，眵多羞涩。

[论注] 不同品种的菊花在产地、形态、采收等方面有所不同，它们的成分、药用功效是否一致，值得深入研究。

# 款冬花

FARFARAE FLOS

本品始载于《神农本草经》，列为中品。苏敬曰："叶似葵而大，丛生，花出根下。"寇宗奭《本草衍义》曰："百草中，唯此罔顾冰雪，最先春也……入药须微见花者良。"与今之款冬花一致。苏敬所谓"似葵叶而大"，似指锦葵而言。

[别名] 款冬，冬花。

[来源] 为菊科植物款冬 Tussilago farfara L. 的干燥花蕾。

[植物形态] 多年生草本。根茎细长，横生地下。叶互生，基生叶阔心脏形，边缘有波状疏齿，背面密生白色茸毛，具互生鳞状叶10余片，掌状脉5～9条；叶柄长达15 cm，密被白色绵毛。花淡紫褐色，头状花序，单生于数条花茎顶端，花先于叶开放。瘦果长椭圆形，具纵棱，冠毛淡黄色。花期1—2月。（图9-17-1）

[产地] 主产于河南、甘肃、山西、陕西等省。以河南产量大；甘肃灵台、陕西榆林和山西兴县产者质佳，称"灵台冬花"。

[采收加工] 12月花未出土时，挖取花

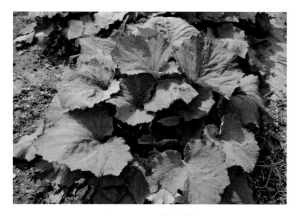

图9-17-1 款冬植物

蕾，置通风干燥处，晾1个月左右，再除去泥沙、花梗，晾至全干。

[药材鉴别] 性状鉴别 为长圆棒形的头状花序，常2～3个花序连生在一起（习称"连三朵"），长1～2.5 cm，直径0.5～1 cm。上端较粗，丰满而充实；下端渐细，形似出生的春笋。外面被有许多鱼鳞状苞片，呈紫红色或淡红色，苞片内表面有白色絮状毛茸。气清香，味微苦、辛，嚼之显棉絮感。（图9-17-2）

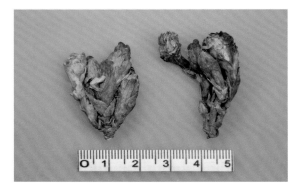

图9-17-2 款冬花药材

以蕾大、身干、色紫红、梗极短、无开放花朵者为佳。

传统鉴别 主产甘肃灵台、山西兴县，立冬前后挖取根茎上的花蕾。呈长圆形棒状，紫红棕色，习称"木鱼槌"；3～4个花蕾连生者，习称"连三朵"。以花朵大、紫红色、鲜艳、连三朵，无散朵为优。

[成分] 含萜类成分款冬酮（tussilagone）、山金车二醇（arnidiol）及其异构体、款冬二醇（faradiol）等。含黄酮类芸香苷（rutin）、金丝桃苷（hyperin）等。含生物碱类款冬碱（tussilagine）、千里光碱（senkirkine）、克氏千里光碱（senkirkine）等。含酚酸类成分，主要有咖啡酸衍生物，如咖啡酸、咖啡酸甲酯等。此外，尚含挥发油、甾体类、核苷酸、葡萄糖、氨基酸等。

[贮藏保管] 放缸内或石灰缸内，置干燥处，防虫蛀。夏季宜冷藏，忌晒熏，晒则吐丝露蕊，熏则变色。

[功效] 性温，味辛、微苦。润肺下气，止咳化痰。用于新久咳嗽，喘咳痰多，劳嗽

咳血。

[**用法用量**] 5～10 g。

[**论注**] （1）近年来款冬花资源日益减少。同科植物蜂斗菜Petasites japonicus（Sieb et Zucc）F. Schmidt的花蕾作款冬花用。蜂斗菜为多年生草本，叶片宽大，为肾圆形，宽15～30 cm，边缘具齿牙，上面有短毛，下面密生蛛丝毛。初春地下茎抽花穗，顶端具多个头状花，雌花白色，雄花黄色或紫色，都具冠毛。陕西吉海花蕾常作款冬花用，可视为地方药。

（2）据报道，款冬花有致癌活性，可能与含具有肝细胞毒性的吡咯生物碱成分克氏千里光碱（senkirkine）有关，因此款冬花在处方或成药中用量应受到重视并制定相关严格标准。

# 红 花

CARTHAMI FLOS

本品原名红蓝花，始载于《开宝本草》。马志曰："红蓝花即红花也，生梁汉及西域。"苏颂曰："其花红色，叶颇似蓝，故有蓝名。"又谓："今处处有之。人家场圃所种，冬而布子于熟地，至春生苗，夏乃有花……其花曝干，以染真红，又作胭脂。"时珍曰："其叶如小蓟叶。至五月开花，如大蓟花而红色。"

[**别名**] 怀红花，杜红花，川红花。

[**来源**] 为菊科植物红花Carthamus tinctorius L.的干燥花。

[**植物形态**] 一年生或两年生草本。茎直立，表面具细浅槽。叶互生，卵形或阔卵状披针形，基部渐狭，先端渐尖，几无柄，抱茎，边缘具不规则浅裂，裂片先端成尖刺状；茎上部叶边缘较整齐，两面平滑无毛，深绿色。花红色，顶生头状花序，排列成伞房状；总苞卵圆半球形，上部边缘具不等长锐刺；花托扁平，着生多数管状花，初为黄色，渐变为橘红色。瘦果白色，椭圆形，有4钝棱。花期5—7月，果期8—9月。（图9-18-1）

[**产地**] 主产于新疆、云南、河南、河北、

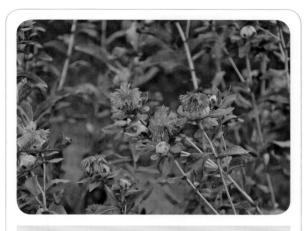

A. 植物

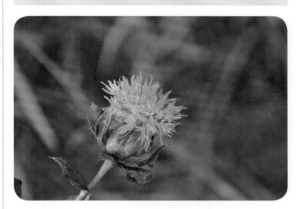

B. 花

图9-18-1 红花植物

浙江、四川等省区，均为栽培。产河南沁阳的称"怀红花"，为道地药材；产浙江宁波的称"杜红花"；四川简阳的称"川红花"。现新疆栽培面积广、产量大。

[**采收加工**] 4—6月间正当花开放，花冠顶部为金黄色，中部呈橘红色时，选晴天早上露水刚干时采收。采收后不能堆放和紧压，除去杂质，将花均匀薄摊在竹席上，上盖1层白纸，在弱阳光下自然干燥或在阴凉通风处阴干。干燥时不能用手翻动；不宜强光暴晒或急火烘烤，以防褪色。

[**药材鉴别**] *性状鉴别* 为不带子房的管状花，长约1.5 cm，表面红色或红黄色。花冠筒细长，上端5裂，裂片狭线形，长5～7 mm；雄蕊5枚，花药聚合成筒状。柱头长圆柱形，顶端微分叉。气微香，味微苦。用水泡

后，水变金黄色，花不褪色。（图9-18-2）

传统鉴别　怀红花：初夏花盛开时，先后分次采摘。芒种时开采，称"头水花"；花长，色黄稍带红，柔软，香浓，味辛；质量较优。以后采者称"二水花""三水花"，花较短，常白心；品质较次。

杜红花：花大色黄，品质亦优。

川红花：花细短，色不一，有胭脂红、赤红等间有黄白色，质较硬。

新疆红花：花粗细不一，色黄、赤兼有，性亦硬。多以取籽榨油为目的，产量居全国之冠。

以色鲜红、鲜艳、质柔软者为优，身长者为优。间有白心、质硬者为次。

显微鉴别　粉末：橙红色。① 花粉粒圆球形或椭圆形，直径64～80 μm，外壁有短刺及疣状雕纹，并具3个萌发孔。② 分泌管由分泌细胞单列纵向连接，细胞中充满淡黄色至红棕色物质，分泌细胞宽至40 μm。③ 花瓣顶端表皮细胞分化成乳突状短绒毛。④ 柱头表皮细胞分化成圆锥形而尖的单细胞毛。⑤ 螺纹导管，非木化。⑥ 草酸钙方晶直径2～6 μm，存在于薄壁细胞中。（图9-18-3）

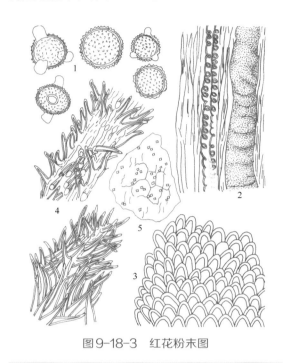

图9-18-3　红花粉末图

1. 花粉粒　2. 分泌组织及导管　3. 花瓣顶端表皮细胞
4. 花柱碎片　5. 草酸钙方晶

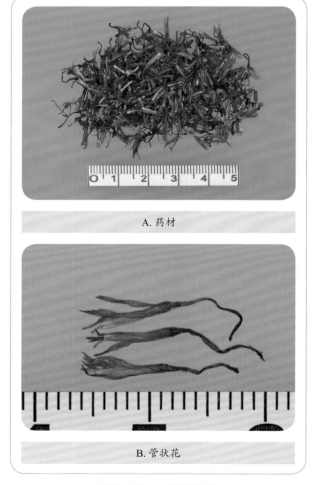

A. 药材

B. 管状花

图9-18-2　红花药材

[成分]　含黄酮类成分，包括黄酮、黄酮醇、二氢黄酮以及查耳酮等。黄酮是红花中最主要的化学成分，包含山奈素（kaempferol）、6-羟基山奈酚、槲皮素等，黄酮醇类主要为山奈酚和槲皮素的衍生物，查耳酮类主要是醌式查耳酮类结构，分别是红花苷（carthamin）、红花醌苷（carthamone）及新红花苷（neocarthamin）、红花黄色素A（safflor yellow A）、羟基红花黄色素A（hydroxysafflor yellow A）等。不同成熟期的红花所含成分有所差异，淡黄色花主含新红花苷，含微量红花苷；黄色花主含红花苷；橘红色花主含红花苷或红花醌苷。花瓣中的过氧化酶可使黄色的红花苷氧化成红色的红花醌苷，红花在生长与干燥过程中由黄变红即由此类成分所致。尚含

聚炔类成分如反-3-十三烯-5,7,9,11-四炔-1,2-双醇、carthamoside A₂等，亚精胺类成分如safflospermidine A、safflospermidine B等，木脂素类成分如二苄基丁内酯tracheloside等，倍半萜类成分如二氢红花菜豆酸-3-O-β-D-葡萄糖苷等。另含有机酸类成分如油酸、亚油酸等，甾醇类成分如豆甾醇、菜油甾醇等。还含二十到三十六烷烃的6,8/7,9/8,10-二醇的化合物。

[贮藏保管] 置阴凉干燥处，防霉。

[功效] 性温，味辛。活血通经，散瘀止痛。用于经闭，痛经，恶露不行，癥瘕痞块，胸痹心痛，瘀滞腹痛，胸胁刺痛，跌扑损伤，疮疡肿痛。

[用法用量] 3～10 g。

[注意] 孕妇慎用。

[论注] （1）为减少成分的损失，红花采收加工过程中，应置于弱阳光下自然干燥或在阴凉通风处阴干，不宜强光暴晒或急火烘烤。

（2）白平子是红花的果实，含脂肪油15%～20%，种子中含油量可达50%，常称为"红花子油"。脂肪油的主成分为棕榈酸、脂蜡酸、油酸、十八碳三烯酸等成分。功效与花类似。

# 蒲 黄

## TYPHAE POLLEN

本品始载于《神农本草经》，列为上品。苏颂曰："香蒲，蒲黄苗也……其蒲黄，即花中蕊屑也，细若金粉。当欲开时便取之。"

[别名] 蒲棒花粉，蒲花。

[来源] 为香蒲科植物水烛香蒲 *Typha angustifolia* L.、东方香蒲 *Typha orientalis* Presl 或同属植物的干燥花粉。

[植物形态] 水烛香蒲 多年生水生草本，匍匐根茎横走，生多数须根。叶长线形，基生叶丛生，茎生叶二列式互生。花黄绿色，雌雄同株，穗状花序顶生，圆柱状，形似蜡烛；雄花序在上部，雌花序在下部，雄雌花序之间有不生花的柄相隔开；雌花序下部具叶状苞片，雌花小苞片比柱头短，花被茸毛状，与小苞片

近等长，柱头线形。小坚果。花期6—7月，果期7—8月。（图9-19-1）

东方香蒲 与水烛香蒲的主要区别为：雌雄花序紧相连接，雄花序在上端，长3～

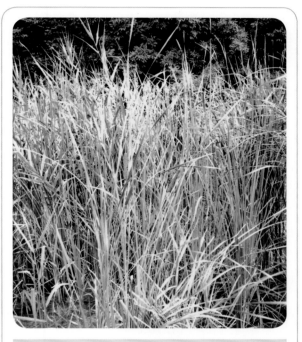

A. 生境

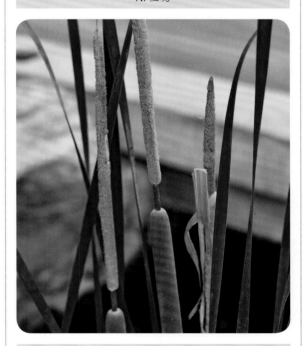

B. 花

图9-19-1 水烛香蒲植物

5 cm，花粉粒单生；雌花序在下端，长6～15 cm，雌花无小苞片，有白色长毛，毛与柱头近等长，柱头匙状，小坚果有纵沟。（图9-19-2）

生于池沼、水边。

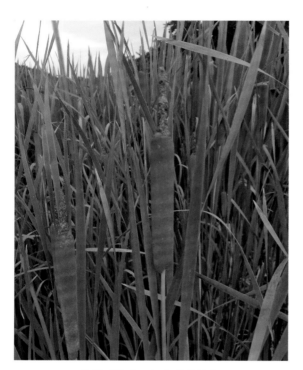

图9-19-2　东方香蒲植物

[产地]　水烛香蒲主产于江苏、浙江、山东、安徽等省，东方香蒲主产于贵州、山东、山西、内蒙古及东北等地。

[采收加工]　花初开放时，剪取上部的雄花序，晒干，碾碎，除去花茎等杂质，所得带雄花的花粉，称"草蒲黄"；再经细筛，所得纯花粉，称"蒲黄"。

[药材鉴别]　性状鉴别　为鲜黄色的细小粉末，手捻有滑腻感。质轻松，遇风易飞扬，放入水中则飘浮水面。用显微镜检视，为扁圆形颗粒，表面有网状雕纹。无臭，味淡。草蒲黄则是含有黄色的花丝和花药的花粉。（图9-19-3）

以色鲜黄、粉细、光滑、纯净、无杂质者为佳。

显微鉴别　粉末：黄色。花粉粒单生，类球形或椭圆形，直径17～29 μm，表面有似网状雕纹，周边轮廓线光滑，呈凸波状或齿轮状，

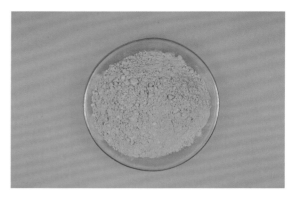

图9-19-3　蒲黄药材

单萌发孔不明显。（图9-19-4）

[成分]　含黄酮类成分异鼠李素-3-O-新橙皮苷（isorhamnetin-3-O-neohespeidoside）、香蒲新苷（typhaneoside）、槲皮素（quercetin）、柚皮素（naringenin）、异鼠李素（isorhamnetin）、山奈素-3-O-α-鼠李糖基-β-葡萄糖苷（kaempferol-3-O-α-rhamnosyl-β-glucoside）、槲皮素-3-0-α-鼠李糖基-β-葡萄糖苷（quercetin-3-O-α-rhamnosyl-β-glucoside）等。尚含脂溶性成分二十五烷（n-pentacosane）、7-甲基-4-三十烷酮（7-methyl-4-triacontanone）、6-三十烷醇（6-triitriacontanol）、β-谷甾醇棕榈酸酯（β-sitosterol palmitate）。还含多种氨基酸、谷甾醇、有机酸类、多糖类以及鞣质等化学成分。

[贮藏保管]　放缸内置干燥处，防潮。

[功效]　性平，味甘。止血，化瘀，通淋。用于吐血，衄血，咯血，崩漏，外伤出血，经闭腹痛，脘腹刺痛，跌扑肿痛，血淋涩痛。

[用法用量]　5～10 g；包煎。外用适量，

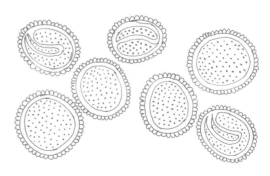

图9-19-4　蒲黄花粉粒

敷患处。

[注意] 孕妇慎用。

[方例] 失笑散（《和剂局方》）：蒲黄，五灵脂。功能行瘀活血，理气止痛；主治血瘀内阻，月经不调，产后恶露不行，心腹作痛。

[论注] 蒲黄掺伪现象严重，有将无机矿物粉或其他植物粉末染黄后掺伪增重者。染色蒲黄不但减少了实际处方用量，更重要的是其染料和无机增重物对人体的健康有较大危害。只有通过性状、显微等多种检测手段，才能全面、有效地评价蒲黄药材品质。

# 西红花

CROCI STIGMA

本品原名番红花，始见于《本草品汇精要》。李时珍曰："番红花出西番回回地面及天方国，即彼地红蓝花也。"

[别名] 藏红花，番红花，泊夫蓝。

[来源] 为鸢尾科植物番红花 Crocus sativus L.的干燥柱头。

[植物形态] 多年生草本。地下鳞茎呈球形，外被褐色膜质鳞叶。自鳞茎生数片长线形叶，叶缘反卷，具细毛，基部具4～5片宽卵形鞘状鳞片。花顶生，花被6片，倒卵圆形，淡紫色，花筒细管状；雄蕊3枚，花药黄色；雌蕊由3心皮合生，子房下位，3室，花柱细长，黄色，顶端3深裂，伸出花筒外部，下垂，深红色。蒴果长椭圆形。花期11月。（图9-20-1）

[产地] 主产于西班牙、印度、希腊、法国、伊朗等国。西红花由印度经西藏进口，故又称"藏红花"。我国上海崇明，浙江建德，及江苏、安徽等地现有栽培。

[采收加工] 花期在晴天8—11月时采摘花朵，用镊子摘下柱头（弃花朵），通风晾干，或用文火烘干（40～50℃），即得。

[药材鉴别] 性状鉴别 呈线形，有三分枝者，长约3 cm；无分枝者，长1～1.5 cm。暗红色，上部较宽而略扁平，顶端边缘显不整齐的齿状，内侧有1短裂隙，下端有时残留1小段黄色花柱。体轻，质松软，无油润光泽，干

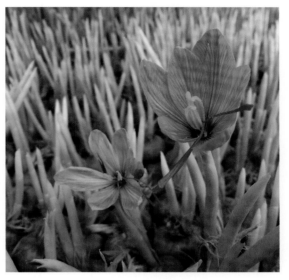

图9-20-1　番红花植物

燥后质脆易断。气特异，微有刺激性，味微苦。（图9-20-2）

以身长、油润光亮、色红、无黄色花柱者为佳。

显微鉴别 粉末：橙红色。① 表皮细胞表面观长条形，壁薄，微弯曲，有的外壁凸出呈乳头状或绒毛状，表面隐约可见纤细纹理。② 柱头顶端表皮细胞绒毛状，直径26～56 μm，表面有稀疏纹理。③ 草酸钙结晶聚集于薄壁细胞中，呈颗粒状、圆簇状、梭形或类方形，直径2～14 μm。④ 花粉粒极少，呈圆球形，外壁近于光滑，内含颗粒状物。⑤ 导管为环纹导管和螺纹导管，细小，直径7.5～15 μm，存在于花柱或柱头组织碎片内。（图9-20-3）

[成分] 含胡萝卜色素约2%，主要为番红花苷 I / II / III / IV，及反式/顺式西红花二甲酯（trans/cis-crocetin dimethyl ester）、α/β－胡萝卜素（α/β-carotene）、α－西红花酸（α-crocetin）、西红花苦苷（picrocrocin）。并含异鼠李素、山奈素及莰烯。另含挥发油0.4%～1.3%，油中主成分为西红花醛（safranal，西红花苦苷的分解产物，在4℃低温贮藏1～5年，含量可保持稳定）。

[贮藏保管] 用铁盒装好后，密闭封存，置通风阴凉干燥处。注意防潮和变色。

[功效] 性平，味甘。活血化瘀，凉血解

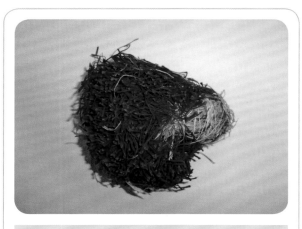

A. 药材（带少量花柱）

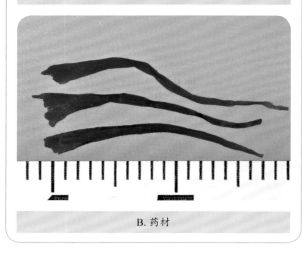

B. 药材

图9-20-2　西红花药材

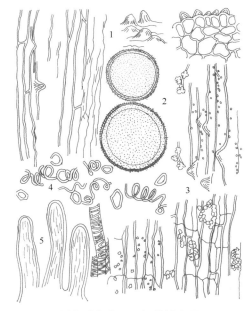

图9-20-3　西红花粉末图

1. 表皮细胞　2. 花粉粒　3. 草酸钙结晶
4. 导管　5. 柱头顶端绒毛状细胞

毒，解郁安神。用于经闭癥瘕，产后瘀阻，温毒发斑，忧郁痞闷，惊悸发狂。

[用法用量]　1～3g，煎服或沸水泡服。

[注意]　孕妇慎用。

[论注]　（1）国际市场商品分为干红花和湿红花2种。干红花为弯曲细丝状，暗红褐色，体轻，质松软，无油润光泽。有净西红花（产于西班牙，铁皮箱包装，每箱5kg）、人头牌西红花（铁盒包装，每盒1磅）等规格，品质较好。湿红花为人工加辅料（蜂蜜、植物油等）加工而成，常呈疏松团块，细长如线状，红褐色，有油润光泽，有象牌和美女牌等规格；因其掺杂物情况复杂，质次，已不再进口。

（2）市场曾发现伪品，如掺杂其他类似花丝、花冠染色后伪充，其水溶液呈红色或橙黄色，而非黄色，其形状不呈三裂、喇叭状。同时也可在显微镜下检查，如用淀粉及糊精等掺伪，可用碘液检查。通常采用"一看二试三压"方法鉴别。一看性状：本品呈松散线状，花色为暗红色，无油润光泽，干燥后质脆易断。二用水试：将柱头投入水中则膨胀，可见橙黄色成直线下降，并逐渐扩散，水被染成黄色而花却不褪色，无沉淀，柱头呈喇叭状，有短缝，在短时间内用针拨之不破碎。三用纸压：用面巾纸取少许西红花包在中间用力挤压，纸上不应留有油痕，否则掺杂矿物或植物油。

# 第十章

# 植物类中药：果实及种子类

## 白 果
### （附：银杏叶）

GINKGO SEMEN

本品始载于《绍兴本草》，谓："银杏色如银，形似小壳，故以名之。"李时珍曰："原生江南，叶似鸭掌，因名鸭脚。宋初始入贡，改呼银杏，因其形似小杏而核色白也。今名白果。"《花镜》载曰："又名公孙树，言公种而孙始得食也。"

[**别名**] 银杏子，公孙树子。

[**来源**] 为银杏科植物银杏*Ginkgo biloba* L.的干燥成熟种子。

[**植物形态**] 落叶乔木。枝分长枝、短枝。叶丛生于短枝顶端，在长枝上互生，扇形，顶端2裂，边缘通常呈波状，叶脉为放射叉状，叶柄与叶等长或更长。雌雄异株，花淡绿色。种子黄白色，微具白粉，倒卵形或椭圆形，外种皮肉质，具骨质的中种皮及膜质的内种皮。花期5月，果期7—10月。（图10-1-1）

[**产地**] 为我国特产，各地均有栽培。

[**采收加工**] 10月采收成熟种子，浸入水中使肉质外皮腐烂，洗净，晒干。

[**药材鉴别**] 性状鉴别 呈椭圆形，略扁，两头稍尖，两面凸起形似杏核，长1.5～2.5 cm，直径1～1.5 cm。外壳为白色或灰白色的中种皮，平滑，坚硬，边缘有2条棱线。内含椭圆形的种仁，淡黄色，仁外面有薄膜状的内种皮，有光泽，内部白色，粉质，中间有空

隙，具似莲子心的绿心，此心味微苦有毒。种仁无臭，味甘，入口嚼之呈粉性。（图10-1-2、图10-1-3）

显微鉴别 种皮横切面：① 中种皮为5～6层石细胞，类圆形或椭圆形，壁厚。② 内种皮为1～2层薄壁细胞，有的壁上具孔纹，内含棕红色物质。③ 胚乳细胞多角形，富含淀粉粒。

粉末：黄绿色。① 中种皮石细胞，类圆形或椭圆形，长70～100（～265）µm，宽29～50（～76）µm，壁厚，孔沟明显。② 内种皮薄壁细胞为类圆形，直径70～94 µm，细胞排列紧密，胞腔内充满棕红色物质，细胞壁上具纹孔并有微木化的长形细胞或类圆形细胞，常数个相连，长160～240 µm，宽34～100 µm。③ 淀粉粒为单粒，呈类圆形、椭圆形或三角形，长径5.6～17 µm，脐点呈裂缝状或飞鸟状。④ 具缘纹孔管胞，长600～864 µm，宽33～42 µm，直径33～72 µm，两端斜尖。⑤ 胚乳细胞多类长方形，充满糊化淀粉粒。（图10-1-4）

[**成分**] 种仁含蛋白质64%、碳水化合物36%、胡萝卜素0.000 32%、核黄素0.000 05%。含黄酮类成分芸香苷（rutin）、isorhamnetin-3-O-rutinoside及kaempferol-3-O-rutinoside。含酚类化合物白果酸（ginkgolic acid）、氢化白果酸（hydroginkgolic acid）、白果酚（ginkgol）、白果二酚（bilobol）及漆树酸（anacardic acid）。含白果内酯（ginkolides）、白果酮（ginnone）、白果醇（ginnol）。尚含聚异戊烯、芝麻素（d-

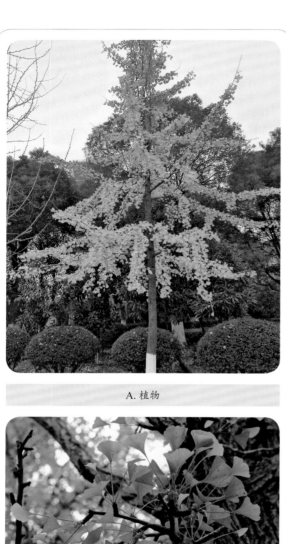

A.植物

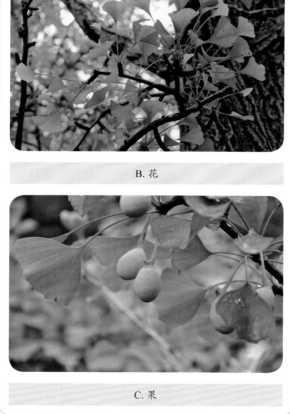

B.花

C.果

图10-1-1 银杏植物

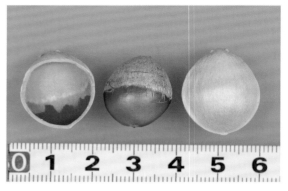

图10-1-2 鲜白果

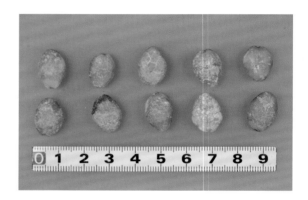

图10-1-3 白果仁

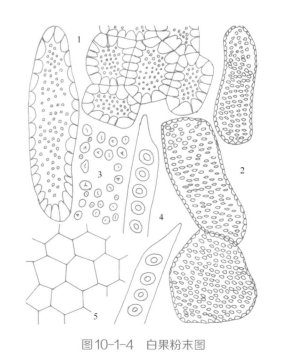

图10-1-4 白果粉末图

1.中种皮石细胞 2.内种皮纹孔细胞 3.淀粉粒
4.管胞 5.胚乳

sesamin）、α-己烯醇（α-hexenol）、红杉醇（sequoyitol）、蒎立醇（pinite）、β-谷甾醇（β-sitosterol）。含4-O-甲基吡多醇（4-O-methylpyridoxol），即银杏毒素（ginkgotoxin）。

［贮藏保管］ 置通风、干燥处。

［功效］ 性平，味甘、苦、涩；有毒。敛肺定喘，止带浊，缩小便。用于痰多喘咳，带下白浊，遗尿尿频。

［用法用量］ 5～10 g。

［方例］ 定喘汤（《摄生众妙方》）：白果，麻黄，苏子，款冬花，法半夏，桑白皮，杏仁，黄芩，甘草。功能宣肺降气，祛痰平喘；主治风寒外束，痰热蕴肺，哮喘咳嗽，痰稠色黄，舌苔黄腻，脉滑数。现常用于支气管哮喘、喘息性支气管炎、毛细支气管肺炎等。

# 附：银杏叶

GINKGO FOLIUM

［别名］ 白果叶。

［来源］ 为银杏科植物银杏 *Ginkgo biloba* L.的干燥叶。

［采收加工］ 夏季叶茂盛时采摘者，叶片呈绿色，质量较佳。秋季连果实打下的叶片呈黄色，称"打果叶"，品质较次。采后晒干即可。

［药材鉴别］ 性状鉴别 完整的叶片呈扇形，长4～8 cm，宽5～15 cm，多折叠。上缘有不规的波状缺刻，中央凹入，基部楔形，叶脉二歧分枝，细密。叶柄细长，达7 cm。革质。气清香，味微苦、涩。（图10-1-5）

［成分］ 含银杏双黄酮（ginkgetin）、异银杏双黄酮、7-去甲基银杏双黄（白果黄素，bilobetin）、山奈酚、槲皮素、异鼠李素、3'-O-甲基杨梅黄素-3-鼠李糖葡萄糖苷，及新的黄酮苷kaempferol-3-（6''-p-coumaroyl-β-1,4-rhamnoside），还含银杏内酯（ginkgolides）A/B/C/J和bilobalid A。此外，尚含多糖（由鼠李半乳聚糖主链和阿拉伯半乳聚糖支链组成）和莽草酸等。

［贮藏保管］ 置通风干燥处。

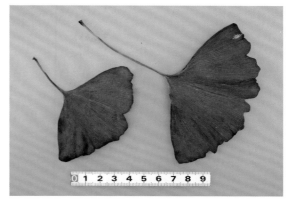

图10-1-5 银杏叶药材

［功效］ 性平，味甘、苦、涩。活血化瘀，通络止痛，敛肺平喘，化浊降脂。用于瘀血阻络，胸痹心痛，中风偏瘫，肺虚咳喘等。

# 榧 子

TORREYAE SEMEN

本品原名柀子，始载于《神农本草经》，列入下品。李时珍曰："榧生深山中，人呼为野杉……结实大小如枣。其核长如橄榄核，有尖者、不尖者，无棱而壳薄，黄白色……以小而心实者为佳。"

［别名］ 玉榧，玉山果。

［来源］ 为红豆杉科植物榧 *Torreya grandis* Fort.的干燥成熟种子。

［植物形态］ 常绿乔木。小枝近对生或近轮生。叶螺旋状着生而扭转成假二列状排列，叶片线状披针形，基部圆形，全缘，先端急尖，具刺状短尖，在下面中脉两侧各有1条凹下黄白色的气孔带。花黄绿色，雌雄异株，雄球花单生于叶腋，雌球花成对生于叶腋。种子核果状，椭圆形或倒卵形、卵圆形。花期4月，10月种子成熟。

［产地］ 主产于江西、浙江、福建、安徽、江苏、湖北等省。以江西玉山、浙江诸暨产量较大。

［采收加工］ 秋分过后，采摘种子，堆放使其假种皮自然烂去，再擦洗干净，晒干。遇阴雨天，用文火烘干，切忌火力过猛，以防烘

熟渗油而影响质量。

[药材鉴别]　性状鉴别　呈卵圆形，长2～4 cm，直径1.3～2 cm。表面灰黄色或淡黄棕色，有纵皱纹，深浅不一，一端钝圆，有一椭圆形瘢痕，色较深，在其两侧各有1个小突起，另一端稍尖。外壳质硬脆，破开后内有种仁1枚，卵圆形，表面有灰棕色皱缩的薄膜，仁黄白色，有油性。微有香气，味微甜而涩。（图10-2-1）

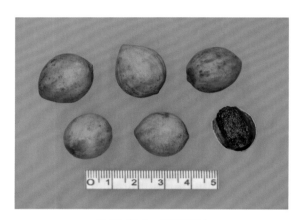

图10-2-1　榧子药材

[成分]　含脂肪油42%，油中主成分为亚油酸、硬脂酸、油酸。并含麦朊（gliadin）、甾醇、草酸、多糖、挥发油及鞣质。

[贮藏保管]　连壳保存为宜，破碎易虫蛀，应置阴凉干燥处，防蛀。

[功效]　性平，味甘。杀虫消积，润肺止咳，润燥通便。用于钩虫、蛔虫、绦虫病，虫积腹痛，小儿疳积，大便秘结。

[用法用量]　9～15 g。

[方例]　治寸白虫方《外台秘要》（载于《本草纲目》）：榧子一百枚，去皮火燃，啖之。经宿虫消下。

[论注]　榧子有2种商品：一种叫木榧，又称圆榧，多为野生，种子较短而宽，一端尖，另端钝圆，壳稍厚，即为本文收载者；另一种叫香榧，是浙江诸暨特产，系经人工栽培，嫁接的品种，其种子较木榧稍瘦而长，二头均尖，壳较薄，炒熟后质地松脆，味美气香，多供食用不入药，常运销港澳等地。木榧、香榧成分相似。（图10-2-2）

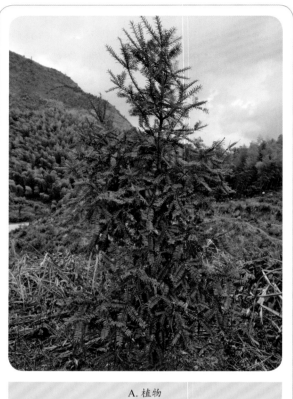

A. 植物

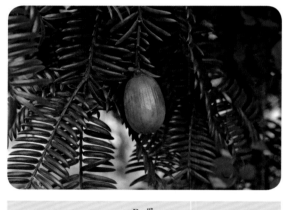

B. 果

图10-2-2　香榧植物

# 荜 茇

PIPERIS LONGI FRUCTUS

本品始载于唐代《新修本草》。苏敬曰："荜拨生波斯国。丛生，茎叶似蒟酱，其子紧细，味辛烈于蒟酱。"苏颂曰："今岭南有之……叶青圆如蕺菜，阔二三寸如桑，面光而厚。三月开花白色在表。七月结子如小指大，长二寸已来，青黑色，类椹子而长。"李时珍曰："荜茇气味正如胡椒，其形长一二寸。"

[别名] 鼠尾。

[来源] 为胡椒科植物荜茇 *Piper longum* L.的干燥果穗。

[植物形态] 多年生攀缘藤本，茎下部匍匐，枝有粗纵棱和沟槽，幼时密被粉状短柔毛。叶互生，细质，叶片卵圆形或卵状长圆形，长6～12 cm，宽2.5～11 cm，先端具短尖或渐尖，基部心形，全缘，两面沿脉上被极细的粉状短柔毛，下面密而显著，基出脉通常5～7条。花单性，雌雄异株，穗状花序腋生，苞片1，近圆形，无花被；雄花序长4～5 cm，被粉状短柔毛，雄蕊2枚；雌花序长1.5～2.5 cm，于果期延长，子房上位，无花柱，柱头3。浆果卵形，先端尖，基部嵌生于花序轴与之结合，无毛。花期7—9月，果期10月至翌年春季。（图10-3-1）

[产地] 原产印度尼西亚的苏门答腊以及菲律宾、越南。我国云南、海南有栽培。

[采收加工] 当果实近成熟、由绿变黑时，采下果穗，除去杂质，晒干。

[药材鉴别] 性状鉴别 略呈圆柱状，有时稍弯曲，长1.5～3.5 cm，直径0.3～0.5 cm，总果柄长1～2 cm，多已脱落。外表面黄褐色至深棕色，由多数细小未成熟的小果聚集而成，排列紧密整齐，形成交错的小突起。小果略呈球形，被苞片，直径约1 mm。质坚硬，破开后胚乳白色。有胡椒样香气，味辛辣。（图10-3-2）

以条肥大、色黑褐、质坚、断面稍红、味浓者为佳。

显微鉴别 粉末：灰褐色。①石细胞类圆形、长卵形或多角形，直径25～61 μm，长达170 μm，壁较厚，层纹明显。②油细胞类圆形，直径25～66 μm。③内果皮细胞表面观呈长多角形，垂周壁不规则连珠状增厚，常与棕色种皮细胞连结。④种皮细胞红棕色，呈长多角形。⑤淀粉粒细小，常聚集成团块。

[成分] 含酰胺生物碱类成分：胡椒碱（piperine）、墙草碱（pellitorine）、几内亚胡

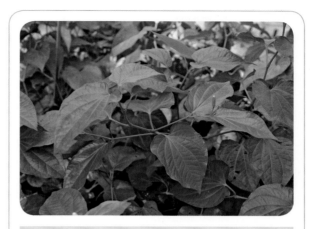

A. 植物

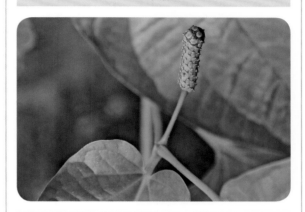

B. 果

图10-3-1 荜茇植物

椒酰胺（guineensine）、胡椒新碱（piperanine）、荜茇环碱（pipernonaline）、胡椒杀虫胺（pipercide）、荜茇十一碳三烯哌啶（piperundecalidine）、四氢胡椒碱（tetrahydropiperine）、去氢荜茇环碱（dehydropipernonaline）、荜茇十八碳三烯哌啶（piperoctadecalidine）、长柄胡椒碱（sylvatine）、N-异丁基癸二烯［反2,反4］酰胺（N-isobutyl-deca-trans-2-trans-4-dienamide）、派啶（piperidine）及少量荜茇酰胺（piperlongumine 或 piplartin）、荜茇宁酰胺（piperlonguminine）。含木脂素类成分芝麻素（sesamin）、双异桉脂素（diaeudesmin）。含黄酮类成分7,3',4'-三甲基木犀草素（7,3',4'-trimethylluteolin）、7,4'-二甲基芹菜素（7,4'-dimethylapigenin）、7-甲基芹菜素（7-methylapigenin）。此外，尚含棕榈酸、四氢胡椒酸（tetrahydropiperic acid）；含挥

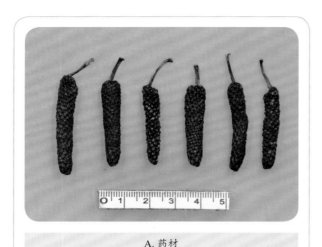

A. 药材

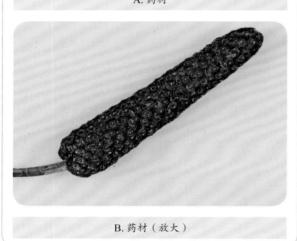

B. 药材（放大）

图 10-3-2　荜茇药材

发油（该油不含 N，也不含酚性、醛性及酮性物质），油中主成分为丁香烯（caryophylene），另含绿花白千层醇（viridiflorol）、肉豆蔻醚（myristicin）。

［贮藏保管］　置阴凉干燥处，防虫蛀。

［功效］　性热，味辛。温中散寒，下气止痛。用于胸腹冷痛，呕吐，腹泻，头痛，牙痛。

［用法用量］　1～3 g；外用适量，研末塞龋齿孔中。

［方例］　荜茇丸（《世医得效方》）：荜茇，炮姜，丁香，附子，吴茱萸，高良姜，胡椒，山茱萸，豆蔻。治泄泻之属于寒者。

［论注］　下列品种常充伪荜茇使用，应注意鉴别。

（1）假蒟为胡椒科植物假蒟 Piper sarmentosum Roxb. 的干燥未成熟果穗。产于广东、广西、福建、云南、贵州、西藏等省区，民间用其茎叶或果穗治肠炎腹泻及外伤等。果穗呈长椭圆柱形，长 0.8～2 cm，直径 0.4～0.8 cm，基部近无果柄，表面黑棕色或黄棕色，具由多数卵形或球形小浆果紧密排列而成的小突起；质较硬而脆，易折断，断面可见球状红棕色种子；气香，味辣。

（2）曾在荜茇商品中发现有胡椒科植物大荜茇 Piper retrofractum Vahl. 的果穗。大荜茇别名假荜茇、爪哇长果胡椒，与荜茇的主要区别是：果穗长而粗，一般长 3～5 cm，直径 4～7 mm。

# 火麻仁

CANNABIS FRUCTUS

本品始载于《神农本草经》，列入上品。李时珍曰："大麻即今火麻，亦曰黄麻。处处种之，剥麻收子……叶狭而长，状如益母草叶，一枝七叶或九叶。五六月开细黄花成穗，随即结实，大如胡荽子，可取油。剥其皮作麻。其秸白而有棱，轻虚可为烛心。"

［别名］　大麻仁，麻子仁。

［来源］　为桑科植物大麻 Cannabis sativa L. 的干燥成熟果实。

［植物形态］　一年生草本，多分枝，表面有纵沟，密被短柔毛。叶互生，掌状复叶，小叶 3～11 片，披针形，边缘具粗锯齿，先端长尖，上面深绿色，粗糙，下面密被灰白色毡毛；总叶柄长而被短绵毛，托叶线状或披针形。雌雄异株，雄花呈圆锥花序，黄绿色；雌花成丛，顶生或腋生，绿色。瘦果扁卵形。花期 5—6 月，果期 8—9 月。（图 10-4-1）

［产地］　全国各地均有栽培。主产于江苏、浙江、安徽、山东、河南等省。

［采收加工］　秋季果实成熟时割取全草，晒干，打下果实，除去杂质。

［药材鉴别］　性状鉴别　果实呈扁卵形，长 4～5 mm，直径 3～4 mm。外皮光滑，灰绿色或灰黄色，有白色或棕色网状花纹，两侧各有 1 条浅色棱线。一端钝尖，另一端钝圆，

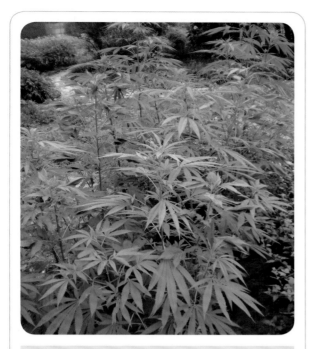

A. 植物

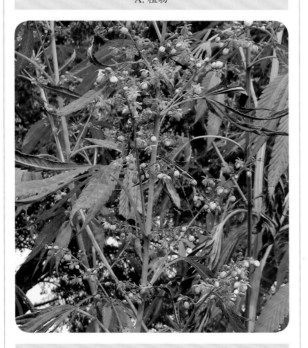

B. 花

图 10-4-1 大麻植物

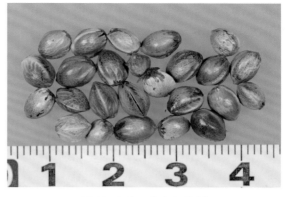

图 10-4-2 火麻仁药材

［成分］ 含葫芦巴碱（trigonelline）、L-（d）-异亮氨酸甜菜碱［L-（d）-isoleucin betaine］、白色蕈毒素（muscarin）。并含干性脂肪油约 30%，油中主成分为亚油酸（53%）及亚麻酸（25%）。此外，尚含麻仁球朊酶（edestinase）等。

［贮藏保管］ 放缸内，置阴凉干燥处，防热、防蛀、防鼠。

［功效］ 性平，味甘。润肠通便。用于血虚，津亏肠燥便秘。

［用法用量］ 9～15 g。

［方例］ 麻子仁丸（《伤寒论》）：火麻仁，大黄，枳实，芍药，杏仁，厚朴。功能润肠泄热，行气通便；主治肠胃燥热，大便秘结。

［论注］ 大麻雌株花穗及未成熟果穗含大麻树脂（cannabin）15%～20%，是一种棕色无定形的半固体，具有麻醉作用，吸食后产生精神欣快，引起幻觉及运动神经失调，中毒可致精神错乱，多吸可成瘾。其中主要有效成分是四氢大麻酚（tetrahydrocanbiol），为多种异构体的混合物。$\Delta^9$-反式-四氢大麻酚可用于癌症化疗的镇吐药。另含大麻二酚（canabidiol），是一种抗癫痫的成分。

# 楮实子

BROUSSONETIAE FRUCTUS

本品始载于《名医别录》，列为上品。李时珍曰："按许慎《说文》言楮榖乃一种也，不必

有 1 微凹圆脐（果柄痕）。外皮脆，易破碎，内有黄白色种仁，为扁椭圆形，富有油性。臭微，味淡。（图 10-4-2）

以饱满、色白、油性足而未泛油者为佳。

分别，惟辨雌雄耳。雄者皮斑而叶无桠叉，三月开花成长穗，如柳花状，不结实，歉年人采花食之。雌者皮白而叶有桠叉，亦开碎花，结实如杨梅，半熟时水澡去子，蜜煎作果食。二种树并易生，叶多涩毛。南人剥皮捣煮造纸，亦缉练为布，不坚易朽。"

[**别名**] 谷树子，构树子。

[**来源**] 为桑科植物构树 *Broussonetia papyrifera* (L.) Vent. 的干燥成熟果实。

[**植物形态**] 落叶乔木，高可达 16 m，茎叶含乳汁；嫩枝被柔毛。叶互生；叶柄长 3～10 cm，密生绒毛；托叶膜质，早落；叶片阔卵形，长 6～20 cm，宽 3～12 cm，先端渐尖，基部圆形或心形，有时不对称，边缘粗齿，幼时掌状 3 裂或有 5 裂，分裂深浅不一；或有不裂，上面暗绿色，有粗糙伏毛，下面灰绿色，密被柔毛。花单性，雌雄异株，雄花成柔荑花序，腋生而下垂，长 6～8 cm，花被 4，雄蕊 4，中央有不育雄蕊；雌花序成球形头状花序，由苞片和花被密叠而成，苞片棒状，有毛，花被管状，有 3～4 齿，子房有柄，花柱侧生，细长。聚花果肉质，球形，直径约 3 cm，橘黄色或红色。小核果内含 1 种子，橙红色，成熟时有肉质子房柄伸出。花期 5 月，果期 8—10 月。（图 10-5-1）

野生于山地或平原，或栽培。

[**产地**] 主产于河南、湖北、湖南、山西、甘肃等省。江西亦产。

[**采收加工**] 秋季果实成熟时采收，洗净，晒干，除去灰白色膜状宿萼及杂质。

[**药材鉴别**] 性状鉴别 略呈球形或卵圆形，稍扁，直径约 1.5 mm。表面红棕色，有网状皱纹或颗粒状突起，一侧有棱，另一侧有凹沟，有的具果梗。质硬而脆，易压碎。胚乳类白色，富油性。无臭，味淡。（图 10-5-2）

以颗粒大而饱满者为佳。

[**成分**] 含皂苷约 0.51%。

[**贮藏保管**] 置干燥处，防虫蛀。

[**功效**] 性寒，味甘。补肾清肝，明目，利尿。用于肝肾不足，腰膝酸软，虚劳骨蒸，头晕目昏，目生翳膜，水肿胀满。

[**用法用量**] 6～12 g。

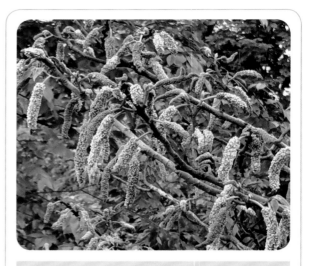

A. 雄花

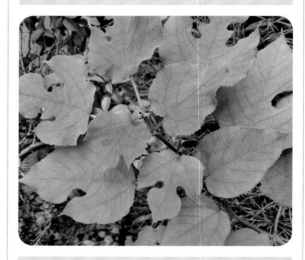

B. 叶

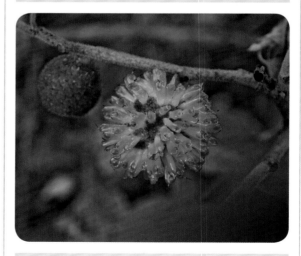

C. 果

图 10-5-1　构树植物

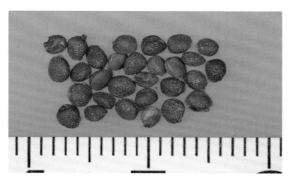

图10-5-2 楮实子药材

# 马兜铃

（附：青木香，天仙藤）

ARISTOLOCHIAE FRUCTUS

本品始载于《开宝本草》。马志曰："独行根生古堤城旁，所在平泽丛林中皆有之。山南名为土青木香，一名兜铃根。蔓生，叶似萝藦而圆且涩，花青白色。其子大如桃李而长，十月以后枯，则头开四系若囊，其中实薄扁似榆荚。"

[来源] 为马兜铃科植物北马兜铃 *Aristolochia contorta* Bunge 及马兜铃 *Aristolochia debilis* Sieb. et Zucc.的干燥成熟果实。

[植物形态] 北马兜铃 多年生草质藤本。根圆柱形，常弯曲。茎纤细，缠绕他物上升。叶互生，具长柄，叶片三角状广卵形，全缘，基部心形，两侧垂耳状，先端钝。花3～10朵簇生于叶腋，花被略呈弯形喇叭状，先端仰斜，基部膨大呈球状。蒴果卵圆形或长圆形。花期7—8月，果期9月。（图10-6-1）

马兜铃 与北马兜铃的主要区别为：叶片为三角窄卵形；花单生于叶腋。果实较小而稍圆。（图10-6-2）

[产地] 北马兜铃产于东北地区及河南、内蒙古、山东等省区。马兜铃产于江苏、浙江、安徽、江西、湖南等省。

[采收加工] 9—10月果实由绿变黄时摘下，晒干。

[药材鉴别] 性状鉴别 呈卵圆形或长圆形，长3～7cm，直径2～4cm。表面灰绿色

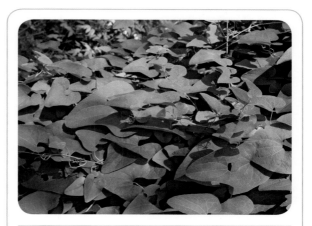

A. 植物

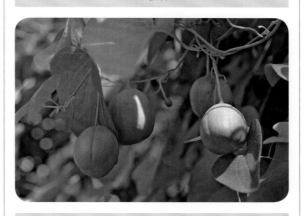

B. 果

图10-6-1 北马兜铃植物

或棕褐色，具纵棱线12条，顶端平钝，基部有细果柄。果皮脆，通常裂成6瓣，果柄亦随之分裂成6条线。每室种子多数，平叠排列；种子扁平而薄，钝三角形或扇形，边缘有翅。气特异，味苦。（图10-6-3）

以北马兜铃果实个大、完整、色黄绿、种子饱满者为优。

显微鉴别 粉末：黄棕色。① 种翅网纹细胞较多，类长圆形或多角形，长径15～110μm，纹孔较大，交织成网状。② 种皮厚壁细胞成片，类圆形或不规则形，棕黄色，长径9～25μm，壁极厚，胞腔内含草酸钙小方晶。③ 外果皮细胞多边形，间有类圆形油细胞。④ 果隔厚壁细胞呈上、下层交叉排列，一层细胞呈纺锤形或长梭形，另一侧细胞类长方形或不规则形，壁稍厚，具点状纹孔。

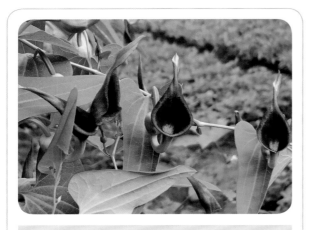

A. 花

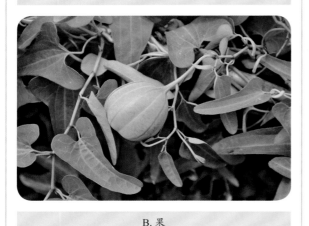

B. 果

图 10-6-2　马兜铃植物

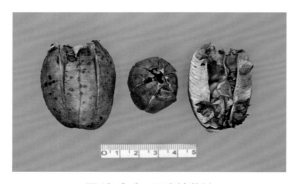

图 10-6-3　马兜铃药材

［成分］　果实和种子均含马兜铃酸（aristolochic acid）A/B/C、马兜铃次酸（aristolochinic acid）及木兰碱（magnoflorine）。

北马兜铃的果实中还含尿囊素（allantoin）、β-谷甾醇、胡萝卜苷（daucosterol）、马兜

铃酸E（7-甲氧基-8-羟基马兜铃酸）及挥发油。

［贮藏保管］　置干燥处。

［功效］　性寒，味苦、微辛。清肺降气，止咳平喘，清肠消痔。用于肺热喘咳，痰中带血，肠热痔血，痔疮肿痛。

［用法用量］　3～9 g。

［方例］　马兜铃汤（《普济方》）：马兜铃，桑白皮，甘草，葶苈，半夏，生姜。治肺热咳嗽，气急喘闷。

［论注］　西南地区曾用百合科百合属（*Lilium*）多种植物的成熟果实与马兜铃混用。其果实为长圆形，有3条突起纵棱及3条凹沟，有时开裂成3个分果，基部果柄粗大呈棒状，不开裂。应注意鉴别。

# 附：青木香

ARISTOLOCHIAE RADIX

［别名］　独行根。

［来源］　为马兜铃科植物马兜铃 *Aristolochia debilis* Sieb.et Zucc. 的干燥根。

［药材鉴别］　性状鉴别　呈圆柱形或扁圆柱形，略弯曲，长5～15 cm，直径0.5～1.5 cm。表面黄褐色，粗糙不平，有皱纹及须根痕。质脆，易折断，折断时有粉尘飞出，断面不平，外圈淡黄色，其内有1层明显的环纹，中心为白色与黄棕色相间的菊花纹，黄棕色部分有小孔。香气浓，味苦。（图10-6-4）

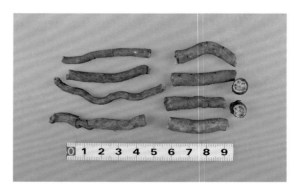

图 10-6-4　青木香药材

［成分］ 含挥发油约1%，油中主成分为马兜铃酮（aristolone）、异马兜铃酮（isoaristolone）及青木香柔酮（debilone）。含马兜铃酸 B/C、马兜铃内酰胺（aristolochialactam）、7-羟基马兜铃酸A、7-甲氧基马兜铃酸A、土青木香酸（debilic acid）、尿囊素（allantoin）及木兰碱、轮环藤酚碱（cyclanoline）等。

［功效］ 性寒，味辛、苦。平肝止痛，解毒消肿。用于眩晕头痛，胸腹胀痛，痈肿疔疮，蛇虫咬伤。

［用法用量］ 3～9g；外用适量。

# 附：天仙藤

ARISTOLOCHIAE HERBA

［来源］ 为马兜铃科植物北马兜铃 *Aristolochia contorta* Bunge 及马兜铃 *Aristolochia debilis* Sieb. et Zucc.的干燥地上部分。

［药材鉴别］ 性状鉴别 常扎成束。茎呈细圆柱形，略扭曲，直径1～3 mm，表面黄绿色或淡黄褐色，光滑无毛，有6～7条钝棱线。叶互生，多皱缩，破碎，完整叶为三角状宽卵形或窄卵形，基部心形，先端钝。有特殊香气，味淡。（图10-6-5）

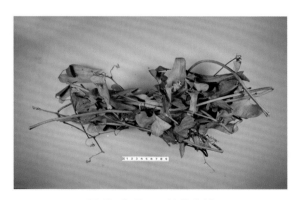

图10-6-5 天仙藤药材

［成分］ 含马兜铃酸（aristolochic acid）、木兰碱（magnoflorine）及β-谷甾醇。

［功效］ 性温，味苦。活血通络，利水消肿。用于脘腹刺痛，妊娠水肿，关节痹痛。

［用法用量］ 3～6g。

# 地肤子

KOCHIAE FRUCTUS

本品始载于《神农本草经》，列为上品。李时珍曰："地肤嫩苗，可作蔬茹，一科数十枝，攒簇团团直上，性最柔弱，故将老时可为帚，耐用。"

［别名］ 扫帚菜籽。

［来源］ 为藜科植物地肤 *Kochia scoparia*（L.）Schrad.的干燥成熟果实。

［植物形态］ 一年生草本。茎直立，分枝甚多，呈扫帚状，幼枝被柔毛。叶互生，无柄，线状披针形，全缘，幼叶边缘有白色长柔毛。花杂性，黄绿色，花1朵或数朵丛生于叶腋，排列成穗状。胞果扁球形。花期7—9月，果期8—10月。（图10-7-1）

［产地］ 全国均有分布。主产于山东、山西、江苏、河南、河北、辽宁、吉林等省。

［采收加工］ 秋天果实成熟时，将果穗采下，晒干放布袋内用木棒击落果实，去净叶枝等杂质即可。

［药材鉴别］ 性状鉴别 呈扁圆形五角星状，周围具5个分开的膜质小翅，直径1～3 mm，厚约1 mm。表面灰绿色或浅棕色，周围膜质小翅背面中央有1小凸点，为果柄残痕，并可见明显10条左右放射状的棱线，腹面露出五角星状的空隙内含黑色小果，形似芝麻粒，在扩大镜下可见点状花纹，小果破开后有白色显油润的种仁。气微，味微苦。（图10-7-2）

显微鉴别 果实纵切面：① 果皮细胞内含众多小方晶，为1～2列。② 种皮细胞黄褐色，为1～2列外胚乳，菲薄，胚乳位于马蹄状胚的中心，含微细淀粉粒。（图10-7-3）

粉末：灰绿色或黄褐色。① 非腺毛位于花被裂片边缘，由2～3个细胞组成，有的具壁疣。② 花被裂片的表皮细胞表面观呈多角形；气孔不定式，副卫细胞4～5个。③ 石细胞位于宿存花被筒中，壁较厚，少见纹孔；有的石细胞呈短纤维状，长66～151 μm，花被筒状，微木化。④ 果皮细胞内含小方晶，偶有簇晶。⑤ 种皮细胞略呈长方形或类方形，黄棕色。

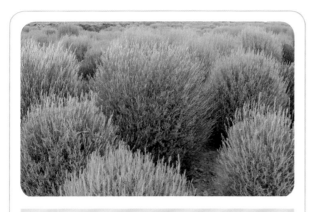

A. 植物

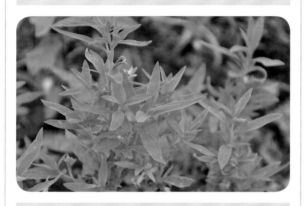

B. 叶

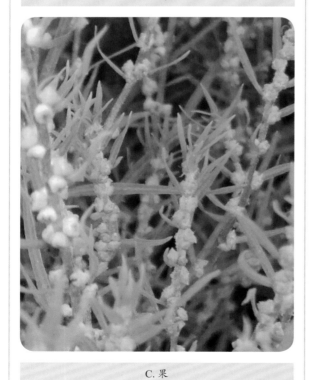

C. 果

图 10-7-1 地肤植物

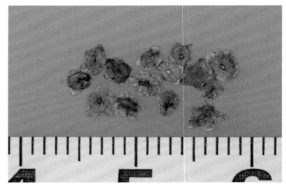

图 10-7-2 地肤子药材

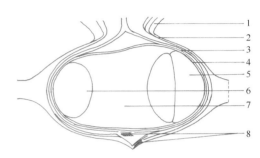

图 10-7-3 地肤子胞果中央纵切面简图

1. 非腺毛 2. 花被 3. 果皮 4. 种皮
5. 子叶 6. 胚根 7. 外胚乳 8. 维管束

⑥ 翅薄壁细胞众多，长条形或不规则形，壁增厚，木化。⑦ 外胚乳细胞多角形，内含大量淀粉粒。（图 10-7-4）

[**成分**] 主含三萜皂苷类成分：地肤子皂苷（momordin）I_b/ I c/ II c、地肤子皂苷（kochiosides）A/B/C、2'-O-β-D-glucopyranosylmomordin I c、2'-O-β-D-glucopyranosylmomordin II c、kochianosides I / II / III / IV、scoparianosides A/B/C、齐墩果酸28-O-β-D-吡喃葡萄糖酯苷（28-O-β-D-glucopyranosyl oleanolic acid）、齐墩果酸3-O-β-D-吡喃葡萄糖醛酸甲酯苷 [3-O-β-D-（6-O-methyl-glucuronopyranosyl）oleanolic acid]、豆甾醇-3-O-β-D-吡喃葡糖苷（stigmasterol-3-O-β-D-glycopyranoside）等。还含24-ethyllathosterol等甾醇类成分。

[**贮藏保管**] 置通风干燥处，防蛀。

[**功效**] 性寒，味辛、苦。清热利湿，祛风止痒。用于小便涩痛，阴痒带下，风疹，湿疹，皮肤瘙痒。

[**用法用量**] 9～15 g；外用适量，煎汤

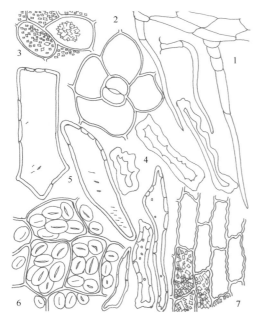

图 10-7-4　地肤子粉末图

1. 非腺毛　2. 气孔　3. 花被碎片　4. 石细胞
5. 翅薄壁细胞　6. 胚乳细胞　7. 果实碎片

熏洗。

[**方例**]　地肤子汤（《济生方》）：地肤子，猪苓，通草，知母，黄柏，瞿麦，枳实，冬葵子，甘草梢。治热结成淋。

[**论注**]　灰菜子为同科植物藜（灰菜）*Chenopodium album* L.的胞果。略呈扁圆形，直径约 1 mm，无翅，花被紧抱果实，一面较平，基部有果柄痕，棱线 5 条；全体黄绿色，形似果皮的宿萼，易搓掉，内含灰黑色、扁圆形种子 1 枚，上有放射状排列的线状花纹，种仁黄白色，油性；臭微，味苦。华东地区以及湖南、湖北、贵州等省作地肤子用。

# 青葙子

CELOSIAE SEMEN

本品始载于《神农本草经》，列为下品。李时珍曰："青葙生田野间，嫩苗似苋可食，长则高三四尺。苗叶花实与鸡冠花一样无别。但鸡冠花穗或有大而扁或团者。此则梢间出花穗，尖长四五寸，状如兔尾，水红色，亦有黄白色者。子在穗中，与鸡冠子及苋子一样难辨。"

[**来源**]　为苋科植物青葙 *Celosia argentea* L.的干燥成熟种子。

[**植物形态**]　一年生草本，全体无毛。茎直立，绿色或红紫色，具条纹。叶互生，披针形或椭圆状披针形，先端尖或长尖，基部渐狭且下延，全缘。花紫红色，后转为白色，顶生穗状花序，长椭圆状，每 1 朵花下面有 3 片小苞片，干燥膜质，有光泽。胞果盖裂，果实上部作帽状脱落；种子细小，扁圆形，黑色，光亮。花期 5—7 月，果期 7—10 月。（图 10-8-1）

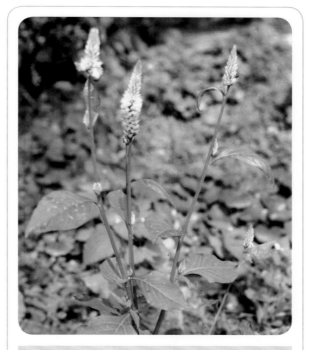

A. 植物

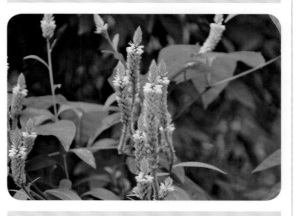

B. 花

图 10-8-1　青葙植物

［**产地**］　全国大部分地区均产。

［**采收加工**］　秋季种子成熟时，割取果穗，晒干，打下种子，除去果枝及果壳。

［**药材鉴别**］　性状鉴别　呈扁圆形，中心较边缘稍厚，直径1～1.5 mm，厚约0.5 mm。表面黑色，微带紫红色，平滑光亮，侧面有1个小凹点（脐点）。种皮薄而脆，在扩大镜下可见矩形花纹，呈环形排列，破开后种仁黄白色，用手掐之种子易粘在手上。无臭，味淡。（图10-8-2）

以粒饱满、色黑光亮者为佳。

［**成分**］　含肽类成分moroidin、celogenamide A、celogentins A/B/C/D/E/F/G/H/J/K，氨基酸类成分天冬氨酸、苏氨酸、谷氨酸、甘氨酸等。此外，还含对羟基苯甲酸（p-hydroxyl benzoic acid）、3,4-二羟基苯甲酸（3,4-dihydroxy

benzoic acid）、正丁基-β-D果糖苷（n-butyl-β-D-frucose glycoside）、3,4-二羟基苯甲醛（3,4-dihydroxyl benzaldedyde）、棕榈酸胆甾烯酯（cholesteryl palmitatie）、β-谷甾醇及蔗糖（sucrose）以及维生素B₃等。

［**贮藏保管**］　用箱垫纸装或放瓷缸内，置干燥处。

［**功效**］　性微寒，味苦。清肝泻火，明目退翳。用于肝热目赤，眼生翳膜，视物昏花，肝火眩晕。

［**用法用量**］　9～15 g。

［**方例**］　青葙子散（《证治准绳》）：青葙子，红蓝实，枳壳，大黄，菊花，甘草，黄连，细辛，茺蔚子，麻黄，车前子，鲤鱼胆，鸡胆，羚羊角。治热毒翳障。

［**论注**］　同属植物鸡冠花 *Celosia cristata* L. 及同科植物反枝苋 *Amaranthus retroflexus* L. 的种子，部分地区作青葙子用。

（1）鸡冠花种子与青葙子极相似，仅种子略扁或稍大；其盖果上残留的花柱长2～3 mm，约比青葙子盖果上残留的花柱短1/3左右。（图10-8-3）

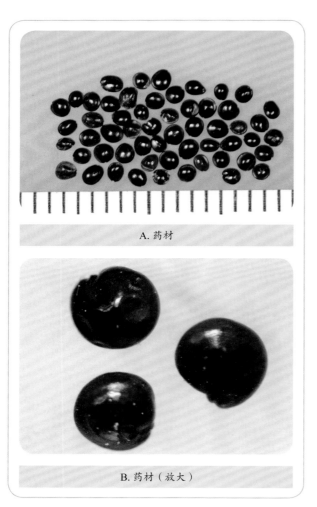

A. 药材

B. 药材（放大）

图10-8-2　青葙子药材

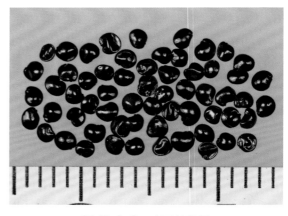

图10-8-3　鸡冠花种子

（2）反枝苋种子略呈扁球形或卵形，两面凸，直径1～1.2 mm。表面红棕色或棕黑色，有光泽但较差，有的附着有薄膜状物。在高倍扩大镜下观察，中心略凸，表面具网纹，自中心呈放射状稍凸起的棱线，两面近边缘处有隐约可见的环状棱线，边缘钝刃状；一侧凹窝不显著。

# 王不留行

VACCARIAE SEMEN

本品始载于《神农本草经》，列为上品。麦蓝菜之名，见于《救荒本草》。李时珍曰："王不留行能走血分，乃阳明冲任之药。俗有'穿山甲、王不留，妇人服了乳长流'之谚语。"

[别名] 麦蓝子。

[来源] 为石竹科植物麦蓝菜 *Vaccaria segetalis*（Neck.）Garcke 的干燥成熟种子。

[植物形态] 一年生或二年生草本。全株无毛，稍有白粉。茎上部二叉状分枝，节稍膨大。叶对生，无柄，卵状披针形，先端渐尖，基部圆形或心形稍连合抱式。花淡红色，顶生聚伞花序。花梗下有鳞状苞片2枚，叶状对生。蒴果卵形包于宿萼内，成熟后4齿状开裂；种子多数，球形，黑色，外具细小颗粒突起。花期4—5月，果期6月。（图10-9-1）

[产地] 除华南外，全国各地均有分布。主产于江苏、河北、河南等省。

[采收加工] 夏、秋二季果实成熟时，割取全草晒干，打下种子，除去杂质。

[药材鉴别] 性状鉴别 呈圆球形，直径约2 mm。表面黑色，略有光泽，有1条半圆形的浅沟和1个灰白色小点，表面可见密布的小麻点。质坚硬，破开后种仁白色，粉性。无臭，味微涩、苦。（图10-9-2）

以子粒均匀、充实饱满、色黑、无杂质者为佳。

显微鉴别 种子横切面：① 种皮由数列含棕色物的细胞组成，细胞壁连珠状增厚，表面观壁波状弯曲。② 子叶及胚根位于种子的两侧，由薄壁细胞组成。③ 胚乳占横切面的大部分，细胞中含细小糊粉粒及淀粉粒。（图10-9-3）

粉末：淡灰褐色。① 内种皮细胞淡黄棕色，大小不等，表面观细胞呈类方形、类长方形或多角形，垂周壁呈紧密的连珠状增厚，并隐约可见环状或网状增厚纹理。② 胚乳细胞较大型，呈多角形、类方形或类长方形，大小不一，直径60～100 μm，细胞中含有淀粉

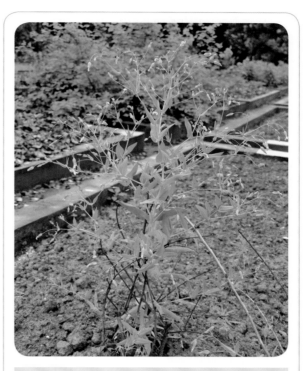

A. 植物

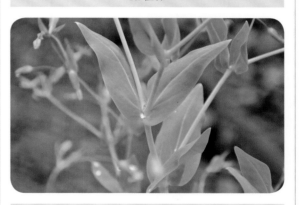

B. 叶

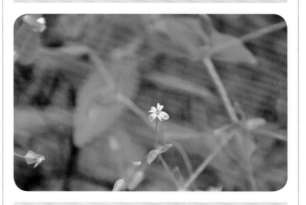

C. 花

图10-9-1 麦蓝菜植物

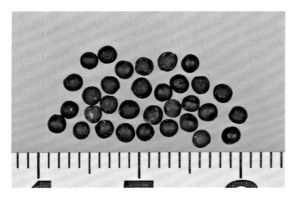

图10-9-2　王不留行药材

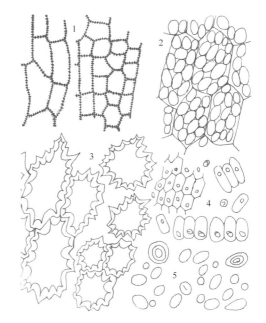

图10-9-4　王不留行种子粉末图

粒（较少见）及细小糊粉粒。③ 外种皮细胞红棕色或棕色，表面观呈星状或深波状弯曲的多角形，直径50～140 μm，亦有更大的，垂周壁明显增厚，在角尖上增厚更甚，层纹可见。④ 子叶细胞细小，类方形或类六边状多角形，细胞中含有脂肪油滴。⑤ 淀粉粒呈类圆形、卵圆形、椭圆形或短棒槌状，直径9～30 μm，少数层纹隐约可见，脐点不明显，点状；偶见复粒，由2分粒组成。（图10-9-4）

[成分]　含王不留行皂苷（vacsegoside），水解生成王不留行次皂苷（vaccaroside），王不留行次皂苷再水解得丝石竹皂苷元（gypsogenin）及葡萄糖醛酸。含王不留行黄酮苷（vaccarin）。尚含生物碱、香豆精类成分及糖类。

1. 内表皮细胞　2. 胚乳细胞　3. 外种皮细胞
4. 子叶细胞　5. 淀粉粒

[贮藏保管]　用木箱垫纸装或放瓷缸内，置干燥处。

[功效]　性平，味苦。活血通经，下乳消肿。用于乳汁不下，经闭，痛经，乳痈肿痛。

[用法用量]　5～10 g。

[方例]　涌泉散（《卫生宝鉴》）：王不留行，瞿麦，麦门冬，龙骨，穿山甲，各等分。功能破气行血，通经下乳；主治女人气滞血结，乳汁缺少。

[论注]　豆科植物野豌豆 *Vicia sativa* L. 的成熟种子与本品外形类似，有时混入王不留行中。主要区别特征是：野豌豆种子长圆球形，似绿豆，灰褐色无麻点，无臭，嚼之有豆腥味。应注意鉴别。

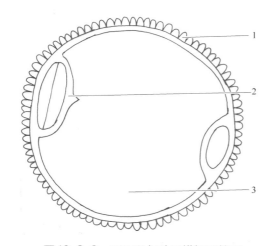

图10-9-3　王不留行种子横切面简图

1. 种皮　2. 子叶　3. 胚乳

# 芡　实

EURYALES SEMEN

本品始载于《神农本草经》，列为上品。李时珍曰："芡茎三月生叶贴水，大于荷叶，皱纹如縠，蹙衄如沸，面青背紫，茎、叶皆有刺……五六月生紫花，花开向日结苞，外有青刺，如猬刺及栗球之形……剥开内有斑驳软肉裹子，累累如珠玑。壳内白米，状如鱼目。深秋老时，泽农广收，烂取芡子，藏至囷石，以备歉荒。"

［**别名**］ 鸡头米，苏芡实。

［**来源**］ 为睡莲科植物芡 Euryale ferox Salisb. 的干燥成熟种仁。

［**植物形态**］ 一年生水生草本，有白色须根及不明显的茎。初生叶沉水，箭形；后生叶浮于水面，叶柄长，中空，表面有刺；叶圆盾形，表面深绿色具多数隆起，叶脉分歧点上有尖刺，背面呈紫色。花紫红色单生，花梗粗长多刺。浆果球形，海绵质，外有皮刺，与花蕾均形似鸡头，故又称"鸡头果"等。种子球形黑色，坚硬。花期6—9月，果期7—10月。生于池、沼及湖泊中。（图10-10-1）

［**产地**］ 主产于江苏、安徽、湖南、湖北、江西等省。

［**采收加工**］ 9—10月采摘成熟果实，击碎或堆积沤烂果皮，取出种仁，晒干。

［**药材鉴别**］ 性状鉴别 呈圆球形，直径约6 mm。表面有棕红色内种皮，一端白色，占全体1/3，有圆形凹陷的种脐痕；另一端为棕红色，占全体2/3。表面平滑，有花纹。质硬而脆，破开后断面不平，色洁白，粉性强。无臭，味淡。（图10-10-2）

以个大、色白、粉性足者为佳。

［**成分**］ 含固醇类成分：24-ethylcholest-5-en-3β-O-glucopy ranosyl palmitate、24-ethylcholesta-5,22E-dien-3β-O-glucopyranosyl palmitate。还含硫胺素、核黄素、维生素B₃、维生素C、胡萝卜素、碳水化合物、钙、磷、铁，及α/β/γ/δ-生育酚（α/β/γ/δ-tocopherol）等。

［**贮藏保管**］ 置通风干燥处，防蛀。

［**功效**］ 性平，味甘、涩。益肾固精，补脾止泻，祛湿止带。用于梦遗滑精，遗尿尿频，脾虚久泻，白浊带下。

［**用法用量**］ 9～15 g。

［**方例**］ 水陆二仙丹（《洪氏集验方》）：芡实，金樱子。治遗精。

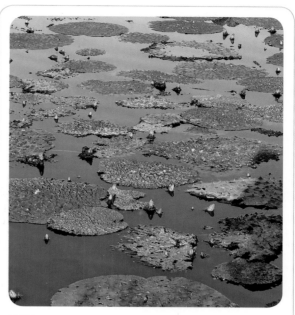

A. 生境

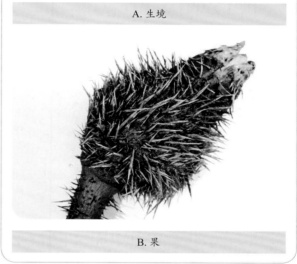

B. 果

图10-10-1 芡植物

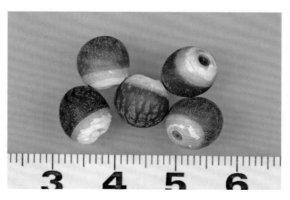

图10-10-2 芡实药材

# 莲 子

（附：石莲子，莲心，莲房，莲须，荷叶，荷梗，藕节）

### NELUMBINIS SEMEN

藕实茎始载于《神农本草经》，列为上品。李时珍曰："以莲子种者生迟，藕芽种者最易发……节生二茎：一为藕荷，其叶贴水，其下旁行生藕也；一为芰荷，其叶出水，其旁茎生花也。其叶清明后生。六七月开花，花有红、白、粉红三色。花心有黄须，蕊长寸余，须内即莲也。花褪连房成菂，菂在房如蜂子在窠之状。"

[别名] 莲肉，莲米。

[来源] 为睡莲科植物莲 *Nelumbo nucifera* Gaertn.的干燥成熟种子。

[植物形态] 多年生水生草本。根状茎横走，肥大而多节，外皮黄白色，俗称"莲藕"。节上生叶，高出水面，叶柄多刺，圆柱形，着生于叶背中央。叶片大，圆盾形，全缘稍呈波状，上面暗绿色，光滑，具白粉，下面淡绿色。花单一，顶生，花大，粉红色或白色；雄蕊多数，心皮多数，埋藏于膨大的海绵状花托内，子房椭圆形。花后花托（莲蓬）倒圆锥形，顶部平，有小孔20～30个，每个小孔内有坚果1枚。花期7—8月，果期9—10月。（图10-11-1）

生于池塘、水泽、湖泊中。

[产地] 全国大部分地区均有栽培。主产于江苏、浙江、江西、湖南、湖北、福建等省。福建建宁、江西广昌所产者，称为"建莲"。湖南湘潭、常德、衡阳、邵阳所产者称为"湘莲"。

[采收加工] 9—10月果实成熟时，剪下莲蓬，剥取果实，用"裁莲刀"在莲子中部割开，去掉膜质种皮，用小竹签捅去心，晒干。

建莲种皮鲜时已擦去，称为"白莲"；湘莲种皮薄紧贴莲肉，不易剥离，称为"红莲"。

[药材鉴别] 性状鉴别 呈椭圆形或卵圆形，长1.2～1.8 cm，直径0.8～1.4 cm。表面红棕色至黄棕色（"红莲"）或黄白色（"白

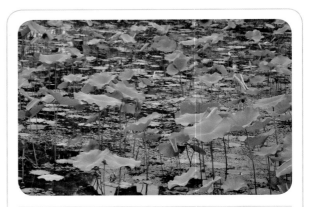

A. 植物

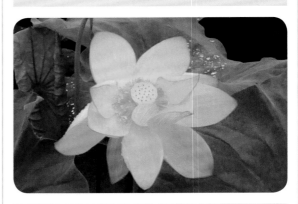

B. 花

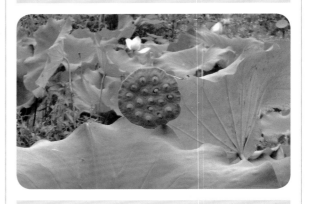

C. 果

图10-11-1　莲植物

莲"），一端中心呈乳头状突起，多有裂口。破开后见黄白色子叶2瓣，肥厚而显粉性，中间空隙中有绿色莲心（胚芽）。无臭，味甘、微涩。（图10-11-2、图10-11-3）

以个大、饱满者为佳。

[成分] 含莲子碱（nelumbine）、异莲子碱（isoliensinine lotusine）、荷叶碱（unciferine）、前荷叶

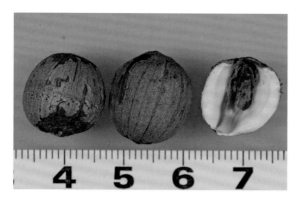

图 10-11-2 红莲药材

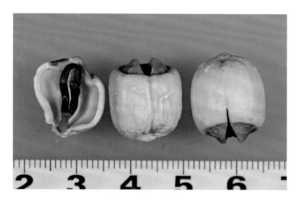

图 10-11-3 白莲药材

碱（pronuciferine）、番荔枝碱（anonaine）、N-原杏黄罂粟碱（N-norarmepavine）。此外，尚含多量淀粉、棉子糖、蛋白质、钙、磷、铁盐及脂肪等。

[贮藏保管] 放瓷缸内，防霉，防虫蛀。

[功效] 性平，味甘、涩。补脾止泻，止带，养心安神，益肾涩精。用于脾虚泄泻，遗精带下，心悸失眠。

[用法用量] 6～15 g。

# 附：石莲子

NELUMBINIS FRUCTUS

[别名] 甜石莲。

[来源] 为睡莲科植物莲 Nelumbo nucifera Gaertn. 的成熟果实。

[植物形态] 同"莲子"。

[产地] 全国各地均有栽培。主产于湖南、

江西、福建、江苏、浙江等地。

[采收加工] 9—10月果实成熟时，剪下莲蓬，剥取果实，晒干；或于修挖池塘时，捡取落入淤泥的莲实，洗净，晒干。

[药材鉴别] 性状鉴别 呈椭圆形，两端略尖，表面灰黑色，光滑，顶端有小圆孔，另一端具小柄。除去果皮，可见莲肉为2片黄白色肥厚子叶。气无，种皮味涩，种仁微甘。（图10-11-4）

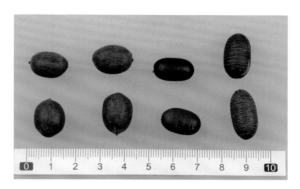

图 10-11-4 甜石莲（左）与苦石莲（右）药材

[功效] 性平，味甘、微苦。清湿热，健脾止泻。用于呕吐，泻痢。

[用法用量] 9～12 g。

[方例] 清心莲子饮（《和剂局方》）：石莲肉，黄芩，人参，茯苓，黄芪，炙甘草，麦冬，地骨皮，车前子。治气阴不足、遗精、淋浊、消渴，以及妇人血崩带下等。

[论注] 苦石莲为豆科植物南蛇簕 Caesalpinia minax Hance 的种子。和甜石莲相似，但为长圆形，两端钝圆，顶端无小圆孔，另一端有小柄，表面黑色或暗棕色；除去种皮，可见2片棕色肥厚的子叶；气微，味极苦。具散瘀止痛、清热利湿之功，广东、广西、福建、江西、四川、云南等地有作石莲子应用。与甜石莲功效不同，不宜混用，应注意区别。（图10-11-4）

# 附：莲　心

NELUMBINIS PLUMULA

[别名] 莲薏。

［来源］ 为睡莲科植物莲 *Nelumbo nucifera* Gaertn.的成熟种子中胚的干燥幼叶及胚根。

［药材鉴别］ 性状鉴别 呈细棒状，长1～1.4 cm，直径约0.2 cm，上端绿色，一长一短，先端反折，两幼叶间可见细小胚芽。质脆，易折断，断面有数个小孔。气微，味苦。（图10-11-5）

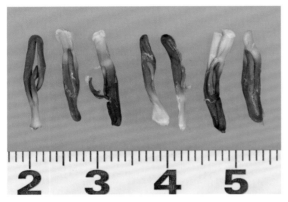

图10-11-5 莲心药材

［成分］ 含多种生物碱，其中非晶性生物碱Nn-9具有较强的降压作用，并含去甲基衡州乌药碱。

［贮藏保管］ 置通风干燥处，防潮，防虫蛀。

［功效］ 性寒，味苦。清心安神，交通心肾，涩精止血。用于热入心包，神昏谵语，心肾不变，失眠遗精，血热吐衄。

［用法用量］ 2～5 g。

## 附：莲 房

NELUMBINIS RECEPTACULUM

［别名］ 莲蓬壳。

［来源］ 为睡莲科植物莲 *Nelumbo nucifera* Gaertn.的干燥的花托部分，称为"莲蓬"。

［药材鉴别］ 性状鉴别 呈倒圆锥形或漏斗状，多撕裂，直径5～8 cm，高4.5～6 cm。表面紫红色或灰褐色，抽皱，凸面有顺皱纹，尖端有柄的残基，较平的一面有多数圆孔洞，呈蜂窝状。体轻，质松如海绵。无臭，味微涩。

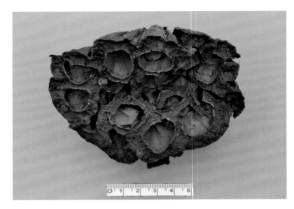

图10-11-6 莲房药材

（图10-11-6）

［贮藏保管］ 置干燥处，防潮。

［功效］ 性温，味苦、涩。散瘀止血。用于崩漏，尿血，痔疮出血，产后瘀阻，恶露不尽。

［用法用量］ 5～10 g。

## 附：莲 须

NELUMBINIS STAMEN

［别名］ 莲蕊须。

［来源］ 为睡莲科植物莲 *Nelumbo nucifera* Gaertn.的干燥雄蕊。

［药材鉴别］ 性状鉴别 呈线形。花药扭曲，纵裂，长1.2～1.5 cm，直径约0.1 cm，淡黄色或棕黄色。花丝纤细，稍弯曲，长1.5～1.8 cm，淡紫色。气微香，味涩。（图10-11-7、图10-11-8）

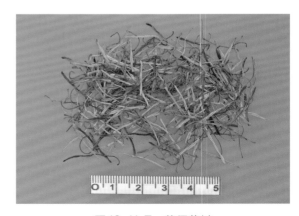

图10-11-7 莲须药材

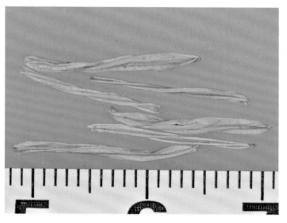

图10-11-8　莲须药材（放大）

[贮藏保管]　置干燥处，防霉。

[功效]　性平，味甘、涩。固肾涩精。用于遗精滑精，带下，尿频。

[用法用量]　3～5g。

# 附：荷　叶

## NELUMBINIS FOLIUM

[来源]　为睡莲科植物莲*Nelumbo nucifera* Gaertn.的叶及残存的叶柄基部。

[药材鉴别]　性状鉴别　常对折成半圆形，正面青绿色，背面灰绿色，中间有凸起的叶柄残基。叶脉明显，微凸。质脆易碎。微有清香气，味微苦、涩。（图10-11-9）

以完整、质嫩的"贴水荷叶"为优。

[贮藏保管]　置通风干燥处，防虫蛀。

[功效]　性平，味苦。清暑化湿，升发清阳，凉血止血。用于暑热烦渴，暑热泄泻，脾虚泄泻，血热吐衄，便血崩漏。

[用法用量]　3～10g；鲜品15～30g。

# 附：荷　梗

## NELUMBINIS PETIOLUS

[来源]　为睡莲科植物莲*Nelumbo nucifera* Gaertn.的干燥叶梗。

[药材鉴别]　性状鉴别　呈近圆柱形，长

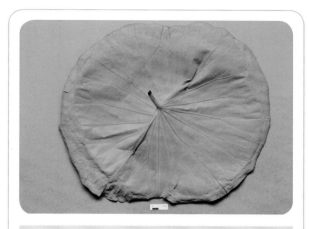

A. 背面

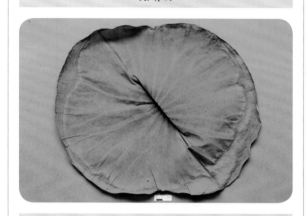

B. 正面

图10-11-9　荷叶药材

40～80cm，直径8～15mm。表面淡黄棕色，具纵沟纹，并疏生短刺状突起。体轻，质脆，易折断，断面可见数个孔道。气微，味淡。（图10-11-10）

[功效]　性平，味苦。清热解暑，利水。用于暑湿胸闷，泄泻，痢疾，带下。

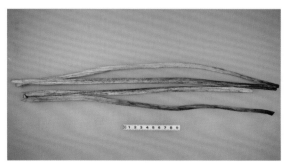

图10-11-10　荷梗药材

［用法用量］ 3～9 g；鲜用适量。

# 附：藕 节

NELUMBINIS RHIZOMATIS NODUS

［来源］ 为睡莲科植物莲 Nelumbo nucifera Gaertn.的根状茎（藕）的节部。

［药材鉴别］ 性状鉴别 呈短圆柱形，中部稍膨大，长2～4 cm，直径约2 cm。表面灰黄色至灰棕色，节部有须根或须根脱落后的圆形瘢痕，节部两端残留部分表面皱缩有顺纹。体轻，节部质坚硬，断面有多数圆孔。无臭，味微甘、涩。（图10-11-11）

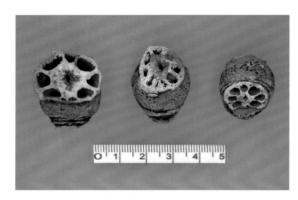

图10-11-11 藕节药材

［贮藏保管］ 置干燥处，防潮，防虫蛀。

［功效］ 性平，味甘、涩。收敛止血，化瘀。用于吐血、咯血、尿血、崩漏。

［用法用量］ 9～15 g。

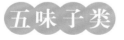
五味子类

商品药材根据来源及产地不同，分为五味子和南五味子2种。

# 五味子

SCHISANDRAE FRUCTUS

本品始载于《神农本草经》，列为上品。陶弘景曰："今第一出高丽，多肉而酸甜；次出青州、冀州，味过酸，其核并似猪肾。又有建平者，少肉，核形不相似，味苦，亦良。"李时珍曰："五味今有南北之分，南产者色红，北产者色黑，入滋补药必用北产者乃良。"

［别名］ 北五味子。

［来源］ 为木兰科植物五味子 Schisandra chinensis（Turcz.）Baill.的干燥成熟果实。习称"北五味子"。

［植物形态］ 落叶木质藤本，皮孔明显。叶互生，有长柄，卵形或广倒卵形至广椭圆形，基部楔形，先端急尖或渐尖；边缘有小齿牙。花雌雄异株，花被片6～9，乳白色或粉红色，雄花具5枚雄蕊，花丝合生成短柱；雌花心皮17～40，花后花托逐渐伸长，至果成熟时呈长穗状。果为多数分离心皮聚生呈长穗状的聚合浆果，果穗长达10 cm，熟时深红色。花期5—7月，果期8—9月。（图10-12-1）

［产地］ 主产于吉林、辽宁、黑龙江等省。

［采收加工］ 秋季果实成熟时采摘，除去杂质，晒干。

［药材鉴别］ 性状鉴别 呈不规则的圆球形或扁球形，直径5～8 mm。外皮红色或暗紫红色，皱缩，显油性，果肉厚而柔软。种子1～2粒，肾形，棕黄色，有光泽。果肉味酸，种子破碎后味辛而微苦。（图10-12-2、图10-12-3）

以粒大、肉厚、颜色鲜艳并具油润样光泽者质较优。

传统鉴别 主产于辽宁辽阳、宽甸，吉林抚松、通化，黑龙江五常等地。外皮肉厚，紫红色，柔润，有光泽，有时表面有"白霜"（酒石酸析出结晶），种子1～2粒，内多为2粒。果皮味酸，种子辛辣。品质优。

显微鉴别 横切面：① 外果皮为1列方形或长方形表皮细胞，壁稍厚，外被角质层，散有油细胞。② 中果皮有10余层薄壁细胞，细胞切向延长，均含淀粉粒，散有小型外韧维管束。③ 内果皮为1列方形薄壁细胞。④ 种皮最外层为1列径向延长的石细胞，壁厚，纹孔及孔沟细密；其下为数列类圆形、三角形或多角形石细胞，纹孔较大；石细胞层下为数列薄壁细胞。

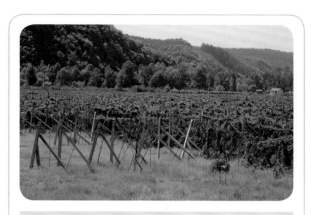

A. 生境

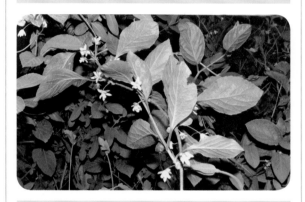

B. 花

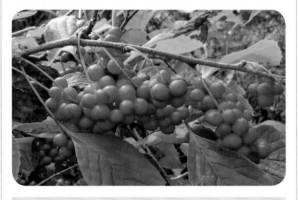

C. 果

图 10-12-1 五味子植物

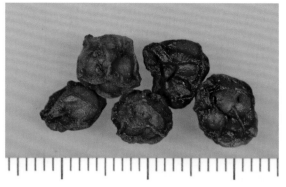

图 10-12-2 五味子药材

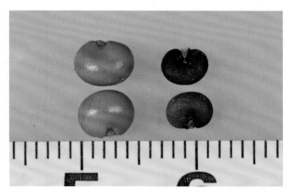

图 10-12-3 五味子种子
（左为五味子，右为南五味子）

⑤ 种脊部位有维管束；油细胞层为 1 列长方形油细胞，含棕黄色挥发油；再下为 3 ～ 5 列小型细胞。⑥ 种皮内表皮为 1 列小细胞，壁稍厚，胚乳细胞含脂肪滴及糊粉粒。（图 10-12-4）

粉末：暗紫色。① 种皮表皮石细胞表面观呈多角形，直径 18 ～ 50 μm，壁厚，孔沟极细密，胞腔内含深棕色物。② 种皮内层石细胞呈多角形、类圆形或不规则形，直径约 83 μm，壁稍厚，纹孔较大。③ 胚乳细胞呈多角形，壁薄，内含脂肪油及糊粉粒。④ 果皮表皮细胞表面现类多角形，表面有角质线纹；表皮中散有油细胞。⑤ 中果皮细胞皱缩，含暗棕色物，并含淀粉粒。（图 10-12-5）

［**成分**］ 含挥发油 0.89%，油中含古巴烯（copaene）、麝子油烯（α-farnesene）、倍半萜烯（sesquicarene）、β₂- 没药烯（β₂-bisabolene）、β- 花柏烯（β-chamigrene）及 α-衣兰烯（α-ylangene）。

以联苯环辛烷型木脂素为特征性成分，主要为五味子素（schisandrin）、去氧五味子素（deoxyschisandrin）、五味子乙素（wuweizisu B，又名 γ-五味子素）、五味子丙素（wuweizisu C）、五味子酯甲/乙（schisantherins A/B），尚含戈米辛（gomisin）A/B/C/D/E/F/G/H/J/N/O/P/Q/R/S/T、当归酰戈米辛（angeloylgomisin）H/O/P/

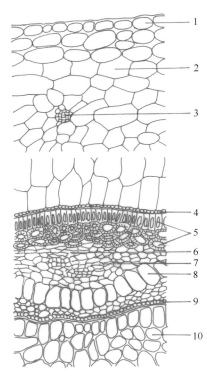

图10-12-4　五味子横切面详图

1. 外果皮　2. 中果皮　3. 维管束　4. 内果皮
5. 种子石细胞　6. 纤维束　7. 种脊维管束　8. 油细胞
9. 种皮内表皮细胞　10. 胚乳组织

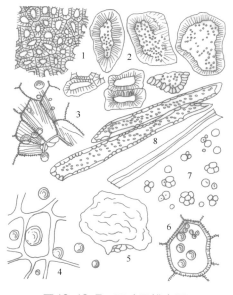

图10-12-5　五味子粉末图

1. 种皮表皮石细胞　2. 种皮内层石细胞
3. 果皮表皮细胞　4. 内胚乳细胞及脂肪油滴
5. 中果皮细胞　6. 油细胞　7. 淀粉粒　8. 纤维

Q、当归酰异戈米辛O（angeloylisogomisin O）、惕各酰戈米辛（tigloylgomisin）H/P、前戈米辛（pregomisin）、表戈米辛O（epigomisin O）、苯甲酰戈米辛（benzoylgomisin）等。

[贮藏保管]　置通风干燥处，防霉。

[功效]　性温，味酸、甘。收敛固涩，益气生津，补肾宁心。用于久嗽虚喘，梦遗滑精，遗尿尿频，久泻不止，自汗盗汗，津伤口渴，内热消渴，心悸失眠。

[用法用量]　2～6 g。

[方例]　四神丸（《内科摘要》）：五味子，补骨脂，肉豆蔻，吴茱萸。治脾肾虚寒泄泻。

[论注]　同属植物翼梗五味子Schisandra henryi Clarke，其果实商品称"西五味子""川五味子""峨眉五味子"。翼梗五味子果实红色，肉薄；种子棕黄色，球状肾形，种皮有多数细小的瘤状突起。

# 南五味子

SCHISANDRAE SPHENANTHERAE FRUCTUS

[来源]　为木兰科植物华中五味子Schisandra sphenanthera Rehd. et Wils. 的干燥成熟果实。

[植物形态]　与五味子的主要不同点：花被片橙黄色，雄花具10～15枚雄蕊；雌花的心皮30～50枚。（图10-13-1）

[产地]　主产于陕西、山西、甘肃、湖北、四川等省。

[采收加工]　同"五味子"。

[药材鉴别]　性状鉴别　与五味子相似，唯果实较小，直径3～6 mm。外皮棕色或棕红色，干枯，肉薄，无光泽。（图10-13-2）

传统鉴别　主产于陕西宝鸡、河南洛阳、山西长治等地。果肉质薄，皮皱，黑紫色，种子1～2粒，紧贴于果皮上，性枯干，无光泽，酸味淡。品质次。

[成分]　主要成分与五味子相同，还含五味子甲素（schizandrin A）、五味子酯（schisantherin）A/B/C/D/E等成分。

[贮藏保管] [功效] [用法用量]　同"五味子"。

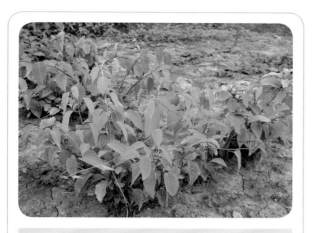

A. 植物

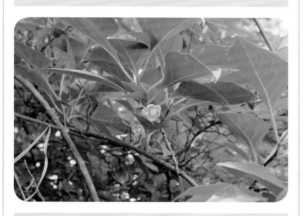

B. 花

图10-13-1 华中五味子植物

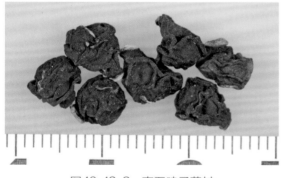

图10-13-2 南五味子药材

# 八角茴香

ANISI STELLATI FRUCTUS

本品始载于《本草品汇精要》。李时珍曰：

"自番舶来者，实大如柏实，裂成八瓣，一瓣一核，大如豆，黄褐色，有仁，味更甜，俗呼舶茴香，又曰八角茴香（广西左右江峒中亦有之），形色与中国茴香迥别，但气味同尔。"

［别名］ 大茴香。

［来源］ 为木兰科植物八角茴香 *Illicium verum* Hook. f. 的干燥成熟果实。

［植物形态］ 常绿乔木。叶互生，厚革质，长椭圆形或椭圆状倒卵形，先端急尖或短渐尖，基部楔形，全缘，上表面深绿色有光泽及透明的油点，下表面浅绿色疏生柔毛。花单生于叶腋或近顶生，萼片3，花绿色；花瓣6～9，排成2～3轮，粉红色或深红色。聚合果由8～9个蓇葖果组成，呈放射状排列，红棕色，蓇葖果先端钝或钝尖。第1次花期2—3月，果期8—9月。第2次花期在第1次果期之后，第2次果期在翌年2—3月。（图10-14-1）

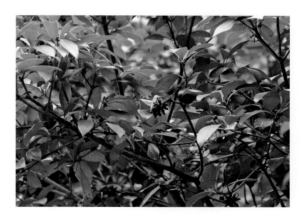

图10-14-1 八角茴香植物

［产地］ 主产于广东、广西、云南等省区。

［采收加工］ 秋、冬二季采摘由绿变黄的果实，沸水烫几分钟，捞出晒干。

［药材鉴别］ 性状鉴别 果实由8个蓇葖果组成（少数6～13个），放射状排列。外表红棕色，有不规则皱纹，蓇葖果呈小船形，长5～20 mm，高5～10 mm，宽约5 mm；先端钝或钝尖，上侧多开裂；内表面淡棕色，平滑有光泽。质硬而脆。每蓇葖果内含种子1粒，扁卵圆形，红棕色，富油性。气芳香，味辛、甜。（图10-14-2）

以个大、色红棕、香气浓者为佳。

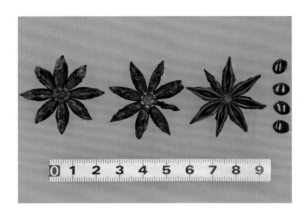

图 10-14-2　八角茴香药材

显微鉴别　蓇葖果横切面：① 外果皮为1列表皮细胞，外被不规则小突起的角质层。② 中果皮为数列厚角细胞，其内为薄壁细胞，散有油细胞、维管束，于腹缝处有数列厚壁细胞。③ 内果皮细胞柱状为1列；石细胞层从腹缝线向内渐加长，与柱状细胞层衔接。④ 种皮表皮细胞为1列长方形石细胞，其外壁与侧壁呈U形加厚；其内有多层营养层薄壁细胞；胚乳细胞中有糊粉粒和脂肪油。（图10-14-3）

粉末：棕红色。① 果皮石细胞类长方形、椭圆形或分枝状，壁厚。② 腹缝线石细胞类长方形或多角形，长至260 μm，有孔沟及纹孔。③ 内果皮栅状细胞长柱形，长200～560 μm，壁稍厚，纹孔呈十字状或人字状。④ 中果皮细胞红棕色，散有油细胞。⑤ 种皮石细胞黄色，表面观类多角形，壁极厚，分枝状，内有棕黑色物。⑥ 内胚乳细胞多角形，含糊粉粒和脂肪油滴。⑦ 纤维单个散在或成束，直径27～61 μm，壁木化，具纹孔。（图10-14-4）

［成分］含挥发油约5.0%。其中含量最高的为反式茴香脑（trans-anethole），占挥发油总量的80%～90%；其次为对3,3-二甲基烯丙基-对丙烯基苯醚（3,3-dimethylallyl-p-propenyl ether）、茴香醛（anisaldehyde）、茴香酮（anisylacetone）、茴香酸（anisic acid）、柠檬烯（limonene）、水芹烯（phellandrene）、甲基胡椒酚（methylchavicol）、黄樟醚（safrole）等。

含黄酮类成分槲皮素-3-O-鼠李糖苷（quercetin-3-O-rhamnoside）、槲皮素-3-O-葡萄糖苷（quercetin-3-O-glucoside）、槲皮素-3-

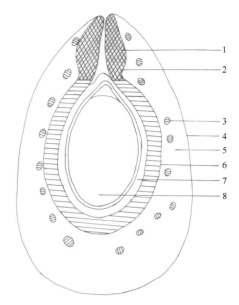

图 10-14-3　八角茴香横切面简图

1. 石细胞层　2. 厚壁组织　3. 维管束　4. 外果皮
5. 中果皮　6. 内果皮　7. 种皮　8. 胚乳

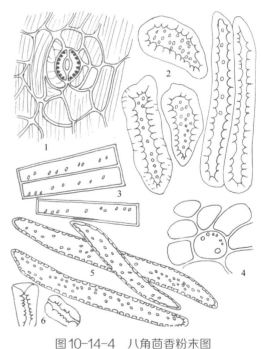

图 10-14-4　八角茴香粉末图

1. 果皮表皮细胞　2. 腹缝线石细胞　3. 柱状细胞
4. 油细胞　5. 纤维　6. 种皮表皮石细胞

O-半乳糖苷（quercetin-3-O-galactoside）、槲皮素-3-O-木糖苷（quercetin-3-O-xyloside）、

榭皮素（quercetin）、山柰酚（kaempferol）、山柰酚-3-O-葡萄糖苷（kaempferol-3-O-glucoside）、山柰酚-3-O-半乳糖苷（kaempferol-3-O-galactoside）、山柰酚-3-芸香糖苷（kaempferol-3-rutinoside）。

含苯丙素及其糖苷类成分苏式/赤式茴香脑二醇（threo/erythro-anethole glycols）。

另含有机酸类成分莽草酸（shikimic acid）、3/4/5-咖啡酰奎宁酸（3/4/5-caffeoylquinic acid）、3/4/5-阿魏酰奎宁酸（3/4/5-feruloylquinic acid）等。

[**贮藏保管**] 放缸或箱内，置阴凉干燥处。

[**功效**] 性温，味辛。温阳散寒，理气止痛。用于寒疝腹痛，肾虚腰痛，胃寒呕吐，脘腹冷痛。

[**用法用量**] 1～3 g。

[**论注**] 误充八角茴香用的有同属植物莽草 *Illicium lanceolatum* A. C. Smith、红茴香 *Illicium henryi* Diels、多蕊红茴香 *Illicium henryi* Diels var. *multistamineum* Smith、野八角 *Illicium majus* Hook. f. et Thoms. 及短柱八角 *Illicium brevistylum* Smith 的果实。但莽草、野八角、短柱八角其聚合果为 10～13 个蓇葖果组成，且莽草蓇葖果先端长尖弯曲成钩状，皮较薄。野八角蓇葖果先端长尖而不弯曲，短柱八角蓇葖果先端急尖而果皮厚。红茴香、多蕊红茴香其聚合果虽然也常为 7～8 个蓇葖果组成，但其蓇葖果先端较长而渐尖，稍弯曲呈鸟喙状。上述品种均具毒性，应注意鉴别。

# 肉豆蔻
（附：肉豆蔻花）

### MYRISTICAE SEMEN

本品始载于《开宝本草》。陈藏器曰："肉豆蔻生胡国……中国无之。其形圆小，皮紫紧薄，中肉辛辣。"李时珍曰："肉豆蔻花及实状虽似草豆蔻，而皮肉之颗则不同。颗外有皱纹，而内有斑缬纹，如槟榔纹。最易生蛀。"

[**别名**] 肉果。

[**来源**] 为肉豆蔻科植物肉豆蔻 *Myristica* *fragrans* Houtt. 的干燥种仁。

[**植物形态**] 高大乔木。叶革质，互生，叶片椭圆状披针形或椭圆形，长 5～16 cm，先端尾状，基部急尖，全缘，上面灰绿色，下面常粉绿色，叶脉红棕色。花序腋生，二叉或三叉状，着生分枝的顶端而成总状花序，雌雄异株；花被钟状，先端 3 裂，黄白色；雄蕊 8～12，花丝合为 1 柱，花药合生；柱头合生成 1 个二裂体。浆果卵形，肉质，黄棕色，熟时纵裂，露出绯红色肉质假种皮，种子 1 枚。（图 10-15-1）

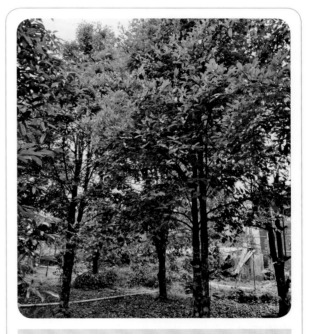

A. 植物

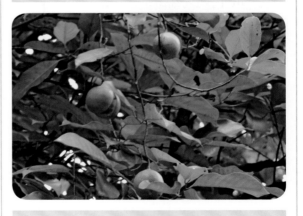

B. 果

图 10-15-1　肉豆蔻植物

［产地］　主产于马来西亚、印度尼西亚、斯里兰卡等国。此外西印度群岛亦产。我国云南、海南有栽培。

［采收加工］　栽培后约7年开始结果。每年采收2次，一次在11—12月，一次在4—6月。采收成熟果实，将肉质果皮纵剖开，内有红包网状的假种皮包围着种子，将假种皮剥下（商品称为"肉豆蔻花"或"玉果花"），再击破壳状种皮，取出种仁，浸于石灰水中1日（以防虫蛀），取出低温烘干；也有不浸石灰水而直接在60℃以下干燥的。

［药材鉴别］　性状鉴别　呈卵圆形或椭圆形，长2～3 cm，直径1.5～2.5 cm。表面灰棕色或灰黄色，有时外被白粉（为石灰粉末）。全体有浅色纵行沟纹及不规则网状沟纹。种脐位于宽端，呈浅色圆形突起，合点呈暗凹陷。种脊呈纵沟状，连接两端。质坚，断面显棕黄色相杂的大理石花纹，宽端可见干燥皱缩的胚，富油性。气香浓烈，味辛。（图10-15-2）

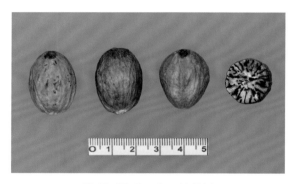

图10-15-2　肉豆蔻药材

［成分］　种仁含挥发油5%～15%，油中主要含α-蒎烯（α-pinene）、桧烯（sabinene）、d-莰烯（d-camphene）共约80%，肉豆蔻醚（myristicin）约4%，异三甲氧基苯丙烯。另含丁香酚（eugenol）、异丁香酚（isoeugenol）、甲基丁香酚（methyleugenol）、甲氧基丁香酚、黄樟醚（safrole）、榄香脂素（elemicin），α-侧柏烯（α-thujene）、Δ³-蒈烯（carene）、二戊烯（dipentene）、香叶醇（geraniol）。含脂肪油25%～35%，油中主要为肉豆蔻酸甘油酯（myristin）。另含木脂素类成分肉豆蔻木酚素

（macelignan）、（＋）-myrisfragransin、去氢双异丁香油酚（dehydrodiis oeugenol，licarin A）、利卡灵B（licarin B）等。此外，尚含双芳丙烷类（diarylpropanoid）化合物Ⅰ/Ⅳ/Ⅴ/Ⅶ/Ⅹ，间苯二酚类化合物马拉巴醇（malabaricones）B/C。

［贮藏保管］　置容器中加盖保存，防虫蛀。

［功效］　性温，味辛。温中行气，涩肠止泻，开胃消食。用于久泻不止，脾胃虚寒，气滞，宿食不消，脘腹胀满，食少呕吐。

［用法用量］　3～10 g。

［方例］　肉豆蔻丸（《百一选方》）：肉豆蔻，木香，大枣。治久泻不止，气滞胀痛。

# 附：肉豆蔻花

MYRISTICAE ARILLUS

［别名］　玉果花，肉豆蔻衣。

［来源］　为肉豆蔻科植物肉豆蔻 *Myristica fragrans* Houtt. 的干燥假种皮。

［采收加工］　采集肉豆蔻种子时，剥取假种皮，晒干。

［药材鉴别］　性状鉴别　为扁平的裂瓣，长2.5～3 cm，厚约1 mm。表面橙红色，下部连合，上部裂成数瓣。质脆易碎。气芳香，味微苦。（图10-15-3）

［成分］　含挥发油4%～15%。油中成分与种仁类同，并分离出dl-去氢二异丁香油酚（dl-dehydrodiisoeugenol）。尚含肉豆蔻衣酸（macilenic acid）及双芳丙烷类化合物Ⅱ/Ⅲ/Ⅳ/Ⅹ。

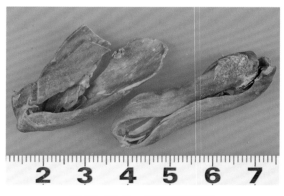

图10-15-3　肉豆蔻花药材

[**功效**] 同"肉豆蔻"。

# 荜澄茄
## （附：豆豉姜）

LITSEAE FRUCTUS

本品见于《开宝本草》。陈藏器曰："荜澄茄生佛誓国。状似梧桐子及蔓荆子而微大。"李时珍曰："海南诸番皆有之，蔓生。"所述系指进口的胡椒科植物荜澄茄的果实。近代广泛使用的荜澄茄为樟科植物山鸡椒的果实。

[**别名**] 山苍子。

[**来源**] 为樟科植物山鸡椒 *Litsea cubeba* (Lour.) Pers. 的干燥成熟果实。

[**植物形态**] 落叶小乔木或灌木，全株具芳香气。叶互生，披针形，基部楔形，先端渐尖，全缘。花黄色，雌雄异株，腋生伞形状聚伞花序。浆果状核果，球形。花期2—3月，果期7—8月。（图10-16-1）

[**产地**] 产于我国长江流域以南各省。

[**采收加工**] 秋季果实成熟时采摘，除去杂质晒干。因含挥发油，不宜暴晒或烘焙。

[**药材鉴别**] 性状鉴别 呈圆球形，直径4～6 mm。表面棕黑色或黑褐色，有很细的网状皱纹，划之有油渗出，基部偶有残留宿萼，下连细长的果柄。剥去柔软而多油的外皮，则见硬脆的内壳，破开后内含黄白色子叶2片，富油性。有类似姜的香气，味稍辛辣而微苦。（图10-16-2）

以粒圆、个大、气味浓厚、富油性者为佳。

显微鉴别 横切面：① 外果皮细胞略呈切向延长，为1列，外被厚角质层。② 中果皮细胞中含众多油细胞及微小针晶，靠近胚根的部位有散在或成群的石细胞，类圆形至长方形，腔小孔沟明显；毗邻内果皮细胞长方形，为1列。③ 内果皮为4～6列梭形石细胞，径向栅状排列，靠近中果皮外侧细胞间隙有方晶，形成1晶环；内果皮内外均有1层薄的色素层。④ 种皮薄壁细胞壁具网状纹理，向内为胚乳颓废层；子叶2枚，占横切面大部分，细胞中含糊粉粒和小方晶；胚的少数细胞中含大形方晶，

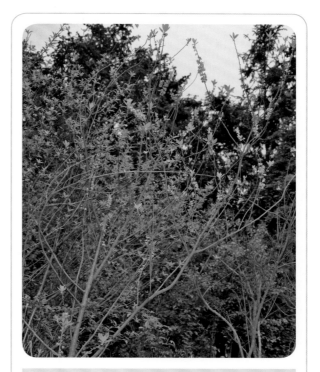

A. 植物

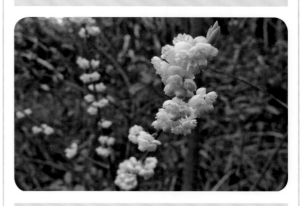

B. 花

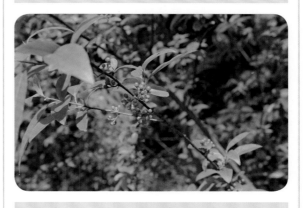

C. 果

图10-16-1 山鸡椒植物

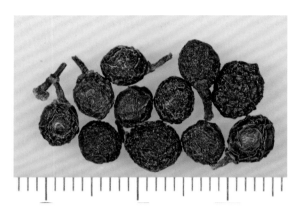

图10-16-2　荜澄茄药材

直径30～36 μm。

粉末：棕褐色。① 油细胞众多，圆形或椭圆形，长108～179 μm，宽24～97 μm，内为黄棕色油滴。② 石细胞长方形或类圆形，直径25～54（～87）μm，壁厚，腔小，纹孔及孔沟明显。③ 外果皮细胞顶面现多角形，直径18～32 μm，具角质皱纹；侧面观类圆形或短圆形。④ 内果皮石细胞梭形，黄色，直径约15 μm，腔狭小，栅状镶嵌排列，有时可见方晶。

[成分]　含挥发油2%～6%，油中主成分柠檬醛（citral）占70%～90%。另含甲基庚烯酮（methyl heptenone）、芳樟醇（linalool）、枸橼烯（limonene）、香茅醛（citronellal）、α-松油醇（α-terpineol）、桉叶油素（eucalyptol）、α-蒎烯（α-pinene）、香叶醇（geraniol）、黄樟醚（safrole）、α-蛇麻烯（α-humulene）等。此外，尚含脂肪油约4.0%。

[贮藏保管]　放瓷缸内，置阴凉干燥处。

[功效]　性温，味辛。温中祛寒，行气止痛。用于胃寒呕逆，脘腹冷痛，寒湿，寒疝腹痛，小便浑浊。

[用法用量]　1～3 g。

[方例]　寒疝丸（原名四神丸）（《丹溪心法》）：荜澄茄，香附，吴茱萸，青木香。治寒疝腹痛。

[论注]　（1）本草记载的荜澄茄有2类：一是胡椒科植物蔓生藤本荜澄茄 *Piper cubeba* L.的果实，以后演变为樟科木本植物山鸡椒 *Litsea cubeba*（Lour.）Pers.果实，种名均为

"cubeba"释名"毗陵茄子"。李时珍曰："皆番语也。"《药物出产辨》云："澄茄子……有产印度群岛……名洋澄茄。"所以从本草学和植物分类学都认可药用荜澄茄有胡椒科和樟科不同的来源。

（2）胡椒科荜澄茄主产印度和印度尼西亚。为木质藤本，叶卵圆形，叶腋生出穗状花序，结核果，每果序结50个以上的果实，药用其半成熟的果实。大小及形状与山苍子相似，唯顶端有小突起的柱头痕迹，无果蒂，延伸的假果柄与果实结合为一体，不易分离，内含种子1粒，胚乳发达，子叶极小。有特异浓烈的辛香气，味辣而苦。1949年前就不进口胡椒科荜澄茄，而广泛应用樟科山鸡椒（山苍子）的果实。

# 附：豆豉姜

LITSEAE RADIX ET RHIZOMA

[别名]　山苍子根。

[来源]　为樟科植物山鸡椒 *Litsea cubeba*（Lour.）Pers.的干燥根及根茎。

[采收加工]　9—10月挖取，洗净，晒干。

[药材鉴别]　性状鉴别　呈圆锥形，表面棕色，有纵棱及颗粒状突起。质轻泡，易折断，断面淡黑色。气香，味辛辣。（图10-16-3）

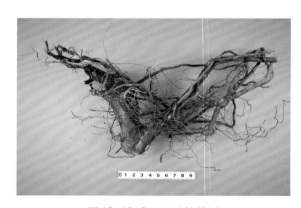

图10-16-3　豆豉姜药材

[功效]　性温，味辛。祛风除湿，理气止痛。用于风湿痹痛，胃痛，脚气。

[用法用量]　6～15 g；外用适量，煎水洗。

# 樟榕子

CINNAMOMI CAMPHORAE FRUCTUS

《本草纲目拾遗》载曰："樟梨，即樟树子也，出处州府遂昌县福罗坞仙人坝周公园，大者为贵，小者次之……云可治心胃脘疼，服之立效，即香樟子也，较他产者略大，盖千年樟树所结，故效如神……叶南郊自处州回，询以樟梨，据云：此非子，乃千年樟树所结于枝桠间者，如瘤然，土人以形似梨，故名之，然则此乃樟瘤也。"

[**别名**] 樟梨，樟瘤。

[**来源**] 为樟科植物樟 *Cinnamomum camphora*（L.）Presl 的果实因感染泽田外担菌（樟粉果菌）*Exobasidium sawadae* Yamada 而得粉实病的变异果实。果突上初期呈黄色小点，逐渐扩大突起，先呈痂状，后变成瘤状菌瘿。（图10-17-1）

[**植物形态**] 同"樟脑"。

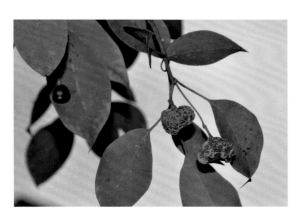

图 10-17-1　樟植物（变异果实）

[**产地**] 主产于江西、广东、广西等省区。江西产于南部香樟树木的栽培林区，以吉安、遂川、万载、赣县为主，其中以吉安、赣县产量较大。

[**采收加工**] 秋、冬二季摘取因感染而膨大的果实，除去杂质，晒干。

[**药材鉴别**] 性状鉴别　呈梨形、类球形、不规则状，长 0.7～2.5 cm，宽 0.8～2.1 cm，表面灰褐色到棕黄色，有黄色粉末，凹凸不平，具瘤状突起或网状沟纹，基部有果梗痕。质地坚硬，击碎面略呈角质光泽，黑褐色或灰黄色，有时可见黄白色干瘪种子，基部有灰黑色果柄与宿萼。气香，味微苦、涩。（图10-17-2）

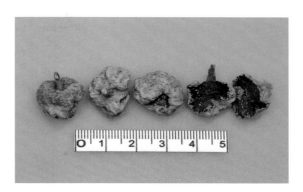

图 10-17-2　樟榕子药材

显微鉴别　横切面：樟榕子为子实层的担子、担孢子、菌丝和果实的果皮细胞与果肉细胞的复合体。横切面最外层为果皮细胞，长圆形，排列较紧密；有担子从细胞间隙突破伸出，每个担子顶端着生4～8个担孢子，成熟后多脱落；果肉部分由薄壁细胞和大量油细胞组成，细胞间充满菌丝，担子着生于菌丝上。

表面制片：表皮细胞类多角形，上面可见角质层增厚，表皮细胞间隙有担子突出，担子上着生担孢子，但多数均已脱落。

果柄横切面：① 表皮由1层形状扁平、排列紧密的细胞构成。② 皮层外侧具厚角组织，皮层中可见纤维束、石细胞和大型油细胞。③ 维管束多为3～4束；髓部不发达。

宿萼横切面：① 上、下表皮均有增厚的角质层，且可见非腺毛。② 叶肉组织由薄壁细胞组成，其中分散有大型的油细胞。③ 叶脉不发达。

粉末：棕褐色。① 担子偶见，呈棍棒状，顶端稍圆，（14～16）μm×（6～7）μm；担孢子散在，4～8个，无色或淡绿色，光滑，无隔，长方形、椭圆形至倒卵形，常不规则，（10～18）μm×（5.5～8.8）μm；菌丝无色，分枝或不分枝，直径2～6 μm。② 纤维散在，长梭形，平直或波状弯曲，长225～375 μm，直径15～30 μm。③ 石细胞类圆形、类方形或梭状，长80～190 μm，宽45～70 μm。④ 油细胞类圆形，直径50～90 μm，可见油状物。⑤ 导管为螺纹导管或网纹导管，直径8～22 μm。（图10-17-3）

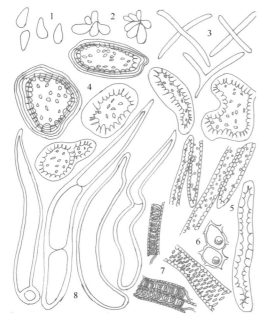

图10-17-3　樟榕子粉末图

1. 担子　2. 担孢子　3. 菌丝　4. 石细胞
5. 纤维　6. 油细胞　7. 导管　8. 非腺毛

［**成分**］ 据初步分析，含挥发油、酚类和多糖类等。挥发油中含量较高的成分为橙花叔醇、黄樟油素、甲基丁香酚、桉醇和β-丁香酚。

［**贮藏保管**］ 置干燥处。

［**功效**］ 性温，味辛。散寒化滞，行气止痛，用于胃脘疼痛，吐泻腹痛；外用治瘀血肿痛。

［**用法用量**］ 3～4.5 g。

［**论注**］（1）樟榕子药材产于江西省南部，系江西的特产中药之一，江西中医有长期应用的历史。《本草纲目拾遗》认为"治心胃脘疼，服之立效"。值得进一步研究。

（2）樟榕子的形成：香樟果实9月中旬充分成长后，部分果实感染了上年度樟粉果菌散发出的担孢子，单个或成簇覆盖于表面，逐渐发育成菌丝穿透于果实组织内，以双核菌丝在细胞间隙伸延，菌丝生出吸器在细胞中吸取养料；担子自表皮细胞的双核菌丝直接生出，早期在角质层下，后突破角质层外露，形成乳白色子实层。香樟果实因感染樟粉果菌而引起过度生长，膨胀成病态状。初生时为黄色小点状，逐渐扩大并凸出，呈梨状，后成类圆形瘤状或不规则形；10—11月全果肿大，表面产生白色粉状的子实层；12月呈橄榄绿色，次年1～2月变黄褐色。病态果实即为菌瘿，经风雨吹打多数脱落于地面，收集晒干即为樟榕子药材。病果担孢子又为次年香樟果实病原菌的来源。赣南许多香樟树林无樟粉果菌病源，其果实均无病态现象。

# 罂粟壳
## （附：阿片）

*PAPAVERIS PERICARPIUM*

本品原名罂子粟，始载于《开宝本草》。苏颂曰："花有红、白二种，微腥气。其实形如瓶子，有米粒极细。"李时珍曰："叶如白苣，三四月抽薹结青苞，花开则苞脱。花凡四瓣，大如仰盏，罂在花中，须蕊裹之。花开三日即谢，而罂在茎头，长一二寸，大如马兜铃，上有盖，下有蒂，宛然如酒罂。"

［**来源**］ 为罂粟科植物罂粟*Papaver somniferum* L.的干燥成熟果壳。

［**植物形态**］ 一年或二年生草本。茎直立，不分枝，高1.5 m。叶互生，长卵形或狭长椭圆形，长1～2.5 cm，先端渐尖，基部心形而抱茎，边缘具粗齿。花顶生，具长梗；萼片2，长椭圆形，绿色，早落；花瓣4，圆形或广卵形，白色、粉红色、红色或紫红色；雄蕊多数，雌蕊1，子房球形，柱头7～15枚，辐射状。蒴果球形或椭圆形，熟时黄褐色，孔裂；种子多数，略呈肾形，表面网纹明显，棕褐色。花期4—6月，果期6—8月。（图10-18-1）

［**产地**］ 由国家指定农场栽培。

［**药材鉴别**］ 性状鉴别　呈椭圆形或瓶状卵形，或破碎成片状，长3～7 cm，直径1.5～5 cm。外表面黄白色或棕色，具横割痕，

顶端有残柱头。果壳坚脆，破开后内表面呈浅黄色，微有光泽，并有十几条假隔膜，上有种子脱落后留下的棕黑色残痕。质轻而脆。气清香，味微苦。（图10-18-2）

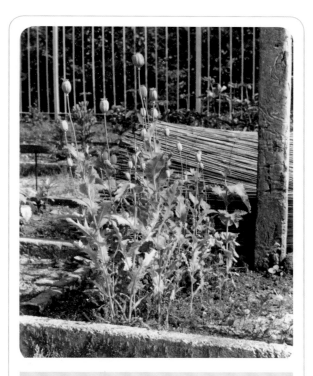

A. 植物

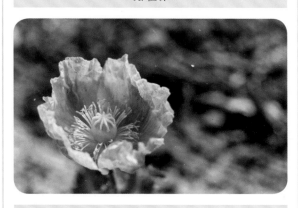

B. 花

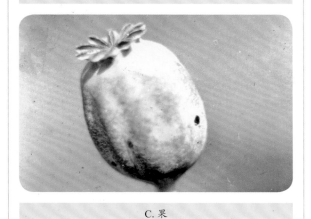

C. 果

图10-18-1 罂粟植物

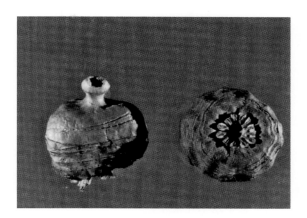

图10-18-2 罂粟壳药材

以果壳大、色黄白、质坚、皮厚者为佳。

[成分] 种子含吗啡（morphine）、罂粟碱（papaverfne），及痕迹量的那可汀（narcotine）。还含可待因（codeine）、蒂巴因（thebaine）。果壳含吗啡、可待因、蒂巴因、那可汀、罂粟碱及罂粟壳碱（narcotoline）等。

[功效] 性平，味酸、涩。敛肺止咳，涩肠止痛。用于久咳，泻痢，脱肛，便血，心腹筋骨诸痛。

[用法用量] 3～6g。煎汤或入丸散。

[方例] 治久咳不止（《世医得效方》）：罂粟壳1.5g，蜜炙为末，蜜汤下。

# 附：阿 片

OPIUM

[来源] 为罂粟科植物罂粟*Papaver somniferum* L.未成熟果实割破果皮渗出的乳汁干燥而成。

[采收加工] 未成熟的蒴果经用刀割破果皮，收集流出的乳汁，用纸或罂粟叶包裹，被日光照晒，变为黑色膏状物，备用。

[药材鉴别] 性状鉴别 形状不一，呈圆球形、饼状、砖块状或不规则形，棕色或黑色。外部常附有罂粟叶或纸片。鲜品略柔软，日久

渐变硬。臭特异，味极苦。

[成分] 含总生物碱10%～20%。从中已分离出40多种生物碱，以吗啡含量最高，为5.6%～12.83%，其次为那可汀4%以上，可待因0.13%～1.9%，蒂巴因、罂粟碱均在0.8%以上。

[功效] 性温，味苦；有毒。敛肺，止咳，涩肠止痛。用于久咳，久泻，久痢，脱肛，心腹筋骨诸痛。

# 芥 子

SINAPIS SEMEN

本品始载于《名医别录》，列为上品。苏敬曰："子入药用。""又有白芥子，粗大白色，如白粱米，甚辛美，从西戎来。"李时珍曰："其种来自胡戎，而盛于蜀，故名。"

[别名] 白芥子，黄芥子。

[来源] 为十字花科植物白芥 *Sinapis alba* L. 及芥菜 *Brassica juncea*（L.）Czern. et Coss. 的干燥成熟种子。前者习称"白芥子"，后者习称"黄芥子"。

[植物形态] 白芥 一年生或二年生草本，全体被稀疏粗毛。叶互生，茎基部叶倒卵形，琴状深裂或近全裂，先端大，向下渐小；茎上部叶小，裂片亦细，近花序之叶少裂。花黄色，顶生总状花序；花萼、花冠均为4，雄蕊6枚，4强。长角果广条形，密被粗白毛，先端有长而空的喙。花期4—6月，果期6—9月。（图10-19-1）

芥菜 与白芥相似，但其茎基部叶分裂，茎上部叶全缘；长角果无毛，先端无长喙。（图10-19-2）

[产地] 全国大部分地区均有栽培。主产于河南、安徽、浙江等省。

[采收加工] 7—9月果实成熟时割取全草晒干，打下种子，除去杂质。

[药材鉴别] 性状鉴别 白芥子：呈圆球形，直径1～2.5 mm。表面灰白色或黄白色，放大镜下可见细微的网纹，一端有暗色点状种脐。种皮薄而脆，破开后内有黄白色折叠的子

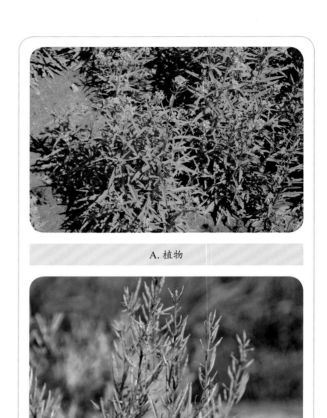

A. 植物

B. 果

图 10-19-1　白芥植物

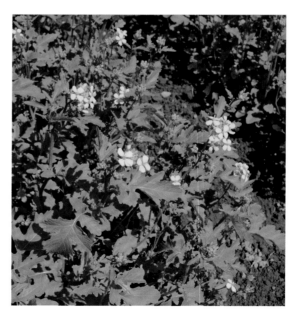

图 10-19-2　芥菜植物

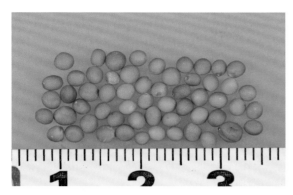

图10-19-3　白芥子药材

叶。无臭，味辛辣。（图10-19-3）

以粒均匀、饱满、色白者为佳。

黄芥子：比白芥较小，直径1～2 mm。表面深黄色或黄棕色。加水研碎湿润，有特殊香气发出。一般认为质较白芥子为次。（图10-19-4）

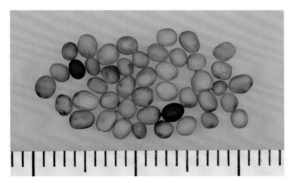

图10-19-4　黄芥子药材

**显微鉴别**　白芥子横切面：① 表皮细胞外壁向外转化成黏液层，细胞中可见黏液质纹理。② 下皮细胞为2列厚角细胞，大小略相等。③ 栅状细胞（石细胞）为1列长方形高度略等的厚壁细胞组成，其内壁及侧壁的基部1/2处增厚。④ 内胚乳下方为颓废细胞层，不含色素。⑤ 子叶和胚根细胞中均含糊粉粒和脂肪油滴。

黄芥子主要区别点为：下皮细胞近半月形；栅状细胞较宽，近方形，宽约20 μm。

白芥子粉末：深棕色。① 种皮栅状细胞淡黄色，断面观细胞1列，高度较均等，径向14～28 μm，切向7～17 μm，外壁及侧壁中部以上薄，侧壁下部及内壁增厚；表面观类多角形或稍延长，垂周壁平直或细波状弯曲，厚

2～3 μm。② 种皮表皮细胞断面观类方形或稍径向延长，遇水膨胀黏液质化，内切面壁由纤维素沉积形成径向棒状的纤维素柱隐约可见；表面观多角形或类多角形，脐状纤维素柱周围可见黏液质纹理。③ 种皮下皮细胞多皱缩，细胞界限不清楚。④ 内胚乳细胞和子叶细胞含糊粉粒、油滴。（图10-19-5）

黄芥子主要区别点为：① 粉末黄棕色。② 种皮栅状细胞淡黄色、黄棕色或橙红色，断面观细胞1列，径向17～46 μm，切向7～22 μm。外壁及侧壁上端薄，稍弯曲，侧壁大部及内壁增厚，中部尤厚；表面观多角形、长多角形或类长方形，垂周壁平直，厚2～5 μm。栅状细胞与下皮细胞重叠，表面观可见多角形或类方形暗影。③ 种皮下皮细胞形大，断面观扁长圆形，外壁及侧壁皱缩，其下与栅状细胞相连。④ 外方的表皮细胞黏液化。（图10-19-6）

[**成分**]　白芥子主含白芥子苷（sinalbin）约2.5%，并含芥子酶（myrosin）以及脂肪

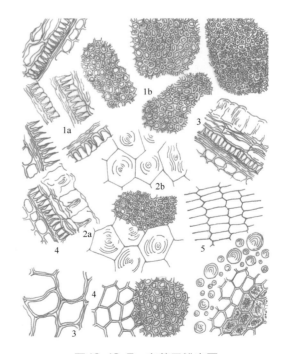

图10-19-5　白芥子粉末图

1. 种皮栅状细胞（a. 侧面观　b. 表面观）
2. 种皮表皮细胞（a. 侧面观　b. 表面观）
3. 种皮下皮细胞　4. 内胚乳细胞　5. 子叶细胞

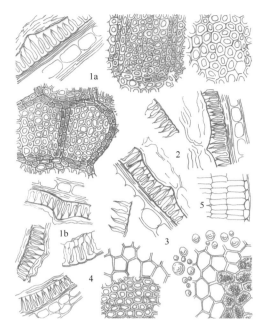

图 10-19-6　黄芥子粉末图

1. 种皮栅状细胞（a.表面观并示暗影　b.侧面观）
2. 种皮下皮细胞　3. 油细胞
4. 内胚乳细胞　5.子叶细胞

油 20% ～ 26%。白芥子苷酶解后生成异硫氰酸对羟基苄酯（即白芥子油，phydroxybenzyl isothiacyanata）。含重硫酸芥子碱（sinapine bisulphate），芥子碱在碱性溶液中可分解为芥子酸（sinapic acid）和胆碱。尚含 4-羟基苯甲酰胆碱（4-hydroxybenzo ylcholine）及 4-羟基苯甲胺（4-hydroxy-benzylamine）。

黄芥子主含芥子苷（sinigrin）约 4%，芥子酶、芥子酸及芥子碱。芥子苷酶解后生成芥子油、硫酸氢钾及葡萄糖。此外，尚含脂肪油，主要为芥酸（erucicacid）等。

[贮藏保管]　置干燥处，防潮，防霉。

[功效]　性温，味辛。温肺豁痰利气，散结通络止痛。用于寒痰咳嗽，胸胁胀痛，痰滞经络，关节麻木、疼痛，痰湿流注，阴疽肿毒。

[用法用量]　3 ～ 9 g；外用适量。

[方例]　控涎丹（《三因极一病证方论》）：白芥子，甘遂，大戟。功能攻逐痰饮；主治痰涎内伏，腿冷痹麻，气脉不通。

[论注]　世界各国均应用芥子作药品或食品，其来源和鉴别见表 10-19-1。

其中，*Sinapis alba* 质量较优，*Brassica juncea* 次之，*Brassica nigra*（L.）Koch（黑芥）种子在欧洲应用。

# 莱菔子

RAPHANI SEMEN

本品始载于《唐本草》。李时珍曰："圃人种莱菔，六月下种，秋采苗，冬掘根。春末抽高薹，开小花紫碧色。夏初结角。其子大如大麻子，圆长不等，黄赤色。五月亦可再种。其叶有大者如芜菁，细者如花芥，皆有细柔毛。其根有红、白二色，其状有长、圆二类。"

[别名]　萝卜子。

[来源]　为十字花科植物萝卜 *Raphanus sativus* L.的干燥成熟种子。全国各地均有栽培。

[植物形态]　二年或一年生草本，高 20 ～ 100 cm。直根肉质，长圆形、球形或圆锥形，外皮绿色、白色或红色。茎有分枝，无毛，稍具粉霜。基生叶和下部茎生叶大头羽状半裂，顶裂片卵形，侧裂片 4 ～ 6 对，长圆形，有钝齿，疏生粗毛，上部叶长圆形，有锯齿或近全缘。总状花序顶生及腋生，花白色或粉红色，

表 10-19-1　不同来源芥子鉴别

| 品　种 | 形　态 | 大小（mm） | 颜　色 | 表　面 | 产　地 | 每 100 粒（重量） |
|---|---|---|---|---|---|---|
| *Brassica juncea* | 球形 | 1 ～ 1.5 | 黄褐 | 下凹点纹 | 中国、日本 | 0.2 g |
| *Sinapis alba* | 球形 | 2 左右 | 黄白 | 网纹 | 中国、日本 | 0.4 ～ 0.7 g |
| *Brassica nigra* | 球形 | 1 ～ 1.5 | 赤褐 | 网纹 | 欧洲、印度 | 0.15 g |

萼片长圆形；花瓣倒卵形，具紫纹，下部有长5 mm的爪。长角果圆柱形，在相邻种子间处缢缩，并形成海绵质横隔；种子1～6个，卵形，微扁，红棕色，有细网纹。花期4—5月，果期5—6月。（图10-20-1）

[**采收加工**] 夏、秋间果实成熟时割取全株，晒干，打下种子，除去果壳等杂质，再晒干。

[**药材鉴别**] 性状鉴别 呈椭圆形或卵圆形，长约3 mm，宽2.5 mm。表面红棕色或灰棕色，一侧具数条纵沟，一端有较深色圆形种脐。种皮薄而脆，破开可见折叠黄白色的种仁，具油性。无臭，味淡，微苦辛。（图10-20-2）

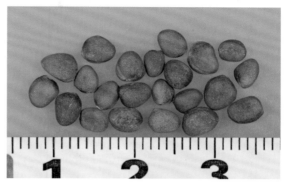

图10-20-2　莱菔子药材

以粒大、饱满者为佳。

[**成分**] 含抗菌成分莱菔素（raphanin），降血压成分为辛烯醛、邻苯二甲酸丁二酯及芥子硫酸氢盐（sinapine bisulfate）。含干性脂肪油约45%，油中主成分为芥酸（erucic acid）。含挥发油，油中含 α/β-己烯醛、β/γ-己烯醇等。此外。尚含少量植物甾醇、正三十烷。

[**贮藏保管**] 放缸或木箱内，置通风干燥处，防虫蛀。

[**功效**] 性平，味辛、甘。消食除胀，降气化痰。用于饮食停滞，脘腹胀痛，大便秘结，积滞泻痢，痰壅喘咳。

[**用法用量**] 5～12 g。

[**方例**] 三子养亲汤（《韩氏医通》）：莱菔子，白芥子，苏子。功能降气消食，温化痰饮；主治痰壅气滞证。

# 葶苈子

DESCURAINIAE SEMEN
LEPIDII SEMEN

本品始载于《神农本草经》，列入下品。《名医别录》载："葶苈生藁城平泽及田野。"《本草图经》曰："今汴东、陕西、河北州郡皆有之，曹州者尤佳。初春生苗叶，高六七寸，

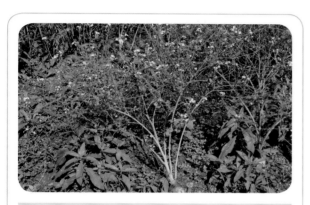

A. 植物

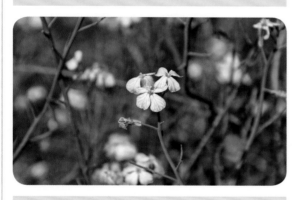

B. 花

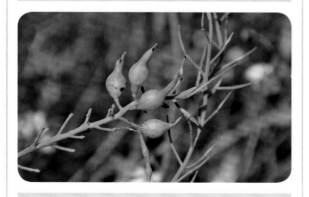

C. 果

图10-20-1　萝卜植物

似荠。根白色，枝茎俱青。三月开花，微黄。结角，子扁小如黍粒微长，黄色。"这与北方习用的独行菜相似。

[**别名**] 北葶苈子，南葶苈子，苦葶苈子，甜葶苈子。

[**来源**] 为十字花科植物独行菜 *Lepidium apetalum* Willd. 或播娘蒿 *Descurainia sophia* (L.) Webb. ex Prantl. 的干燥成熟种子。前一种称"北葶苈子"，又称苦葶苈子；后一种称"南葶苈子"，又称甜葶苈子。

[**植物形态**] 独行菜 为一年生或二年生草本，主根白色，幼时有辛辣味。茎上部分枝多，放大镜下可见乳突状短毛。叶互生，基部有耳，茎下部叶窄长椭圆形，边缘具稀疏的缺刻，先端通常具3齿牙；茎上部叶线形，全缘或先端附近作锯齿状。花白色，顶生总状花序，花瓣通常退化，雄蕊2～4枚。短角果椭圆形，每室含种子1枚，种子长卵形。花期5—6月，果期6—7月。（图10-21-1）

播娘蒿 为一年生草本，茎直立，不分枝或上部分枝，被星状毛。叶互生，二至三回羽

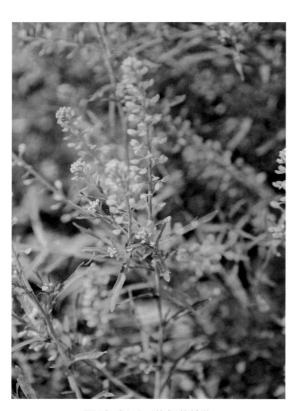

图10-21-1 独行菜植物

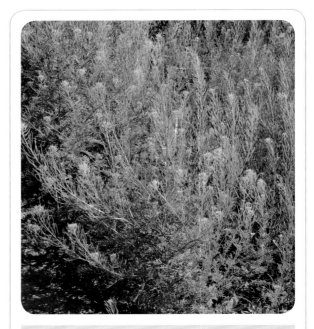

A. 植物

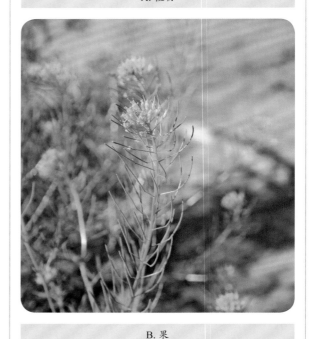

B. 果

图10-21-2 播娘蒿植物

状全裂或深裂。花黄色，雄蕊6枚。长角果细长呈圆柱形；种子长圆而扁。（图10-21-2）

[**产地**] 独行菜主产于东北、华北及西北等地。播娘蒿主产于华东、华北等地。

[**采收加工**] 夏季果实成熟时，割取全草，晒干，打下种子，除去杂质。

[**药材鉴别**] 性状鉴别 北葶苈子：呈扁卵形，长约1.5 mm，宽0.5～1 mm。表面黄棕色，具光泽，用放大镜观察表面可见多颗粒状细小突起，而两面中间各有1条较明显的纵沟。一端钝圆，另一端尖而微凹，尖端有小白点，种脐位于凹端。无臭，味微辛辣，有黏性。（图10-21-3）

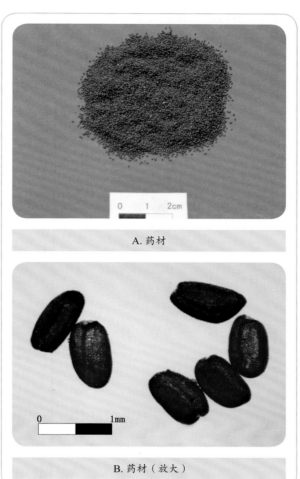

A. 药材

B. 药材（放大）

图 10-21-4 南葶苈子药材

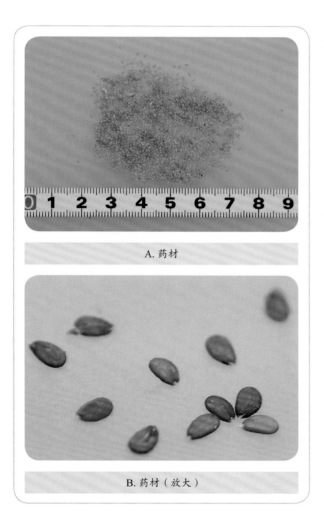

A. 药材

B. 药材（放大）

图 10-21-3 北葶苈子药材

南葶苈子：呈长圆形略扁，长约1 mm，宽约0.5 mm。表面黄棕色，具光泽，放大镜下可见细密的网状纹理及2条浅槽。一端钝圆，另一端近截形或微凹。气微，味微辛、苦，略带黏性。（图10-21-4）

[**成分**] 南葶苈子含挥发油，油中含异硫氰酸苄（benzylisothiocyanate）60%、异硫氰酸烯丙酯（allylisothiocyanate）7.5%、二硫化丙烯酯（allyldisulphide）12.5%、丁烯腈（butene-[3]-cyanide）7.5%等。种子中尚含5种强心成分：毒毛旋花子苷元（strophanthidine）、卫矛苷（evomonoside）、葶苈苷（helveticoside）、卫矛双糖苷（evobioside）、糖芥苷（erysimoside）。并含脂肪油15%～20%，油中含亚油酸、芥酸、棕榈酸等。

北葶苈子含芥子苷70%，脂肪油及强心成分等。

[**贮藏保管**] 放瓷缸内，置干燥处。

[**功效**] 性大寒，味辛、苦。泻肺平喘，行水消肿。用于痰涎壅肺，喘咳痰多，胸胁胀满，不得平卧，胸腹水肿，小便不利，肺源性心脏病水肿。

[**用法用量**] 3～10 g。入汤剂宜包煎。

[**方例**] 葶苈大枣泻肺汤（《金匮要略》）：

葶苈子，大枣。功能泻肺行水，下气平喘；主治肺中水饮壅塞，胸满喘咳，一身面目浮肿，苔白，脉滑。

[论注] 本品来源较为复杂，除上述2种，尚有以下几种，也作葶苈子用。

（1）山东尚用同科植物小花糖芥 *Erysimum cheiranthoides* L.的种子入药，称"苦葶苈"。呈椭圆形或短圆形，长0.8～1 mm，宽0.5～0.8 mm；表面黄绿色或黄棕色，用扩大镜观察表面具细小密集的疣点，一面有微凹的浅槽，多呈3～4面体，一端钝圆，另一端微凹且色较深；臭微，味苦。

（2）四川尚用同科植物芝麻菜 *Eruca sativa* Mill.的种子入药，称"金堂葶苈"。种子呈卵圆形，长1.2～2.2 mm，宽1～1.5 mm；表面黄棕色、棕色或棕褐色，用扩大镜观察表面光滑，一端钝圆，另一端扁平稍尖且微凹，一侧有一微隆起的脊；臭微弱，味微辛。

（3）云南习用同科植物菥蓂 *Thlaspi arvense* L.的种子入药，也称"苦葶苈"。种子卵圆形，略扁，长2～2.8 mm，宽1～1.2 mm；表面紫黑色或黑色，用扩大镜观察一端钝圆，另一端略尖且微凹，色较浅，全体具同心性突起的环纹；臭微，味淡。（图10-21-5）

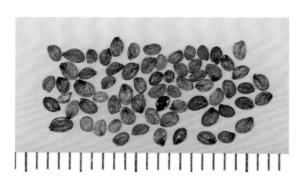

图10-21-5 菥蓂子药材

# 路路通
## （附：枫香脂）

LIQUIDAMBARIS FRUCTUS

本品之名始见于《本草纲目拾遗》。赵学敏

曰："枫果去外刺，皮肉圆如蜂窠，即路路通，其性大能通十二经穴，故救生苦海，治水肿胀用之，以其能搜逐伏水也。"

[别名] 枫球子，枫实。

[来源] 为金缕梅科植物枫树 *Liquidambar formosana* Hance 的干燥成熟果序。

[植物形态] 落叶大乔木。叶互生，掌状三裂，裂片卵状三角形，整个叶片轮廓宽卵形，基部心脏形或截形，先端长尖，边缘有锯齿，表面深绿色，背面淡绿色，深秋时变为殷红色。花雌雄同株，雄花为柔荑花序；雌花多数排列成球形头状。果实为聚花果，由多数小蒴果集生呈球形。花期3—4月，果期9—10月。（图10-22-1）

[产地] 全国大部分地区均产。

[采收加工] 11—12月采摘果实，晒干。

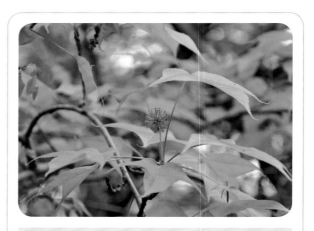

A. 花

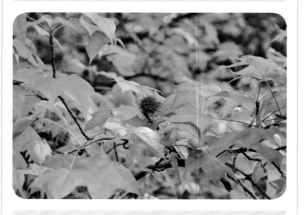

B. 果

图10-22-1 枫树植物

[**药材鉴别**] 性状鉴别 呈圆球形，直径2～3 cm。表面灰棕色或棕褐色，密生多数尖刺及小钝刺，除去尖刺，则显无数小孔，状如小蜂窝。果序一端有圆柱形小柄或其断痕。体轻，质硬，不易破开，断面不平坦，有放射状的隆起及凹陷。无臭，无味。（图10-22-2）

以个大、无泥土及果柄者为佳。

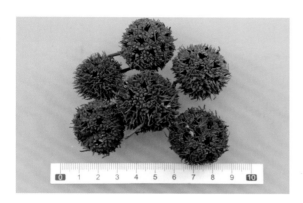

图10-22-2　路路通药材

[**成分**] 含齐墩果烷型三萜类成分路路通酸（liquidambaric acid）、齐墩果酸（oleanolic acid）、马缨丹酸（lantanolic acid）、熊果酸（ursolic acid）、路路通内酯（liquidambaric lactone）、羟基齐墩果内酯（hydroxyoleanoliclactone）、阿江榄仁酸（arjunolic acid）。果穗含挥发油约0.08%，油中含β/γ-松油烯（β/γ-terpinene）、β-蒎烯（β-terpinen）、柠檬烯（limonene）、桃金娘醛（myrtenal）；此外，还含有左旋桂皮酸龙脑酯 [（-）-bornylcinnamate]、苏合香素环氧化物（styracinepoxide）、异苏合香素环氧化物（isostyracinepoxide）。

[**贮藏保管**] 置干燥处。

[**功效**] 性平，味微苦。祛风活络，利水，通经。用于关节痹痛，麻木拘挛，水肿胀满，乳少经闭。

[**用法用量**] 5～10 g。

[**论注**]（1）枫树树脂与同属植物苏合香树 *Liquidambar orientatis* Mill.的树脂一样富含肉桂酸类化合物，有类似的抗血栓、提高冠脉流量、抗心律失常等药理作用；且精制枫树树脂的毒性小于苏合香，很有可能成为苏合香的代用品，或在治疗心血管疾病方面开发出新用途。

（2）枫香叶含挥发油0.2%，油中主含龙脑、莰烯等；还含鞣质13.5%。具有清热解毒、收敛止血的功效。其提取物制成止血粉，对实验狗有止血作用。

# 附：枫香脂

LIQUIDAMBARIS RESINA

本品载于《唐本草》。李时珍曰："枫树枝弱善摇，故字从风。俗呼香枫。"《南方草木状》载："枫实惟九真有之。用之有神，乃难得之物。其脂为白胶香，五月斫为坎，十一月采之。"

[**别名**] 白胶香，胶香，枫脂，白云香。

[**来源**] 为金缕梅科植物枫树 *Liquidambar formosana* Hance树干内渗出的干燥树脂。

[**植物形态**] 同"路路通"。

[**采收加工**] 选择20年以上树龄的大树，于7—8月间凿开树皮，从树根起每隔15～20 cm交错凿开一洞。到11月至次年3月间采收流出的树脂。晒干或自然干燥，防止混入泥沙等物。

[**药材鉴别**] 性状鉴别 为大小不一的椭圆形或球形颗粒，亦有呈块状或厚片状者。表面淡黄色至黄棕色，半透明或不透明。质松脆，易碎，断面有玻璃样光泽。具特异香气，味淡。（图10-22-3）

以质脆、无杂质、火烧香气浓者为佳。

[**成分**] 含齐墩果烷型三萜类成分路路通醛（liquidambronal）、爱勃龙醛（ambronal）、

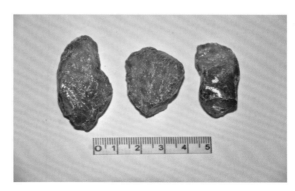

图10-22-3　枫香脂药材

路路通醛酸（liquidambronic acid）、齐墩果酸、28-hydroxy-β-amyrone、枫香酸（forucosolic acid）、阿波酮酸（ambronic acid）、阿波醇酸（ambrolic acid）、阿姆布二醇酸（ambradiolic acid）。含挥发油成分樟脑萜（camphene）、异松油烯（terpinolene）、丁香烯（caryophyllene）、醋酸龙脑酯（bornyl acetate）。还含有苏合香素（styracin）、左旋桂皮酸龙脑酯。

[**贮藏保管**] 置阴凉干燥处，密闭保存。

[**功效**] 性平，味苦、辛。活血止痛，解毒生肌，凉血止血。用于跌扑损伤，痈疽肿痛，吐血、衄血，外伤出血。

[**用法用量**] 1～3 g，多入丸散用；外用适量。

# 覆盆子

RUBI FRUCTUS

本品始载于《名医别录》，列为上品。陈藏器曰："其类有三种，以四月熟，状如覆盆子，味甘美者为是，余不堪入药。今人取茅莓当覆盆，误矣。"

[**来源**] 为蔷薇科植物华东覆盆子*Rubus chingii* Hu的干燥近成熟果实。

[**植物形态**] 落叶灌木。幼枝及叶柄稍被白粉，疏生微弯倒刺，叶互生，掌状5裂，基部心形，中裂片菱状卵形，边缘具重锯齿，主脉5条，两面脉上有白色短柔毛。于叶柄基部有2枚条状披针形托叶。花单生于枝端叶腋，白色，花萼、花冠均为5，雌雄蕊多数。聚合果球形，红色，下垂。花期4—5月，果期6—7月。（图10-23-1）

[**产地**] 主产于江苏、浙江、江西、湖北、福建等省。

[**采收加工**] 夏季采摘未完全成熟果实，置开水潦几分钟，捞起晒干。

[**药材鉴别**] 性状鉴别 聚合果呈圆锥形或球形，似"牛奶头"状，高0.6～1.3 cm，直径0.5～1.2 cm。表面灰绿色带灰白色，具白色茸毛，上部钝圆，底部平，具宿存花萼。小果半月形，背部密生灰白色毛茸，两侧具明

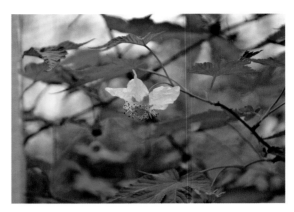

图10-23-1 覆盆子植物

显网纹，内含种子1粒。体轻，质硬。气微，味微酸、涩。（图10-23-2）

以个大完整、饱满、色黄绿者为佳。

[**成分**] 含有黄酮类化合物，是覆盆子中主要活性成分之一。目前从覆盆子中提取到的黄酮类化合物有椴树苷、黄酮苷元、黄酮

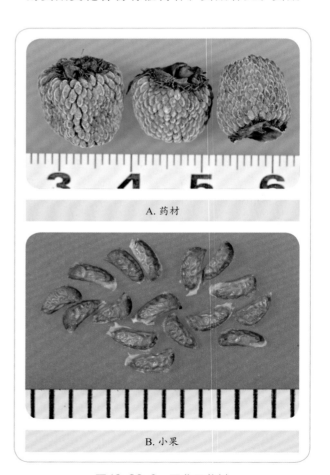

A. 药材

B. 小果

图10-23-2 覆盆子药材

苷等。含萜类化合物，主要是劳丹型二萜苷（goshonoside）及三萜（苷）类化合物。含甾体类物质有β–谷甾醇、胡萝卜苷等。含香豆素类化合物有七叶内酯（esculetin）、七叶内酯苷（esculin）、欧前胡内酯（imperatorin）等。含酚酸类成分莽草酸、对羟基间甲氧基苯甲酸、对羟基苯甲酸、鞣花酸（逆没食子酸，ellagic acid）、没食子酸，有机酸类包括硬脂酸、三十二烷酸、十六烷酸。还含喹啉、异喹啉、吲哚类生物碱、维生素A样物质、糖类、二聚三萜葡萄糖酯以及锌、锰、铁、铜、钴、铬、镍等微量元素。

[贮藏保管] 放缸或木箱内，置干燥处。

[功效] 性温，味甘、酸。益肾，固精缩尿，养肝明目。用于肾虚遗尿，小便频数，阳痿早泄，遗精滑精。

[用法用量] 6～12 g。

[论注]（1）据历代本草记载，曾作覆盆子用过的有蓬蘽Rubus hirsutus Thunb.、灰毛果莓Rubus tephrodes Hance、山莓Rubus chorchorifolius L. f.、插田泡Rubus coreanus Miq.、华东覆盆子Rubus chingii Hu等。《中国药典》2015年版一部，覆盆子来源只收载华东覆盆子1种。因悬钩子属植物种类甚多，植物形态及果实性状很相似，应注意鉴别。

（2）安徽、福建、湖北、浙江和四川等省用同属植物山莓Rubus chorchorifolius L. f.的未成熟干燥果实作覆盆子入药。山莓果实的性状与掌叶覆盆子极相似，但个较小，直径3～7 mm，高4～9 mm，呈圆球形，不呈"牛奶头"状。（图10-23-3）

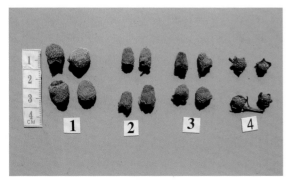

图10-23-3　覆盆子及混淆品

1. 覆盆子　2/3. 山莓　4. 悬钩子

（3）华北和东北等地区用悬钩子Rubus idacus L.的未成熟干燥果实作覆盆子入药。果实呈半圆形，长0.5～1.2 cm，直径0.6～1 cm；表面灰棕色，幼果绢毛密，显丝样光泽，成熟后绒毛渐脱落；核果粒较大，灰绿色或棕色，宿萼裂片状。（图10-23-3）

# 金樱子

ROSAE LAEVIGATAE FRUCTUS

本品始载于《蜀本草》。李时珍曰："山林间甚多。花最白腻。其实大如指头，状如石榴而长，其核细碎而有白毛，如营实之核而味甚涩。"

[来源] 为蔷薇科植物金樱子Rosa laevigata Michx.的干燥成熟果实。

[植物形态] 常绿攀缘灌木。茎具钩状皮刺。叶互生，通常三出复叶，顶端小叶大，小叶片椭圆状卵形，两面无毛，革质，上面具光泽；托叶条状披针形，早落。花托筒形如罐状，外密被细刺；花萼、花冠均5数，花冠白色，芳香。花期5月，果期9—10月。（图10-24-1）

野生于小山坡、路边及沟边。

[产地] 产于我国中部及南部各省。

[采收加工] 10—11月，花托变红时采收，晒到外皮的毛刺能碰掉时，放置筐内，撞去毛刺，再晒干。如去毛刺后，纵剖，置水中挖掉果实及毛绒，晒干即为"金樱子肉"。（图10-24-2）

[药材鉴别] 性状鉴别 呈倒卵形，似花瓶，长2～3.5 cm，直径1～2 cm。表面红黄色或红棕色，具突起的刺状棕色小点，上端宿萼呈喇叭口状，多不完整。剥开花托，内有多数淡黄色的小瘦果，外包裹淡黄色的绒毛，内有种子1枚。无臭，味甘、微涩。（图10-24-3）

[成分] 含苹果酸（malic acid）、枸橼酸（citric acid）、鞣质、糖类、维生素C、皂苷等。

[贮藏保管] 置通风干燥处，防虫蛀。

[功效] 性平，味酸、甘、涩。固精缩尿，固崩止带，涩肠止泻。用于遗精滑精，遗尿尿频，崩漏带下，久泻久痢。

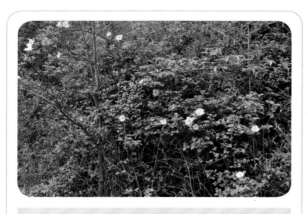

A. 植物

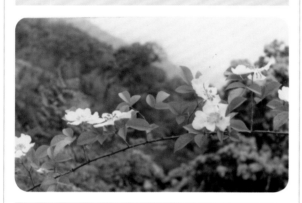

B. 花

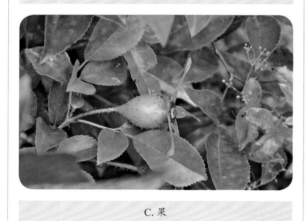

C. 果

图 10-24-1　金樱子植物

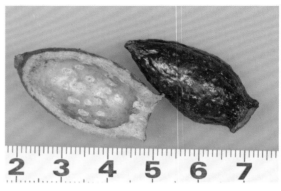

图 10-24-2　金樱子肉

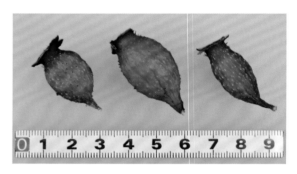

图 10-24-3　金樱子药材

花粉红色，直径 4～5 cm，花托无刺。分布于吉林、河北、山西、陕西、甘肃、山东等省区。山西、河北以本种果实代金樱子入药。

2）西北蔷薇 *Rosa davidii* Crep.。主要特征为：直立灌木，茎疏生硬直刺或近无刺；叶长达 20 cm，小叶 5～9 片，叶下面有柔毛；花粉红色，花萼长，先端细条形，并扩大成伞房花序；果瓶状，有长颈，被腺状刺毛。分布于甘肃、宁夏等地，宁夏以本种果实代金樱子入药。

3）大叶蔷薇 *Rosa macrophylla* Lindl.。主要特征为：小叶 7～9 片，顶生小叶片较大，长椭圆形，先端短尖，基部近圆形，边缘有锯齿；花 1～3 朵生小枝顶端，紫红色；果似花瓶，大如拇指，疏生腺毛，成熟时红黄色。西藏以果实代金樱子入药。

（2）金樱子根味酸、涩，性平，有收敛、止血功能。用于滑精遗尿，崩漏带下，子宫脱垂，慢性腹泻，跌打损伤，腰肌劳损，烫伤。用量 15～30 g 水煎服。

［**用法用量**］　6～12 g。

［**论注**］（1）同属植物中下列 3 种植物的果实在不同地区也作金樱子入药。

1）山刺玫 *Rosa bella* Rehd. et Wils.。与金樱子的主要区别为：直立灌木，高约 3 m；小枝有细而较直伸的皮刺，小叶 7～9 片，长 1～2.5 cm，宽 0.5～1.5 cm，叶下面近无毛；

# 山 楂

CRATAEGI FRUCTUS

原名赤爪木，载于《唐本草》。李时珍曰："赤爪、棠梂、山楂，一物也……其类有二种，皆生山中。一种小者……树高数尺，叶有五尖，桠间有刺。三月开五出小白花。实有赤、黄二色，肥者如小林檎，小者如指头，九月乃熟……一种大者……树高丈余，花叶皆同，但实稍大而色黄绿……经霜乃可食。"

[**别名**] 北山楂，南山楂。

[**来源**] 为蔷薇科植物山楂 *Crataegus pinnatifida* Bunge、山里红 *Crataegus pinnatifida* Bunge var. *major* N.E.Br. 及野山楂 *Crataegus cuneata* Sieb. et Zucc. 的干燥成熟果实。前二种之果实称"北山楂"，后一种称"南山楂"。

[**植物形态**] 山楂 落叶小乔木，枝无刺或具刺，刺长 1~2 cm。单叶互生或多数簇生于短枝先端，阔卵形，两侧各具 3~5 羽状深裂，边缘具尖锐稀疏不规则重锯齿。托叶较大，边缘具锯齿。伞房花序具多花，花白色，花萼、花冠均 5 数。梨果球形，直径约 1.5 cm，深红色。花期 3—4 月，果期 9—10 月。（图 10-25-1）

山里红 与山楂的主要区别为：叶较大，浅裂；梨果较大，直径约 2.5 cm，深亮红色。栽培广泛，是"北山楂"的主要来源。（图 10-25-2）

野山楂 与山楂的主要区别为：落叶灌木；分枝多，刺较多而短，长 5~8 mm；叶片倒卵形而较小，常 3 裂；梨果小，直径 0.8~1.2 cm。（图 10-25-3）

[**产地**] 山楂、山里红主产于我国东北及华北等地，多系栽培；野山楂产华东及西南等地，系野生。

[**采收加工**] 秋季采摘成熟果实，山楂、山里红横切晒干；野山楂整个置沸水中稍烫后晒干。

[**药材鉴别**] 性状鉴别 北山楂：为圆形横切片，直径 1~2.5 cm。表面深红色，皱缩不平，具白色小点。果肉厚，深黄色，5 果核，

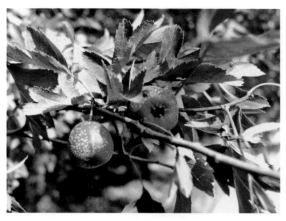

图 10-25-1 山楂植物

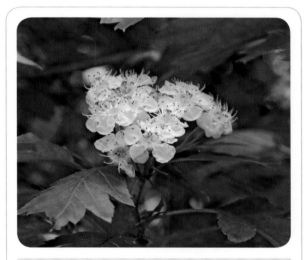

A. 花

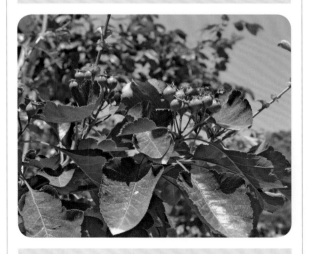

B. 果

图 10-25-2 山里红植物

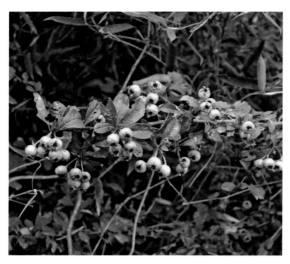

图10-25-3　野山楂植物

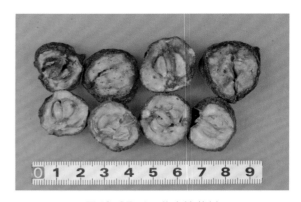

图10-25-4　北山楂药材

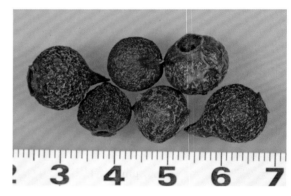

图10-25-5　南山楂药材

常脱落而呈中空的环状。气清香，味酸、微甜。（图10-25-4）

以个大、色深红、肉厚者为佳。

南山楂：呈类球形或梨形，直径0.8～1.2 cm，或压扁成饼状。表面棕色，具细皱纹。质硬，果核较大，果肉薄。无臭，味酸涩。（图10-25-5）

以个大均匀、色棕红者为佳。

传统鉴别　北山楂：主产于山东、河南、河北、山西及东北。多栽培于园圃。秋季果实成熟时，以鲜果出售，作果品或干后作药材。山东青州为道地产区。颗粒大如龙眼，外表鲜红，肉质厚而色黄白；常加工为薄片，青州有五刀、七刀之别，晒干，称"青州山楂片"，片薄、皮红、肉厚、核小，质柔软，气清香，味微酸、甜。品质优。行销国内外。

南山楂：主产于浙江、江苏、安徽、湖北等省，为野生品。颗粒较小，外红褐色，用沸水潦过，压扁、晒干者，称"山楂饼"；鲜果生晒，干燥后称"圆山楂"。南山楂质坚实，肉薄，核大，色棕红。品质较次，销国内并出口至日本。

商品药材认为北山楂为优，南山楂为次。

显微鉴别　山楂横切面：① 外果皮细胞长方形，呈切向延长，1列，外被角质层，内含棕色色素。② 中果皮外侧为10余列扁长方形薄壁细胞；并散有多数石细胞，石细胞类圆形或不规则形，直径60～100 μm，壁厚薄不一，孔沟及壁孔明显；并散有草酸钙簇晶，直径11～21 μm。（图10-25-6）

山里红横切面：① 外果皮细胞类方形，外被角质层，内含棕红色色素。② 中果皮较厚，外侧有1～2列薄壁细胞，含棕色色素，其内侧细胞中含淀粉粒，偶有草酸钙簇晶，并有散在的维管束。③ 淀粉粒类圆形或类三角形，直径3.6～7.8 μm，脐点呈"一"字形，单粒；亦有复粒。

南山楂横切面：① 外果皮细胞类方形，1列，外被角质层，内含棕色色素。② 中果皮外侧4～5列细胞，内含草酸钙簇晶及方晶，直径9～21 μm；内侧中果皮细胞中散有多数石细胞，淡黄色，呈类圆形或椭圆形，直径38～101 μm，孔沟及壁孔均清晰。

山楂粉末：红棕色。① 石细胞较多，成群或单个散在，近无色或淡黄色，呈类圆形、卵圆形、类方形或类多角形，直径25～92 μm，

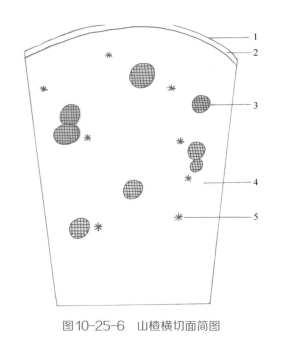

图10-25-6　山楂横切面简图

1. 角质层　2. 表皮细胞　3. 石细胞
4. 中果皮　5. 草酸钙簇晶

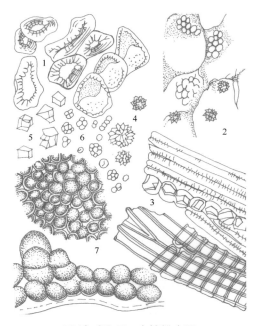

图10-25-7　山楂粉末图

1. 石细胞　2. 果肉薄壁细胞　3. 纤维　4. 草酸钙簇晶
5. 草酸钙方晶　6. 淀粉粒　7. 果皮表皮细胞

长至176 μm，壁厚至20 μm，有的胞室中含有红棕色物质。② 草酸钙簇晶存在于淡黄色薄壁组织，或包埋于薄壁细胞的棕色物中，直径17～54 μm。③ 草酸钙方晶单个散在或排列成行存在于薄壁细胞中，呈方形、长方形、锥形或菱形，直径13～47 μm，也有仅3 μm的小方晶，有些结晶介于方晶和簇晶之间。④ 果肉薄壁细胞（原花托部分）皱缩，细胞界限不清楚，腔内含棕色或橙红色物质。⑤ 纤维成束，有时上下层交错排列，无色或淡黄色；纤维较长，有的末端钝圆，直径13～27 μm，壁较薄或极厚，偶见纤维束（果柄）旁有排列成行的含晶细胞。⑥ 果皮表皮细胞表面观呈类圆形或类多角形，直径9～30 μm，壁稍厚，胞室内含红棕色物质。⑦ 淀粉粒较多，单粒类圆形、长圆形或多角形，边缘有突起，直径4～10（～14）μm，长至19 μm，较大者可见裂缝状脐点；复粒由2～8（或更多）分粒组成，有的4个分粒成行连接。（图10-25-7）

［成分］　含有机酸，是消食导滞的主要有效成分，如酒石酸、柠檬酸、咖啡酸（caffeic acid）、原儿茶酸（protocatechuic acid）、间苯三酚（phloroglucinol）、焦性没食子酸（pyrogallol）、绿原酸（chlorogenic acid）。含黄酮类化合物，是防治心血管疾病及降血脂的有效成分，其总黄酮含量与果实大小、果肉的薄厚成正相关，主要包含有3-O-α-L-吡喃鼠李糖（1→6）-β-D-吡喃葡萄糖槲皮素［quercetin-3-O-α-L-rhamnopyranosyl（1→6）-β-D-glucopyranoside］、3-O-β-D-吡喃半乳糖槲皮素（quercetin-3-O-β-D-galactopyranoside）、槲皮素（quercetin）、金丝桃苷（hyperoside）。含三萜类成分如熊果醇（uvaol）、熊果酸（ursolic acid）、3-oxoursolic acid。此外，还含表儿茶精［（-）-epicatechin］、黄烷聚合物（flavan polymers）、苦杏仁苷、二十九烷醇、胡萝卜素、香草醛、豆甾醇、维生素C等。

熊果酸的含量，北山楂高于南山楂；有机酸的含量，南山楂高于北山楂。

［贮藏保管］　放缸或木箱内，置通风干燥处，防虫蛀。

［功效］　性微温，味酸、甘。消食健胃，行气散瘀，化浊降脂。用于肉食积滞，胃脘胀满，泻痢腹痛，瘀血经闭，产后瘀阻，心腹刺

痛，疝气疼痛，高脂血症。

[**用法用量**] 9～12 g。

[**论注**]（1）山楂及山里红果实总有机酸在果落前含量最高，黄酮成分在9月中旬至10月上旬达到高峰。结合有机酸含量，采收以9月中旬至10月上旬为最佳采收期。

（2）同属植物中下列4种果实，也作野山楂入药。

1）甘肃山楂 *Crataegus kansuensis* Wils.的果实，亦称面旦子。分布于河北、山西、陕西、甘肃、贵州、四川等地。在陕西作山楂入药。本种的特点为枝刺多，锥形，长达1.5 cm。叶片宽卵形，长4～6 cm，有5～7对浅裂片，基部截形或宽楔形，边缘有尖锐重锯齿；伞房花序有花8～18朵，总花梗和花梗均无毛；花冠白色。果实球形，直径不及1 cm，红色或橘黄色。小核2～3粒，内面两侧有凹痕。显微特征为：中果皮薄壁组织细胞较大，有多数石细胞散在，石细胞呈梭形、多边形、类三角形，长70～160 μm，直径40～80 μm，径向或不规则散列，壁孔及孔沟明显，壁厚薄不一；薄壁组织中可见多数草酸钙棱晶及砂晶囊，砂晶囊直径60～120 μm。

2）云南山楂 *Crataegus scabrifolia*（Franch.）Rehd.的果实，亦称山林果、大果山楂、酸冷果。分布于广东、广西、云南、四川等地。在广东、四川、云南部分地区作山楂入药。梨果扁球形，直径1.5 cm；表面红棕色，有稀疏褐色斑点，小核5，内面两侧平滑，多纵切成2瓣入药。显微特征为：外果皮细胞1列，类方形，外被角质层，内含棕色色素；中果皮极厚，外侧的10余列细胞壁略增厚，渐内侧细胞壁薄，薄壁组织中有灰棕色团块状物散在。

3）湖北山楂 *Crataegus hupehensis* Sarg.的果实，亦称猴楂子、酸枣、大山枣。分布于河南、山西、江苏、浙江、江西、湖北、湖南、陕西、四川。在湖北、江西等地作山楂入药。梨果近球形，表面深红色，直径2.5 cm，小核5，内面两侧平滑，多横切成2瓣入药。显微特征为：外果皮细胞1列，外被角质层，内含棕色色素；中果皮细胞类圆形而稍弯曲，外侧的细胞壁较厚，内侧的细胞壁较薄，内含草酸钙簇晶，直径16～20 μm；并有多数石细胞，石细胞呈梭形或长方形，壁厚薄不一，直径40～60 μm，长40～120 μm，壁孔及孔沟明显。

4）辽宁山楂 *Crataegus sanguinea* Pall.，分布于东北及河北、内蒙古、新疆等地。在新疆部分地区作山楂入药。梨果近球形，直径约1 cm，表面血红色，小核3，稀5，两侧有凹痕。显微特征为：外果皮下为2列壁较厚的细胞，排列不整齐；中果皮薄壁组织中，有多数草酸钙簇晶及少数方晶散在。本品含有枸橼酸、琥珀酸、苹果酸、熊果酸、咖啡酸、齐墩果酸、绿原酸、儿茶精、表儿茶精、无色花青素、金丝桃苷、维生素C、胡萝卜素、糖类、脂肪及鞣质。（图10-25-8）

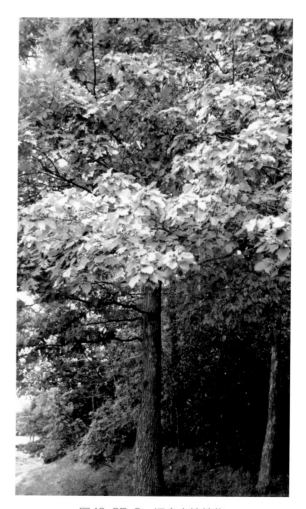

图10-25-8　辽宁山楂植物

# 木 瓜

CHAENOMELIS FRUCTUS

本品始载于《名医别录》，列为中品。苏颂曰："木瓜处处有之，而宣城者为佳。木状如奈。春末开花，深红色。其实大者如瓜，小者如拳，上黄似着粉。"李时珍曰："木瓜可种可接，可以枝压。其叶光而厚，其实如小瓜而有鼻。津润味不木者为木瓜……味涩者为木李，亦曰木梨，即榠楂及和圆子也。"

[**别名**] 宣木瓜，皱皮木瓜。

[**来源**] 为蔷薇科植物贴梗海棠 *Chaenomeles speciosa* Nakai 及 榠 楂 *Chaenomeles sinensis* Koehne 的干燥成熟果实。前者称"皱皮木瓜"；后者称"光皮木瓜"。

[**植物形态**] 贴梗海棠 落叶灌木，高约 3 m。枝外展，无毛，有刺。叶互生，托叶半圆形或肾形，往往脱落，叶片卵形至椭圆状披针形，基部宽楔形至近圆形，先端尖或钝圆形，边缘具尖锐细锯齿，无腺体，有时在同一株上出现不整齐的重锯齿；叶表面绿色，背面淡绿色，两面均无毛。花2～6朵簇生，与叶同时或先于叶开放，绯红色、粉红色或白色；雄蕊多数，40～50枚，花柱5，基部合生，无毛。梨果卵形或球形，黄色或黄绿色，有小点，具香气，极硬，两端稍凹。花期3—4月，果期9—10月。（图10-26-1）

榠楂 落叶灌木或小乔木，高5～10 m。枝无刺。叶边缘具刺芒状锯齿，齿端有腺体；托叶卵状披针形。花单生叶腋；雄蕊多数，约20枚；花柱5，基部合生，被柔毛。（图10-26-2）

[**产地**] 主产于安徽、湖北、四川、浙江、陕西、河南等省。

[**采收加工**] 6—7月间小暑到秋分时采收。当木瓜成熟后，外皮青黄色时采摘为佳。加工方法有2种，具体如下。

（1）将木瓜对半切开（不要横切），择定1个斜坡地，地上垫些树枝，铺上1层干茅草，使能滤去水分和避免受潮，再将木瓜铺在草地上仰晒（瓤肉向上）2日，然后翻晒几日，使

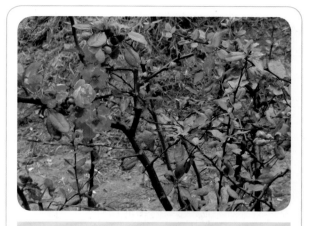

A. 花

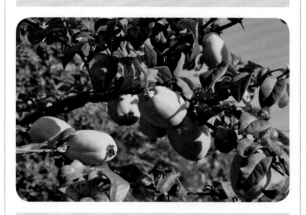

B. 果

图10-26-1 贴梗海棠植物

颜色变红，直至晒干。在翻晒期间可不必收回，使其经日晒夜露，色更显鲜红，但仰晒期间不能淋雨。

（2）采取新鲜果浸入冷水中，加热煮沸后不久（约5分钟）将果捞出，随即用刀对半切开，置席上晒干，使果皮由红色变为棕褐色为止。或将鲜果先剖成两半后再入沸水中煮10分钟，捞出晒干，此时外皮呈赤褐色，再日晒夜露，阴天可以微火烘干（大火干后会松泡）。

[**药材鉴别**] 性状鉴别 皱皮木瓜：为对半纵剖的长圆形，两端微翘，长4～8 cm，宽2～5 cm。外皮紫红色或棕红色，常抽皱成折，抽皱处仍有细皱纹；剖面周边均向内卷曲，果肉红棕色，细腻，中心部分可见凹陷的棕黄色子房室（习称"隔瓤"），与果肉相连；种子形似橘核，稍大而扁，表面红棕色，有皱纹，常

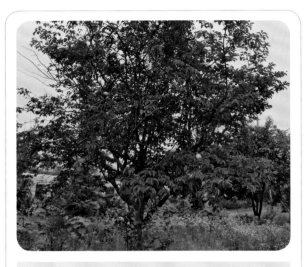

A. 植物

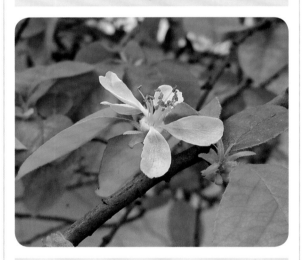

B. 花

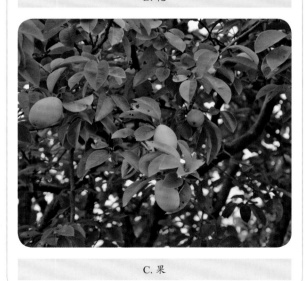

C. 果

图10-26-2　榠楂植物

脱落，脱落处表面平滑而光亮。质坚实。果肉微有香气，味酸而涩。（图10-26-3）

以安徽宣城产的"宣木瓜"外皮抽皱、包紫红、质坚实者为优品。

光皮木瓜：表面平滑，无皱纹。剖面较饱满，不卷曲，果肉粗糙，质较次。（图10-26-4）

传统鉴别　皱皮木瓜：安徽宣城为道地产区，习称"宣木瓜"。纵切为长圆形，外表紫红色，有不规则深皱纹，故称"皱皮木瓜"。果肉厚，紫红色，内卷，中心凹陷，内心较小，质坚实。具弱清香气，味酸、微涩；品质为优。

光皮木瓜：主产于河南、陕西、贵州。纵剖2～4瓣，多为4切开，求其易干，外皮红棕色，光滑无皱，故称"光皮木瓜"。剖面饱满，不内卷，果肉粗糙，颗粒状，坚实而重，习称"河南光皮老木瓜"。气弱，味微酸、涩。

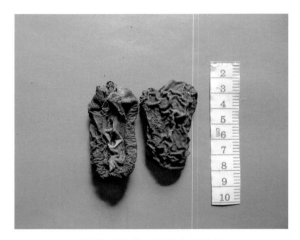

图10-26-3　皱皮木瓜药材

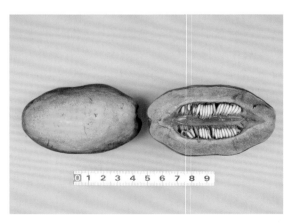

图10-26-4　光皮木瓜药材

[成分] 皱皮木瓜含有机酸类成分：苹果酸（malic acid）、柠檬酸（citramalic acid）、酒石酸（tartaric acid）、原儿茶酸（protocatechuic acid）、咖啡酸（caffeic acid）、绿原酸（chlorogenic acid）、5-O-对香豆酰奎尼酸（5-O-p-coumaroylquinic acid）、抗坏血酸（ascorbic acid）、反丁烯二酸（fumaric acid）、苯甲酸（benzoic acid）、对甲氧基苯甲酸（draconic acid）、苯基丙烯酸（phenylacrylic acid）、莽草酸（shikimic acid）、奎尼酸（quinic acid）。含三萜类化合物：齐墩果酸（oleanolic acid）、熊果酸（ursolic acid）、3-O-乙酰熊果酸（3-O-acetyl ursolic acid）、3-O-乙酰坡模醇酸（3-O-acetyl pomolic acid）、桦木酸（betulinic acid）。含苷类化合物trachelosperoside A-1、chaenomeloside A，还含有5-O-对香豆酰奎尼酸丁酯（butyl 5-O-p-coumaroylquinate）。鲜果含过氧化氢酶（catalase）、过氧化物酶（peroxidase）、酚氧化酶（phenol oxidase）、氧化酶（oxidase）。

[贮藏保管] 置阴凉干燥处，防霉，防虫蛀。

[功效] 性温，味酸。舒筋活络，和胃化湿。用于湿痹拘挛，腰膝关节酸重疼痛，吐泻转筋，脚气水肿。

[用法用量] 6～9 g。

[方例] 木瓜汤（《直指方》）：木瓜，茴香，吴茱萸，甘草，生姜，紫苏。治霍乱转筋。

[论注] （1）《中国药典》2015年版收载的木瓜为贴梗海棠的干燥成熟果实。

（2）毛叶木瓜 Chaenomeles cathayensis（Hemsl.）Schneid.：本种与木瓜的主要区别为——叶片椭圆状披针形至披针形，边缘有细锐锯齿，嫩叶片下面中脉具短柔毛，花柱基部常有柔毛。毛叶木瓜的果实又名木桃。表面棕色或棕黑色，因干缩而有多数不规则的深皱纹；横断面果肉较薄，厚约0.5 cm，每室种子20～30粒，红棕色，扁平三角形；味酸涩。

（3）西藏木瓜 Chaenomeles thibetica Yü：灌木或小乔木，高达1.5～3 m；通常多刺，刺锥形，长1～1.5 cm；多年生枝条黑褐色，散生长圆形皮孔。叶片革质，卵状披针形或长圆披针形，长6～8.5 cm，宽1.8～3.5 cm，先端急尖，基部楔形，全缘，上面深绿色，中脉与侧脉均微下陷，下面密被褐色绒毛，中脉及侧脉均显著突起；叶柄粗短，长1～1.6 cm，幼时被褐色绒毛，逐渐脱落；托叶大形，草质，近镰刀形或近肾形。花3～4朵簇生；花柱5，基部合生，并密被灰白色柔毛。果实长圆形或梨形，长6～11 cm，直径5～9 cm，黄色，味香；萼片宿存，反折，三角卵形，先端急尖，长约2 mm；种子多数，扁平，三角卵形，长约1 cm，宽约0.6 cm，深褐色。

毛叶木瓜和西藏木瓜分布于四川西部及西藏，在西藏部分地区也以其果实作木瓜用。药材多纵切成2～4瓣；表面红棕色或灰褐色，饱满或稍带皱缩；剖开面果肉较薄，厚约0.5 cm，果肉较松软；种子密集，每室25～30粒，红棕色，扁平三角形；气特殊，味极酸。

# 桃 仁

PERSICAE SEMEN

本品始载于《神农本草经》，列为下品。李时珍曰："桃品甚多，易于栽种，且早结实……惟山中毛桃，即《尔雅》所谓榹桃者，小而多毛，核黏味恶。其仁充满多脂，可入药用，盖外不足者内有余也。"

[别名] 桃核仁。

[来源] 为蔷薇科植物桃 Prunus persica（L.）Batsch 或 山桃 Prunus davidiana（Carr.）Franch.的干燥成熟种子。

[植物形态] 桃 落叶乔木。叶互生，卵形，倒卵状或椭圆状披针形，先端渐尖，基部楔形，边缘具细锯齿，在叶柄上端两侧各有1腺体。托叶线形，宿存。花粉红色，单生叶腋，先花后叶；花萼、花冠均5数，花萼外密被白色短柔毛。核果卵圆形，直径5～7 cm，密被短毛。花期3—4月，果期6—7月。（图10-27-1）

全国各地普遍栽培。

山桃 与桃的主要区别为：树皮光滑，暗紫红色，托叶早落；花萼外面多无毛；果实较小，直径约3 cm。（图10-27-2）

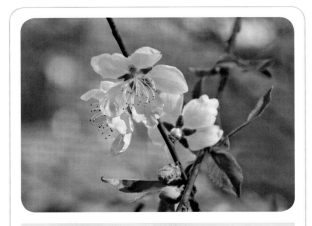

A.花

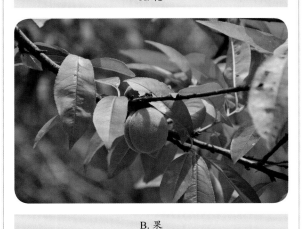

B.果

图 10-27-1　桃植物

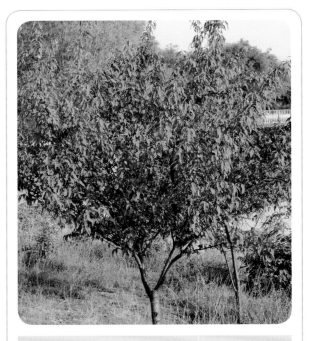

A.植物

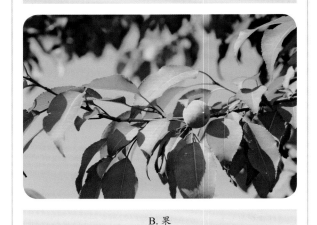

B.果

图 10-27-2　山桃植物

生于石灰岩的山谷中。

［产地］　全国大部分地区均产，多属栽培。主产于浙江、江苏、山东、河北，四川亦产。

［采收加工］　摘取成熟果实，除去果肉、果核，取出种子，晒干。

［药材鉴别］　性状鉴别　桃仁：呈扁长卵圆形，长 1 ～ 1.6 cm，宽 0.8 ～ 1 cm，厚 0.2 ～ 0.4 cm。表面黄棕色至红棕色，密布颗粒状突起。顶端尖，尖端一侧具1短线形种脐，中间膨大，底部钝圆而偏斜。种皮薄，剥去种皮可见白色种仁2片。气微，味微苦。（图 10-27-3）

山桃仁：呈类卵圆形，较小而肥厚，长约 0.9 cm，宽 约 0.7 cm，厚 约 0.5 cm。（图 10-27-4）

传统鉴别　浙江金华、兰溪野生毛桃，打碎取仁，肥大饱满，外皮红褐色，内仁洁白，市场称"兰溪桃仁"；品质最优。江苏产者，多为栽培种，仁小，色暗褐，称"苏北桃仁"；多产地自产自销。

以均匀、饱满、完整者为佳。

显微鉴别　桃仁种皮表面观：表皮组织中可见石细胞单个或 2 ～ 4 个相连，椭圆形或多边的类圆形，直径 20 ～ 160 μm，有时可见因扁压而呈同心圈（外圈为石细胞基部的壁，内圈为石细胞顶端壁）。

山桃仁种皮表面观：表皮组织中的石细

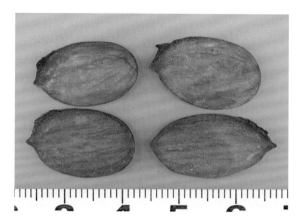

图10-27-3　桃仁药材

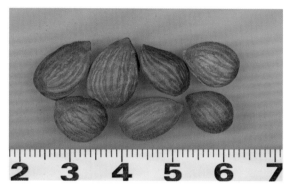

图10-27-4　山桃仁药材

胞类圆形，纹孔明显，直径42～300 μm，常可见石细胞因扁压而呈同心圈或一侧有突起的顶端。

桃仁粉末（或解离）片：石细胞黄色，卵圆形、窄长圆形、贝壳形或因顶端平而呈梯形，高40～140 μm，宽20～90 μm，上部无孔沟，壁厚8～20 μm，下部壁较薄，有孔沟，胞腔内含黄棕色物，纹孔不明显，有厚壁的梭形单细胞毛，长63～250 μm。

山桃仁粉末（或解离）片：石细胞黄色，多数成基部膨大的三角形，顶端略尖或圆，少数平截，并有类圆形或窄长圆形，高70～300 μm，宽42～150 μm，无孔沟的一端壁厚6～10 μm，薄壁一端，纹孔明显，单细胞毛梭形，毛少见。

［成分］　含苦杏仁苷（amygdalin）、苦杏仁酶（citrostadienol）、菜油甾醇（campesterol）、24-次甲基环阿尔廷醇、尿囊素酶（allontoinase）。

含三酰甘油酯、磷酰胆碱、磷酰乙醇胺、乳糖二甘油苷。此外，尚含棕榈酸、亚油酸、谷氨酸等多种氨基酸。

［贮藏保管］　置阴凉干燥处，防虫蛀及泛油。

［功效］　性平，味苦、甘。活血祛瘀，止咳平喘，润肠通便。用于经闭，痛经，癥瘕痞块，跌扑损伤，肠燥便秘，咳嗽气喘。

［用法用量］　5～10 g。

［方例］　桃仁汤（《千金方》）：桃仁，䗪虫，荆芥，大黄，芎劳，当归，桂心，甘草，蒲黄。治从高坠下，腹中瘀血满痛。

［论注］　碧桃干　为桃或山桃未成熟的果实经晒干而成。呈矩圆形或卵圆形，表面黄绿色，具网状皱纹，密被黄棕色短柔毛；先端渐尖，鸟喙状，基部不对称；质坚实，不易折断。（图10-27-5）

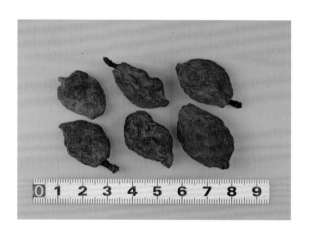

图10-27-5　碧桃干药材

桃花　为桃或山桃的花。含山奈酚、香豆精。山桃花含三叶豆苷（trifolin），花蕾含柚皮苷（naringenin）。性平，味苦。能泻下通便，逐水消肿。治腹水、水肿、便秘。

桃叶　为桃或山桃的叶。含柚皮苷、奎宁酸和鞣质等。性平，味苦。能杀虫、燥湿。外治痔疮、湿疹。

桃胶　为桃或山桃的树皮伤裂后分泌的树胶。由半乳糖、鼠李糖、α-葡萄糖组成。性平，味甘、苦。能和血益气。治痢疾，乳糜尿，糖尿病。（图10-27-6）

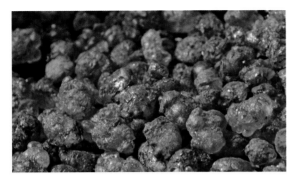

图10-27-6 桃胶药材

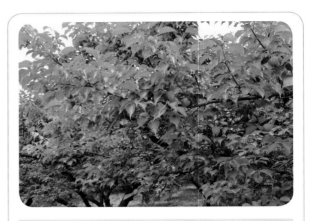

A. 植物

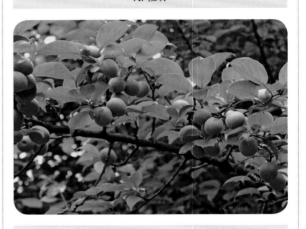

B. 果

图10-28-1 梅植物

# 乌 梅
（附：梅花）

MUME FRUCTUS

梅始载于《神农本草经》，列为中品。李时珍曰:"《谭子化书》云：梅实半黄者，以烟熏之为乌梅，青煮盐淹曝干为白梅，亦可蜜煎、糖藏，以充果饤……惟乌梅、白梅可入药。"

[别名] 酸梅，大乌梅，梅子。

[来源] 为蔷薇科植物梅*Prunus mume* Sieb. et Zucc.的干燥近成熟果实。

[植物形态] 落叶小乔木。叶互生，宽卵形或卵形，先端尾尖，基部宽楔边，边缘有细锯齿，叶柄被短柔毛，托叶早落。花1～3朵簇生于2年生侧枝叶腋，先花后叶，花白色或粉红色；花萼、花冠均为5；核果球形。花期1—2月，果期5月。（图10-28-1）

[产地] 主产于浙江省长兴县，合溪为道地产区。福建、四川、广东等省亦产。

[采收加工] 5～6月采收青黄色之果，分档，盛笤箕内，置沸水中烫几分钟，以手捏外皮软时为度，取出，铺在竹编上，用半干半湿的栗树硬木材片烘烤，火候以起浓烟而无火焰为度（40～50℃），熏4小时左右后，将梅果翻动1遍，待8小时左右果肉完全皱缩呈黑褐色时起炕，置缸中，加盖。

[药材鉴别] 性状鉴别 呈扁球形，直径1.5～3 cm，两头稍尖。表面乌黑色或棕黑色，皱缩，果实一端有明显的凹陷的果柄痕。果核椭圆形，棕黄色，凹凸不平，内有淡黄色种子

1粒。气特异，味极酸。以个大、肉厚、柔润、味酸者为佳（图10-28-2）

传统鉴别 产浙江长兴县合溪者称"合溪乌梅"，黑褐色，皱缩质软，个大、肉厚、酸味重，品质最优。重庆綦江、江津、合川产者称"川乌梅"；外黑微带红色，又称"红乌梅"；个小、肉薄、酸味淡，多产地自产自销。

显微鉴别 粉末：红棕色。①内果皮石细胞极多，单个散在或数个成群，几无色或淡绿黄色，类多角形、类圆形或长圆形，直径10～72 μm，壁厚，孔沟细密，常内含红棕色物。②非腺毛单细胞，稍弯曲或作钩状，胞腔多含黄棕色物。③种皮石细胞棕黄色或棕红色，侧面观呈贝壳形、盔帽形或类长方形，底部较宽，外壁呈半月形或圆拱形，层纹细密。④果皮表皮细胞淡黄棕色，表面观类多角形，

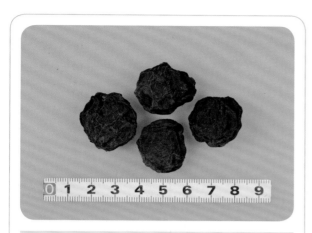

A. 药材

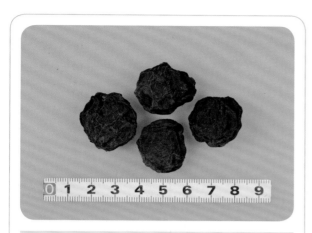

B. 果核

图 10-28-2 乌梅药材

壁稍厚，非腺毛或毛茸脱落后的痕迹多见。

[成分] 含枸橼酸（citrus acid）、苹果酸（malic acid）、熊果酸、琥珀酸，种子含苦杏仁苷。含抑菌成分5-羟基-2-呋喃醛，并含超氧化合物歧化酶（SOD）等。

[贮藏保管] 放缸内，置阴凉干燥处，防霉，防虫蛀。

[功效] 性平，味酸、涩。敛肺，生津，涩肠，安蛔。用于肺虚久咳，久痢久疟，虚热消渴，蛔厥呕吐腹痛。

[用法用量] 6～12 g。

[方例] 乌梅丸《伤寒论》：乌梅、黄连、黄柏、干姜、附子、花椒、桂枝、细辛、人参、当归。功能温脏，补虚，安蛔；主治蛔厥，烦闷呕吐，时发时止，得食即吐，常自吐蛔，脘腹疼痛，手足履逆。

[论注] 发现以下乌梅伪品应注意鉴别。

（1）杏 *Prunus armeniaca* L.的干燥成熟果实：呈类圆球形，表面灰棕色至黑棕色，果肉表面皱缩，易剥离。核较光滑，边缘有沟。

（2）李 *Prunus salicina* Lindh的干燥成熟果实：呈椭圆形，表面灰黑色至红黑色，果肉薄而皱缩，质坚硬贴果核，味酸涩。核基部偏斜，表面可见网状纹理。

# 附：梅　花

## MUME FLOS

《本草纲目》："梅，花开于冬，而实熟于夏……叶有长尖，先众木而花。绿萼梅，枝跗皆绿……红梅，花色如杏。"《百草镜》："梅花……有红、白、绿萼、千叶、单叶之分，惟单叶绿萼，入药尤良，含苞者为胜。"

[来源] 为蔷薇科植物梅 *Prunus mume* Sieb. et Zucc.及栽培品种绿萼梅 *Armeniaca mume* Sieb.f. *viridicalyx*（Makino）T. Y. Chen的干燥花蕾。

[植物形态] 同"乌梅"。（图10-28-3）

绿萼梅　与梅的主要不同点为：花白色，花萼绿色。

[采收加工] 初春花未开放时采摘，及时低温干燥。

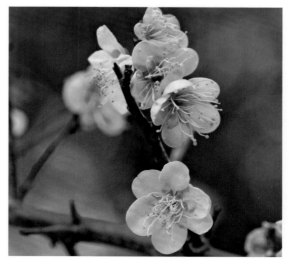

图 10-28-3 梅花

[**药材鉴别**] 性状鉴别 呈类球形，直径3～6 mm，有短梗。苞片数层，鳞片状，棕褐色；花萼5，灰绿色或棕红色；花瓣5或多数，黄白色或淡粉红色；雄蕊多数；雌蕊1，子房密被细柔毛。体轻。气清香，味微苦、涩。（图10-28-4）

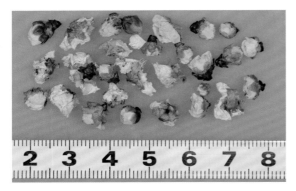

图10-28-4　梅花药材

[**贮藏保管**] 置阴凉干燥处，防霉，防虫蛀。

[**功效**] 性平，味微酸、涩。开郁和中，化痰，解毒。用于郁闷心烦，肝胃气痛，梅核气，瘰疬疮毒。

[**用法用量**] 2.5～4.5 g。

# 苦杏仁

ARMENIACAE SEMEN AMARUM

杏始载《名医别录》，列为下品。李时珍曰："诸杏，叶皆圆而有尖，二月开红花，亦有千叶者，不结实。"

[**别名**] 杏核仁。

[**来源**] 为蔷薇科植物山杏 *Prunus armeniaca* L. var. *ansu* Maxim.、西伯利亚杏 *Prunus sibirica* L.、东北杏 *Prunus mandshurica*（Maxim.）Koehne 或杏 *Prunus armeniaca* L. 的干燥成熟种子。

[**植物形态**] 山杏 落叶乔木。叶互生，卵圆形，先端渐尖，基部宽楔形或楔形，边缘有细锯齿，叶片基部有2腺体。先花后叶，花单生于短枝顶，无柄；花萼、花冠均5数，花直径约3 cm。核果近球形，果肉薄。花期3—4月，果期4—6月。（图10-29-1）

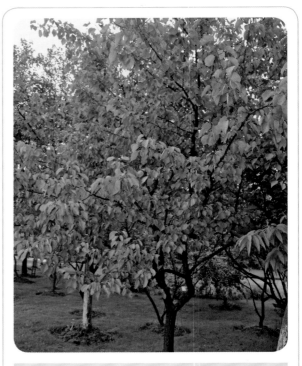

A. 植物

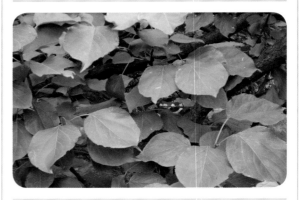

B. 叶

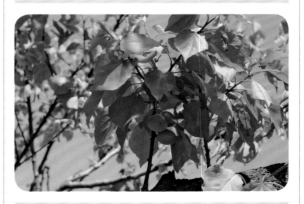

C. 果

图10-29-1　山杏植物

**西伯利亚杏** 与山杏的主要区别为：灌木。叶卵形或近圆形。花小，直径1.5～2 cm。果肉薄，种子味苦。（图10-29-2）

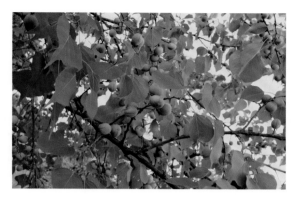

图10-29-2 西伯利亚杏植物

**东北杏（辽杏）** 与山杏的主要区别为：大乔木。叶椭圆形或卵形，先端尾尖，基部圆形，边缘具粗而深的重锯齿。花梗长于萼筒；花直径约2.5 cm。核果扁圆形，核粗糙，种子味苦。（图10-29-3）

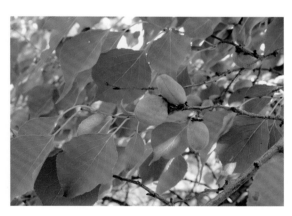

图10-29-3 东北杏植物

**杏** 与山杏的主要区别为：小乔木。叶较大，基部圆形或近心形。核果大，果肉厚，种子味苦或不苦。

[**产地**] 山杏产于辽宁、河北、内蒙古、山西、陕西、山东等省区；西伯利亚杏产于东北、华北；东北杏产于东北及内蒙古。均为野生品种。杏产于东北、华北、西北及山东、江苏等地，系栽培品种。

[**采收加工**] 6月间采摘成熟果实，除去果肉及果核，取出种子，晒干。

[**药材鉴别**] 性状鉴别 为较肥厚扁而小的心脏形，长1～1.9 cm，宽约1 cm，厚0.5～0.8 cm。种皮厚，黄棕色。顶端尖，基部钝圆，左右不对称。尖端一侧边缘有1短线形种脐，基部有1椭圆形合点。剥去种皮，内有白色子叶2枚。无臭，味苦。（图10-29-4）

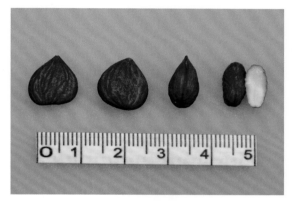

图10-29-4 苦杏仁药材

以完整、饱满、味苦者为佳。

经验鉴别 大板杏仁：主产于东北、华北的野生杏树，果皮薄，核大，种仁板面宽大，体质肥厚，种皮浅红棕色，内仁白色。捣碎气味浓，油分充足。品质最优。

小板杏仁：主产于华北及山东、江苏等地的栽培品种。果肉厚，可供食用，核较小，种仁板面窄小，下部肥厚，种皮褐红色，内仁白色，气味及油分较上品弱。品质较逊。

显微鉴别 种子横切面：① 种皮的表皮为1层薄壁细胞，散有近圆形的橙黄色石细胞，内为多层薄壁细胞，有小型维管束通过。② 外胚乳为1薄层颓废细胞。③ 内胚乳为1至数层方形细胞，内含糊粉粒及脂肪油。④ 子叶为多角形薄壁细胞，含糊粉粒及脂肪油。（图10-29-5）

粉末：黄白色。① 种皮石细胞橙黄色，单个散在或成群，侧面观大多呈贝壳形，表面观呈类圆形或类多角形。② 种皮外表皮薄壁细胞黄棕色，多皱缩与石细胞相连，细胞界限不明显。③ 子叶细胞含糊粉粒及油滴，并有细小的草酸钙簇晶。④ 内胚乳细胞类多角形，含糊粉粒。（图10-29-6）

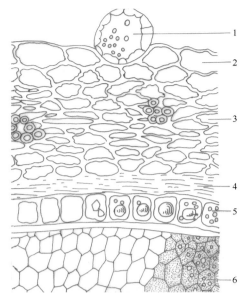

图10-29-5　苦杏仁横切面详图

1. 石细胞　2. 表皮细胞　3. 薄壁细胞
4. 外胚乳　5. 内胚乳　6. 子叶细胞

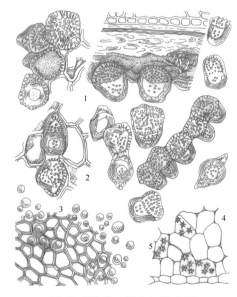

图10-29-6　苦杏仁粉末图

1. 侧面观石细胞　2. 种皮外表皮细胞　3. 内胚乳细胞
4. 子叶细胞　5. 草酸钙簇晶

理化鉴别　①取本品数粒，加水共研，发生苯甲醛的特殊香气。②取本品数粒，临时捣碎，称取约0.1 g，置试管中，加入水数滴使湿润，试管中悬挂1条用碳酸钠试液湿润的三硝

基苯酚试纸，用软木塞塞紧，置温水浴中，10分钟后，试纸显砖红色（氰苷类反应）。

［成分］含有效成分苦杏仁苷（amygdalin）约3%。另含苦杏仁酶（emulsin）。苦杏仁苷经水解后产生氢氰酸（约0.2%）、苯甲醛及葡萄糖。含脂肪油（杏仁油）约50%。种仁含胆固醇、雌性酮（estrone）及α-雌性二醇（α-estrodiol）等。

［贮藏保管］置干燥处，注意防虫蛀及泛油。

［功效］性温，味苦。降气，止咳定喘，润肠通便。用于咳嗽气喘，胸满痰多，血虚津枯，肠燥便秘。

［用法用量］5～10 g。生品入煎剂宜后下。

［注意］内服不宜过量，以免中毒。

［论注］（1）清代陈淏子《花镜》神仙传载：三国时董奉，居江西庐山，治病分文不取，重症植杏树五株，轻者一株，数年后，形成"董仙杏林"。之后，杏林成为医家之美称。

（2）杏、山杏、西伯利亚杏、东北杏的鉴别区别如表10-29-1。

（3）商品苦杏仁中常有山桃 Prunus davidiana（Carr.）Franch. 的种子混入。山桃仁种子呈类卵圆形，略扁，长0.9～1.5 cm，宽约7 mm，厚约5 mm，表面红棕色或黄棕色，颗粒状突起较密，种皮常纵向皱缩，气微，味微苦。山桃仁功能破血散瘀，通便，与苦杏仁降气、止咳、平喘作用不同，不可混用。

（4）欧洲各国亦有苦杏仁和甜杏仁供药用或作食品。

1）苦杏仁（bitter almond）为 Prunus communis Arcang. var. amara Schueider 的种子，产于非洲北部、意大利西西里、法国南部。含苦杏仁苷4%。

2）甜杏仁（sweet almond）为 Prunus communis Arcang. var. dulcis Schneider 的种子，产于意大利西西里岛、法国南部、西班牙、摩洛哥。与苦杏仁相似，但为扁而大的心脏形，长1.5～2 cm，宽约1.3 cm，基部对称，种皮厚。味不苦而微甜。不含苦杏仁苷或微量，其脂肪油（40%～60%）作食品及糕点用。（图10-29-7）

表10-29-1　4种杏的鉴别

| 部位 | 杏 | 山 杏 | 西伯利亚杏 | 东北杏 |
|---|---|---|---|---|
| 叶边 | 具细小圆钝或锐利单锯齿 | 具细小圆钝或锐利单锯齿 | 具细小圆钝或锐利单锯齿 | 具不整齐细长尖锐重锯齿 |
| 叶片 | 两面无毛，宽卵形或圆卵形，基部圆形或近心形；先端急尖至短渐尖 | 宽椭圆形，基部楔形 | 两面无毛或仅下面脉腋，卵形或近圆形，先端长渐尖至尾尖 | 幼时两面具柔毛，老时仅下面脉腋间具毛 |
| 果实 | 多汁，成熟时不开裂，果梗短或近无梗 | 小，果肉薄，成熟时不开裂 | 干燥，成熟时开裂，果梗短或近无梗 | 果梗稍长于花梗 |
| 果核 | 基部常对称 | | 基部常不对称 | |
| 花 | 花梗短于萼筒或无花梗，花单生 | 花梗短于萼筒或无花梗，花常2朵 | 花梗短于萼筒或无花梗 | 花梗长5～10 cm，长于萼筒 |

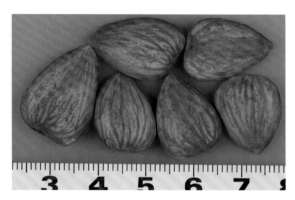

图10-29-7　甜杏仁

# 郁李仁

PRUNI SEMEN

本品始载于《神农本草经》，列为下品。李时珍曰："其花粉红色，实如小李。"又曰："郁……馥郁也。花、实俱香，故以名之。"历代本草收载的郁李仁品种不一致。

[来源]　为蔷薇科植物欧李 *Prunus humilis* Bunge、郁李 *Prunus japonica* Thunb. 或长柄扁桃 *Prunus pedunculata* Maxim. 的干燥成熟种子。前二种习称"小李仁"，后一种习称"大李仁"。

[植物形态]　欧李　落叶灌木，幼枝被柔毛。叶互生，椭圆形，先端尖，边缘有浅细锯齿，两面无毛或下面主脉被疏毛，托叶2，条形，早落。花、叶同时开放，花白色或稍近粉红色，单生或2朵并生于叶腋。核果球形。花期4—5月，果期5—6月。（图10-30-1）

郁李　与欧李的主要区别为：幼枝无毛，叶为卵形，边缘有锐利重锯齿，花2～3朵簇生。（图10-30-2）

长柄扁桃　与欧李的主要区别为：幼枝被短柔毛，叶片椭圆形、近圆形或倒卵形，边缘具不整齐粗锯齿。花单生，稍先于叶开放。

[产地]　欧李主产于东北及河北、河南、山东等地。郁李产于华东、华北和中南等地。

[采收加工]　夏、秋二季采摘成熟果实，堆放烂去果肉，洗净，打碎果核，取出种子，晒干。

[药材鉴别]　性状鉴别　小李仁：呈长卵圆形，长5～7 mm，直径3～5 mm。表面黄白色或深棕色，由基部向上，具纵向脉纹。顶端锐尖，尖端一侧有线形种脐，基部钝圆。外皮薄，易剥落，种仁2瓣，白色，带油性。无臭，味微苦。（图10-30-3）

大李仁：长6～10 mm，直径5～7 mm。表面黄棕色。

以颗粒饱满充实、淡黄白色、整齐不碎、不泛油、无核壳者为佳。

[成分]　含苦杏仁苷、脂肪油。郁李的种子含致泻成分郁李仁苷（prunuside，3-

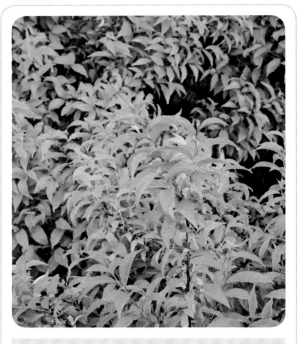

A. 植物

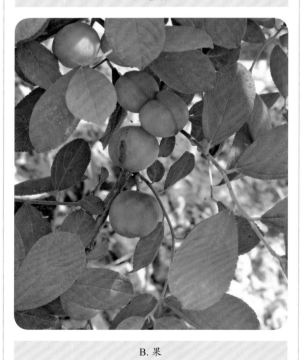

B. 果

图 10-30-1　欧李植物

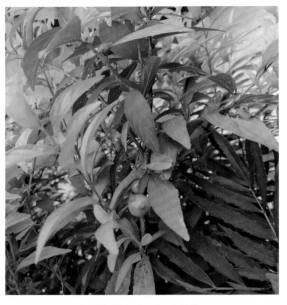

图 10-30-2　郁李植物

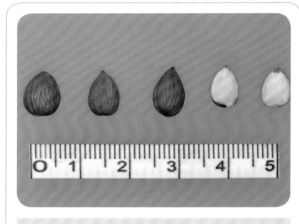

A. 药材

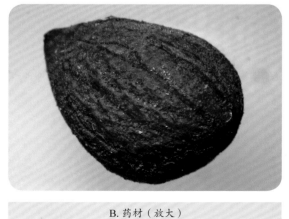

B. 药材（放大）

图 10-30-3　郁李仁药材

rhamnoglucosylkaempferol）及挥发性有机酸。

［**贮藏保管**］　置阴凉干燥处，防虫蛀及泛油。

［**功效**］　性平，味辛、苦、甘。润肠通便，

下气利水。用于津枯肠燥，食积气滞，脘腹便秘，水肿，脚气，小便不利。

［**用法用量**］ 6～10 g。

［**方例**］ 五仁丸（《世医得效方》）：郁李仁，柏子仁，桃仁，杏仁，松子仁。功能润肠通便；主治老年或产后血虚津枯便秘。

［**论注**］ 同属植物中，下列数种植物的种仁在不同地区有作郁李仁入药者。

（1）长梗郁李 *Prunus japonica* Thunb. var. *nakaii*（Lévl.）Rehd.：形态与郁李极相似，其区别处在于花梗长 1.5 cm 以上。分布于黑龙江、吉林、辽宁、内蒙古等省区。

（2）山樱桃（梅桃，毛樱桃）*Prunus tomentosa* Wall.：较大灌木，有时成小乔木，高可达 3 m。幼枝密被黄色绒毛。叶互生或 4～5 片簇生，叶片倒卵形或椭圆状卵形，边缘具粗锯齿，下面密被黄色绒毛。核果球形或近椭圆形，光滑或被微毛。分布于黑龙江、吉林、辽宁、河北、山西、内蒙古、陕西、甘肃、青海、新疆、江苏、安徽等省区。商品称大李仁。

（3）鄂李 *Prunus consociiflora* Schneid.：高达 2.5 m。小枝灰褐色，有时成针刺状。叶片披针形至窄长椭圆形，先端突尖，基部楔形或斜形，边缘有细锯齿。核果近球形，成熟时黄色。分布于湖北、宁夏等省区。宁夏以其种子作郁李仁入药。

# 槐 角

（附：槐米，槐花）

SOPHORAE FRUCTUS

本品原名槐实，始载于《神农本草经》，列为上品。李时珍曰："其实作荚连珠，中有黑子，以子连多者为好。"历代本草记载的与目前广泛使用的品种一致。

［**别名**］ 槐子。

［**来源**］ 为豆科植物槐树 *Sophora japonica* L. 的干燥成熟果实。

［**植物形态**］ 落叶乔木。叶互生，奇数羽状复叶。叶轴具浅沟，叶柄长，基部膨大，小叶 7～17 片；小叶卵形，卵状披针形或卵状椭圆形，先端钝，具短尖头，基部圆或宽楔形，

表面深绿色，无毛，背面苍白色，贴生短细毛，主脉于下面显著隆起，侧脉不明显，有白色短柔毛。花蝶形，黄白色，顶生圆锥花序。荚果长念珠状，下垂，熟时黄绿色。花期7—8月，果期9—10月。（图10-31-1）

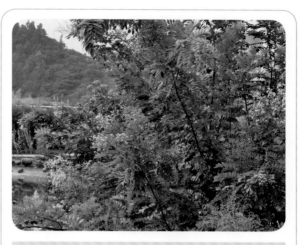

A. 植物

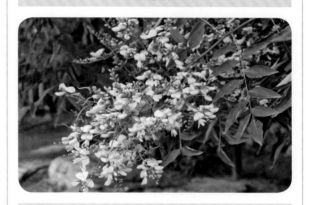

B. 花

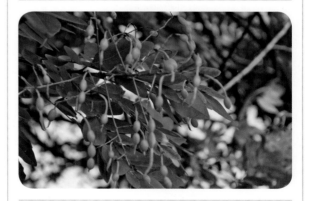

C. 果

图10-31-1　槐树植物

[**产地**] 主产于河北、山东、江苏、辽宁等省。江西亦产。

[**采收加工**] 冬季采收，除去杂质，干燥。

[**药材鉴别**] 性状鉴别 形似豆荚，但不开裂，长3～6 cm，直径0.6～1 cm。外皮黄绿色或黄褐色，皱缩而粗糙。呈念珠状，多在收缩处折断。质柔润，断面显黄绿色有黏性。种子扁椭圆形，似黑豆，表面光滑，棕黑色，质坚硬。种仁2瓣，黄绿色。果肉臭微，味苦，种子嚼之有豆腥气。（图10-31-2）

以个大、饱满、黄绿色、质柔润、无杂质者为佳。

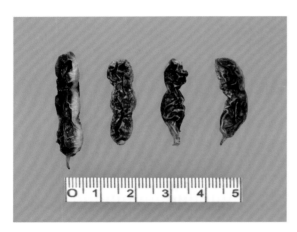

图10-31-2 槐角药材

显微鉴别 粉末：深灰棕色。① 果皮表皮细胞表面观呈多角形，可见环式气孔。② 种皮栅状细胞侧面观呈柱状，壁较厚，光辉带位于顶端边缘处；顶面观多角形，壁呈紧密连珠状增厚；底面观类圆形，内含灰棕色物。③ 种皮支持细胞侧面观，哑铃状，有的胞腔内含灰棕色物。④ 石细胞类长方形、类圆形、类三角形或贝壳形，孔沟明显。⑤ 草酸钙方晶菱形或棱柱形。

[**成分**] 含多种黄酮及异黄酮：槐角苷（sophoricoside）、槐属双苷（sophorabioside）、染料木苷（genistin）及其苷元染料木素（genistein）、芦丁（rutin）、槐角黄酮苷（sophora-flavonoloside）及其苷元山柰酚（kaempferol）等。种子尚含金雀花碱（cytisine）、N-甲基金雀花碱（N-methylcytisine）、苦参碱（matrine）及槐根碱等。

此外，尚含植物凝集素（phytohemagglutinin, PHA）、植物凝血素Ⅰ（lectin Ⅰ）等。

[**贮藏保管**] 放木箱内，置通风干燥处，防蛀。

[**功效**] 性寒，味苦。清热泻火，凉血止血。用于肠热便血，痔疮出血，肝热头痛，眩晕目赤。

[**用法用量**] 6～9 g。

[**方例**] 槐角丸（《丹溪心法》）：槐角、地榆、当归、防风、黄芩、枳壳。功能疏风理气，清肠止血。主治诸痔及肠风下血，脱肛。

# 附：槐 米

SOPHORAE FLOS IMMATURUS

槐始载于《神农本草经》，列为上品，寇宗奭曰："未开时采收，陈久者良，入药炒用。"李时珍曰："其花未开时，状如米粒，炒过煎水染黄甚鲜。"

[**来源**] 为豆科植物槐树*Sophora japonica* L.的干燥花蕾。

[**采收加工**] 夏季采收花蕾，晒干。

[**药材鉴别**] 性状鉴别 呈卵形或椭圆形，长0.2～0.6 cm，直径约0.2 cm。花萼下部有数条纵纹。萼的上方为黄白色未开放的花瓣。花梗细小。体轻，手捻即碎。无臭，味微苦、涩。（图10-31-3）

以大而饱满、无枝梗者为佳。

[**成分**] 含芸香苷（rutin）10%～28%，槐花米甲素（sophorin）约14%，槐米乙素

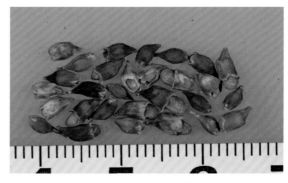

图10-31-3 槐米药材

（sophorin B）约 1.25%，槐米丙素（sophorin C）约 0.35%。并含桦皮醇（betulin）、槐二醇（sophoradiol）等。

[贮藏保管] 置干燥处，防潮，防虫蛀。

[功效] 性微寒，味甘。凉血止血，清肝泻火。用于便血，痔血，血痢，崩漏，吐血，衄血，风热目赤，头痛眩晕。

[用法用量] 5～10 g。

# 附：槐 花

SOPHORAE FLOS

[来源] 为豆科植物槐树 *Sophora japonica* L.的干燥花。

[采收加工] 夏季花开放时采收，及时干燥除去枝梗及杂质。

[药材鉴别] 性状鉴别 皱缩而卷曲，花瓣多散落，完整者飞鸟状。花萼钟状，黄绿色。花瓣黄色或黄白色，5片，其中1片较大，近圆形，先端微凹，其余4片长圆形。雄蕊10枚，其中9枚基部连合。质轻。气微，味苦。（图10-31-4）

显微鉴别 粉末：黄绿色。① 花粉粒类球形或钝三角形，直径14～19 μm，具3个萌发孔。② 萼片表皮表面观呈多角形；非腺毛1～3个细胞，长86～660 μm；气孔不定式，

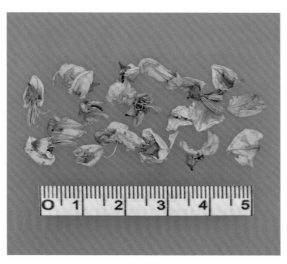

图10-31-4 槐花药材

副卫细胞4～8个。③ 草酸钙方晶较多。

[成分] 含芸香苷（rutin）10%～20%，并含新型葡萄糖苷酸皂苷——槐花皂苷（kaikasaponin）Ⅰ/Ⅱ/Ⅲ。

[功效] 性寒，味苦。凉血止血，清肝泻火。用于吐血、衄血、便血、痔疮出血，崩漏，风热目赤。

[方例] 槐花散（《本事方》）：槐花，柏叶，荆芥穗，枳壳。功能疏风，清肠止血；主治肠风下血，便后出血，或便前下血，或粪中夹血，血色鲜红者。

# 胡芦巴

TRIGONELLAE SEMEN

本品始载于《嘉祐本草》。禹锡曰："胡芦巴出广州并黔州。春生苗，夏结子，子作细荚，至秋采。"

[别名] 胡巴，葫芦巴。

[来源] 为豆科植物胡芦巴 *Trigonella foenum-graecum* L.的干燥成熟种子。

[植物形态] 一年生草本，全体有香气。茎直立中空，常数枝丛生。叶互生，三出羽状复叶，小叶卵圆形，先端钝圆，其部楔形，上部边缘具锯齿，下部全缘。花1～2朵腋生，花萼裂片5，披针形；花冠蝶形，初为白色后变为黄色。荚果细圆筒状，先端有长尖。花期4—7月，果期7—9月。（图10-32-1）

[产地] 主产于河南、安徽、四川等省。

[采收加工] 夏季果实成熟时，割取全株，晒干，打下种子，除去杂质。

[药材鉴别] 性状鉴别 略呈扁斜方形或矩形，长3～4 mm，宽2～3 mm，厚约2 mm。外皮黄棕色或红棕色，平滑，两侧各具1条斜沟，相交处有1点状种脐。质坚硬，浸泡水中有黏性，皮薄，剖开后外圈呈棕色半透明状。种仁2瓣，浅黄色，一端有1苗壮弯向一边略呈芽形的胚根。臭微，破碎时有特殊香气，味微苦。（图10-32-2）

以粒大、饱满、无杂质者为佳。

[成分] 含胡芦巴碱（trigonelline）、胆

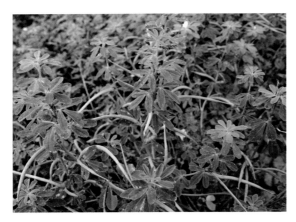

图10-32-1　胡芦巴植物

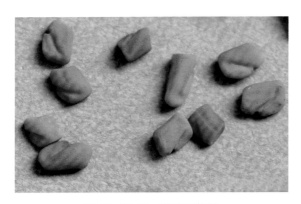

图10-32-2　胡芦巴药材

碱。还含多种甾体皂苷——葡萄糖苷（β-D-glucosido-diosgenin）、薯蓣皂苷元-葡萄糖-鼠李糖苷（α-L-rhamonsido-β-D-glucosido-diosgenin）、薯蓣皂苷元-葡萄糖-二鼠李糖苷，苷元为薯蓣皂苷元（dilgenin）、雅姆皂苷元（yamogenin）、芰脱皂苷元（gitogenin）、替告皂苷元（tigogenin）、西托皂苷元（sitogenin）等。尚含牡荆素（vitexin）、异牡荆素（saponaretin）、壮荆素-7-葡萄糖苷（vitexin-7-glucoside）、荭草素（orientin）、胡芦巴苷（vicenin）Ⅱ、β-谷甾醇及胆甾醇。

［贮藏保管］置干燥处。

［功效］性温，味苦。温肾助阳，祛寒止痛。用于肾脏虚冷，小腹冷痛，小肠疝气等。

［用法用量］5～10 g。

［方例］胡芦巴丸（《和剂局方》）：胡芦巴，小茴香，巴戟天，川乌，楝实，吴萸。治小肠疝气。

# 决明子

## CASSIAE SEMEN

本品始载于《神农本草经》，列为上品。历代本草都有记载，但有几个品种。如李时珍所云："决明有两种，一种马蹄决明，茎高三四尺，叶大于苜蓿，而本小末奓，昼开夜合，两两相贴，秋开淡黄花五出，结角如初生细豇豆，长五六寸，角中子数十粒，参差相连，状如马蹄，青绿色，入眼目药最良。一种茫芒决明，《救荒本草》所谓山扁豆是也。"马蹄决明应为今之决明子，茫芒决明可能是同属植物望江南。

［别名］马蹄决明，假绿豆。

［来源］为豆科植物决明 Cassia obtusifolia L.或小决明 Cassia tora L.的干燥成熟种子。

［植物形态］决明　一年生半灌木状草本。叶互生，双偶数羽状复叶，有小叶2～4对，在下面两小叶之间的叶轴上有长形腺体；小叶片倒卵形，先端圆形，有小突尖。花成对腋生，小花梗长1～2.3 cm，萼片5，分离；花瓣5，黄色，倒卵形，具短爪。荚果条形，种子多数，菱状方形，褐色或绿褐色，有光泽，两侧面各有1条线形的浅包斜凹纹。花期6—9月，果期9—10月。（图10-33-1）

小决明　与决明的主要区别为：下面两对小叶间各有1腺体；小花梗，果实与果梗均较短，种子较小，两侧各有1条宽广的绿黄棕色带。

［产地］主产于安徽、江苏、浙江、广东、广西、四川等省区。全国大部分地区均有栽培。

［采收加工］秋季果实成熟时摘取果实，晒干，打出种子，除去杂质，再晒。

［药材鉴别］性状鉴别　决明子：呈菱方状，形似马蹄（习称"马蹄决明"），长3～7 mm，宽2～4 mm，外皮黄褐色或绿褐色，平滑有光泽。一端较平，另一端斜形稍尖，背腹面各有1条突起的棱线，棱线两侧各有1条斜向对称而色较浅的线形凹纹。质坚，不易破碎，横切面皮薄，中间有"S"形折曲的黄色子叶。无臭，味淡、微苦。（图10-33-2）

小决明：呈矩圆柱形，较小，长3～5 mm，宽2～3 mm，表面棱线两侧各有1条宽

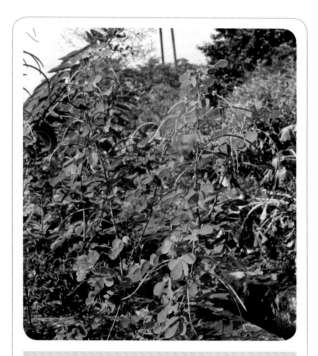

A. 植物

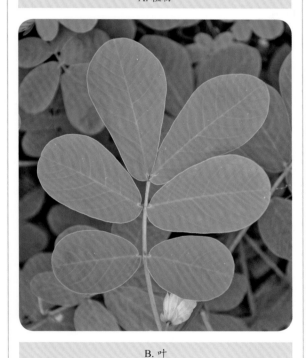

B. 叶

图 10-33-1 决明植物

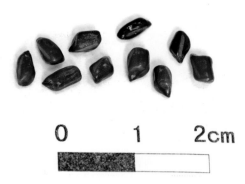

图 10-33-2 决明子药材

脂肪油等。蒽醌类成分含量约占1%，主为大黄酚（chrysophanol）、大黄素甲醚（physcion）、大黄素（emodin）、芦荟大黄素（aloeemodin）、决明素（obtusin）、橙黄决明素（aurantio-obtusin）、大黄酸（rhein）、美决明子素（obtusifolin）、黄决明素（chryso-obtusin）及其苷类。此外，尚含钝叶素（obtusifolin）、奈骈-γ-吡酮（naphtho-γ-pyrone）成分，如决明子苷（cassiasides）A/B/C/B2/C2、红镰霉素-6-O-龙胆双糖苷（rubrofusarin-6-O-gentiobioside）等。

小决明子 除不含钝叶素及其苷外，其他苷元和苷与决明相同。此外，尚含大黄酚-1-β-龙胆二糖苷（chrysophanol-l-β-gentiobiside）、大黄酚-9-蒽酮（chrysophanic acid-9-anthrone）、红镰霉素（rubrofusarin）、去甲红镰霉素（norrubrofusarin）及决明内酯（toralactone）。

[贮藏保管] 置干燥处。

[功效] 性微寒，味甘、苦、咸。清热明目，润肠通便。用于目赤涩痛，羞明多泪，头痛眩晕，目暗不明，大便秘结。

[用法用量] 9～15 g。

[方例] 决明子汤（《圣济总录》）：决明子，柴胡，黄连，防风，苦竹叶，升麻，甘草，菊花，细辛。治肝脏实热，目眦生赤肉，涩痛。

[论注]（1）有文献将2种决明合并归纳为1种，采用 Cassia fora L.的拉丁文学名。但原植物和药材性状存在显著的区别，仍分为决明和小决明两个种为妥。

（2）少数地区用同属植物望江南 Cassia

广的浅黄色带。

以粒大、均匀、饱满、黄褐色者为佳。

[成分] 决明子 含蒽醌类化合物、奈骈吡咯酮类、黏液、蛋白质、谷甾醇、氨基酸及

*occidentalis* L.的种子充当决明子入药。望江南种子呈扁圆形，一端具喙状突起，称"圆决明子"；决明子呈菱状方形，可供鉴别。（图10-33-3、图10-33-4）

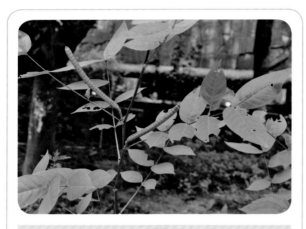

A. 植物

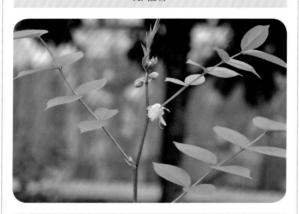

B. 花

图10-33-3　望江南植物

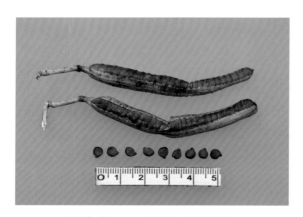

图10-33-4　望江南果实与种子

# 猪牙皂
（附：大皂角，皂角刺）

GLEDITSIAE FRUCTUS ABNORMALIS

皂荚始载于《神农本草经》，列为下品。猪牙皂始载于《名医别录》并记述："皂荚生雍州山谷及鲁、邹县，如猪牙者良。九月、十月采荚，阴干。"李时珍曰："皂树高大。叶如槐叶，瘦长而尖。枝间多刺。夏开细黄花。结实有三种：一种小如猪牙；一种长而肥厚，多脂而黏；一种长而瘦薄。"

[别名]　皂角，小皂荚。

[来源]　为豆科植物皂荚 *Gleditsia sinensis* Lam.不育的畸形干燥果实。

[植物形态]　落叶乔木，有圆锥状棘刺。一回偶数羽状复叶，簇生或近于对生，小叶3～8对，矩卵形或卵形，顶端钝，有细尖，基部宽楔形或近圆形，常有偏斜，边缘有细锯齿，两面被毛。腋生总状花序，花白色，杂性。正常荚果直，带形，长30 cm左右，宽2.4～4 cm，先端有喙。花期5月，果期7—8月。（图10-34-1）

[产地]　东北、华北、华东、中南及西南等地均产。

[采收加工]　秋季采收，除去杂质，干燥。

[药材鉴别]　性状鉴别　呈圆柱形，略扁而弯曲，长5～11 cm，宽0.7～1.5 cm。表面紫棕色或紫褐色，被灰白色蜡质粉霜，擦去后有光泽，并有细小的疣状突起及线状或网状的裂纹。顶端有鸟喙状花柱残基，基部具果柄梗残痕。质硬而脆，易折断，断面棕黄色，中间疏松，有淡绿色或淡棕黄色的丝状物，偶有发育不全的种子。气微，有刺激性，味先甜而后辣。（图10-34-2）

传统鉴别　细牙皂：主产于四川宜宾、茂县、广元、阆中。荚细小，称"细牙皂""川牙皂"；两端尖如眉，又称"眉皂"；色紫黑，有光泽，饱满。品质为优。（图10-34-3）

粗牙皂：主产于山东济宁、邹城。荚圆柱状弯曲，色紫褐，有光泽，内色淡绿。产量较大。（图10-34-3）

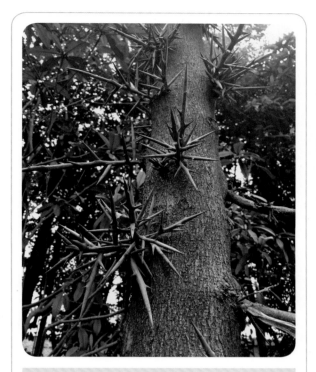

A. 棘刺

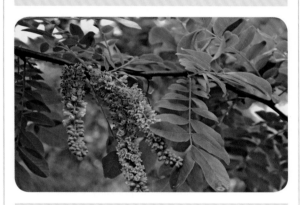

B. 花

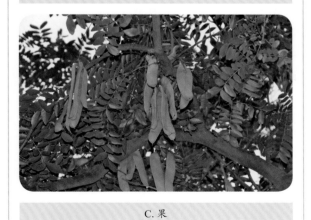

C. 果

图 10-34-1　皂荚植物

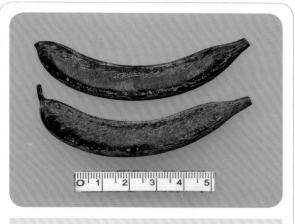

A. 药材

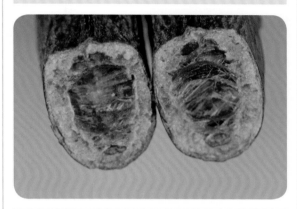

B. 断面

图 10-34-2　猪牙皂药材

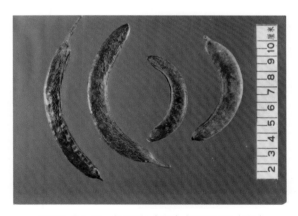

图 10-34-3　粗牙皂（左）与细牙皂（右）

［**成分**］　含多种皂苷，水解生成皂荚苷元（gledigenin）。此外尚含半乳甘露聚糖、树胶（gum）。

［**贮藏保管**］　置干燥处，防蛀。

［功效］ 性温，味辛、咸；有小毒。祛痰开窍，散结消肿。用于中风口噤，昏迷不醒，癫痫痰盛，关窍不通，喉痹痰阻，顽痰喘咳，咯痰不爽，大便秘结；外治痈肿。

［用法用量］ 1～1.5 g，多入丸散服；外用适量，研末吹鼻嚏，或研末调敷，或熬膏贴患处。

［论注］ （1）猪牙皂原名皂荚，最早见载于《神农本草经》，早期不分牙皂与皂角，只是指出"如猪牙者良"。唐《新修本草》始提出"猪牙皂荚"。《本草纲目》进一步指出皂荚树结实有小如猪牙、长而肥厚、长而瘦薄3种类型，与现实所知皂荚结实与药用主要分猪牙皂、皂角（包括长而肥厚的油皂与长而瘦薄的糠皂）的情况相符；其原植物同为豆科皂荚属植物皂荚 *Gleditsia sinensis* Lam.，只是因发育不同而形成的果实形态和质地不同而已，猪牙皂并非一独立的植物种。

（2）皂荚是杂性花植物，受生长环境、外界刺激及人为嫁接与控制等多种因素的影响，导致发育上产生很大的差异，因而结果与否，果荚多少和形态、质地变化很大，猪牙皂即是在这种变异中产生的。

（3）皂荚树所结的各种类型的果实，包括嫁接的或未嫁接的猪牙皂与皂角，除在外形上有明显区别外，在组织、粉末及理化鉴别上均无明显区别。

（4）猪牙皂的总皂苷含量高于去籽皂角，这在一定程度上反映了猪牙皂与皂角的质量关系，并与中医用药习以猪牙皂为良的经验相吻合。药理活性上，猪牙皂镇静催眠作用强于皂角。

# 附：大皂角

GLEDITSIAE SINENSIS FRUCTUS

［来源］ 为豆科植物皂荚 *Gleditsia sinensis* Lam.的干燥成熟果实。

［采收加工］ 秋季摘取成熟果实，晒干。

［药材鉴别］ 性状鉴别 呈长扁而宽的条形，或稍显弯曲状，长15～40 cm，宽约4 cm。表面不平，红褐色或紫红色，被灰色蜡粉，擦后有光泽，两端约略尖，基部有短果柄或果柄断痕，两侧有明显的纵棱线。质坚硬，破开后显浅黄色，内含多数扁椭圆形的种子，种子外皮黄棕色而光滑。质特坚。气味辛辣，嗅之呛鼻作嚏。（图10-34-4）

以个匀、肥厚、饱满、质坚者为佳。

［成分］ 含多种皂苷如皂角苷（gleditsia saponin）C，其苷元为合欢酸（echinocystic acid）

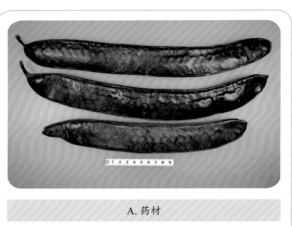

A. 药材

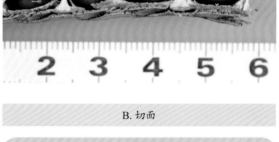

B. 切面

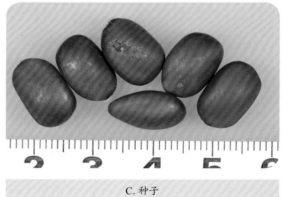

C. 种子

图10-34-4 大皂角药材

以及阔叶合欢萜酸（albigenic acid）。尚含鞣质、树胶（gum）、蜡醇、二十九烷、豆甾醇、谷甾醇等。

[贮藏保管] 置干燥处，防蛀。

[功效] 性温，味辛、咸；有小毒。祛痰开窍，散结消肿。用于口噤不开，喉中痰壅。

[用法用量] 1～1.5 g，外用适量；孕妇慎服。

# 附：皂角刺

GLEDITSIAE SPINA

[别名] 天丁。

[来源] 为豆科植物皂荚 *Gleditsia sinensis* Lam. 树茎上的干燥棘刺。

[采收加工] 全年均可采收，将刺铲下，切成薄片或不切片，晒干。

[药材鉴别] 性状鉴别 完整的棘刺通常分枝，有时分枝刺上再分小刺，全长约10 cm或更长，直径0.3～1 cm。表面光滑，紫棕色或棕褐色。体轻，质坚硬，不易折断。皂刺片呈纵切或斜切的薄片、切片中央髓部松软（习称"糠心"），红棕色，外围为黄白色坚实的木部。气微，味淡。（图10-34-5）

以粗壮、皮色棕紫、切片中央棕红色、糠心者为佳。刺枯朽者不宜药用。

[成分] 含黄酮类黄颜木素（fustin）、非瑟素（即漆黄素，fisetin）等。还含三萜类成分合欢酸（echinocystic acid）及三萜皂苷类成分皂角皂苷（gleditsia saponin）C等。

[贮藏保管] 置干燥处。

[功效] 性温，味辛。消肿托毒，排脓，杀虫。用于痈疽初起或脓成不溃；外治疥癣麻风。

[用法用量] 3～10 g；外用适量，醋蒸涂患处。

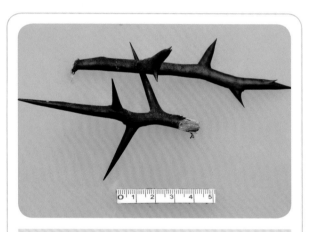

A. 药材

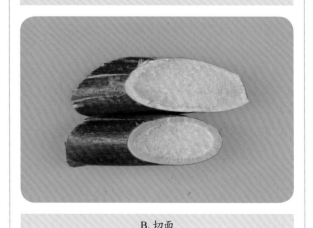

B. 切面

图10-34-5 皂角刺药材

# 补骨脂

PSORALEAE FRUCTUS

本品始载于《开宝本草》。李时珍曰："补骨脂言其功也。"苏颂曰："今岭外山坂间多有之……皆不及番舶者佳。茎高三四尺，叶小似薄荷，花微紫色，实如麻子，圆扁而黑，九月采。"《本草纲目》记载："补骨脂可治肾泄，通命门，暖丹田，敛精神……用破故纸十两，净择去皮，洗过曝，捣筛令细……以暖酒二合，调药一匙服之……弥久则延年益气，悦心明目，补添筋骨……此物本自外番随海舶而来，非中华所有。番人呼为补骨脂，语讹为破故纸也。"

[别名] 破故纸，怀故子，川故子，黑故子。

[来源] 为豆科植物补骨脂 *Psoralea corylifolia* L. 的干燥成熟果实。

[植物形态] 一年生草本，高0.5～1.5 m。全株被白色柔毛及黑棕色腺点。茎直立，具纵棱。叶互生，有时枝端除大叶片外，尚有侧

生小叶1片；叶柄长2～4 cm，托叶成对，三角状披针形；叶片阔卵形或三角状卵形，长4～11 cm，宽3～8 cm，先端圆形或钝，基部微心形、斜心形或截形，边缘具稀疏不规则的粗齿，两面均具黑色腺点，叶脉及缘处有毛。花生于叶腋，密集成穗状总状花序，花萼淡黄褐色，与花冠几等长，具多数棕褐色腺点，基部连合成钟状，萼齿5；蝶形花冠，淡紫色或黄色；雄蕊10，连成1体；子房倒卵形或线形。荚果椭圆状肾形，成熟后黑色。花期7—8月，果期9—10月。（图10-35-1）

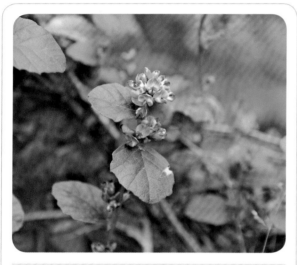

A. 花

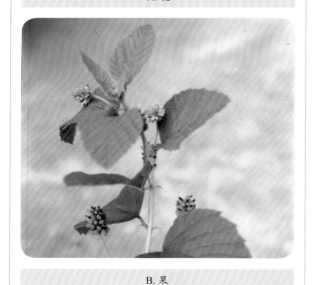

B. 果

图10-35-1　补骨脂植物

生长于山坡、溪边或田边，各地多有栽培。

[产地]　主产于四川、河南、安徽等地。陕西、江西、云南、山西亦均自产自销。

[采收加工]　秋季果实成熟时采收果序，晒干，搓出果实，除去杂质。

[药材鉴别]　性状鉴别　呈肾形，略扁，长3～5 mm，宽2～4 mm，厚约1.5 mm。表面黑色或灰褐色，具细微网状皱状。顶端圆钝，有1小突起。质硬，果皮薄，与种子不易分离；种子1枚，子叶2，黄白色，有油性。气香，味辛、微苦。（图10-35-2）

以粒大、饱满、色黑者为佳。

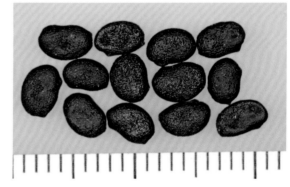

图10-35-2　补骨脂药材

显微鉴别　横切面：① 果皮波状起伏，表皮细胞1列，有时可见小形腺毛；表皮下为数列薄壁细胞，内有众多碗形壁内腺沿周排列。② 中果皮薄壁组织中有小型外韧维管束，散列；薄壁细胞中含有草酸钙细小柱晶。③ 最外层1列表皮栅状细胞，壁略呈倒"V"字形增厚，其下为1列哑铃状支持细胞。④ 种皮薄壁组织中有小型维管束。⑤ 色素细胞1列，细胞扁平；种皮内1列扁平表皮细胞。⑥ 子叶细胞类方形或多角形，充满糊粉粒与油滴。（图10-35-3）

[成分]　含香豆精类化合物，主要为补骨脂素（psoralen）、异补骨脂素（isopsoralen）、补骨脂啶（psoralidin）、异补骨脂啶（isopsoralidin）、双羟异补骨脂啶（corylidin）和8-甲氧基补骨脂素（8-methoxypsoralen）等。含黄酮类化合物，主要为补骨脂乙素（corylifolinin）、补骨脂查耳酮（bavachalcone）、新补骨脂查耳酮

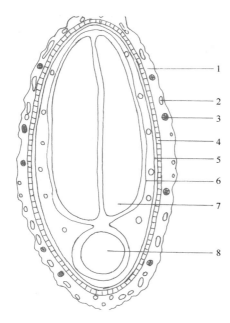

图 10-35-3 补骨脂横切面简图

1. 果皮 2. 壁内腺 3. 维管束 4. 种皮外表皮
5. 种皮下皮 6. 种皮内表皮 7. 子叶 8. 胚根

（neobavachalcone）、补骨脂甲素（coryfolin）、异补骨双氢黄酮（isobavachin）、新补骨脂异黄酮（neobavaisoflavone）和补骨脂异黄酮醛等。含挥发油，主要为柠檬烯、萜品醇-4（terpineol-4）、芳樟醇、β-石竹烯、乙酸香叶酯等。此外尚含补骨脂酚、补骨脂醛以及皂苷等。

[贮藏保管] 置干燥处。

[功效] 性温，味辛、苦。温肾助阳，纳气平喘，温脾止泻。用于阳痿遗精，遗尿尿频，腰膝酸痛，肾虚作喘，五更泄泻；外用治白癜风、斑秃。

[用法用量] 6～10 g；外用20%～30%酊剂涂患处。

[方例] 二神丸（《普济本事方》）：补骨脂，肉豆蔻。功能温脾暖胃，进食固肠；主治脾肾阳虚，五更泄泻。

# 相思子

ABRI SEMEN

本品始载于《本草纲目》，李时珍曰："相思子圆而红……生岭南。树高丈余，白色。其叶似槐，其花似皂荚，其荚似扁豆。其子大如小豆，半截红色，半截黑色，彼人以嵌首饰。段公路《北户录》言有蔓生。"

[别名] 红豆，美人豆。

[来源] 为豆科植物相思子 *Abrus precatorius* L. 干燥成熟种子。

[植物形态] 缠绕性藤本。茎丛生，细长，老茎暗棕色，稍木化，幼茎绿色，表面疏生贴伏细刚毛。叶互生，偶数羽状复叶，叶轴被稀毛；小叶8～20对，具短柄，小叶片近长方形至倒卵形，长5～20 mm，宽2.5～5 mm，先端钝圆，具细尖，基部广楔形或圆形，全缘，上面无毛，下面被贴伏细刚毛，叶片常易凋落。总状花序腋生，花序轴粗短，花小，淡紫色，具短梗，集生于花序轴上；花萼钟状、萼齿4裂；花冠蝶形，旗瓣广卵形，基部有三角状的爪，翼瓣与龙骨瓣狭窄；雄蕊9，花丝连合成1束；子房上位，广线形，具毛，花柱短，柱头有细乳突。荚果黄绿色，类长方形至长圆形，革质，先端有短喙，表面被白色细刚毛；种子1～6枚，椭圆形，上部红色，基部近种脐部分黑色，有光泽。花期3—5月，果期5—6月。（图10-36-1）

野生于干燥的丘陵路边或近海岸的灌木丛中。常栽培于山村路旁、屋旁。

[产地] 主产于海南、广西等地。

[采收加工] 夏、秋二季摘收成熟果荚，晒干，打出种子，除净杂质、泥沙，再晒干。

[药材鉴别] 性状鉴别 呈长椭圆形而

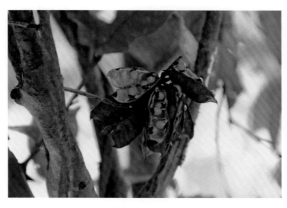

图 10-36-1 相思子植物

略扁，少数近球形，长 4 ～ 8 mm，直径 3 ～ 5 mm。表面具光泽，一端朱红色，另端黑色，种脐凹陷，椭圆形类白色，位于黑色处的侧面。质坚硬，剥去种皮，内有黄白色子叶 2 枚，胚根明显。具青草气，味微苦、涩。（图 10-36-2）

以种子饱满、色泽鲜红、体干无沙泥者为佳。

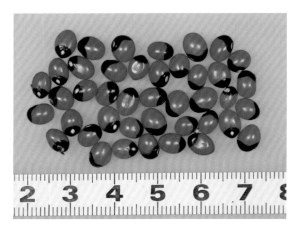

图10-36-2　相思子药材

［成分］ 含生物碱类成分：相思子碱（abrine）、红豆碱（precatorine）、海帕刺酮碱（hypaphorine）、葫芦巴碱（trigonelline）、胆碱（choline）、相思子灵（abralin）。含三萜皂苷及三萜类成分：相思子皂苷（abrus-saponins）Ⅰ/Ⅱ、槐花皂苷（kaikasaponin）Ⅰ/Ⅲ、phaseoside Ⅳ、常春藤皂苷元（hederagenin）、槐花二醇（sophoradiol）、槐花二醇-22-O-醋酸酯（sophoradiol-22-O-acetate）、相思子皂醇J（abrisapogenol J）。含黄酮类成分：precatorins Ⅰ/Ⅱ/Ⅲ、相思子素（abrusin）、相思子素-2″-O-芹菜糖苷（abrusin-2″-O-apioside）、相思子黄酮（abrectorin）、去甲氧基矢车菊黄酮素-7-O-芸香糖苷（desmethoxycentaureidin-7-O-rutinoside）、木犀草素（luteolin）、荭草素（orientin）、异荭草素（isoorientin）、木糖葡萄糖基飞燕草素（xyloglucosyldelphinidin）、对香豆酰没食子酰基葡萄糖基飞燕草素（p-coumarylgalloylglucosyldelphinidin）。含固醇类成分：相思子新（abricin）和相思子啶（abridin）

等。此外，还含角鲨烯（squalene）、环木菠萝烯醇（cycloartenol）、相思子凝集素（abrus agglutinin）、相思子毒蛋白（abrin）A/B。

［贮藏保管］ 置干燥通风处。

［功效］ 性平，味苦；有毒。清热解毒，祛痰，杀虫。用于痈疮，疟腮，疥癣。

［用法用量］ 本品不宜内服，以防中毒，外用适量，捣烂涂敷患处。

# 赤小豆

PHASEOLI SEMEN

本品始载于《神农本草经》，列为中品。李时珍曰："此豆以紧小而赤黯色者入药，其稍大而鲜红、淡红色者，并不治病……苗科高尺许，枝叶似豇豆……结荚长二三寸，比绿豆荚稍大，皮色微白带红。"

［来源］ 为豆科植物赤豆Phaseolus angularis Wight 或赤小豆Phaseolus calcaratus Roxb. 的干燥成熟种子。

［植物形态］ 赤豆　一年生直立草本，高可达90 cm。茎上有显著的长硬毛。三出复叶互生，顶生小叶卵形，长 5 ～ 10 cm，宽 2 ～ 5 cm，先端渐尖，侧生小叶偏斜，全缘或3浅裂，两面疏被白色柔毛；托叶斜卵形，有长硬毛，小托叶条形。总状花序腋生；花萼5裂，上面2裂片近合生；花冠蝶形，黄色，旗瓣具短爪，龙骨瓣上部卷曲；雄蕊10，二体；花柱拳曲，有髯毛。荚果圆柱形，长 5 ～ 8 cm；种子6 ～ 10粒。

赤小豆　与赤豆的主要区别为：茎直立或上部缠绕；小叶披针形或矩圆状披针形，全缘或有时浅裂，荚果长 6 ～ 10 cm。（图10-37-1）

［产地］ 赤豆全国各地有栽培；赤小豆主产于西南。

［采收加工］ 秋后采收成熟荚果，晒干，打下种子，再晒至足干。

［药材鉴别］ 性状鉴别　赤豆：呈短圆柱形或矩圆形，两端较平截或钝圆，直径4 ～ 6 mm。表面暗棕红色，有光泽，种脐不突起，无凹陷纵沟。（图10-37-2）

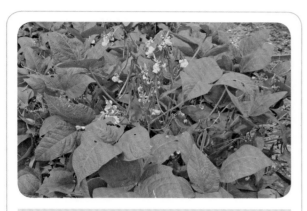

A. 植物

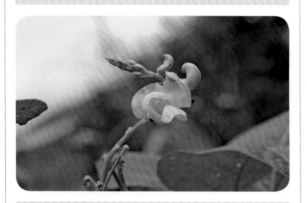

B. 花

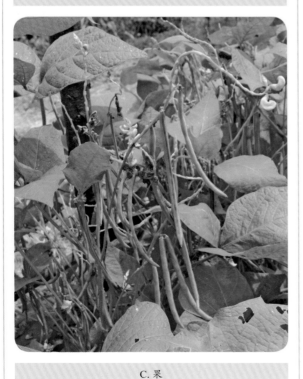

C. 果

图 10-37-1 赤小豆植物

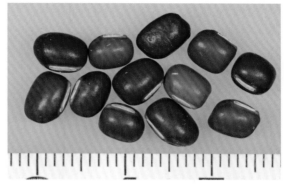

图 10-37-2 赤豆药材

赤小豆：呈长圆形而稍扁，长 5 ～ 8 mm，直径 3 ～ 5 mm。表面紫红色，无光泽或微有光泽；一侧可见种脐，呈线形突起，偏向一端，白色，约为全长的 2/3，中间凹陷成纵沟；另侧有 1 条不明显的棱脊。质硬，不易破碎，子叶 2，乳白色。无嗅，味微甜，嚼之有豆腥味。（图 10-37-3）

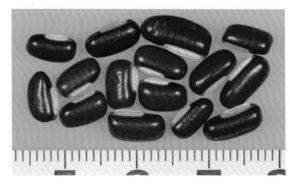

图 10-37-3 赤小豆药材

[成分] 赤豆含蛋白质 20.7%，为 $\alpha/\beta$-球朊（$\alpha/\beta$-globulin），含脂肪，碳水化合物，粗纤维，微量的维生素 $B_1$、$B_2$、$B_3$，及钙，铁，磷。尚含三萜皂苷类和色素等。

[功效] 性平，味甘、酸。利水消肿，解毒排脓。用于水肿，脚气，黄疸，泻痢，便血，痈肿。

[用法用量] 9 ～ 30 g；外用适量，研末敷患处。

[论注] 部分地区将同科植物相思子 *Abrus precatorius* L. 的种子误作赤小豆使用。相思子始载于《本草纲目》，亦名"红豆"。相思子味

第十章 / 植物类中药：果实及种子类 /

第十章 / 植物类中药：果实及种子类 /

苦，有毒，有涌吐、祛痰、杀虫功能。药材相思子与赤小豆，其植物来源、性状与疗效均不相同，应注意鉴别，具体见"相思子"项下。

# 沙苑子

ASTRAGALI COMPLANATI SEMEN

蒺藜见于《神农本草经》。药用有白蒺藜。苏颂曰："又一种白蒺藜，今生同州沙苑，牧马草地最多，而近道亦有之。绿叶细蔓，绵布沙上。""七月开花黄紫色，如豌豆花而小。九月结实做荚，子便可采。"李时珍曰："其白蒺藜结荚长寸许，内子大如脂麻，状如羊肾而带绿色，今人谓之沙苑蒺藜。"

[**别名**] 潼蒺藜，沙苑蒺藜。

[**来源**] 为豆科植物扁茎黄芪 *Astragalus complanatus* R. Br. 的干燥成熟种子。

[**植物形态**] 多年生草本，全体密被白色疏柔毛。茎多分枝，纤细而扁，基部常倾卧。奇数羽状复叶，互生，小叶椭圆形，9～21片，基部钝，先端钝或微凹，有小细尖，全缘；托叶小，披针形。花蝶形，腋生总状花序，花冠乳白色或带紫红色。荚果纺锤形，膨胀，先端有较长的尖喙，被短柔毛；种子多数，圆肾形。花期8—9月，果期9—10月。（图10-38-1）

[**产地**] 主产于陕西。东北、西北及内蒙古等地亦产。

[**采收加工**] 秋末果实成熟时，割取全草，晒干，打出种子，除去杂质，晒干。

[**药材鉴别**] 性状鉴别 略呈肾形而稍扁，长2～2.5 mm，宽1.5～2 mm，厚约1 mm。表面灰褐色或绿褐色，光滑，两端钝圆，一边微向内凹陷，有圆形种脐。质坚硬，种仁2片，淡黄色。无臭，味淡，嚼之有腥气。（图10-38-2）

以粒大、饱满、无杂质者为佳。

显微鉴别 种子横切面：① 最外为1列径向延长的表皮栅状组织，种脐部位有2列，外被角质层，厚1～1.6 μm；栅状细胞径向长35～50 μm，直径7～10 μm，壁自内向外渐增厚，且于上端有纵向纹理，无色或含黄棕色

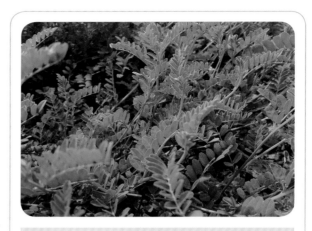

A. 植物

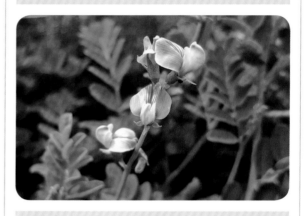

B. 花

图10-38-1　扁茎黄芪植物

物质；靠外部1/6处有1条光辉带，表面观呈多角形，上部细胞腔呈裂缝状，下部细胞腔呈椭圆形或多角形。② 栅状组织内侧为1列支持细胞，呈哑铃状，径向长20～25 μm，茎部宽25～45 μm，上端宽15～25 μm，中央最狭处14～24 μm，壁上略有纹理，无色或含黄棕色物质，表面观呈3个近圆形或椭圆形的同心环。③ 营养层为5～9列薄壁细胞或呈压缩的颓废细胞，无色。④ 子叶细胞含大量脂肪油。

[**贮藏保管**] 用麻袋包装，置通风干燥处。

[**功效**] 性温，味甘。补肾助阳，固精缩尿，养肝明目。用于头晕目眩，腰膝酸软，尿频，遗精早泄，白带过多。

[**用法用量**] 9～15 g。

[**方例**] 金锁固精丸（《医方集解》）：沙苑蒺藜，蒺藜，龙骨，牡蛎，芡实，莲子，莲须。

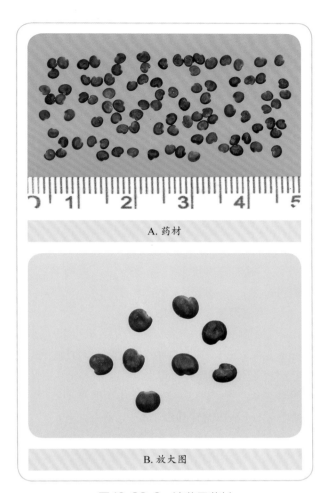

A. 药材

B. 放大图

图10-38-2　沙苑子药材

功能补肾，收涩固精；主治肾关不固遗精滑精，腰痛耳鸣，四肢无力。

[论注]（1）黑龙江、辽宁、河北、天津、北京、浙江、上海、湖南、山东等地曾用同属植物华黄芪*Astragalus chinensis* L.的种子。药材呈肾形，颗粒饱满；表面暗绿色或棕绿色，显微镜下观察支柱细胞亦呈哑铃形但稍大，唯侧面观及表面观其细胞壁上的纹理均较明显。

（2）湖北、四川、云南曾用同属植物紫云英*Astragalus sinicus* L.的种子。药材呈长方状肾形，两侧压扁，长达3.5 mm；腹面中央内陷较深，一侧成钩状，种脐长条形，嚼之豆腥气，味淡。

（3）广东部分地区曾用猪屎豆*Crotalariamu cronata* Desv.的种子充沙苑子用，产生中毒现象。种子呈三角状肾形，表面黄绿色或淡黄棕色，一端钝圆较窄，一端较宽，腹面中央凹陷

较深；内有三角形种脐，嚼之有豆腥气，味稍苦。应注意鉴别。

# 白扁豆
## （附：扁豆花）

LABLAB SEMEN ALBUM

本品始载于《名医别录》，列为中品，原名藊豆。苏颂曰："蔓延而上，大叶细花，花有紫、白二色，荚生花下。其实有黑、白二种，白者温而黑者小冷，入药用白者。"李时珍曰："藊本作扁，荚形扁也。""扁豆二月下种，蔓生延缠。叶大如杯，团而有尖。其花状如小蛾，有翅尾形。其荚凡十余样，或长或团，或如龙爪、虎爪，或如猪耳、刀镰，种种不同，皆累累成枝……子有黑、白、赤、斑四色。一种荚硬不堪食。惟豆子粗圆而色白者可入药。"

[别名]　眉豆。

[来源]　为豆科植物扁豆*Dolichos lablab* L.的干燥成熟种子。

[植物形态]　一年生缠绕草质藤本，长达6 m。茎无毛或疏被柔毛，常呈淡紫色或淡绿色。三出复叶；托叶披针形或三角状卵形；顶生小叶宽三角状卵形，宽约与长相等，两面有疏毛，侧生小叶较大，两边不均等；小托叶线状披针形，被毛。总状花序腋生；花序轴节明显，每节有2至多花丛生；小苞片2枚，舌状，早落；花萼宽钟状；花冠蝶形，白色或紫红色，旗瓣广椭圆形，基部两侧有2个附属体，翼瓣斜椭圆形，龙骨瓣舟状，弯曲几成直角；雄蕊10，1枚单生，其余9枚的花丝部分连合成管状；子房线形，有绢毛，基部有腺体。荚果倒卵状长椭圆形，扁平，顶上具1向下弯曲的喙；种子2～5粒，扁椭圆形，白色、黑色或红褐色。花期6—8月，果期9月。（图10-39-1）

原产印度。现全国各地均有栽培。

[产地]　主产于安徽、陕西、湖南、河南、浙江、山西等地。

[采收加工]　秋、冬二季采收成熟果实，晒干，取出种子，再晒干。

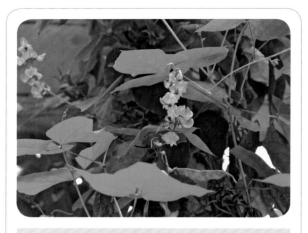

A. 花

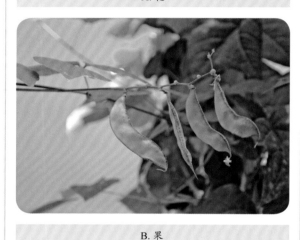

B. 果

图 10-39-1　扁豆植物

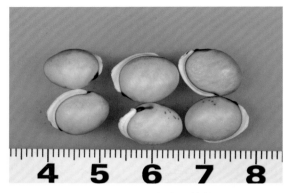

图 10-39-2　白扁豆药材

消暑。用于脾胃虚弱，食欲不振，大便溏泻，白带过多，暑湿吐泻，胸闷腹胀。

[用法用量]　9 ～ 15 g。

[论注]　（1）扁豆豆荚中含 L-哌可酸（L-pipecolic acid）。扁豆叶中分离出 5 种黄酮成分，除槲皮素外，其余 4 种均为苷类：槲皮素-3-龙胆双糖苷，槲皮素-3-芸香糖苷（即芦丁），山奈酚-3-纤维双糖苷和山奈酚-3-芸香糖苷。

（2）扁豆的种子有白色、黑色、红褐色等数种，入药主用白扁豆；黑色者（鹊豆）不供药用；红褐色者在广西民间称"红雪豆"，用作清肝、消炎药，治眼生翳膜。

（3）扁豆衣系扁豆的干燥种皮。呈不规则卷缩片状，大小不等，厚不超过 1 mm，光滑，乳白色或淡黄白色，类白色半月形的种阜多完整存在，略呈革质，易碎。气味皆弱。以色黄白、片大、不破碎为佳。具健脾化湿的功能。用于脾虚有湿，暑湿吐泻，脚气浮肿。用量 5 ～ 10 g。（图 10-39-3 ）

[药材鉴别]　性状鉴别　呈扁椭圆形或扁卵圆形，长 8 ～ 13 mm，宽 6 ～ 9 mm，厚约 7 mm。表面淡黄白色，平滑，有光泽，一侧边缘有隆起的白色半月形种阜。质坚硬。种皮薄而脆，子叶 2，肥厚，黄白色。气微，味淡，嚼之有豆腥气。（图 10-39-2）

[成分]　含蛋白质、脂肪、碳水化合物、钙、磷、铁、锌、植酸钙镁（phytin）、泛酸。此外含胰蛋白酶抑制物、淀粉酶抑制物、血细胞凝集素 A/B、磷脂酰乙醇胺、氰苷、酪氨酸酶、胡芦巴碱（trigonelline）、3-O-β-D-吡喃葡萄糖基赤霉素（3-O-β-D-glucopyranosyl gibberellin）A。

[贮藏保管]　置干燥处，防虫蛀。

[功效]　性微温，味甘。健脾化湿，和中

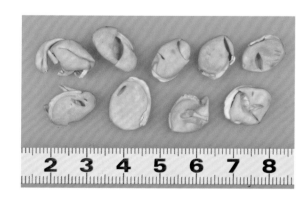

图 10-39-3　扁豆衣药材

# 附：扁豆花

DOLICHORIS FLOS

[别名] 南豆花。

[来源] 为豆科植物扁豆Dolichos lablab L.的干燥未完全开放的花。

[产地] 主产于浙江、安徽、河南等省。全国大部分地区均产。

[采收加工] 7—8月间采收未完全开放的花，晒干或阴干。

[药材鉴别] 性状鉴别 呈扁平不规则三角形。花萼钟状，5萼齿，绿褐色，外被白色短毛。花瓣5片，皱缩，黄白色，有脉纹。开放花旗瓣向外反折，翼瓣位于两侧，龙骨瓣镰钩状；雄蕊10，9枚基部联合；雌蕊黄绿色柱状，弯曲，先端有白色细毛绒。质轻，体轻。气微香，味淡。（图10-39-4）

以朵大、色白、干燥者为佳。

[贮藏保管] 置通风干燥处，防虫蛀。

[功效] 性平，味甘、淡。健脾和胃，清暑化湿。用于暑热神昏，湿滞中焦，下痢脓血，夏日腹泻及赤白带下。

[用法用量] 5～9 g，煎汤或研末内服；外用捣敷。

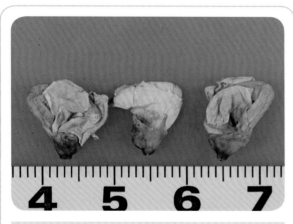

A. 药材

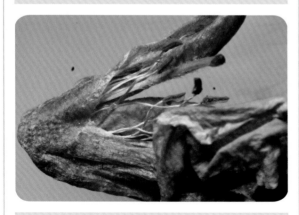

B. 雌蕊、雄蕊

图10-39-4 扁豆花药材

# 刀 豆

CANAVALIAE SEMEN

本品始载于《本草纲目》。李时珍曰："刀豆人多种之。三月下种，蔓生引一二丈，叶如豇豆叶而稍长大，五六七月开紫花如蛾形。结荚，长者近尺，微似皂荚，扁而剑脊，三棱宛然。嫩时煮食、酱食、蜜煎皆佳。老则收子，子大如拇指头，淡红色。"

[别名] 大刀豆，刀鞘豆，皂荚豆。

[来源] 为豆科植物刀豆Canavalia gladiata (Jacq.) DC.的干燥成熟种子。

[植物形态] 一年生缠绕状草质藤本，无毛或稍被毛。三出复叶，叶柄长6～16 cm，顶生小叶片宽卵形，长7～19 cm，宽5～15 cm，顶端渐尖，基部宽楔形，全缘，两面无毛，侧生小叶基部圆形，偏斜。总状花序腋生，花2～3朵簇生于花序轴上；萼管状钟形；花冠蝶形，淡红色，旗瓣宽椭圆形，顶端凹入，基部具不明显的耳及宽爪，翼瓣和龙骨瓣均弯曲，具向下的耳；雄蕊10，合生；子房线状，具短柄。荚果线形，种子10～14粒，椭圆形或肾形，种皮粉红色，种脐长约种子全长的3/4。花期6—9月，果期8—11月。（图10-40-1）

栽培于气候温暖地带。

[产地] 主产于我国长江以南各省。以华南产量大。

[采收加工] 秋季果实成熟时采收荚果，剥取种子，晒干。

[药材鉴别] 性状鉴别 呈椭圆或肾形，

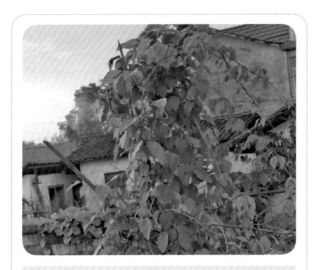

A. 植物

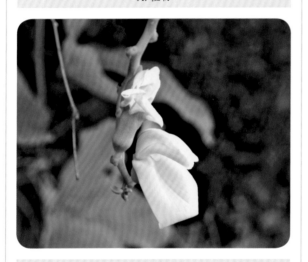

B. 花

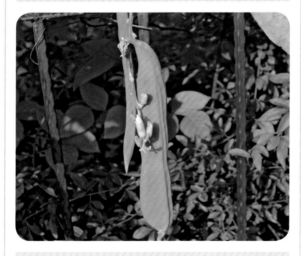

C. 果

图10-40-1　刀豆植物

长2～4 cm，宽1～2 cm，厚0.5～1.5 cm。表面淡红色或黄褐色，边缘具灰黑色种脐，长约种子的3/4，宽约2 mm，近种脐的一端有凹点状珠孔，另端有深色的合点。质硬，难破碎。种皮革质，内表面棕绿色，平滑，子叶黄白色，胚根位于珠孔一端，歪向一侧。气微，味淡，嚼之具豆腥气。（图10-40-2）

以粒大、饱满、色淡红者为佳。

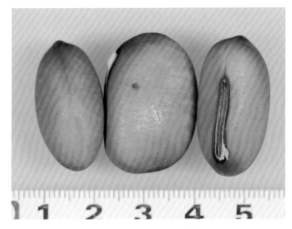

图10-40-2　刀豆药材

［成分］　含尿素酶、刀豆氨酸（canavanine）、血细胞凝集素（hemagglutinin）等。

［贮藏保管］　置通风干燥处，防虫蛀。

［功效］　性温，味甘。温中，下气，止呕。用于虚寒呃逆，呕吐。

［用法用量］　6～9 g。

［论注］　（1）洋刀豆Canavalia ensiformis（L.）DC.的种子曾作刀豆使用。与刀豆的主要区别为：种子表面白色或类白色，种脐长约种子的1/2。含洋刀豆血细胞凝集素（cananavalin）、尿素酶、精氨酸酶、精氨基琥珀酸酶、刀豆酸（canaline）和刀豆氨酸、L-α-氨基-δ-羟基戊酸、L-高丝氨酸等。

（2）刀豆壳：系刀豆荚除去种子后的干燥果皮。呈长剑状，略螺旋形扭曲，长20～35 cm，宽3～5 cm，先端尖，基部具扭曲粗壮的果柄；外果皮灰黄色，中果皮革质，内果皮白色；质地疏松，有种子脱落的凹痕；气无，味淡。具和中下气、散瘀活血的功能。用于反胃，呃逆久痢。（图10-40-3）

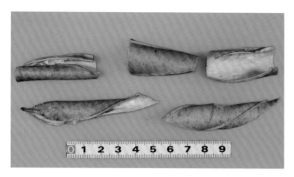

图 10-40-3　刀豆壳药材

# 亚麻子

## LINI SEMEN

　　本品始载于《植物名实图考》，名山西胡麻。吴其濬曰："山西云南种之。根圆如指，色黄褐色，无纹。丛生细茎。叶如初生独帚发权。开花五瓣，不甚圆，有纹，黑紫，蕊一簇。结实如豆蔻，子似脂麻。滇人研入面中食之，大同府志胡麻如石竹。花小翠蓝色。子榨油。"

　　[别名]　大胡麻，胡麻仁。

　　[来源]　为亚麻科植物亚麻 *Linum usitatissimum* L. 的干燥成熟种子。

　　[植物形态]　一年生草本，高 30～100 cm。茎直立，上部分枝，基部稍木质，表面具纵纹。叶互生，无柄；叶片线形或线状披针形，长 1.8～3.2 cm，宽 2～5 mm，先端渐尖，基部较窄，全缘，叶脉常 3 出。花单生于枝顶及上部叶腋；萼片 5，花瓣 5，蓝色或白色，雄蕊 5，与花瓣互生，退化雄蕊 5，仅留齿状痕迹；子房椭圆状卵形，长约 2.5 mm。蒴果球形，稍扁，淡褐色，成熟时顶端 5 瓣裂；种子扁平，卵形或椭圆状卵形，黄褐色，有光泽。花期 6—7 月，果期 7—9 月。（图 10-41-1）

　　全国各地有栽培。

　　[产地]　主产于内蒙古、黑龙江、辽宁、吉林等地。湖北、四川、山西、陕西等地亦产。

　　[采收加工]　秋季果实成熟时采收植株，晒干，打下种子，除去杂质，再晒干。

　　[药材鉴别]　性状鉴别　呈扁平卵圆形，长 4～7 mm，宽 2～3 mm。表面红棕色或灰

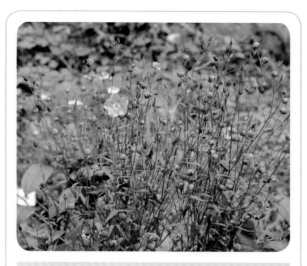

A. 植物

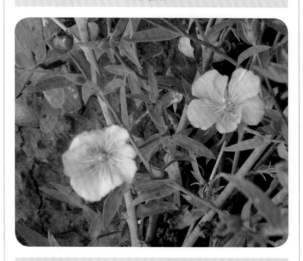

B. 花

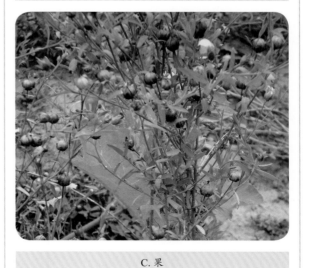

C. 果

图 10-41-1　亚麻植物

褐色，平滑有光泽，一端钝圆，另一端略偏斜，扩大镜下可见微小的凹点。种皮薄脆，胚乳膜质，棕色，子叶黄白色。气无，嚼之有豆腥味。（图10-41-2）

以饱满、光亮、色红棕者为佳。

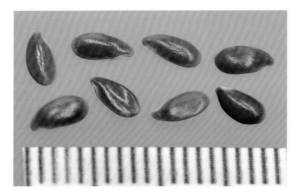

图10-41-2　亚麻子药材

[成分]　含脂肪油30%～48%，油中主要成分为α-亚麻酸（α-linolenic acid）（含量45%～55%）、亚油酸（linoleic acid）、油酸（oleic acid）及棕榈酸。亚麻子油还含己醇（hexanol）、反式-2-丁烯醛（trans-2-butenal）、醋酸等挥发性成分，而具有独特的香气。

含木脂素类成分裂环异落叶松脂素双葡萄糖苷［(+)-secoisolariciresinol diglucoside，其中（+）-SDG含量12～26 mg/g，其异构体（－）-SDG含量2.2～5.0 mg/g］、裂环异落叶松脂素（secoisolariciresinol）、罗汉松脂素（matairesinol）、落叶松脂素（lariciresinol）、去甲氧基裂环异落叶松脂素（demethoxy-secoisolaricire sinol）、异落叶松脂素（isolariciresinol）、松脂素（pinoresinol）等。含黄酮类成分草棉黄素-3,8-O-双吡喃葡萄糖苷（herbacetin-3,8-O-diglucopy ranoside）、山奈酚-3,7-O-双吡喃葡萄糖苷（kaempferol-3,7-O-diglucopyranoside）等。含环肽类成分环亚油肽（cyclolinopeptides）A/B/C/D/E/F/G/H/I。含氰苷类成分亚麻氰苷（linustatin）、新亚麻氰苷（neolinustatin）。含苯丙素苷类成分linusitamarin、linocinnamarin。此外，还含黏液质（mucilage）（含量3.6%～9.4%，为多糖混合物，包括中性多糖部位和酸性多糖部位）、植物固醇等成分。

[贮藏保管]　置阴凉、干燥处，防虫蛀。

[功效]　性平，味甘。润燥通便，养血祛风。用于肠燥便秘，皮肤干燥瘙痒，毛发枯萎脱落。

[用法用量]　9～15 g。

# 蒺 藜

TRIBULI FRUCTUS

本品原名蒺藜子，始载于《神农本草经》，列为上品。陶弘景云："多生道上，而叶布地，子有刺，状如菱而小，长安最饶。"《本草图经》载曰："古方皆用有刺者，治风明目最良。"《本草衍义》载："蒺藜有二等：一等杜蒺藜，即今之道旁布地而生或生者。开小黄花，结芒刺……风家惟用刺蒺藜也。"

[别名]　刺蒺藜，白蒺藜。

[来源]　为蒺藜科植物蒺藜 *Tribulus terrestris* L.的干燥成熟果实。

[植物形态]　一年生或多年生草本，全体密被白色柔毛。茎平卧地上呈蔓生状。偶数羽状复叶对生，小叶5～7对，小叶椭圆形。花黄色，单生叶腋，花萼、花冠均为5。蒴果如菱角，呈五角形。花期5—7月，果期7—9月。（图10-42-1）

生于沙丘、路旁及海边。

[产地]　全国大部分地区均产，但以长江以北较多。

[采收加工]　秋季果实成熟后，采割全草，晒干，打下果实，除去杂质。

[药材鉴别]　性状鉴别　为5个小分果聚合而成（少数4～8个），呈放射状菱形，有的单独存在。小果表面绿白色或灰白色，背面隆起有许多网纹及小刺，还有1对长刺和1对短刺。质硬，刺手，每分果含种子2～4粒，切断面可见白色或黄白色有油性的种仁。无臭，味苦、辛。（图10-42-2）

以颗粒均匀、饱满坚实、灰白色者为佳。

[成分]　含甾体皂苷，苷元有薯蓣皂苷元（diosgenin）、吉托皂苷元（gitogenin）、鲁斯可

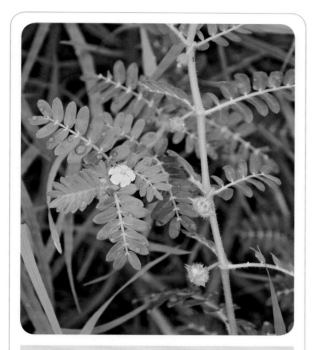

A. 花

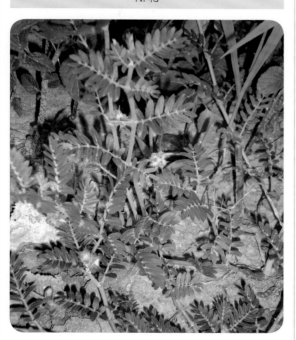

B. 果

图10-42-1　蒺藜植物

皂苷元（ruscogenin）、绿皂苷元（chlorogenin）、海可皂苷元（heeogenin）、新提果皂苷元（neotigogenin）、25D-螺甾烷-3,5-二烯（25D-spirosta-3,5-diene）。含黄酮山奈酚（kaempferol）、

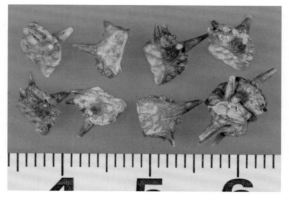

图10-42-2　蒺藜药材

山奈酚-3-葡萄糖苷（kaempferol-3-glucoside）、蒺藜苷（tribuloside）、山奈酚-3-芦丁糖苷（kaempferol-3-rutinoside）。此外，尚含挥发油、豆甾醇（stigmasterol）等化合物。

[贮藏保管]　置干燥处，防霉。

[功效]　性微温，味辛、苦；有小毒。平肝解郁，活血祛风，明目，止痒。用于头痛眩晕，胸胁胀痛，乳闭乳痈，目赤翳障，风疹瘙痒。

[用法用量]　6～10 g。

[方例]　白蒺藜散（《张氏医通》）：白蒺藜，菊花，蔓荆子，草决明，甘草，连翘，青葙子。治肝肾虚热生风，目赤多泪。

[论注]　白蒺藜主要具平肝熄风之功，而潼蒺藜即沙苑子，为豆科植物扁茎黄芪的种子，为益肝肾的滋补药。两者不可混用，详见"沙苑子"项下。

# 花　椒
（附：椒目）

ZANTHOXYLI PERICARPIUM

本品原名秦椒、蜀椒，始载于《神农本草经》。《名医别录》载曰："秦椒生泰山山谷及秦岭上，或琅琊。八月、九月采实。"又曰："蜀椒生武都山谷及巴郡。八月采实，阴干。"李时珍曰："秦椒，花椒也。始产于秦，今处处可种，最易蕃衍。其叶对生，尖而有刺。四月生细花。五月结实，生青熟红，大于蜀椒，其目亦不及蜀椒目光黑也。"并曰："蜀椒肉厚皮皱，其子光黑。"

[**别名**] 川椒，青椒，红椒。

[**来源**] 为芸香科植物青椒 *Zanthoxylum schinifolium* Sieb. et Zucc. 或 花 椒 *Zanthoxylum bungeanum* Maxim. 的干燥成熟果皮。

[**植物形态**] 青椒 灌木，高 1～3 m。茎枝疏生小皮刺。单数羽状复叶互生，小叶 11～21，卵状或椭圆状披针形；叶轴具窄翅，下面有钩刺。花单性异株或杂性。蓇葖果黄绿或暗绿色，表面腺点色深点状下陷。种子 1 枚，光亮黑色。花期 8—9 月，果期 10—11 月。（图 10-43-1）

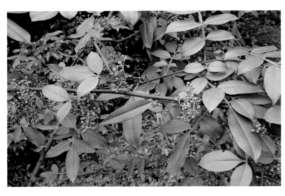

图 10-43-1 青椒植物

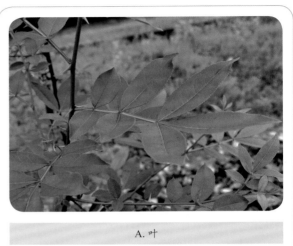

A. 叶

B. 果

图 10-43-2 花椒植物

**花椒** 与青椒的主要区别为：较高大的灌木或小乔木，高 3～7 m。小叶少，5～11，为卵形或椭圆形。果红色或紫红色，密生突起的腺点。（图 10-43-2）

[**产地**] 青椒主产于东北、华东等地。花椒主产于西南地区。

[**采收加工**] 果实成熟未开裂时剪下果序，晒干，除去果枝，分开果皮（花椒）及种子（椒目），分别入药。

[**药材鉴别**] **性状鉴别** 青椒：聚合果多为 3 个并生的蓇葖果，蓇葖果呈球形，直径 3～4 mm，顶端具短尖。外果皮灰绿色或棕绿色，具网纹及下陷的腺点；内果皮灰白色，光滑，与外果皮分离。气香，味微甜而后辣。（图 10-43-3）

花椒：果多为单生，直径 4～5 mm。外果皮红棕色或紫红色，极皱缩，具点状稍突起的腺点；内果皮淡黄色，光滑。气香浓，味辣。（图 10-43-4）

**传统鉴别** 青花椒：果皮较薄，外表草绿色，网纹细，质脆。气清香，味辛、微甜。

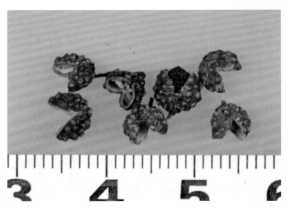

图 10-43-3 青椒药材

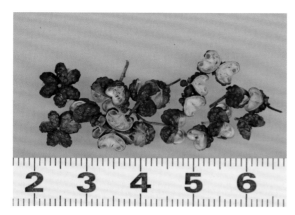

图 10-43-4　花椒药材

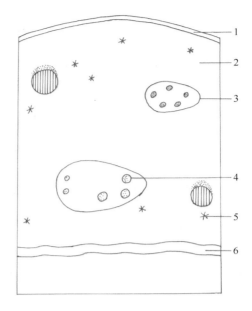

图 10-43-5　花椒横切面简图

1. 外果皮　2. 中果皮　3. 油室
4. 油滴　5. 草酸钙簇晶　6. 内果皮

大红花椒：四川汉源产花椒，颗粒大，果皮厚，外粗糙，布满疣状突起的油细胞，紫红色，习称"大红袍"。具特殊强烈的香气，麻辣味持久，质最优。

显微鉴别　果皮横切面：① 外果皮为 1 列表皮细胞组成，细胞外壁被角质，腔内含棕色物。② 中果皮散有维管束及大型油室，油室椭圆形，切向长 500 ～ 900 μm，内含淡黄色油状物；薄壁细胞内含草酸钙簇晶，近内果皮处尤多。③ 内果皮由数列长柱、长条形木化细胞，彼此交错组成。（图 10-43-5）

粉末：棕红色。① 气孔为不定式，直径 30 ～ 42 μm。② 表皮细胞类圆形或椭圆形，上壁具角质纹理，内含棕色物。③ 内果皮细胞长柱或条形，木化，彼此交错或散在。④ 果皮纤维长梭形，两端尖或钝。⑤ 导管为螺纹导管及环纹导管。⑥ 可见破碎油室碎片、草酸钙簇晶。

［成分］　花椒果皮中含有挥发油，其中烯烃类占 81%、醇类 12%、酮类 3.6%、环氧化合物 1.5%、酯类 1.4%。含量较高的为柠檬烯（limonene）和 β-水芹烯（β-phellandrene）。此外，还含有 β-月桂烯（β-myrcene）、β-罗勒烯-X（β-ocimene-X）、桧烯（sabinene）、芳樟醇（linalool）、桉树脑（eucalyptole）、1,8桉叶素（1,8-cineole）、顺-薄荷醇乙酸酯（cis-piperitol acetate）、油酸（oleic acid）、棕榈酸（palmitic acid）、异茴香脑（草蒿脑，estragole，methyl-chavicol）、枯醇（cumicalcohol）、异胡薄荷醇（isopulegol）等。花椒子挥发油中的主要成分为芳樟醇和月桂烯等。花椒尚含生物碱和酰胺类成分，主要有香草木宁碱（kokusagine）、茵芋碱（skimmianine）、青椒碱（schinifoline）、白鲜碱（dictamnine）、合帕落平碱（haplopine）等；还含有香豆素类成分，如香柑内酯（bergapten）、脱肠草素（herniarin）；黄酮类成分，如金丝桃苷（hyperin）、槲皮素（quercetin）、槲皮苷（quercitrin）等。

［贮藏保管］　置通风干燥处。放某些动物类药中，可防虫蛀。

［功效］　性温，味辛。温中止痛，杀虫止痒。用于脘腹冷痛，呕吐泄泻，虫积腹痛，蛔虫症；外治湿疹瘙痒。

［用法用量］　3 ～ 6 g；外用适量，煎汤熏洗。

［方例］　蜀椒丸（《外台秘要》）：蜀椒，附子，半夏。治胸中气满，心痛引背。

［论注］　有个别地区用同属植物竹叶椒 Zanthoxylum planispinum Sieb. et Zucc. 及野花椒 Zanthoxylum simulans Hance 的果皮作花椒用。二者的果皮与花椒相似，但竹叶椒的外果皮散有大而明显突起的腺点。野花椒的蓇葖果基部具明显的子房柄。

# 附：椒目

ZANTHOXYLI SEMEN

李时珍曰："蜀椒肉厚皮皱，其子光黑，如人之瞳人，故谓之椒目。他椒子虽光黑，亦不似之。若土椒，则子无光彩矣。"

[来源] 为芸香科植物青椒 *Zanthoxylum schinifolium* Sieb. et Zucc.或花椒 *Zanthoxylum bungeanum* Maxim.的干燥种子。

[药材鉴别] 性状鉴别 呈近圆形或卵形，表面黑色具光泽，长3～4 mm，直径2～3 mm。气香，味辣。（图10-43-6）

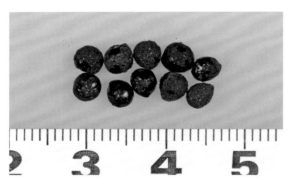

图10-43-6 椒目药材

[贮藏保管] 置干燥处。

[功效] 性寒，味苦、辛。行水平喘。用于水肿胀满，痰饮咳嗽。

[用法用量] 2～5 g。

# 吴茱萸

EVODIAE FRUCTUS

本品始载于《神农本草经》，列为中品。陈藏器曰："茱萸南北总有，入药以吴地者为好，所以有吴之名也。"苏颂曰："今处处有之，江浙蜀汉尤多，木高丈余，皮青绿色，叶似椿而阔厚，紫色，三月开红紫细花，七月、八月结实似椒子，嫩时微黄，至熟则深紫，或云颗粒紧小，经久色青绿者是吴茱萸，颗粒大，经久色黄黑者是食茱萸。"李时珍曰："茱萸枝柔而肥，叶长而皱，其实结于梢头，垒垒成簇而无核，与椒不同，一种粒大，一种粒小，小者入药为胜。"

[别名] 吴萸。

[来源] 为芸香科植物吴茱萸 *Evodia rutaecarpa* ( Juss. ) Benth.、石虎 *Evodia rutaecarpa* ( Juss. ) Benth. var. *officinalis* ( Dode ) Huang或疏毛吴茱萸（波氏）*Evodia rutaecarpa* ( Juss. ) Benth. var. *bodinieri* ( Dode ) Huang的干燥近成熟果实。前者称"大花吴茱萸"，后两者称"小花吴茱萸"。

[植物形态] 吴茱萸 落叶小乔木。叶对生，奇数羽状复叶，小叶5～9枚，彼此靠拢；小叶片较大，长6～15 cm，宽3～7 cm，椭圆形至卵形或卵状长椭圆形，上面疏生柔毛，下面密被长柔毛，有粗大透明腺点，基部楔形或圆形，先端短尖或骤尖，全缘。花绿色，顶生聚伞状圆锥花序，花朵密集。蓇葖果，心皮5，每室具发育种子1枚。花期6—8月，果期9—11月。（图10-44-1）

石虎 与吴茱萸的主要区别为：其小叶较窄而薄，长4～10 cm，宽1.5～4.5 cm，长圆形至披针形，先端渐尖或长渐尖，下面密被柔毛，各小叶片距离疏远。花朵不密集，果实较小。

疏毛吴茱萸 与石虎的主要区别为：小叶片稍宽，宽2.5～5.5 cm，广长圆形，先端为短的渐尖或短尖，而叶下面仅在叶脉上被疏柔毛，各小叶片彼此紧靠。叶及果实的腺点不太明显。

[产地] 分布于长江流域以南各省，主产于浙江、江西、贵州、四川、广西、广东等省区。

[采收加工] 9—11月果实呈绿色或微显黄绿色，尚未分瓣时采收，剪下果枝，晒干，除去枝叶即得。如分瓣开裂之果，习称"开口"，味淡质较次。

[药材鉴别] 性状鉴别 大花吴茱萸：略呈五棱扁球形，直径2～5 mm。表面暗绿色或绿黑色，粗糙，有细皱纹及鬃眼（油室）。顶平，中间有凹窝及5条小裂缝，有的不明显，基部有花萼及果柄，果柄密生毛茸。质坚，不易碎。种子乌黑色。香气浓烈，味辛辣、微苦。（图10-44-2）

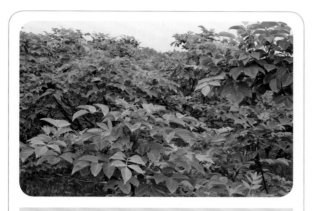

A. 植物

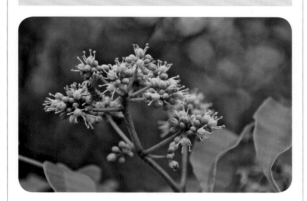

B. 花

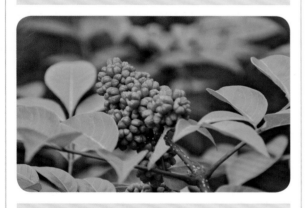

C. 果

图10-44-1　吴茱萸植物

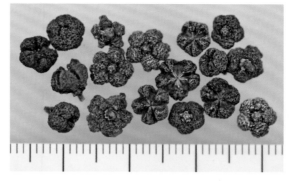

图10-44-2　大花吴茱萸药材

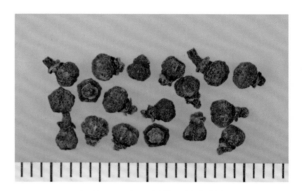

图10-44-3　小花吴茱萸药材

大量摊开，斜视为黑色，香气浓而不烈，个小（直径2～3 mm）。南方使用较多。

　　大花吴茱萸以粒大饱满、坚实、色绿、香气浓烈者为优品。小花吴茱萸粒小、红棕色者质较次。

　　显微鉴别　横切面：① 外果皮表皮细胞1列，类圆形，排列整齐，大多含橙皮苷结晶。② 中果皮较厚，全为薄壁组织，有多数大型油室散在，油室直径120～180 μm；薄壁细胞中含有草酸钙结晶，近内果皮尤密，簇晶直径12～16 μm。③ 内果皮为4～5列薄壁细胞，长方形，切向排列，较中果皮细小。④ 果室每室有1～2粒种子，类三角形。⑤ 种皮内全为胚乳组织。（图10-44-4）

　　粉末：灰棕色。① 非腺毛1～4（～9）个细胞，平直或稍折曲，末端有短分叉，长62～300（～416）μm，直径16～48 μm，壁厚7 μm，平滑或有角质线纹或疣状突起；非腺毛脱落痕呈类圆形。② 腺毛头部椭圆形或梨形，7～14或更多细胞，长64～96 μm，直

　　小花吴茱萸：与吴茱萸相似，唯果小，一般直径为2 mm。表面为红棕色。（图10-44-3）

　　传统鉴别　大花吴茱萸（大子吴茱萸）：扁圆形，绿黑色，有多数油胞，取大量摊开，在阳光下斜视为绿色，果柄有茸毛，个大、饱满、香气浓烈；品质为优。

　　小花吴茱萸（小子吴茱萸）：黄绿色，取

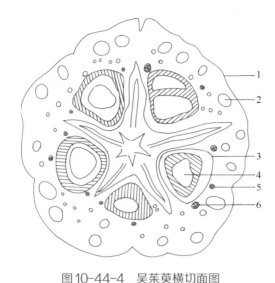

图10-44-4　吴茱萸横切面图

1.果皮　2.油室　3.种皮　4.胚乳　5.纤维群　6.导管

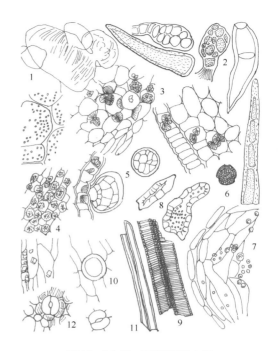

图10-44-5　吴茱萸粉末图

1.黏液细胞　2.非腺毛　3.果皮组织（示橙皮苷结晶）
4.草酸钙结晶　5.腺毛及腺鳞　6.花粉粒　7.油室碎片
8.石细胞　9.导管　10.非腺毛痕　11.纤维　12.气孔

径24～53 μm，含黄棕色或暗红棕色物；柄部1～4个细胞，与头部相接的细胞常含红棕色物。③腺鳞少数，呈圆形或长圆形，顶面观12～16个细胞，直径43～62 μm，常含棕色物。④石细胞绿黄色，略呈纺锤形或圆多角形，直径40～60 μm，长至128 μm，壁厚8~16 μm。⑤草酸钙结晶主为簇晶，多存在中果皮细胞中，直径16～38 μm；另有方晶长约至19 μm。⑥花粉粒呈类圆形，直径27～40 μm，具3孔沟，外壁2层，表面有网状雕纹，网眼形状不规则。⑦果皮组织淡棕色，表皮细胞呈多角形，大多含橙皮苷结晶。⑧中果皮细胞类圆形，含橙皮苷结晶、油室；油室多破碎，偶见完整的，一般直径在100 μm以上。⑨气孔直径18～38 μm，副卫细胞4～6个。⑩黏液细胞呈类圆形或长圆形，直径64～120 μm。⑪纤维细长，直径19～25 μm。⑫导管为网纹导管、螺纹导管和环纹导管。（图10-44-5）

　　[成分]　含挥发油0.4%以上，主要成分吴茱萸烯（evodene）为油的香气成分，并含罗勒烯（ocimene）。含生物碱：吴茱萸碱（evodiamine）、吴茱萸次碱（rutaecarpine）、羟基吴茱萸碱（hydroxyevodiamine）、吴茱萸喹酮碱（evocarpine）、吴茱因碱（wuchuyine）、脱氢吴茱萸碱（dehydroevodiamine）、吴茱萸酰胺（wuchuyuamide）Ⅰ/Ⅱ、丙酮基吴

茱萸碱（acetonylevodiamine）、吴茱萸宁碱（evodianinine）及小檗碱（berberine）等。含有柠檬苦素类成分：柠檬苦素（limonin）、吴茱萸苦素（rutaevin）、吴茱萸内酯醇（evodol）、黄柏酮（obacunone）等。含黄酮类成分：金丝桃苷（hyperoside）、异鼠李素-3-O-半乳糖苷（isorhamne tin-3-O-galactoside）等。尚含吴茱萸酸（goshyuic acid）、吴茱萸啶酮（evodinone）。石虎果实中还含dl-去甲基衡州乌药碱（dl-dcmethylcoclaurine, higenamine）。

　　[贮藏保管]　置阴凉、干燥处。本品辛味浓烈，不易虫蛀，与其他药材同放可起防蛀作用。

　　[功效]　性热，味辛、苦；有小毒。散寒止痛，降逆止呕，助阳止泻。用于厥阴头痛，寒疝腹痛，寒湿脚气，经行腹痛，脘腹胀痛，呕吐吞酸，五更泄泻；外治口疮。

　　[用法用量]　2～5 g；外用适量。

　　[方例]　吴茱萸汤（《伤寒论》）：吴茱萸，人参，大枣，生姜。功能温中补虚，降逆止呕；主治呕而腹满，或干呕吐涎沫，巅顶头痛

或胃痛，吞酸嘈杂等症。

[**论注**]（1）目前市场上有称为"中花吴茱萸"的商品药材，为芸香科植物吴茱萸 *Evodia rutaecarpa* (Juss.) Benth. 的干燥近成熟果实，主产于江西宜春地区，商品药材量大，品质佳。

（2）石虎和疏毛吴茱萸药材果实粒小，习称"小花吴萸"；江西分布于九江地区瑞昌、德安等地。产地药农反映，吴茱萸树林中，很少有蛇类栖息活动，当地群众佩戴吴茱萸树枝，认为有辟邪的作用。

（3）同属植物臭辣树 *Evodia fargesii* Dode 的果实与本品类似而混用。主要区别为：臭辣树果实呈5瓣开裂，扁圆形，外表棕黄色，粗糙，有鬃眼，内果皮白色。质硬，种子乌黑色，果柄无毛，无吴茱萸特异芳香，具不适臭气，味辛而麻。

# 佛 手

CITRI SARCODACTYLIS FRUCTUS

本品以枸橼名，始载于《图经本草》。苏颂曰："今闽广、江南皆有之，彼人呼为香橼子。形长如小瓜状，其皮若橙而光泽可爱，肉甚厚。"李时珍曰："枸橼产闽广间。木似朱栾而叶尖长，枝间有刺。植之近水乃生。其实状如人手，有指，俗呼为佛手柑。"

[**别名**] 佛手柑。

[**来源**] 为芸香科植物佛手 *Citrus medica* L. var. *sarcodactylis* Swingle 的干燥果实。

[**植物形态**] 常绿小乔木或灌木，具刺。叶互生，长椭圆形或倒卵状长椭圆形，基部钝圆，先端钝尖，边缘具波状钝齿；叶柄短，不具箭叶（翼叶）。花白色带紫，单生、丛生或成总状花序。柑果大，橙黄色，矩形、卵形或长圆形，顶端裂开，形如手指。花期4—5月，果期10—12月。（图10-45-1、图10-45-2）

[**产地**] 主产于福建、广东、广西、四川、云南、江苏、浙江、江西等省区。

[**采收加工**] 秋季摘取淡黄绿色果实，纵切成薄片，晒干或烘干。

[**药材鉴别**] 性状鉴别 类圆形或卵圆形的薄片，长6～10 cm，宽3～6 cm，厚1～

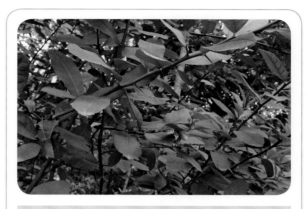
A. 植物

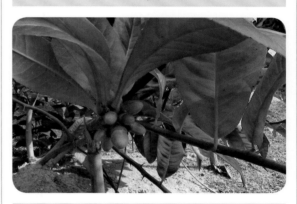
B. 花

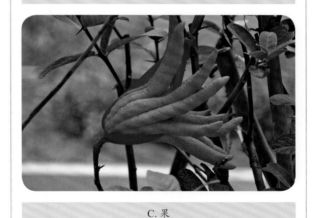
C. 果

图10-45-1 佛手植物

2 mm。顶端稍宽，常有3～5个似指状的裂瓣，基部略狭，有的可见果柄痕。外皮黄绿色或橙黄色，有皱纹及油点。果肉白色，有凸凹不平的点或线纹，无瓤及种子。质硬脆，易折断脆，受潮后柔韧。有香气，味微甜后苦。

以片大、绿皮白肉、香气浓郁者为佳。

传统鉴别 广佛手：主产于广东高要、四

会、云浮。卷曲薄手片摊开，呈掌状，上端有数手指状分裂，手片宽大，质柔软，色白，边黄，气清香而醇，令人有爽快感，微甜而带苦。品质优。（图10-45-3）

川佛手：产四川合江、重庆江津、綦江。手片细小而厚，青边白肉，质较硬，香气较前者略差。主销西南各地。（图10-45-4）

[成分] 含挥发油，主要成分为柠檬烯（limonene）、1-甲基-2-（1-甲乙基）-苯［1-methyl-2-（1-methylethyl-benzene）]、γ-松油烯（γ-terpinene）、α/β-蒎烯（α/β-pinene）、香

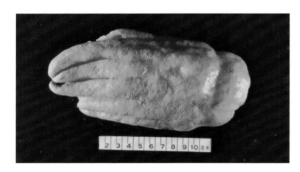

图10-45-2　鲜佛手

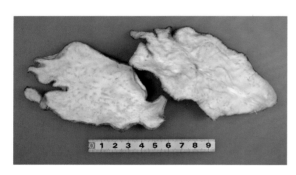

图10-45-3　广佛手药材

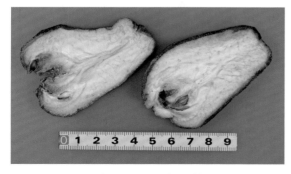

图10-45-4　川佛手药材

茅醛（citronellal）、香茅醇（citronellol）、芳樟醇（linalool）、p-百里香素（p-cymene）、香叶醛（geranial）、香茅酸（citronellic acid）、α-松油醇（α-terpineol）、橙花醇（neral）。含香豆素类化合物，主要有佛手内酯（bergapten）、柠檬内酯（citropten）、6,7-二甲氧基香豆素（6,7-dimethoxycoumarin）。含黄酮类化合物，主要有布枯叶苷（diosmin）、香叶木苷（diosmin）、陈皮苷。尚含二萜类成分柠檬苦素（limonin）、闹米林（nomilin）。

[贮藏保管] 置阴凉干燥处，防霉，防蛀。

[功效] 性温，味辛、苦、酸。疏肝理气，和胃止痛，解郁化痰。用于胸闷气滞，胃脘疼痛，呕吐，食欲不振，痰饮咳喘。

[用法用量] 3～10 g。

[论注] 佛手花　为佛手的花或花蕾。淡棕黄色，基部带有短梗，花萼杯状，略有皱纹。花瓣5枚，呈线状矩圆形，外表可见众多的凹窝，质厚，两边向内卷曲。气微香，味微苦。具有醒脾开胃、止呕之功效。（图10-45-5）

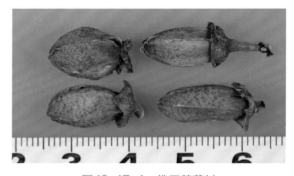

图10-45-4　佛手花药材

佛手花市场上主要为川手花和兰手花。川手花因果实小，开花极盛，多采花；含苞未开，色黄。兰手花，产浙江金华，集散在兰溪，故称"兰手花"；含苞未开，产量较大。

# 香　橼

CITRI FRUCTUS

《本草图经》载有枸橼。《本草纲目》释名为香橼、佛手柑。陈藏器谓："枸橼生岭南，

柑、橘之属也。"苏颂谓："今闽广、江南皆有之，彼人呼为香橼子。形长如小瓜状，其皮若橙而光泽可爱，肉甚厚，白如萝卜而松虚。虽味短而香芳大胜，置衣笥中，则数日香不歇。"

［别名］香圆，枸橼。

［来源］为芸香科植物枸橼*Citrus medica* L.或香圆*Citrus wilsonii* Tanaka的干燥成熟果实。

［植物形态］枸橼 常绿小乔木或灌木，有短硬棘刺。叶互生，叶柄短，无翼，箭叶不发达，顶端无关节或节不明显；叶片短圆形，基部宽楔形，先端钝或短尖，边缘有锯齿。花数朵簇生于叶腋，或为总状花序。花萼、花冠均5；子房10～17室。柑果卵形或矩圆形，果皮厚而芳香。花期4—5月，果期8—9月。（图10-46-1）

香圆 常绿乔木。叶小而为椭圆形，具心脏形的宽翼，子房9～11室。柑果圆形或扁圆形，顶端有花柱基痕，其周围有1圆环。花期4—5月，果期10—11月。

［产地］枸橼主产于四川、云南、福建、广东等省。香圆主产于陕西、江苏、浙江、江西、湖北、安徽等省。

［采收加工］秋季果实成熟采收，切片，晒干或低温干燥。香圆可整个、对切2瓣或切片后，晒干或低温干燥。

［药材鉴别］性状鉴别 枸橼：呈圆形或扁圆形，直径4～10 cm，常切成片。横切片外果皮黄色或黄绿色，边缘具波状；中果皮较厚，厚1～3 cm，约占果横切面的1/2，黄白色；中央瓤囊10～17室，呈车轮状。质柔韧。气清香，味微甜而苦辛。（图10-46-2）

以个大或片大色黄白、香气浓者为佳。

香圆：呈球形、半球形或圆片，外表黑绿或黄绿色，密被凹陷小油点及粗皱纹，完整或半球形，花柱基痕周围可见1环圈（习称"金钱环"）；中果皮薄，约5 mm；中央瓤囊9～11室。气香，味酸而苦。（图10-46-3）

以个大、色黑绿、香气浓者为佳。

［成分］枸橼果皮含挥发油，油中主要成分为右旋柠檬烯（d-limonene）90%、枸橼醛（cifral）5%及乙酸芳樟酯（linalylacetate）、

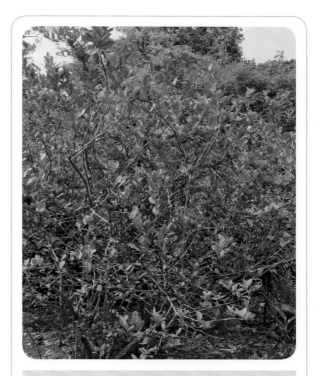

A.植物

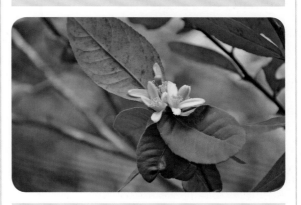

B.花

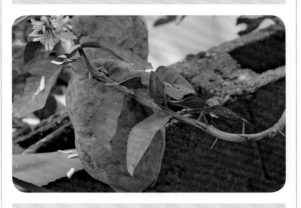

C.果

图10-46-1 枸橼植物

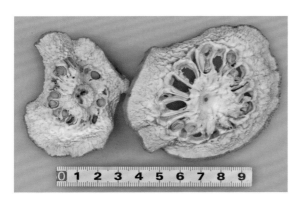

图10-46-2　枸橼药材

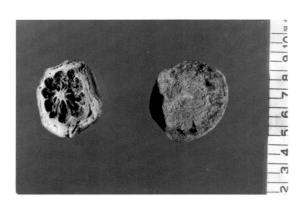

图10-46-3　香橼药材

乙酸牻牛儿酯（geranyl acetate）、水芹烯（phellanadrene）等。并含枸橼苷（citronin）、橙皮苷（hesperidin）、圣草酚葡萄糖苷及果胶、苦味质、水苏碱等。

[贮藏保管]　置阴凉、干燥处，防蛀。

[功效]　性温，味苦、辛、酸。疏肝理气，宽中，化痰。用于胸胁脘腹胀痛，嗳气，呕吐，痰多咳嗽。

[用法用量]　5～10 g。

[论注]　在某些地区以同科属植物柚 Citrus grandis（L.）Osbeck 的幼果横切作香橼入药。其皮厚囊小，香气弱，应注意鉴别。

# 枳　壳

AURANTII FRUCTUS

枳实，始载于《神农本草经》，列为中品。苏颂曰："今洛西、江湖州郡皆有之，以商州者

为佳……七月、八月采者为实，九月、十月采者为壳。今医家以皮厚而小者为枳实，完大者为枳壳，皆以翻肚如盆口状，陈久者为胜。近道所出者，俗呼臭橘，不堪用。"古代本草记载的枳虽为枸橘，但药用枳壳、枳实宋代以后发生了变迁，改为用酸橙的果实，沿用至今，现在药用以酸橙为正品。

[别名]　江枳壳，川枳壳。

[来源]　为芸香科植物酸橙 Citrus aurantium L. 或江西栽培的臭橙 Citrus aurantium L. 'Xiucheng' 和香橙 Citrus aurantium L. 'Xiangcheng' 的干燥未成熟果实。

[植物形态]　酸橙　常绿小乔木，枝三棱状有长刺。单身复叶，互生，革质，卵状长椭圆形或倒卵形，长5～10 cm，宽2.5～3 cm，近全缘，有油点；叶翅长0.8～1.5 cm，宽0.3～0.6 cm。花单生或数朵簇生于叶腋；萼片5，花瓣5，白色，有浓厚香气；子房上位，球形，花柱粗壮，柱头头状。柑果球形或稍扁，橙黄色，果皮粗糙，瓤肉味酸。花期4—5月，果期6—11月。（图10-47-1）

臭橙　与酸橙的主要区别为：果实成熟时呈橙黄色，果皮略光滑。（图10-47-2）

香橙　与酸橙的主要区别为：果实成熟时呈橙红色，果皮较粗糙。（图10-47-3）

[产地]　主产于江西、湖南、四川、浙江等省。江西樟树、新干所产者称为"江枳壳"，质量最佳；樟树市的黄岗乡被誉为"枳壳之乡"。重庆江津产者称为"川枳壳"，湖南沅江产者称为"湘枳壳"。

[采收加工]　7—8月间（大暑前后）采未成熟的果实横切两半。江枳壳加工时切面向上，白天暴晒，夜间翻过来，外皮向上，至晒干为度，这样可保持"青皮白肉、口面翻卷，囊小香浓"。若遇雨天可在无烟火上烘干。（图10-47-4）

[药材鉴别]　性状鉴别　呈半圆球形，直径3～5 cm。外皮青绿色或绿褐色，有颗粒状突起，每个突起的顶点有小凹点，有的具果柄痕迹。果肉厚薄不一，口面白色或黄、白色，平口或反卷。瓤松脆，呈车轮状，内藏种子。气芳香，味苦、微酸。（图10-47-5、图

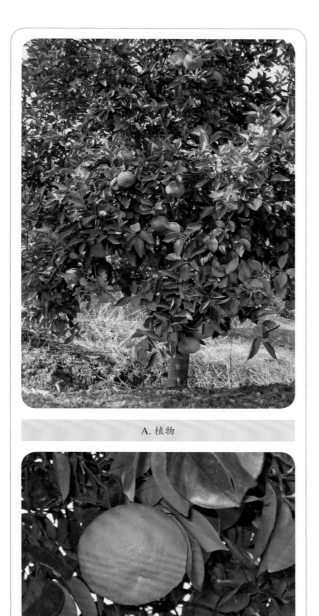

A. 植物

B. 果

图 10-47-1 酸橙植物

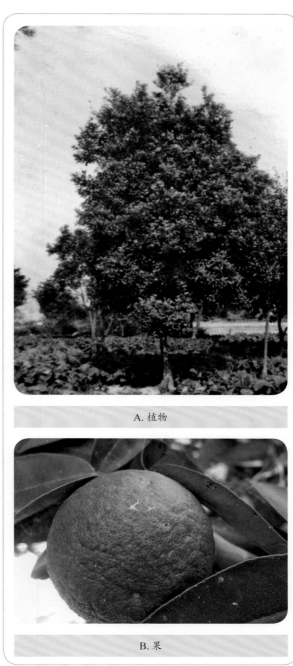

A. 植物

B. 果

图 10-47-2 臭橙植物

10-47-6）

　　传统鉴别　江枳壳：植物多为臭橙 *Citrus aurantium* L. 'Xiucheng'，少数为香橙 *Citrus aurantium* L. 'Xiangcheng'。主产于江西樟树黄土岗、新干三湖州镇。青皮白肉，口面厚，反卷如盆状。质坚硬。清香气浓，味苦、微酸。质最优。（图 10-47-7）

　　川枳壳：植物为酸橙 *Citrus aurantium* L.。主产于重庆綦江、江津。个体较江枳壳略大，皮绿褐色，皮较细腻，肉黄白色，平口。气清香。品质较优。（图 10-47-8）

　　湘枳壳：原植物是以枸橘为砧木、酸橙为接穗的嫁接品种，称为枳橙 *Citrus aurantium × Poncirus trifoliata*；呈酸橙的生物

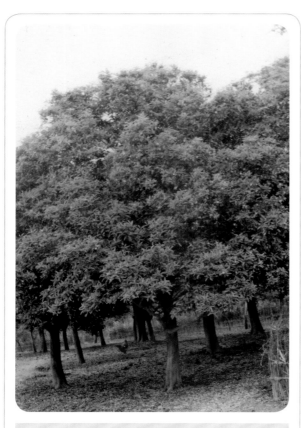

A. 植物

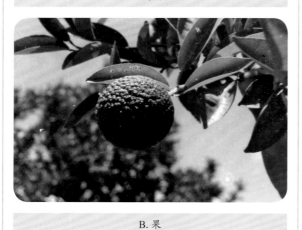

B. 果

图 10-47-3　香橙植物

学特征，以益阳地区沅江及怀化地区为主产区。个形大小不一，皮色多呈棕黄色或棕褐色，果皮较粗糙，果肉不及江枳壳和川枳壳厚，香气亦较淡。（图 10-47-9）

显微鉴别　果皮横切面：① 表皮细胞 1 列，较小，外被角质层，有气孔。② 表皮下为中果皮薄壁细胞，壁不均匀增厚，有较大细胞间隙，外侧有的细胞含草酸钙方晶，长至 35 μm；油室不规则排列成 1 ～ 2 列，呈卵圆形，长 325 ～ 1560 μm，切向长 260 ～ 715 μm；并有维管束纵横散布。③ 中果皮内侧细胞多切向延长，排列紧密。（图 10-47-10）

粉末：灰黄色。① 果皮表皮细胞多角形或不规则长方形，长 7 ～ 20 μm，气孔圆形，直径 17 ～ 27 μm，副卫细胞 5 ～ 8 个。② 中果皮细胞形状不一，壁不均匀增厚，厚 7 ～ 17 μm。③ 草酸钙结晶呈斜方形、菱形或多面形，长 6 ～ 35 μm，多存在于表皮层以下及瓤囊薄壁组织中。④ 导管及管胞主为螺纹，稀有网纹导管，直径至 17 μm。⑤ 油室碎片可见。（图 10-47-11）

[成分]　含挥发油，主要成分为右旋柠檬烯（d-limonene，约 90%）、枸橼醛及右旋芳樟醇等。果皮含橙皮苷（hesperidin）、柚皮苷（naringin）、新橙皮苷（neohesperidin）、川陈皮素（obiletin）、5-邻-去甲基川陈皮素（5-O-desmethyl nobiletin），及苦味成分苦橙苷（aurantiamarin）、苦橙酸。此外，还含辛弗林及 N-甲基酪胺，两者有升压作用。

[贮藏保管]　置阴凉、干燥处，防霉，防虫蛀。

[功效]　性微寒，味苦、辛、酸。理气宽中，行滞消胀。用于胸胁气滞，胀满疼痛，食积不化，痰饮内停，脏器下垂。

[用法用量]　3 ～ 10 g。

[注意]　孕妇慎用。

[论注]　（1）枳壳是江西道地药材之一，有悠久的历史。西晋《博物志》载："橘柚类甚多，柑、橘、枳皆是，豫章郡出其真者。"古豫章郡辖南昌、新淦（今新干）等 16 个县。《本草崇原》云："近时出于江西者多。"现在以樟树市的黄土岗、新干三湖的商洲栽培面积大，主要是酸橙的香橙和臭橙 2 个品系。香橙、臭橙加工的枳壳青皮白肉，香气浓郁，产地称"商洲枳壳"；香橙品质最优，臭橙质也优、产量大，行销国内外。

宋《开宝本草》云："枳壳生商州。"《本草图经》谓："枳壳生商州川谷，今京西、江湖州郡皆有之，以商州者为佳。"商州属今陕西商

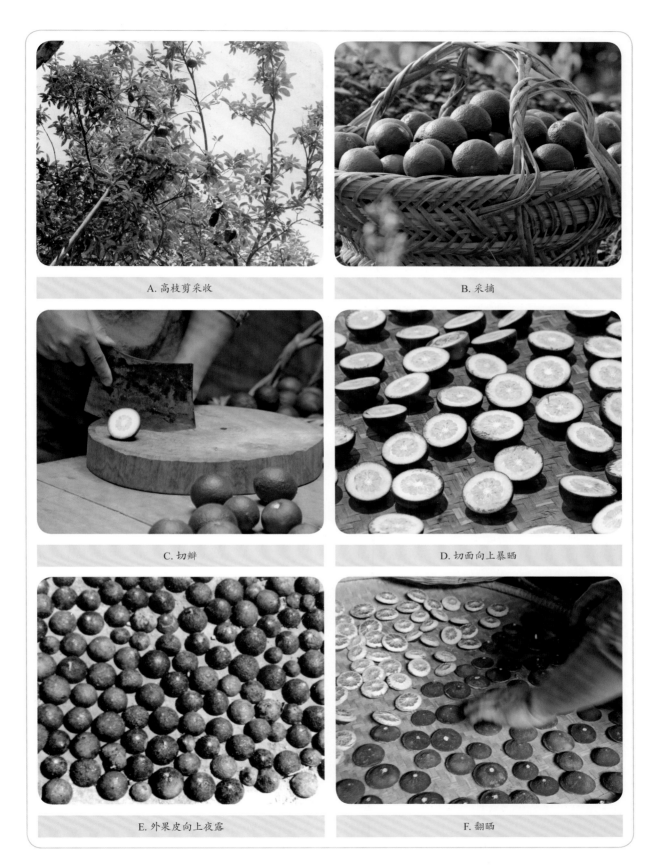

A.高枝剪采收

B.采摘

C.切瓣

D.切面向上暴晒

E.外果皮向上夜露

F.翻晒

图10-47-4　江枳壳采收加工图

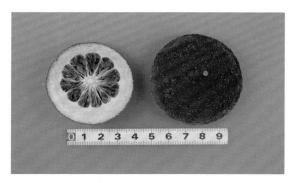

图10-47-5 臭橙枳壳药材

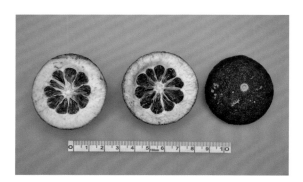

图10-47-6 香橙枳壳药材

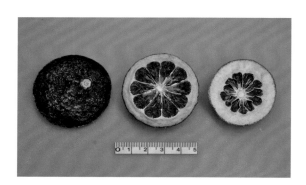

图10-47-7 江枳壳药材

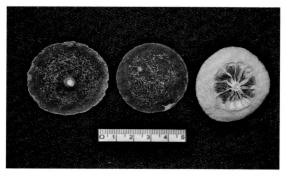

图10-47-8 川枳壳药材

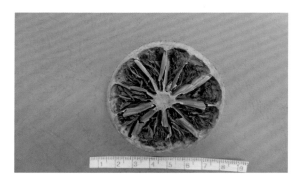

图10-47-9 湘枳壳药材

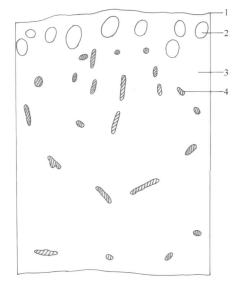

图10-47-10 枳壳果皮横切面简图

1. 表皮 2. 油室 3. 中果皮 4. 维管束

洛。《商洛特产》亦载:"枳壳是商州名产中药材,是枳树结的果实。"古代商州枳壳考其生态环境,原植物有认为是枸橘 *Poncirus trifoliate*(L.)Raf.,也有认为是柑橘属的香圆 *Citrus wilsonii* Tanaka 或酸橙 *Citrus aurantium* L.。可能是历史的巧合,新干三湖镇《蒋氏族谱》载,宋徽宗宣和七年(1125年)三湖娄家渡上首建商洲集市,成为江南商贾进行药材等商品交易的中转大市场。新干生产的枳壳通过商洲集市的中转而行销天下,久之而得"商洲枳壳"的美名。本草记载的陕西商州枳壳,现代江西樟树、新干的商洲枳壳只是"州"与"洲"字的区别,已经发生了重大药物历史变迁。江西产的商洲枳壳称为"江枳壳",是枳壳道地药材,

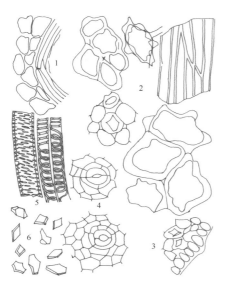

图10-47-11　枳壳粉末图

1. 油室碎片　2. 中果皮细胞　3. 表皮细胞
4. 气孔　5. 导管　6. 草酸钙结晶

产量大，质量优，还广泛行销于国内外。

（2）酸橙的栽培变种尚有黄皮酸橙 *Citrus aurantium* L. 'Huangpi'、代代花 *Citrus aurantium* L. 'Daidai'、朱栾 *Citrus aurantium* L. 'Chuluan'、塘橙 *Citrus aurantium* L. 'Tangcheng'。浙江黄岩有少量黄皮枳壳生产，兰溪栽培的朱栾过去曾作枳壳收购，未发现塘橙作枳壳来源的情况。而代代花 *Citrus aurantium* L. 'Daidai' 的果实称为"苏枳壳"，主产于江苏苏州地区和浙江金华地区，行销上海市及华东地区各省，1960年代以后产量逐渐减少；其果实为圆球形，通常商品横切为二，呈扁圆形，直径3～5.5 cm，厚1.5～2.5 cm；表面灰黄棕色至暗绿棕色，密被多数凹下的小油点及网状隆起的皱纹，表面有微凸起的基柱，基部有果柄残基，中心柱直径0.5～1 cm；气香，味苦、辛。

（3）芸香科植物枸橘 *Poncirus trifoliate* (L.) Raf. 的果实，主产于福建。药材较小，果皮表面绿黄色，被有细柔毛；中心柱直径2～5 mm，瓤囊6～8个。香港、福建、广西、陕西一些地区作枳壳用，药材称"绿衣枳壳"，不构成大宗商品。由枸橘发展至应用酸橙，这是中药的"品种变迁"与"品种延续"理论的典型体现。（图10-47-12）

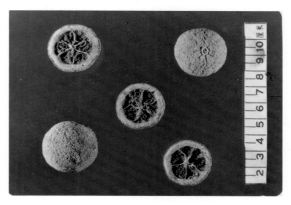

图10-47-12　绿衣枳壳药材

（4）有文献记载芸香科植物香圆 *Citrus wilsonii* Tanaka 是药材枳壳的来源之一。据调查，目前只有陕西汉中商品药材枳壳还有香圆。药材称为香圆枳壳，其特点为果顶具金钱环，表面粗糙，中心柱径宽4～10 mm，味酸而后苦。（图10-47-13）

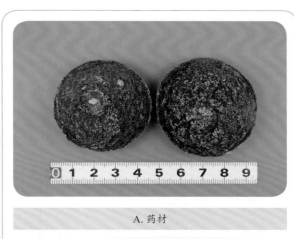

A. 药材

B. 示金钱环

图10-47-13　香圆枳壳药材

（5）4种枳壳鉴别要点如表10-47-1。

表10-47-1　酸橙枳壳、香园枳壳、苏枳壳、绿衣枳壳的区别

| 品种 | 酸橙枳壳 | 香圆枳壳 | 苏枳壳 | 绿衣枳壳 |
|---|---|---|---|---|
| 直径（cm） | 3～5 | 4～7 | 3～5.5 | 2.5～3 |
| 外　表 | 绿褐色或棕褐色，无毛 | 褐色或深褐色，粗糙，无毛 | 灰黄棕色至暗绿棕色，无毛 | 绿黄色，被细柔毛 |
| 果顶金钱环 | 无 | 有 | 无 | 无 |
| 果皮厚度（mm） | 6～12 | 7～15 | 5～10 | 3～6 |
| 中心柱厚度（mm） | 5～9 | 4～10 | 5～10 | 2～5 |
| 瓤囊数 | 7～12 | 10～12 | 8～12 | 6～8 |
| 气　味 | 苦而后酸 | 酸而后苦 | 苦而后酸 | 微苦 |

（6）红河橙 *Citrus hongheensis* Y.L.D.L. 主产于云南，在云南作枳壳用。原植物为大翼橙亚属1个新种，分布于云南省红河县，当地习惯用未成熟果实作枳壳用。药材半球形，直径2.5～4 cm，表面黄绿色，皮较薄，口面平，称为"红河枳壳"，多为产地自产自销。

（7）柑橘属的枳壳、枳实药材的横切面构造及粉末显微特征体现了一定的相似性，但也具有种间的区别点，主要表现在角质层的厚度、气孔结构、表皮细胞的排列方式、中果皮、通气组织发达与否、非腺毛的有无等。这些区别点可作为不同来源枳壳、枳实药材的鉴别依据。

来源于大翼橙亚属的红河枳壳（实）表面具倒钩状分枝多细胞非腺毛。来源于枸橘属的建枳壳（实）横切面的表皮细胞呈乳头状突起，具有单细胞非腺毛，与来源于柑橘属多种枳壳（实）有显著区别。同一原植物来源的枳壳与枳实组织构造完全相同，仅是枳实的细胞和组织结构小于枳壳。

（8）在市场上枳壳药材中最近有常山胡柚品种，每年仅从衢州销出的量就超过3 000吨，超过全国市场所有枳壳量的1/3，已然为"事实使用枳壳"，俗称"浙枳壳"。研究认为常山胡柚与酸橙和柚为近缘，是酸橙和柚的自然杂交变种，在《浙江省中药炮制规范》（2015年版）中，将来源植物常山胡柚 *Citrus Changshan-huyou* Y. B Chang药材定名为衢枳壳，是否能代用值得进一步研究。（图10-47-14）

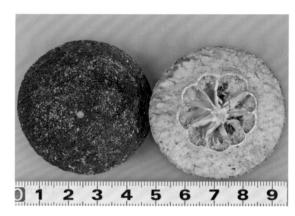

图10-47-14　衢枳壳药材

（9）对枳壳类药材表面扫描电镜研究表明，可以从其角质纹理、蜡被的形状分布、气孔的形态结构以及非腺毛的有无等特征进行种间鉴别。同一原植物来源的枳壳与枳实在扫描电镜下的特征完全相同，仅是大小的差异。（表10-47-2）

表10-47-2　枳壳类药材表面扫描电镜比较表

| 药材名 | 气孔的分布 | 气孔与孔口径 | 角质层纹理 | 细微结构 |
|---|---|---|---|---|
| 江枳壳（臭橙） | 极多，均匀分布 | 类圆形，微凸起，周围角质稍平坦，孔径略小 | 皱褶细密，呈小规则状隆起 | 角质具细颗粒突起，有凹起，蜡被片状 |
| 江枳壳（香橙） | 略多，均匀分布 | 圆形，周围角质稍平坦孔径大，内具块状物 | 皱褶成波状、块片状、脊状隆起 | 角质脊状隆起，有不规则凹孔，蜡被片状、块片状 |
| 川枳壳 | 略少，沿皱褶呈环带状分布 | 椭圆形，微凹陷，周围角质环绕 | 皱褶成条状、块片状、不规则状隆起 | 角质颗粒状、脊状突起蜡被块片状 |
| 湘枳壳 | 略少，沿皱褶环带状分布 | 多类圆形，孔径略大，内含块状物 | 条索状，遇回状隆起，皱褶深浅不一 | 角质索状隆起，蜡被厚连成片，外层疏松，颗粒状 |
| 苏枳壳 | 极多，均匀分布 | 类圆至椭圆形，略凹陷孔径小 | 浅皱褶成波状，不规则块状 | 角质块状、片状隆起，蜡被略薄，片状、颗粒状 |
| 甜橙枳壳 | 较多，成片分布 | 近椭圆形，显著突起，基部角质呈圆台状 | 颗粒状角质隆起，略尖大小相近 | 角质突起顶部锐圆，基部具纵向脊状突起，蜡质薄片状 |

# 枳　实

AURANTII FRUCTUS IMMATURUS

[来源]　为芸香科植物酸橙 Citrus aurantium L. 及其栽培变种或甜橙 Citrus sinensis Osbeck 的干燥幼果。

[植物形态]　酸橙　同"枳壳"。

**甜橙**　常绿小乔木，高3～5 m，分枝多，无毛。叶互生，单身复叶，质较厚，叶柄长0.6～2 cm；叶翼狭窄，宽2～3 mm，顶端有关节；叶片椭圆形或卵圆形，长6～12 cm，宽2.3～5.5 cm，先端短尖或渐尖，微凹，基部阔楔形或圆形，有半透明油点。花簇生叶腋，白色；花萼3～5裂，裂片三角形；花瓣5，舌形；雄蕊19～28；花丝下部联合成5～12组；子房近球形，柱头头状。柑果扁球形，橙黄色或橙红色。花期4月，果期11—12月。

[产地]　酸橙枳实主产于江西、四川、湖南，甜橙产于贵州、四川、江苏、浙江、江西、福建等省。

[采收加工]　5—6月拾取自然脱落在地上的幼小果实，除去杂质，晒干；略大者自中部横切为两半，晒干。

[药材鉴别]　*性状鉴别*　酸橙枳实：呈半球形，少数为球形，直径5～25 mm。外表面灰绿色或黑绿色，有颗粒状突起和皱纹，有果柄痕迹。切面略现隆起，光滑，黄白或黄褐色，厚5～8 mm，边缘有1～2列黑棕色凹陷小点（油室），瓤囊9～11瓣，棕褐色，中轴宽3～5 mm。气香，味苦、微酸。（图10-48-1、图10-48-2）

甜橙枳实：呈圆球形或半球形，直径10～25 mm。表面棕绿色或棕色，较细致，散有众多小油点，基部具圆盘状果柄痕或点状突起的花柱基痕。剖面中果皮较薄，约占1/3，厚2～4 mm，表面淡棕色，边缘有凹陷小点，瓤囊占大部分，9～11瓣，灰棕色。气香，味酸、苦。（图10-48-3）

[成分]　酸橙枳实与枳壳成分相似，分离出升压作用的辛弗林和N-甲基酪氨，二者含量较枳壳高。另含橙皮苷（hesperidin）、柚皮苷（naringin）、新橙皮苷（neohesperidin）、野漆树苷

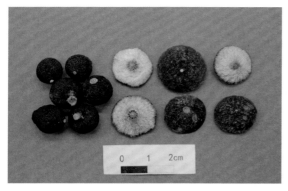

图10-48-1 酸橙枳实药材（左为鹅眼枳实，右为枳实）

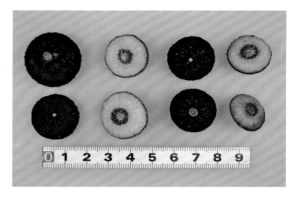

图10-48-2 酸橙枳实药材

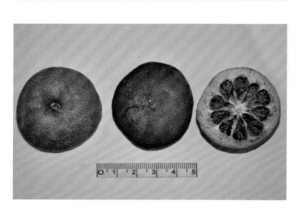

图10-48-3 甜橙枳实药材

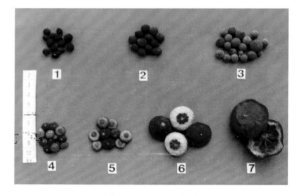

图10-48-4 枳实药材

1. 鸡眼枳实　2. 鹅眼枳实　3. 绿衣枳实
4. 小片枳实　5. 中片枳实　6. 大片枳实　7. 香圆枳实

（rhoifolin）、忍冬苷（lonicerin）等黄酮苷类化合物以及维生素C等。枳实注射剂用于抗休克。

［**贮藏保管**］ 置阴凉、干燥处，防虫蛀。

［**功效**］ 性微寒，味苦、辛、酸。破气消积，化痰散痞。用于积滞内停，痞满胀痛，泻痢后重，大便不通，痰滞气阻，胸痹，结胸，脏器下垂。

［**论注**］ （1）枳实为夏至前后拾取地上风吹落或自行脱落的幼果。枳壳为定期采收的未成熟果实，规格稳定。江枳实商品药材主要规格按生长期及大小分为5种。（表10-48-1、图10-48-4）

鸡眼枳实和鹅眼枳实为完整的幼果，小片枳实、中片枳实、大片枳实、枳壳均为中部横切为半球形的青果。不同商品规格的枳实、枳壳以药材的大小、单位面积油室数及油室大小为鉴别依据。单位面积油室数随果实的成熟而减少，油室腔增大，符合果实发育成熟的基本规律。随着生

长期的不同，化学成分有明显的变化规律，挥发油随果实的成熟而升高，以鸡眼枳实为最低，枳壳最高；而橙皮苷、辛弗林和N-甲基酪胺，则以鸡眼枳实最高、鹅眼枳实次之，枳壳最低，鹅眼枳实各类成分含量都比较高。《本草蒙筌》谓："择如鹅眼、色黑陈者为良。"江枳壳传统经验认为鹅眼枳实为优品。目前不划分商品规格，产量最大的为中片和大片枳实，为主流品种。

（2）作枳实药用的还有同属植物香圆*Citrus wilsonii* Tanaka的果实。主产陕西汉中地区，省内使用。半球形，直径15～25 mm；外表面棕褐色或灰棕色，散有众多小油点，中央有圆盘状果柄痕或凸起的花柱基痕；横剖面淡黄棕色，中果皮厚5～10 mm，边缘有1～2列凹陷的小点，瓤囊10～12瓣，中轴宽3～5 mm。气香，味酸而后微苦。

（3）芸香科植物枸橘*Poncirus trifoliate*（L.）

表10-48-1 枳实与枳壳性状特征的比较

| 项 目 | 鸡眼枳实 | 鹅眼枳实 | 小片枳实 | 中片枳实 | 大片枳实 | 枳 壳 |
|---|---|---|---|---|---|---|
| 采收期 | 5月10日—6月10日 | 5月25日—6月20日 | 6月15日—20日 | 6月15日—25日 | 6月25日—7月1日 | 7月10日—20日 |
| 大小直径（mm） | 4～6 | 6～8 | 9～12 | 15～20 | 20～25 | 30～45 |
| 形状 | 圆球形 | 圆球形 | 半球形 | 半球形 | 半球形 | 半球形 |
| 中果皮与瓤之比 | 1:2 | 1:1 | 2:1 | 近1:1 | 1:2 | 1:3 |

Raf.的幼果，药材称为"绿衣枳实"，主产于福建古田、闽侯、闽清。收载于《福建省中药材标准（2006年版）》中，主要供福建省使用，亦销广东、广西和香港。外形呈圆球形，直径8～12 mm；外表面绿褐色，具颗粒状突起和皱纹，密具棕绿色毛茸；顶端有凸起的花柱基痕，基部有圆盘状果柄痕；横切面中果皮类白色，厚2～4 mm，边缘绿褐色，可见凹陷的小点，瓤囊5～8瓣，中轴宽2～5 mm；气香，味苦，微涩。（图10-48-5）

不同枳实鉴别见表10-48-2。

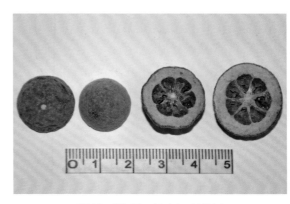

图10-48-5 绿衣枳实药材

表10-48-2 4种枳实的鉴别比较

| 品 种 | 形 状 | 表面特征 | 横切面 | 毛茸 | 草酸钙结晶 | 橙皮苷结晶 |
|---|---|---|---|---|---|---|
| 酸橙枳实 | 球形或半球形，直径5～25 mm | 绿黑色或棕褐色，粗糙 | 类白色或淡棕色，果肉占2/3 | 无 | 较多 | 无 |
| 甜橙枳实 | 圆球形或半球形，直径10～25 mm | 棕色 | 淡棕色，果肉占1/3 | 无 | 少 | 众多 |
| 香圆枳实 | 半球形，直径15～25 mm | 棕褐色或灰棕色 | 淡棕色，果肉占1/2 | 无 | 有 | 无 |
| 绿衣枳实 | 圆球形，直径8～12 mm | 绿褐色，具茸毛 | 类白色，果肉占1/2 | 有 | 少 | 无 |

# 陈 皮
## （附：青皮）

CITRI RETICULATAE PERICARPIUM

本品又名"橘柚"，始载于《神农本草经》，列为上品。一名橘皮。陈皮作为橘皮的处方名，最早见于唐代孟诜的《食疗本草》。陶弘景曰："橘皮疗气大胜……须陈久者为良。"元代王好古谓："橘皮以色红日久者为胜，故曰红皮、陈皮。"将"陈皮"与"广陈皮"区分开来，最早见于《本草经集注》。陶弘景曰："橘皮疗气大胜，以东橘为好，西江者不如。"《本草纲目》有同样的记载："今天下多以广中来者为胜，江西者次之。"这不仅说明了"广陈皮"品质优良，亦说明了江西产的"赣陈皮"在历史上有重要的药用地位。《本草纲目》将陈皮列为黄橘皮的别名，另列有青橘皮（即青皮），李时珍曰："橘皮性温，柑、柚皮性冷，不可不知。"陈皮为芸香科柑橘属宽皮橘类多种变种的果皮。

[**别名**] 橘皮，黄橘皮。

[**来源**] 为芸香科植物橘 *Citrus reticulata* Blanco、茶枝柑 *Citrus reticulata* Blanco var. *chachiensis* H. H. Hu、福橘 *Citrus reticulata* Blanco var. *deliciosa* H. H. Hu 或朱橘 *Citrus reticulata* Blanco var. *erythorosa* Tanaka 的干燥成熟果皮。

[**植物形态**] 橘 小乔木，通常有刺。单叶互生，披针形或卵状披针形，长 5.5～8 cm，宽 2.5～4 cm，革质，先端渐尖而有凹口，基部楔形，全缘或具细钝齿；叶柄上翅不明显。花黄白色，单生或簇生于叶腋，萼片 5，花瓣 5，雄蕊 18～24，花丝常 3～5 枚合生，子房 9～15 室。柑果扁球形，橙黄色或淡红黄色，瓤囊 9～15 瓣，果皮疏松，肉瓤极易分离。花期 3 月，果期 10—11 月。（图 10-49-1）

茶枝柑 与橘相似，但叶较小，宽一般不超过 3 cm；果皮橙黄色，油室凹陷，瓤囊 11～12 瓣。（图 10-49-2）

福橘 与橘相似，但其叶较大，长 8 cm 以上，宽达 4 cm，叶两侧易向内卷，果皮朱红色，油室密而平生，瓤囊 9～10 瓣；种子较多，16～20 粒。（图 10-49-3）

朱橘 与福橘相似，但叶两侧不内卷；果瓤囊 7 瓣；种子较少，常 8 粒左右。（图 10-49-4）

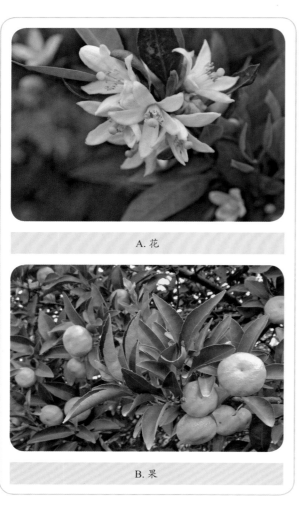

A. 花

B. 果

图 10-49-1 橘植物

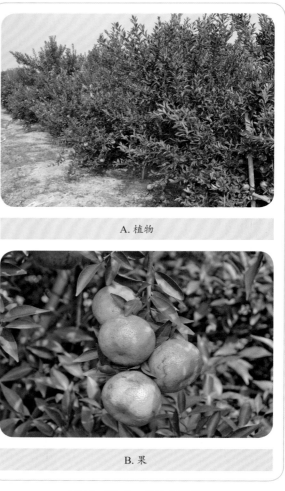

A. 植物

B. 果

图 10-49-2 茶枝柑植物

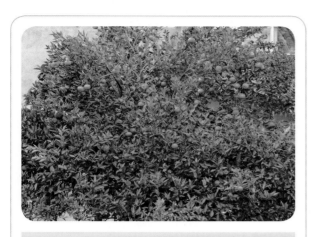

A. 植物

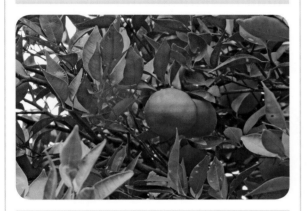

B. 果

图10-49-3 福橘植物

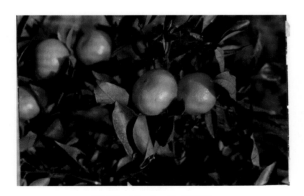

图10-49-4 朱橘植物

[**产地**] 橘产于我国长江以南各省。茶枝柑主产于广东潮汕、江门及粤西，广西。福橘主产于福建闽侯和漳州，四川，浙江衢州衢江。朱橘主产于江西、湖南、福建、浙江（衢州）。

[**采收加工**] 10—12月果实成熟，剥取外层果皮，阴干或通风干燥。广陈皮剥取时多割成3～4瓣，基部相连。（图10-49-5）

[**药材鉴别**] 性状鉴别 广陈皮：呈整齐3瓣，基部相连，裂片向外反卷，露出淡黄色内表面，有圆形油点。果皮厚不及1 mm。外表面黄橙色、红色或棕紫色，皱缩，并有许多凹入的油点。质轻，易于折断。气香浓郁，味微辛、甘而略苦。（图10-49-6、图10-49-7）

陈皮（福橘和朱橘）：呈不规则碎片，厚0.5～1.5 mm。外表面橙红色、黄棕色至棕褐色，久贮后颜色变深，有细皱纹及许多圆形小油点，内表面淡黄白色。质硬而脆。气香，味辛、苦。（图10-49-8～图10-49-11）

传统鉴别 广陈皮：主产于广东新会、四会、江门。呈整齐3瓣，基部相连，向外反卷，

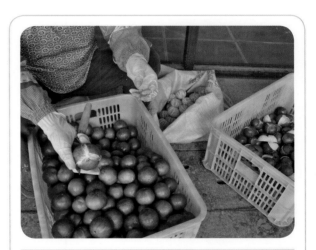

A. 开皮

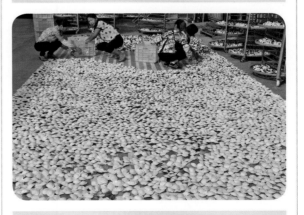

B. 翻皮

图10-49-5 广陈皮加工图

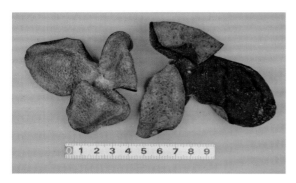

图10-49-6 广陈皮药材

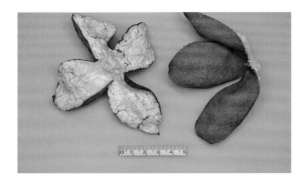

图10-49-10 福橘皮药材

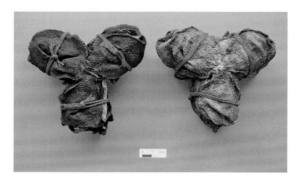

图10-49-7 7年广陈皮药材

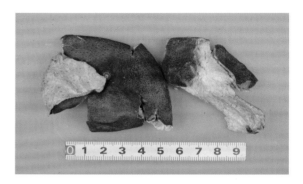

图10-49-11 川陈皮药材

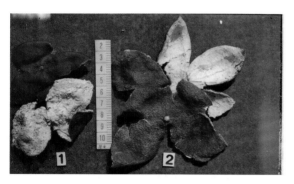

图10-49-8 朱橘皮（左）与樟头红皮（右）药材

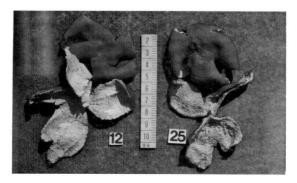

图10-49-9 福橘皮（左）与大红袍橘皮（右）药材

厚 1～1.5 mm。外表橙红色或棕紫色，油点大而深，体滋润，香气浓郁；品质最优。1713年广东广州集兰堂用作蛇胆陈皮末，广陈皮为陈皮中之优品，行销全国，并出口。

川陈皮（大红袍橘皮）、建陈皮（福橘皮）：主产于四川、福建。为不规则瓣块状。外表橙红色，肉白色，厚 1.5～2 mm。油点孔眼透明清晰，瓣大、质柔，香气浓。品质亦佳。

赣陈皮（朱橘、三湖红橘）：主产于江西新干三湖镇。呈不规则块状，外表橙红色，肉黄白色，厚约 1 mm。香气浓，品质亦佳。

杂橘皮：为多种来源的橘皮，厚薄不一。外橙黄色，有粗细不匀的孔眼，对光透视不清晰。质脆，易破裂。香气弱而混浊。品质为次。

以瓣大、整齐、色鲜艳、质柔软、香气浓者为佳。

显微鉴别　广陈皮横切面：① 表皮为1列细小类方形表皮细胞，外被角质层，厚 3～5 μm，有放射式气孔。② 中果皮薄壁细胞壁稍厚，靠近表皮细胞长方形，切向延长，内侧的细胞类圆形，排列疏松，壁不均匀增厚；

薄壁细胞内含草酸钙棱晶，并含橙皮苷结晶。③ 油室不规则排列成1～2列（有时油室位于果皮中部），卵圆形或椭圆形，径向长320～620（～980）μm，切向长450～980（～1250）μm。④ 维管束纵横散布。（图10-49-12）

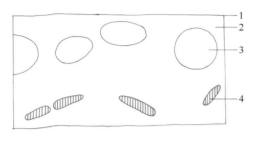

图10-49-12　广陈皮横切面简图

1. 表皮　2. 中果皮　3. 油室　4. 维管束

粉末：淡黄棕色。① 表皮细胞呈多角形、类方形或长方形，壁稍厚；气孔呈类圆形，直径20～25 μm，副卫细胞6个，排列放射状。② 中果皮细胞形状不规则，壁大多不均匀地增厚，厚3～5 μm，少数达8 μm，有时壁呈连珠状增厚，或角隅处增厚，细胞内含橙皮苷结晶。③ 油室碎片，分泌细胞扁长形。④ 草酸钙棱晶，众多，长10～15～30 μm。⑤ 导管和管胞主为螺纹，并有网纹导管，直径6～9 μm。（图10-49-13）

[**成分**]　含挥发油2%～4%，油中主要成分为右旋柠檬烯（d-limonene，占80%以上）、柠檬醛等。含黄酮类化合物橙皮苷（hesperidin）、橘皮素（tangeretin）、新橙皮苷（neohesperidin）、川陈皮素（neobiletin）、二氢川陈皮素（citrmitin）、柚皮苷（naringin）等。此外尚含辛弗林（synephrine）及N-甲基酪胺、肌醇、维生素B等成分。

[**贮藏保管**]　置阴凉、干燥处，防霉，防虫蛀。

[**功效**]　性温，味苦、辛。理气健脾，燥湿化痰。用于脘腹胀满，食少吐泻，咳嗽痰多。

[**用法用量**]　3～10 g。

[**方例**]　二陈汤《和剂局方》：陈皮，半夏，茯苓，甘草，功能燥湿化痰，理气和胃；

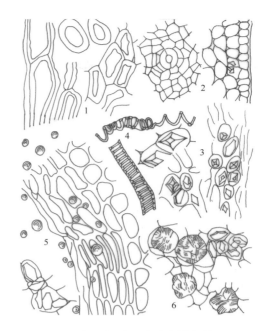

图10-49-13　广陈皮粉末图

1. 中果皮薄壁组织　2. 外果皮组织　3. 草酸钙方晶
4. 导管　5. 油室碎片　6. 陈皮苷结晶

主治痰湿停滞导致咳嗽痰多，胸脘胀闷，食欲不振，恶心呕吐，头眩心悸。

[**论注**]　（1）樟头红为同属植物樟头红 Citrus reticulata var. zhangshuensis 的干燥果皮。产于江西省樟树市，成熟时间早，名"樟头红"。曾代广陈皮使用，主销汉口和香港，值得重视。（图10-49-8、图10-49-14）

（2）历代医家均认为陈者为佳，陈皮之名由此衍化而来，其植物来源为芸香科柑橘属宽皮橘类多种变种的果皮。本草文献（吴仪洛曰："广产者为胜，皮厚不脆，有猪棕纹；福建

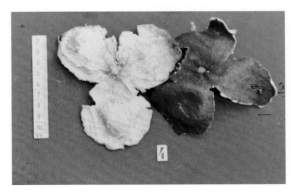

图10-49-14　樟头红药材

产者名建皮，力薄；浙江衢皮，更恶劣矣。"）及市售商品药材历来认为"广陈皮"是最佳品种，为道地药材（《本草品汇精要》曰："道地广东。"《药物出产辨》曰："产广东新会为最。"），其次为"川陈皮""建陈皮""赣陈皮"，再其次为浙江的"衢皮"。这种以产地品种作为评定陈皮质量的传统习惯，一直沿袭至今。扫描电镜观察表明，各种陈皮表面的气孔形状与大小、角质层纹理及其细微结构均有显著区别。广陈皮的角质层具有极多细小不规则网状突起，网格间有极多细小短条状突起；建陈皮和川陈皮虽来源同1个品种，但其角质层细微结构有显著不同——建陈皮角质层表面具有多数较大的乳头状突起，而川陈皮角质层表面有极薄的片状角质块附着。

（3）广陈皮原植物唯一来源为茶枝柑 *Citrus reticulata* Blanco var. *chachiensis* H. H. Hu，广东产的其他种类柑橘果皮均不能称为"广陈皮"。

（4）广陈皮、川陈皮、建陈皮的挥发油含量都在6%以上，各挥发油组分均在40种以上，且都主含柠檬烯（78.5%以上）。

（5）橘核为多种柑橘成熟种子。呈卵形或卵圆形，一端尖嘴状突起。能行气，散结，止痛。

（6）橘络为多种柑橘中内果皮间的维管束群（筋脉）。有的为疏松的丝团状，或整理成条状，或压成砖块状。有通络化痰、顺气活血之功效。用于痰滞经络，咳嗽，胸胁痛等。

# 附：青 皮

CITRI RETICULATAE PERICARPIUM VIRIDE

本品始载于《洁古珍珠囊》。《本草纲目》收载有青橘皮，曰："产青橘皮乃橘之未黄而青色者，薄而光，其气芳烈，今人多以小柑、小柚、小橙伪为之，不可不慎辨之。"又记载："夫橘、柚、柑三者相类而不同。橘实小，其瓣味微酢，其皮薄而红，味辛而苦。柑大于橘，其瓣味甘，其皮稍厚而黄，味辛而甘。柚大小皆如橙，其瓣味酢，其皮最厚而黄，味甘而不甚辛。如此分之，即不误矣。"李时珍根据果实的形态及味道辨别橘、柑、柚，以便鉴别青皮的真伪品。他认为青橘皮只能采用橘的未成熟果皮，柑、橙、柚等不能作为青橘皮用。而现今市售青皮除幼橘之皮，尚有甜橙等柑橘的幼果或未成熟果实的外果皮，是不符合本草记载的。

［**来源**］　为芸香科植物橘 *Citrus reticulata* Blanco 及其栽培变种的干燥幼果或未成熟果实的果皮。

［**采收加工**］　一般在5—6月摘取或拾落下的幼果，晒干，为"个青皮"或称"扣青皮"；在7—8月摘取未成熟果实，用沸水潦，用刀作十字纵剖成四片，除尽瓤肉，晒干，即为"四花青皮"。

［**药材鉴别**］　性状鉴别　个青皮：呈不规则的圆球形，直径0.5～2 cm。表面深灰色或黑绿色，具细皱纹及小瘤状突起。基部有果柄痕，指划可见油迹。质坚硬，破开断面淡黄色或黄白色，外层显油点，内有果瓤。气清香，味苦、辣。（图10-49-15）

以坚实、个整齐、皮厚、香气浓者为佳。

四花青皮：果皮4深裂，形状不一，各瓣多向内卷曲，皮薄。外黑绿色或青绿色，有皱纹，内面黄白色有脉络纹。断面边缘有油室。（图10-49-16）

以皮黑绿色、内面白色、香气浓者为佳。

［**成分**］　据分析，茶枝柑、大红橘、福橘和朱橘的幼果青皮主要含橙皮苷、柚皮苷等，辛弗林和N-甲基酪胺均高于同一来源的陈皮。

［**功效**］　性温，味苦、辛。疏肝破气，消积化滞。用于胸胁胀痛，疝气疼痛，乳癖，乳

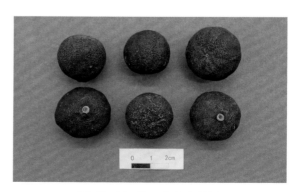

图10-49-15　个青皮药材

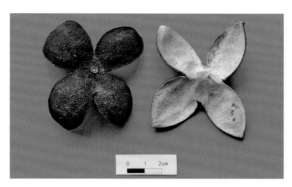

图10-49-16　四花青皮药材

痛，食积气滞，脘腹胀痛。

[**用法用量**]　3～10 g。

[**方例**]　清脾饮（《济生方》）：青皮，厚朴，白术，草果仁，柴胡，茯苓，黄芩，半夏，甘草。治疟疾，热多寒少，口苦咽干，溺赤。

[**论注**]　市场上出现青皮作枳实用，要注意鉴别。（表10-49-1）

表10-49-1　青皮与枳实的区别

| 项目 | 枳　　　　实 | 青　　　　皮 |
|------|------|------|
| 形状 | 呈半球形、类圆形 | 类圆形或半球形 |
| 外表 | 灰绿色或灰棕色 | 黑绿色或黑褐色 |
| 果肉 | 2～8 mm | 1.5～4 mm |
| 断面 | 灰白色或黄棕色，中心有紫黑色的瓤。果皮后，瓤小，瓤直径占果实直径的1/3以下 | 黄白色或淡黄棕色，中心呈黄白色。果皮薄，瓤大，瓤的直径占果实直径1/2以上 |

## 橘红类

商品药材根据来源及产地不同，分为化橘红和橘类橘红两种。

# 化橘红

*CITRI GRANDIS EXOCARPIUM*

《神农本草经》载有"橘柚"。橘红之名出于《汤液本草》，王好古曰："橘皮以色红日久者为佳，故曰红皮、陈皮，去白者曰橘红也。"据《高州府志》和《化州橘红志》引《考古辑要》曰："化橘红可能在南北朝已经种植，明、清时代应用很广。"《本草纲目拾遗》有"化州橘红"的记载。目前化橘红来源主要为化州柚的外层果皮。

[**来源**]　为芸香科植物化州柚 *Citrus grandis* 'Tomentosa' 或柚 *Citrus grandis* (L.) Osbeck 的未成熟或近成熟的干燥外层果皮。前者称"毛橘红"或"化橘红"；后者称"青光橘红"（"光橘红"）。

[**植物形态**]　化州柚　常绿小乔木，幼枝密被细茸毛，具刺。叶互生，宽卵形或椭圆状卵形，基部宽楔形，先端钝而微凹，全缘或波状，具柔毛及透明腺点；叶柄具关节，叶翼大为倒心形。腋生短的总状花序或花束。柑果近球形，幼果密被厚绒毛，成熟时毛较少。花期3月，果期8—9月。果实毛多者称"正毛橘红"，毛稀疏者称"副毛橘红"。（图10-50-1）

柚　与化州柚相似，但其枝、叶、幼果毛较少，果实成熟后无毛。（图10-50-2）

[**产地**]　柚分布广，产于我国南方大部分地区，多为栽培。化州柚主产于广东化州及广西玉林等地。

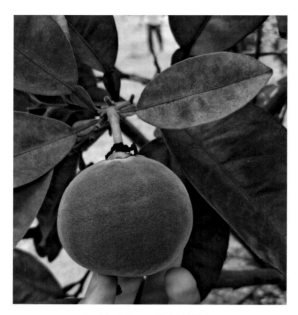

图 10-50-1　化州柚植物

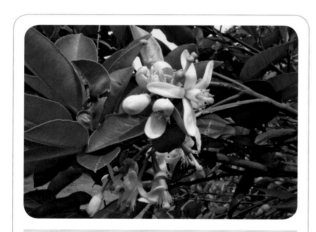

A. 花

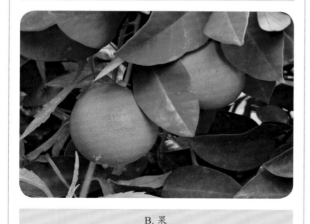

B. 果

图 10-50-2　柚植物

[采收加工]　夏季采摘未成熟果实，沸水略烫，然后割成七爪、六爪或五爪，除去部分中果皮及瓤囊等部分，晒干，用水湿润，对折，压平，晒干。（图 10-50-3）

[药材鉴别]　性状鉴别　毛橘红：呈七角、六角或五角星状，对折，直径 10 ～ 28 cm，厚约 5 mm。表面黄绿色或棕绿色，密布茸毛及小型油腺点；内表面黄白色，有线状突起的维管束。质脆，易折断，断面不整齐。气微香，味苦、微辛。（图 10-50-4）

青光橘红（光橘红）：与毛橘红相似，但表面无毛，油腺点粗大。（图 10-50-5）

显微鉴别　毛橘红横切面：① 表皮细胞 1 列，外被角质层，有气孔，时有 1 ～ 5 个细胞组成的非腺毛；腺毛长达 120 μm。② 中果皮细胞类圆形，排列疏松，近外侧有大油室；油室长椭圆形，径向长 80 ～ 360 μm，切向长 485 ～ 990 μm。（图 10-50-6）

光橘红横切面：① 表皮细胞无非腺毛。② 中果皮外侧油室大，长圆形，径向延长，径向长 380 ～ 1 220 μm，切向长 285 ～ 815 μm。

[成分]　化橘红含黄酮类成分，主要为柚皮苷（naringin）、新橙皮苷（neohespetidin）等。尚含挥发油，主含柠檬烯、芳樟醇、柠檬醛等。香豆素类成分如异欧前胡素（isoimperatorin）、佛手苷内酯（bergapten）等，此外还含原儿茶酸（protocatechuic acid）。

柚的外果皮含挥发油 0.3% ～ 0.9%，油中主含枸橼醛、牻牛儿醇等。还含黄酮类柚皮苷、新橙皮苷、枸橘苷等。

[贮藏保管]　置阴凉、干燥处，防蛀。

[功效]　性温，味辛、苦。理气宽中，燥湿化痰。用于咳嗽痰多，食积伤酒，呕恶痞闷。

[用法用量]　3 ～ 6 g。

[论注]　（1）清代广东化州产的化橘红应用较广泛。《本草纲目拾遗》称化橘红"治痰如神"，《本草从新》谓化橘红"消痰甚灵"。化州出现了赖家园、李家园和潘家园等栽培园地。橘类橘红和柚类化橘红都是从实际应用的历史条件形成的，《中国药典》已将化橘红和橘红两类橘红均收载为法定药材。

（2）化橘红的幼果入药称"橘红胎"，为落

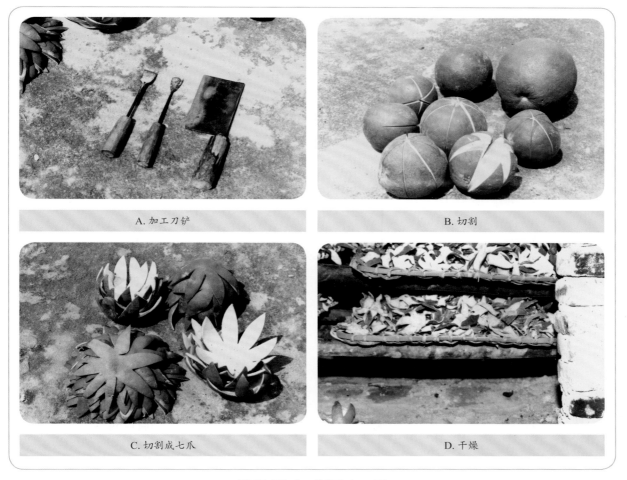

A. 加工刀铲

B. 切割

C. 切割成七爪

D. 干燥

图 10-50-3 化橘红加工图

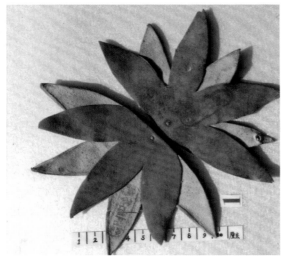

图 10-50-4 正毛橘红药材

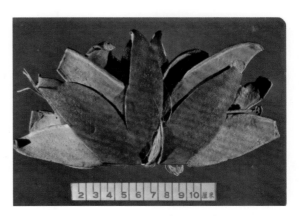

图 10-50-5 光橘红（光七爪）药材

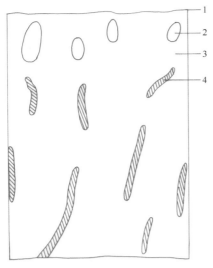

图10-50-6　毛橘红横切面简图

1. 表皮　2. 油室　3. 中果皮　4. 维管束

地幼果干燥而成。呈类圆球形或椭圆形，直径3～6 cm，黄绿色，密披长绒毛。气香，味微苦涩。功效与化橘红相似。其挥发油含量接近于正、副毛橘红，柚皮苷含量则比正、副毛橘红高1倍多。（图10-50-7）

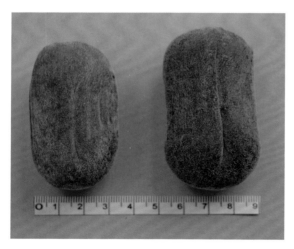

图10-50-7　橘红胎药材

（3）研究表明，化橘红类药材挥发油和柚皮苷的含量，以正毛橘红为最高，祛痰和抗炎作用也以正毛橘红为较强，符合化州产地长期以来以正毛橘红为"一片值一金"正宗道地药材的传统习惯。

（4）芸香科类药材多具有芳香气味，善于

疏理气机，能理气宽胸，消积化痰，为临床常用理气药，但其在临床应用上又各有侧重。陈皮、化橘红和枳壳目前已知主要含有的黄酮类物质和挥发油类成分，三者共同的化学成分使三种药材表现出基本相同的药理活性，但其所含化学物质种类和含量的差异，使三者的药理活性又存在差异性，值得进一步研究。

# 橘　红

CITRI EXOCARPIUM RUBRUM

《汤液本草》载曰："橘皮以色红日久者为佳，故曰红皮、陈皮，去白者曰橘红。"

[别名]　芸皮，芸红。

[来源]　为芸香科植物橘 *Citrus reticulata* Blanco 及其栽培变种的干燥外层果皮。

[植物形态]　同"陈皮"。

[产地]　同"陈皮"。

[采收加工]　秋末冬初果实成熟后采摘，削取外果皮，晒干或阴干；或取新鲜橘皮，用刀扦下外层果皮，晾干或晒干。

[药材鉴别]　性状鉴别　呈长条形或不规则薄片状，厚不超过0.2 mm，边缘皱缩卷曲。表面黄棕色或橙红色，有光泽，密布棕黄色凸起的油点；果皮内面黄白色，密布圆点状油室。质脆易碎。气芳香，味微苦而后觉麻舌。

以片大、色红、油润者为佳。

[贮藏保管]　置阴凉、干燥处，防蛀。

[功效]　性温，味辛、苦。理气宽中，燥湿化痰。用于咳嗽痰多，食积伤酒，呕恶痞闷。

[用法用量]　3～10 g。

[论注]　据调查研究，现时橘类橘红药材主要有来源四川、重庆的大红袍，称"川橘红"；加工采用削梨皮方法，外皮削下连接成圆盘形，似妇女芸头状，又称"川芸皮"。福建漳州、闽侯的福橘削为长条薄片，称"建橘红"。浙江衢州的福橘铲去橘白，外皮成薄片状，称"衢红"。江西樟树、新干的朱橘和樟头红，削取薄片状外皮，称"樟红皮"。以川橘红和建橘红产量较大。（图10-51-1、图10-51-2）

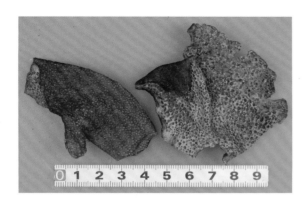

图10-51-1 川橘红药材

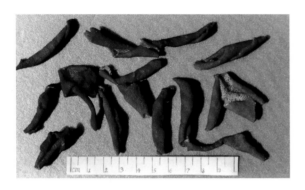

图10-51-2 衢红药材

# 青 果

CANARII FRUCTUS

本品原名橄榄，始载于《开宝本草》。苏颂曰："生啖、煮汁，能解诸毒。"寇宗奭曰："味涩，良久乃甘。"马志曰："橄榄生岭南。树似木樨子树而高，端直可爱。结子形如生诃子，无棱瓣，八月、九月采之。"《南川异物志》谓："闽、广诸郡及缘海浦屿间皆有之。树高丈余，叶似榉柳……八月成实，状如长枣，两头尖，青色。核亦两头尖而有棱，核内有三窍，窍中有仁，可食。"李时珍曰："橄榄名义未详。此果虽熟，其色亦青，故俗呼青果。"

[别名] 橄榄，橄榄子。

[来源] 为橄榄科植物橄榄 *Canarium album* Raeusch.的干燥成熟果实。

[植物形态] 常绿乔木，高达10 m以上。树冠呈圆塔形，干直立，粗大，直径40~

60 cm；树皮褐色，常因地衣附生而呈灰白色，有黏性芳香的树脂溢出。奇数羽状复叶，长15~30 cm；小叶9~15片，对生，椭圆状披针形，革质，长6~18 cm，宽2.5~8 cm，先端渐尖，基部偏斜，全缘；上面深绿色，光滑无毛，背面黄绿色，网状脉上有窝点，略粗糙。圆锥花序顶生或腋生，与叶片等长或稍短；花小，两性或杂性，萼杯状，常3裂，少5裂；花瓣3~5片，白色，芳香，长约7 mm，宽约3 mm，顶端钝，雄蕊6枚，着生花盘边缘；子房上位，3室。核果卵状纺锤形，长3 cm左右，直径1.3~2 cm，青绿色或青黄色，光滑；果核纺锤形，两端锐尖，质坚硬，表面有棱及槽，内含种子1~3枚。花期5—7月，果期8—10月。（图10-52-1）

多为栽培。

[产地] 主产于福建、广东、广西、云南、四川等省区。

[采收加工] 秋季果实成熟时采摘，晒干或阴干，也可用盐水浸或以开水烫过后，再晒干。

[药材鉴别] 性状鉴别 呈纺锤形，两头钝尖，长2.5~4 cm，直径1~1.5 cm。表面棕黄色或黑棕色，具不规则皱纹。果肉厚，灰棕色或棕褐色，质硬。果核（内果皮）梭形，暗红棕色，具纵棱3条，中间有2条弧形弯曲的沟槽，质坚硬，剖开观察，内多分3室，每室具种子1枚；种子外种皮黄色，常紧附于内果皮上，内种皮红棕色，膜质；胚乳极薄，贴于种皮上，内有折叠白色子叶2枚。无臭，果肉味涩，久嚼微甜。（图10-52-2）

以肉厚、味涩而后甜者为佳。

[成分] 果实含蛋白质1.20%，碳水化合物12%，维生素C 0.20%及脂肪油1.0%。种子含油7%~8%，种仁含油达20%，油中尚含香树脂（amyrin）等。

[贮藏保管] 置干燥处，注意防虫蛀。

[功效] 性平，味甘、酸。清热解毒，利咽，生津。用于咽喉肿痛，口渴；外用治阴囊溃疡，女阴溃疡及渗出性红斑，湿疹皮炎等。

[用法用量] 5~10 g。

[方例] 清音丸（《上海中成药》）：橄榄

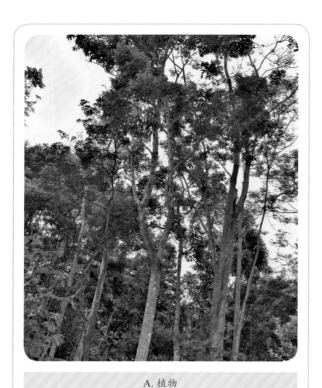

A. 植物

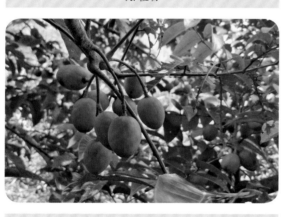

B. 果

图 10-52-1 橄榄植物

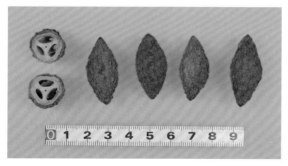

图 10-52-2 青果药材

干，寒水石，桔梗，大青叶，甘草，月石，薄荷脑，冰片。功能清热利咽，生津润燥；主治肺热津亏，咽喉不利，音哑声嘶，口舌干燥。

# 鸦胆子

BRUCEAE FRUCTUS

本品始载于《本草纲目拾遗》。赵学敏曰："一名苦参子，一名鸦胆子。出闽广，药肆中皆有之。形如梧子，其仁多油，生食令人吐，作霜捶去油，入药佳。"

[别名] 鸭胆子。

[来源] 为苦木科植物鸦胆子 *Brucea javanica*（L.）Merr. 的干燥成熟果实。

[植物形态] 灌木或小乔木，全体密被淡黄色柔毛。叶互生，单数羽状复叶，小叶7～11片（常7片），长卵形，基部宽楔形而两边不对称，先端渐尖，边缘具粗齿，两面均被柔毛。花小，暗紫色，雌雄异株，腋生圆锥花序。核果卵圆形或卵圆状椭圆形，黑色。花期5—6月，果期8—11月。（图10-53-1）

为热带植物，生于土壤疏松海滨地带，也生于平原、丘陵地区的灌木林中、沟边、林缘及草地等处。

[产地] 主产于广东、广西、台湾、福建等省区。

[采收加工] 秋季果实成熟时采摘，除去枝、梗和叶等杂质，晒干。

[药材鉴别] 性状鉴别 呈椭圆形或卵形，两头稍尖，长6～10 mm，宽4～7 mm。表面灰黑色或棕色，有不规则多角形网纹，底端有凹陷的果柄痕。外壳质硬而脆，破开后内面灰红色或灰黄色，光滑而油润，内有黄白色种仁，呈卵形，外包抽皱的薄膜，富有油性。破碎后具特异臭气，味极苦。（图10-53-2）

以粒大、质坚、仁白、油性足者为佳。

[成分] 含四环三萜苦木内酯类成分鸦胆子素（bruceine）A/B/C/D/E/F/G/H/I、鸦胆子苦醇（brusatol）、鸦胆子亭（bruceantin）、鸦胆子内酯（bruceolide）、鸦胆子苷（bruceoside）

A/B/C/E、双氢鸦胆子苷（yadanziosides）A/B/C/D/E/F/G/H/I/J/K/L/M/N/O/P等，这些成分多具有抗疟及抗癌作用。含三萜类成分蒲公英赛醇（taraxerol）、甘遂二烯醇（tirucalla-7,24-dien-3 β-ol）、羽扇醇（lupeol）、环阿屯醇（cycloartanol）、α/β-香树脂素（α/β-amyrins）。含黄酮类成分金丝桃苷（hyperin）、菜蓟糖苷（cynaroside）等。此外，尚含植物毒蛋白（鸦胆子毒素，brutoxin）、生物碱（鸦胆子碱，brucamarin），以及4-乙氧甲酰基喹诺-2-酮（4-ethoxycarbonyl-2-quinoloe）、香草酸、槲皮素-3-O-β-D-半乳吡喃糖苷、木犀草素-7-O-β-D-葡萄吡喃糖苷；还分得1种新生物碱鸦胆子素 I 。

种仁含脂肪油，油中含油酸、三油酸甘油酯、亚油酸、软脂酸、硬脂酸、二十六烷酸（brucedic acid）。另含挥发油及皂苷等成分。

[贮藏保管]　置干燥处。

[功效]　性寒，味苦；有小毒。清热解毒，止痢，截疟；外用腐蚀赘疣。用于赤白痢疾、疟疾；外用治赘疣、鸡眼及痔疮。

[用法用量]　0.5～2 g，制霜内服或用龙眼肉包裹或装胶囊吞服；外用适量，将种子捣烂敷患处。孕妇、小儿慎用；脾胃虚弱、呕吐者禁服。

[方例]　解毒生化丹（《医学衷中参西录》）：鸦胆子，三七，金银花，白芍，甘草。功能化腐生肌；主治痢久郁热生毒，肠中腐烂。

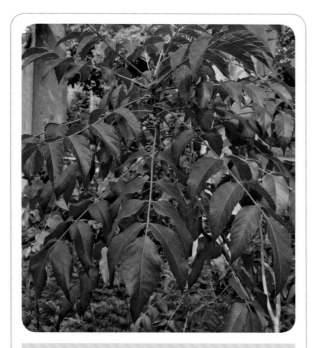

A. 植物

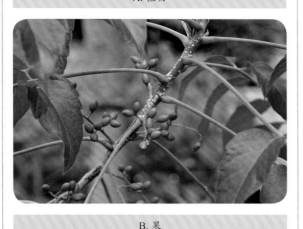

B. 果

图 10-53-1　鸦胆子植物

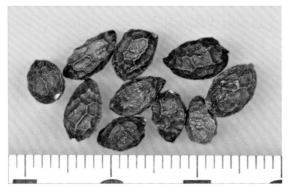

图 10-53-2　鸦胆子药材

# 川楝子

TOOSENDAN FRUCTUS

本品始载于《神农本草经》，列为下品。苏颂曰："楝实以蜀川者为佳。木高丈余，叶密如槐而长。三四月开花，红紫色，芳香满庭。实如弹丸，生青熟黄，十二月采之。"李时珍曰："按罗愿《尔雅翼》云：楝叶可以练物，故谓之楝。其子如小铃，熟则黄色。名金铃，象形也。"

[别名]　楝实，金铃子。

[来源]　为楝科植物川楝 *Melia toosendan*

Sieb.et Zucc.的干燥成熟果实。

[植物形态] 同"苦楝皮"。

[产地] 同"苦楝皮"。

[采收加工] 冬季果实成熟呈黄色时采摘果实（川楝素含量高），晒干。

[药材鉴别] 性状鉴别 呈圆球形或椭圆球形，直径2～3 cm。表面黄色或黄棕色，有光泽，滑润，具棕色小点。一端凹入，留有果柄的残痕，另一端较平。果皮革质，与果肉间有空隙。果肉厚，呈淡黄色，质松软。果核坚硬，表面有6～8条纵棱，内有黑棕色长圆形的种子6～8枚。种仁乳白色，有油性。臭特异，味酸、苦。（图10-54-1）

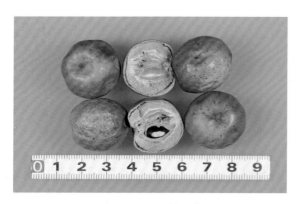

图10-54-1　川楝子药材

以外皮金黄色、内黄白色、厚而松软者为佳。

[成分] 含川楝素（chuanliansu）、生物碱、山奈醇、树脂及鞣质。还含21-O-酰三醇（21-O-acetyltoosendantriol）以及2种苦楝酮（melianone）。

[贮藏保管] 置通风、干燥处，防霉及虫蛀。

[功效] 性寒，味苦；有小毒。疏肝泄热，行气止痛，杀虫。用于胸痛，胁痛，胃痛，疝痛，痛经及虫积腹痛等。

[用法用量] 5～10 g。

[方例] 金铃散（《圣惠方》）：金铃子，延胡索。功能理气活血；主治心腹痛，时发时止，口苦，舌红苔黄，脉弦数。

[论注] 同属植物楝 Melia azedarach L. 的果实，称为苦楝子。与川楝子不同点：苦楝子形较小，直径1～1.5 cm；外表黄棕色，皱缩；果核长椭圆形有4～5条纵棱。果实毒性较大，应注意鉴别。

# 巴 豆

CROTONIS FRUCTUS

本品始载于《神农本草经》，列为下品。苏颂曰："木高一二丈。叶如樱桃而厚大，初生青色，后渐黄赤，至十二月叶渐凋，二月复渐生，四月旧叶落尽，新叶齐生，即花发成穗，微黄色。五六月结实作房，生青，至八月熟而黄，类白豆蔻，渐渐自落，乃收之。一房有三瓣，一瓣一子，共三子。子仍有壳，用之去壳。"李时珍曰："此物出巴蜀，而形如菽豆，故以名之。"

[别名] 刚子，巴仁，巴果，江子。

[来源] 为大戟科植物巴豆 Croton tiglium L.的干燥成熟果实。

[植物形态] 常绿乔木，被稀疏星状毛。叶互生，卵形，基部圆形或宽楔形，有2个腺体，先端渐尖，边缘有疏浅锯齿，掌状三出脉。顶生总状花序，花小，绿色，雌雄同株，雌花在下，雄花在上。蒴果长圆形至卵形，有3钝角；种子长卵圆形。花期3—5月，果期6—9月。（图10-55-1）

生于山谷、林缘、溪旁或密林中。现多栽培。

[产地] 主产于四川、云南、广西、贵州及湖北，广东、福建、浙江等省区也产。以四川产量最大。

[采收加工] 秋季果实成熟时采摘，堆放2～3日后再摊开晒干。

[药材鉴别] 性状鉴别 呈卵圆形，具3棱，一端平截，一端有果柄残痕。外表黄白色，有6条纵棱，3室，每室含种子1粒。种子为略扁的椭圆形或卵形，外皮灰棕色，略粗糙，有微突起的纵纹或网纹，横断面略呈方形；种仁外面包有1层薄膜，内黄白色，富油性。无臭，味辛辣。（图10-55-2）

显微鉴别 横切面：① 外果皮为1列表皮

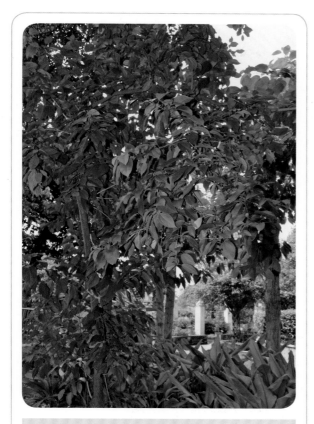

A. 植物

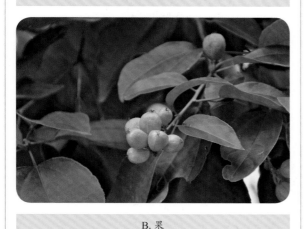

B. 果

图 10-55-1 巴豆植物

细胞，有气孔及厚壁性多细胞的星状毛。② 中果皮外侧为 10 余列薄壁细胞，石细胞多为单个或成群散在，维管束周围细胞含草酸钙方晶或簇晶；中部有 4～7 列纤维状石细胞，呈带状环列；内侧有 6～8 列径向延长的圆形厚壁细胞，壁孔少。③ 内果皮为 3～5 层纤维状厚壁细胞交迭排列。④ 种皮表皮细长方形，1 列，

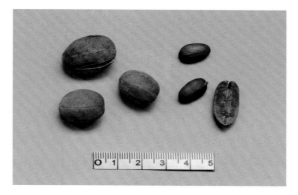

图 10-55-2 巴豆药材

径向延长，径向壁呈不规则锯齿状弯曲；其下方有 1 列栅状厚壁细胞，胞腔线形，外端略膨大；近内表皮处为数层切向延长的不规则形薄壁细胞，其间散有螺纹导管；内表皮细胞呈颓废状。⑤ 胚乳细胞类圆形，充满糊粉粒和脂肪油，另含草酸钙簇晶。⑥ 子叶细胞为多角形。（图 10-55-3）

粉末：浅黄色。① 星状毛由 6～15 个厚壁细胞组成，直径 129～210（～525）µm；细胞壁增厚纹理明显，胞腔线形，近基部稍膨大，具孔沟，基部细胞 5～8 个，壁薄。② 石细胞

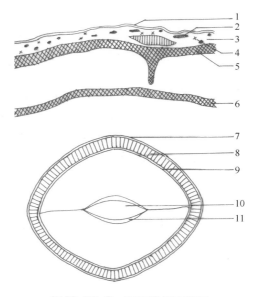

图 10-55-3 巴豆横切面简图

1. 外果皮 2. 维管束 3. 中果皮 4. 草酸钙簇晶
5. 石细胞 6. 内果皮纤维层 7. 外种皮 8. 栅状石细胞
9. 内种皮 10. 裂隙 11. 子叶

类圆形、长方形或纤维状，壁孔及增厚纹理明显；类圆形石细胞直径25～63 μm，长方形及纤维状石细胞长约77 μm，直径17～45 μm。③ 种皮碎片表面观，细胞多角形，内含黄棕色物质。④ 栅状厚壁细胞棕红色，长约225 μm，直径约21 μm，一端膨大。⑤ 纤维状厚壁细胞直径约20 μm，壁孔和增厚纹理均明显。⑥ 胚乳细胞类圆形，内含众多糊粉粒、脂肪油滴、草酸钙簇晶及方晶。（图10-55-4）

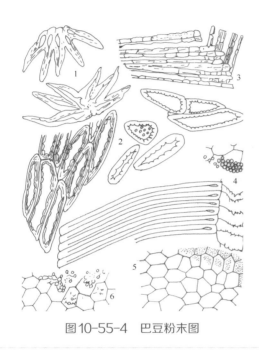

图10-55-4　巴豆粉末图

1. 果皮星状毛　2. 石细胞　3. 内果皮纤维
4. 种皮栅状细胞　5. 种皮表皮细胞　6. 胚乳细胞

[成分]　含巴豆油50%～60%，蛋白质约18%。巴豆油为有毒成分，主含油酸、亚油酸、肉豆蔻酸、花生酸、棕榈酸，以及由硬脂酸、月桂酸、巴豆油酸（crotonic acid）及巴豆酸（tiglic acid）等有机酸组成的甘油酯；巴豆油的亲水性部分含巴豆醇（phorbol）的双酯化合物，疏水性部分含4-去氧-4α-巴豆醇（4-deoxy-4α-phorbol）的三酯化合物。此外尚含巴豆苷（crotonoside），水解生成核糖、巴豆毒素（crotin）、致癌剂C-3（cocarcinogen C-3）、异鸟嘌呤（isoguanine）等。

[贮藏保管]　置阴凉、干燥处，防泛油变质。有大毒，注意存放。

[功效]　性热，味辛；有大毒。峻下积滞，逐水消肿，祛痰。用于寒积停滞，腹水肿胀，喉痹；外用蚀疮去腐，治疮毒、顽癣。

[用法用量]　制霜用，0.1～0.3 g；外用适量，研末涂或捣烂以绢包擦患处。

[注意]　孕妇忌服；不宜与牵牛子同用。

[方例]　三物备急丸（《金匮要略》）：巴豆，大黄，干姜。功能攻逐寒积；主治寒滞食积阻结于肠胃，胸腹胀满，剧烈疼痛，二便不通，甚则气急，口噤，肢厥，苔白，脉沉而紧。

[论注]　（1）巴豆种子有大毒，内服须去油用霜（巴豆霜），以减低毒性并缓和峻泻作用。

（2）巴豆油及巴豆毒素对皮肤黏膜有刺激作用，系原浆毒，能溶解红细胞并使局部细胞坏死，引起皮肤发红斑、灼热感和瘙痒，甚至水肿或发展为脓疱。在加工巴豆霜时应尽量避免直接与皮肤、眼、鼻等黏膜接触。

（3）中医理论中，巴豆与牵牛子为配伍禁忌的十九畏之一，一般不能配合使用。现代研究也证明，巴豆与牵牛子合用较单用巴豆霜可增加小鼠的泻下作用，降低免疫作用，减弱抗炎作用，对理化刺激的反应降低，对胃黏膜损伤增加。巴豆霜单用能缩短小鼠凝血时间，体重减轻但未见死亡；与牵牛子合用后凝血时间有延长趋势，体重减轻并出现死亡。

# 娑罗子

AESCULI SEMEN

本品载于《本草纲目》果部。李时珍曰："按宋祁《益州方物记》云：天师栗，惟西蜀青城山中有之，他处无有也。云张天师学道于此所遗，故名。似栗而味美，惟独房若橡为异耳。今武当山所卖娑罗子，恐即此物也。"

[别名]　莎婆子，苏罗子，开心果，梭椤子。

[来源]　为七叶树科植物七叶树 *Aesculus chinensis* Bge.、浙江七叶树 *Aesculus chinensis* Bge. var. *chekiangensis*（Hu et Fang）Fang 或天师

栗 *Aesculus wilsonii* Rehd. 的干燥成熟种子。

[**植物形态**] 七叶树 落叶乔木，高达25 m。小枝棕灰色或棕褐色，近无毛。掌状复叶对生；小叶5～7片，长倒披针形或长圆形，长9～16 cm，宽3～6 cm，先端狭尖，基部楔形，边缘有细锯齿，仅背面基部幼时有疏柔毛，侧脉11～17对；叶柄长6～10 cm。总状圆锥花序，花序顶生，有微柔毛；花白色，杂性；萼5裂，花瓣4片，雄蕊6枚；雄花有不发育的子房。蒴果球形，顶端扁平略凹下，直径3～4 cm，表面密布疣点，果壳干后厚5～6 mm；种子近球形，种脐白色，约占种子的1/2。花期5—7月，果期8—9月。（图10-56-1）

天师栗 与七叶树主要区别为：叶下面有绒毛或长柔毛，侧脉15～20对，花两性；蒴果卵圆形，具疣状凸起，顶端突起而尖，成熟后3裂，果壳干后厚1.5～2 mm；种脐占种的1/3以下。

浙江七叶树 与七叶树主要区别为：小叶较薄，小叶柄较长，中间的小叶柄长1.5～2 cm，旁边的小叶柄长0.5～1cm，通常无毛；小叶片下面绿色，微有白粉，侧脉18～22对，圆锥花序狭窄，长30～38 cm，基部直径2.5～3 cm，花萼无白色短柔毛。蒴果的果壳较薄，种脐白色，较小，仅占种子面积的1/3以下。

七叶树多生于山脚林中或栽作行道树；天师栗多生于山间林中；浙江七叶树多是栽培的，生于低海拔的丛林中。

[**产地**] 七叶树主产于陕西、甘肃、河南、江苏、浙江，河北、江西等省也产。天师栗主产于四川、湖北、贵州等省区，河南、江西、湖北、湖南、广东等省也产。

[**采收加工**] 秋季果实成熟时采收，除去果皮，晒干或低温烘干。

[**药材鉴别**] 性状鉴别 七叶树果：呈圆球形或不规则扁圆形，表面深棕色，凹凸不平，略有皱缩；种脐黄棕色，约占种子的1/2；种皮硬而脆；种仁坚硬，形似栗，断面黄色，粉质。无臭，味先苦而后甜。（图10-56-2）

天师栗果：与七叶树果主要区别——种脐约占种子的1/3；断面多为淡棕色。（图10-56-3）

浙江七叶树果：与七叶树果相似。

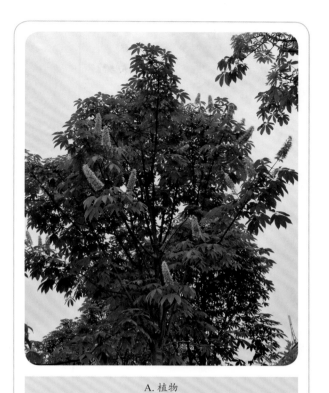

A. 植物

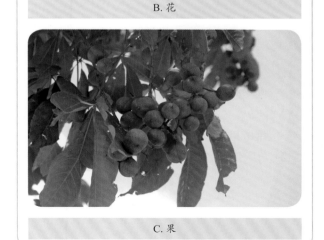

B. 花

C. 果

图6-56-1 七叶树植物

以饱满、种仁黄白者为佳。

[**成分**] 七叶树果实含七叶皂苷（aescin）等三萜皂苷。种子主含脂肪油31.8%及糖类成分，油主要为油酸和硬脂酸的甘油酯。

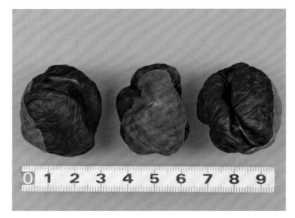

图10-56-2 娑罗子药材（七叶树果）

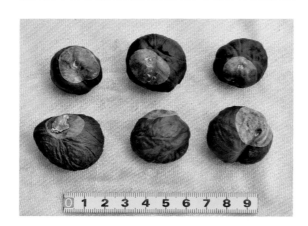

图10-56-3 娑罗子药材（天师栗果）

[**贮藏保管**] 置干燥处，注意防霉，防虫蛀。

[**功效**] 性温，味甘。疏肝理气，和胃止痛。用于胃脘胀痛等。

[**用法用量**] 3～9g；用时捣碎。

# 荔枝核

LITCHI SEMEN

荔枝核一名始见于《开宝本草》，荔枝则早有记载。陈藏器曰："顾微《广州记》云：荔枝冬夏常青，其实大如鸡卵，壳朱肉白，核黄黑色，似半熟莲子。"苏颂曰："荔枝生岭南及巴中……其品以闽中为第一，蜀川次之，岭南为下。其木高二三丈，自径尺至于合抱，类桂木、冬青之属。绿叶蓬蓬然，四时荣茂不雕……其花青白，状若冠之蕤绥。其子喜双实，状如初生松球。壳有皱纹如罗，初青渐红。肉色淡白如肪玉，味甘而多汁。"

[**别名**] 荔核。

[**来源**] 为无患子科植物荔枝 *Litchi chinensis* Sonn. 的干燥成熟种子。

[**植物形态**] 常绿乔木，枝上具白色小斑点。叶互生，偶数羽状复叶，小叶2～5对，矩圆形或卵状披针形，基部楔形而稍偏斜，先端尖锐，全缘，幼叶橙红色。花白色，杂性，圆锥花序。核果近球形，熟时鲜红至暗红，表面有疣状突起。花期2—3月，果期6—7月。（图10-57-1）

多为亚热带栽培的果树。

[**产地**] 主产于广东番禺、增城、东莞、中山、新兴、新会，广西隆安、武鸣、邕宁、崇左，福建莆田、漳州及闽侯。台湾、云南、四川等省也产。

[**采收加工**] 6—7月果实绿转红时摘取，除去果皮及肉质假种皮，将种子洗净，晒干。现多为食品公司加工荔枝罐头或荔枝干等食品的副产品。

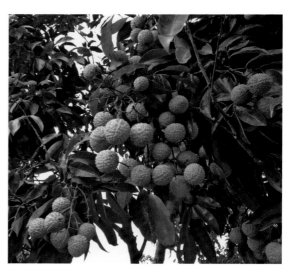

图10-57-1 荔枝植物

[ **药材鉴别** ] 性状鉴别 呈长椭圆形或卵圆形，略扁，长1.5～2.5 cm，直径1～1.7 cm。表面棕红色或紫棕色，平滑而有光泽，一端有黄白色瘢痕（种脐），其旁有1小突起。质坚硬，除去种皮，内有种仁2片，灰绿色。气微，味微甘、苦、涩。（图10-57-2）

以粒大、饱满、光亮者为佳。

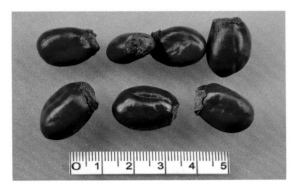

图10-57-2 荔枝核药材

[ **成分** ] 含脂肪酸成分棕榈酸（palmatic acid）、油酸（oleic acid）、亚油酸（linoleic acid）、二氢苹婆酸（dinyrosterculic acid）等。含挥发油成分1,3-丁二醇（1,3-butanediol）、2,3-丁二醇（2,3-butanediol）、3-羟基丁酮（3-acetoin）、顺式丁香烯（cis-caryophllene）、别香橙烯（allo-aromadendrene）、葎草烯（humulene）、δ-荜澄茄烯（δ-cadinene）、α-姜烯（α-curcumene）等。尚含α-亚甲环丙基甘氨酸［α-（methylenecyclopropyl）-glycine］、豆甾醇-β-D-葡萄糖苷、乔松素-7-新橙皮糖苷（pinocembrin-7-neohesperidoside）、D-1-O-甲基-肌醇（D-1-O-methylmyo-inositol）、半乳糖醇（galactitol）、肌醇（myo-inositol）、原儿茶酸（protocatechuic acid）。

[ **贮藏保管** ] 置干燥处，防虫蛀。

[ **功效** ] 性温，味甘、微苦。行气散结，祛寒止痛。用于胃脘痛，疝气痛，妇女气滞血瘀腹痛。

[ **用法用量** ] 5～10 g。

[ **方例** ] 荔核散（《证治准绳》）：荔枝核，大茴香，小茴香，川楝子，木香，青盐。治疝气，阴核肿大，痛不可忍。

# 龙眼肉

LONGAN ARILLUS

龙眼始载于《神农本草经》，列为中品。苏敬曰："龙眼树似荔枝，叶若林檎，花白色。子如槟榔，有鳞甲，大如雀卵。"苏颂曰："今闽、广、蜀道出荔枝处皆有之。"并引《南方草木状》云："木高一二丈，似荔枝而枝叶微小，凌冬不凋。春末夏初，开细白花。七月实熟，壳青黄色，文作鳞甲，形圆，大如弹丸，核若木梡子而不坚，肉薄于荔枝，白而有浆，其甘如蜜。实极繁，每枝三二十颗，作穗如蒲桃。"李时珍曰："龙眼正圆……其木性畏寒，白露后方可采摘，晒焙令干，成朵干者名龙眼锦。"并释其名曰："龙眼、龙目、象形也。"

[ **别名** ] 龙目，桂圆。

[ **来源** ] 为无患子科植物龙眼 Dimocarpus longan Lour. 的干燥假种皮。

[ **植物形态** ] 常绿乔木，高10 m以上。茎皮茶褐色，粗糙，有裂纹，上部多分枝，小枝被锈色柔毛。偶数羽状复叶，小叶2～6对，小叶片革质，窄长椭圆形或长椭圆状披针形，长3.5～10 cm，宽1.5～5 cm，先端短尖或钝圆，基部偏斜，全缘或稍呈波状，上面深绿色有光泽，背面灰白色常被白粉，叶脉明显，被锈色柔毛。圆锥花序顶生或腋生；花杂性或两性，直径3～5 mm，5基数，萼深裂；花瓣淡黄色，倒卵形至匙形；雄蕊8枚，与花瓣近等长，花盘明显，子房2～3室。果球形，核果状，直径1～2.5 cm，果皮幼时粗糙，老时较光滑，干后木质，淡黄褐色。干后种子球形，直径5～12 mm，黑色有光泽，外裹白色、肉质、味甜假种皮。花期3—4月，果期7—9月。（图10-58-1）

为热带和亚热带果树，多栽培。

[ **产地** ] 主产于福建晋江、南安、同安等地，品质好；广西玉林、桂平、岑溪等地产量大。此外台湾、广东、贵州、云南、四川等省亦有产。

[ **采收加工** ] 7—9月间采摘成熟果实晒干或烘干后，除去果壳及果核，取假种皮晒至干

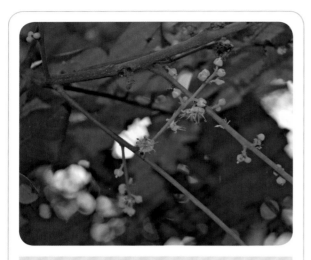

A. 花

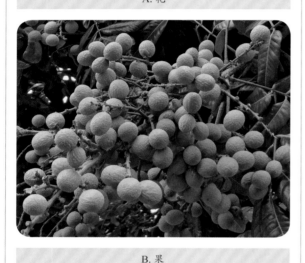

B. 果

图10-58-1　龙眼植物

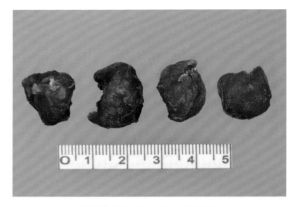

图10-58-2　龙眼肉药材

（benzisothiazole）、新戊酸-6-苧烯酯（limonene-6-olprivalate）、反式罗勒烯（trans-ocimene）、反式丁香烯（trans-caryophyllene）。此外，还含腺嘌呤（adenine）、腺苷（adenosine）、尿苷（uridnine）、5-羟甲基-2-糠醛［5-（hydroxymethyl）-2-furfuraldehyde］、维生素$B_1$/$B_2$/P/C及酒石酸。

　　[贮藏保管]　置通风、干燥处，防潮，防虫蛀；少量可用瓷罐加盖存放，也可用薄塑包装贮藏。

　　[功效]　性温，味甘。补益心脾，养血安神。用于心脾不足，心悸怔忡，健忘，失眠，贫血等。

　　[用法用量]　9～15 g。

　　[论注]　据报道市场上常以同科植物龙荔 *Dimocarpus confinis*（How et. Ho）H. S. Lo的干燥果实冒充龙眼出售。其主要特征为：果壳外表面具许多圆点状瘤状突起，成熟种子的种皮纵向开裂，假种皮难与种子剥离，种子不规则卵圆形。味甜涩。

# 大　枣

JUJUBAE FRUCTUS

　　本品始载于《神农本草经》，列为上品。《名医别录》载："枣生河东平泽。"陶弘景曰："今青州出者形大而核细，多膏甚甜。"苏颂曰："近北州郡皆出枣，惟青州之种特佳。晋州、绛州者虽大，而不及青州肉厚也。"寇宗奭曰："大枣先青州，次晋州，皆可晒曝入药，益

爽；或采摘后，直接取假种皮晒干。

　　[药材鉴别]　性状鉴别　呈不规则块片状或凹陷扁瘪球块状，块片大小不等，长宽多在3 cm左右，厚约1 mm，且常呈粘贴团块。表面棕褐色，半透明状，皱缩不平。质柔润，有黏性。香气特异，味甜。（图10-58-2）

　　以片厚、柔润性强、色棕褐、甜味浓者为佳。

　　[成分]　主含葡萄糖，少量蔗糖。含脑苷脂类成分大豆脑苷Ⅰ/Ⅱ（soyacerebrosides Ⅰ/Ⅱ）、龙眼脑苷Ⅰ/Ⅱ（longan cerebroside Ⅰ/Ⅱ）、苦瓜脑苷（momor-cerebroside）、商陆脑苷（phytolacca cerebroside）。含挥发性成分苯并噻唑（benzothiazole）、苯并异噻唑

脾胃。余者止可充食用耳。"李时珍曰："枣木赤心有刺。四月生小叶，尖觥光泽。五月开小花，白色微青。南北皆有，惟青、晋所出者肥大甘美，入药为良。"

[**别名**] 红枣，干枣，枣。

[**来源**] 为鼠李科植物枣 Ziziphus jujube Mill. 的干燥成熟果实。

[**植物形态**] 落叶灌木或小乔木，高达10 m。枝平滑无刺或具成对的刺，直伸或钩曲；幼枝纤细，略呈之字形弯曲，通常排列呈羽状。叶互生，叶柄短；叶片卵圆形至卵状披针形，长3～7 cm，宽2～3.5 cm，先端稍钝，基部稍偏斜，边缘具细锯齿，上面亮绿色，下面色较淡，具3主脉，侧脉明显。花较小，常7～8朵着生于叶腋成聚伞花序；花萼5裂，下部连成筒状，绿色；花瓣5，淡黄绿色；雄蕊5，与花瓣对生，着生于花盘边缘；花盘圆形，边缘波状；子房2室，与花盘合生，花柱突出于花盘中央，先端2裂。核果肉质，卵形至长圆形，嫩时绿色或橘红色，成熟时深红色，中果皮（果肉）肥厚，味甜。花期4—5月，果期7—9月。（图10-59-1）

[**产地**] 主产于山东临清、荏平、泰安及河南新郑、灵宝、山西、河北等省也产。山东产量最大，河南新郑产者为优。

[**采收加工**] 9月中旬打下成熟果实，晒干或烘至皮软后再晒干；或先用开水略烫，使果柔软而表皮皱缩时捞起，晒干。

[**药材鉴别**] 性状鉴别 呈椭圆形或矩圆形，长2～3.5 cm，直径1.5～2.5 cm。表面紫红色或棕红色，略带光泽，有不规则皱纹，有时部分外皮脱落而现黄色斑痕。顶端有1凹窝，其中常有1小突尖状花柱残痕，基部稍凹陷，有圆形果柄痕。外果皮薄，易剥离；中果皮淡棕黄色或棕黄色，肉质肥厚呈海绵状，富糖性而油润；果核纺锤形，坚硬，两端尖锐，表面红棕色，有小疣点。果肉稍有香气，味甜，嚼之富黏液性。（图10-59-2）

以个大、色紫红、肉厚、油润者为佳。

显微鉴别 果肉横切面：① 外果皮最外面为1列切向排列的圆形或椭圆形表皮细胞，

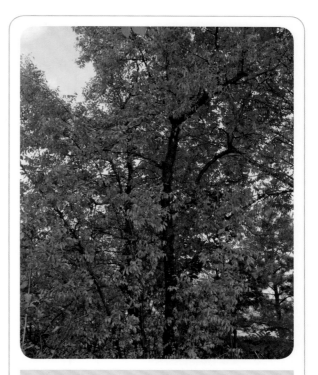

A. 植物

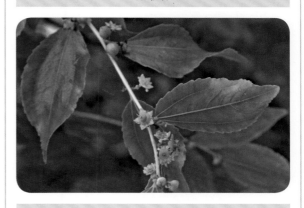

B. 花

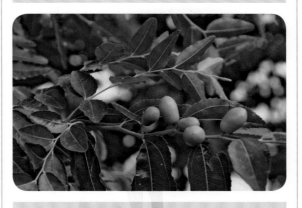

C. 果

图10-59-1 枣植物

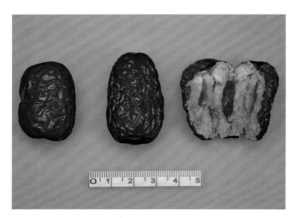

图10-59-2　大枣药材

胞腔充满棕红色物质并有颗粒状物；外被厚5～7.5 μm的角质层，表皮内侧有4～6列厚角细胞，常含无色半透明的团块状物。② 中果皮由类圆形薄壁细胞构成，细胞间隙大，有的似分泌腔状，散列不规则走向的细小维管束；薄壁细胞含颗粒状团块和草酸钙方晶及簇晶。（图10-59-3）

果肉粉末：棕黄色。① 中果皮薄壁细胞内含草酸钙方晶与簇晶，方晶直径3～17（～50）μm，每一簇晶常为纤维素性薄膜包被，直径10～38 μm。② 外果皮表皮细胞表面观棕红色，圆多角形，直径约20 μm；长径约至

45 μm，常含1至数个类球形颗粒状物；偶可见大形不定式气孔。③ 导管多为螺纹导管，细小，直径5～15 μm。（图10-59-4）

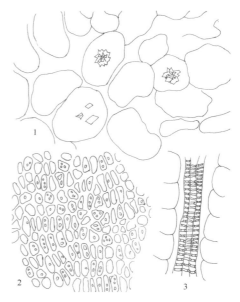

图10-59-4　大枣果肉粉末图

1. 中果皮薄壁细胞　2. 外果皮细胞表面观　3. 导管

[成分]　含朦胧木酸-3-O-反式对香豆酰酯（3-O-trans-p-coumaroyl alphitolic acid）、朦胧木酸-3-O-顺式对香豆酰酯（3-O-cis-p-coumaroyl alphitolic acid）、齐墩果酸和山楂酸（maslinic acid）及其皂苷。含达玛烷型皂苷大枣皂苷（zizyphus saponin）Ⅰ/Ⅱ/Ⅲ、酸枣仁皂苷（juiubaside）B，其中大枣皂苷为特征性成分。含3种苄醇型糖苷，3种弗米福里醇（vomifoliol）糖苷，以及具有显著降压作用的苯甲醇糖苷、柚配质C-糖苷（其中后者还有中枢抑制作用，并认为是大枣镇静作用的主要物质）。并含当药黄素（swertisin）及spinsin等黄酮苷类成分，光千金藤碱、N-去甲基荷叶碱及阿西米洛宾（asimilobine）等异喹啉类生物碱。此外尚含糖类。

[贮藏保管]　置干燥处，防虫，防鼠。

[功效]　性温，味甘。补中益气，养血安神。用于脾虚少食，气血津液不足，体倦乏力，营卫不和，心悸怔忡，妇女脏燥等；大剂量可治疗过敏性紫癜。

[用法用量]　6～15 g。

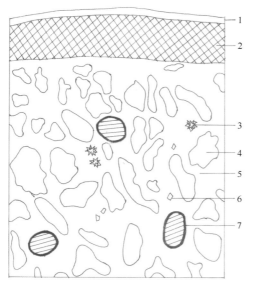

图10-59-3　大枣果实横切面简图

1. 角质层　2. 厚角组织　3. 簇晶　4. 中果皮
5. 裂隙　6. 方晶　7. 导管

# 酸枣仁

ZIZIPHI SPINOSAE SEMEN

本品原名酸枣，始载于《神农本草经》，列为上品。马志曰："酸枣即棘实，更非他物。若云是大枣味酸者，全非也。酸枣小而圆，其核中仁微扁；其大枣仁大而长，不相类也。"苏颂曰："今近汴洛及西北州郡皆有之，野生多在坡坂及城垒间。似枣木而皮细，其木心赤色，茎叶俱青，花似枣花。八月结实，紫红色，似枣而圆小味酸。当月采实，取核中仁。"

[**别名**] 酸枣，山枣仁，枣仁。

[**来源**] 为鼠李科植物酸枣 *Zizyphus jujuba* Mill. var. *spinosa* (Bunge) Hu ex H. F. Chou 的干燥成熟种子。

[**植物形态**] 落叶灌木或乔木。枝上有直和向下弯曲的2种刺。叶互生，椭圆形至卵状披针形，基部圆形稍偏斜，先端钝，边缘有细锯齿，主脉3条；托叶细长针状。花小，黄绿色，2～3朵簇生于叶腋；花萼、花冠、雄蕊均为5数，子房埋于花盘中，花盘10浅裂。核果近球形或广卵形，熟时暗红色，有酸味。花期6—7月，果期9—10月。（图10-60-1）

[**产地**] 主产于河北邢台、内丘、邯郸、承德，陕西延安、黄陵、铜川、宜川，辽宁凌源、绥中、海城、凤城，河南开封、密县等地；其中河北邢台产量最大。此外，内蒙古、甘肃、山西、山东、安徽等省区亦产。

[**采收加工**] 秋季采摘成熟果实，晒干后碾破，筛出果肉供食用，果核再用石磨碾破，筛去核壳，取种子晒干。去核壳时，勿用水选法，入水后种子会变黑而失去枣红色光泽，而且不易保管。

[**药材鉴别**] 性状鉴别 呈扁圆形或椭圆形，长5～9 mm，宽5～7 mm，厚约3 mm。表面紫红色或紫褐色，平滑有光泽，一面平坦，中间有1条隆起的纵线纹，尖端有小凹陷，微现白色线形种脐；另一端有细小凸起的合点。种皮质坚硬，除去种皮后可见，2片种仁，浅黄色，富油性。臭微，味淡。（图

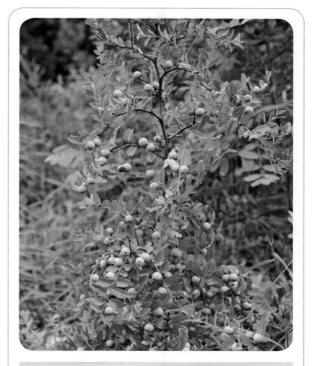

A. 植物

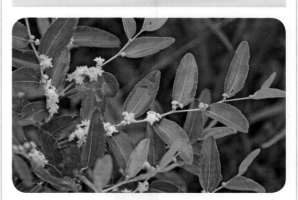

B. 花

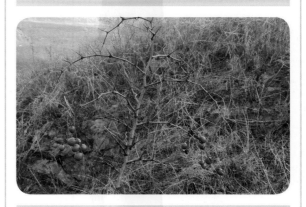

C. 果

图10-60-1 酸枣植物

10-60-2）

以粒大、饱满、完整、外皮紫红色、无核壳者为佳。

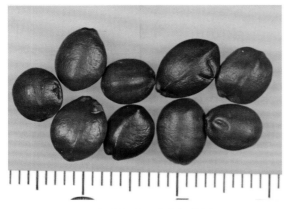

图10-60-2　酸枣仁药材

[成分]　含皂苷2.52%。现已分得酸枣仁皂苷（jujuboside）A/B，水解得酸枣仁皂苷元（jujubogenin），苷元在酸性水解过程中能转变为伊比林内酯（ebelin lactone）。另含白桦脂酸（betulic acid）、白桦脂醇（betulin）、多量脂肪油、蛋白质、甾醇以及具强烈刺激性挥发油。还含spinosin及zivulgarin等黄酮类成分，阿魏酸及胡萝卜素等化合物。

[贮藏保管]　置阴凉、干燥处，防蛀。

[功效]　性平，味酸、甘。养心安神，宁心安神，敛汗生津。用于虚烦不眠，惊悸怔忡，津少口干，体虚多汗。

[用法用量]　10～15 g。凡有实热邪火及大便泄泻者慎用；注意超过常用量数倍可产生中毒，患者失去知觉及昏睡，谷丙转氨酶升高，故孕妇、肝功能不佳者慎用。

[方例]　酸枣仁汤（《金匮要略》）：酸枣仁，知母，茯苓，芎䓖，甘草。功能滋阴清热，安神除烦；主治虚烦不得眠，心悸盗汗，头目晕眩，咽干口燥，脉弦等。

[论注]　云南有一种理枣仁，原植物为滇刺枣Ziziphus mauritiana Lam.，其种子常用以充代酸枣仁。区别点为：滇刺枣的种子呈近桃形或宽桃形，背面中央无明显隆起的纵线纹，腹面微凹表面黄棕色（不为红棕色或紫红色），具花斑状纹理，种皮较薄。（图10-60-3）

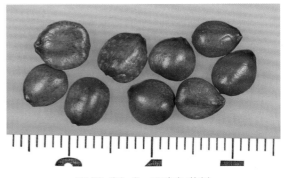

图10-60-3　理枣仁药材

# 枳椇子

HOVENIAE SEMEN

本品始载于《唐本草》。苏敬曰："枳椇子其树径尺，木名白石，叶如桑柘。其子作房似珊瑚，核在其端，人皆食之。"李时珍曰："枳椇木高三四丈，叶圆大如桑柘，夏月开花。枝头结实，如鸡爪形，长寸许，扭曲，开作二三歧，俨若鸡之足距。嫩时青色，经霜乃黄，嚼之味甘如蜜。每开歧尽处，结一二小子，状如蔓荆子，内有扁核赤色，如酸枣仁形。"

[别名]　拐枣，枳枣，转钮子。

[来源]　为鼠李科植物枳椇Hovenia dulcis Thunb.的干燥种子。

[植物形态]　落叶小乔木，高达10 m。幼枝红褐色，无或微有毛。单叶互生，叶柄长2.5～5.5 cm，红褐色；叶片卵形或宽卵形，长8～11 cm，宽6～11 cm，先端渐细尖，基部圆形或心形，边缘有钝锯齿，基出3脉，上面无毛，背面沿叶脉及脉腋有细毛。复聚伞花序顶生或腋生；花淡黄绿色，直径约7 mm；子房上位，3室。果实近球形，灰褐色，果梗肥厚扭曲，肉质，红褐色，味甜。种子扁圆形，暗褐色，有光泽。花期5—6月，果期10月。（图10-61-1）

生于阳光充足的沟边、路边或山谷中。

[产地]　主产于陕西、浙江、江苏、江西、福建等省。

[采收加工]　10—11月果实成熟时连同肉质果柄、花序轴摘下，晒干，取出种子。

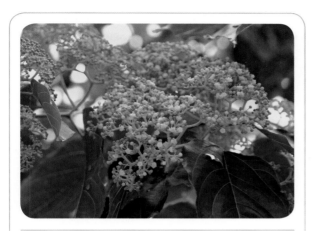

A. 花

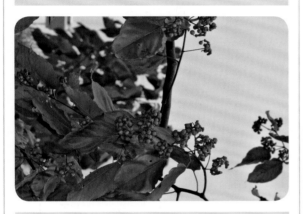

B. 果

图 10-61-1 枳椇植物

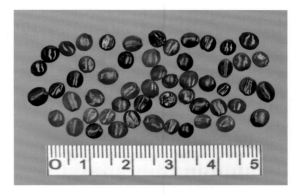

图 10-61-2 枳椇子药材

黑麦草碱（perlolyrine）。

[贮藏保管] 置干燥处，防蛀。

[功效] 性平，味甘。止渴除烦，清湿热，解酒毒。用于烦热口渴，呃逆，呕吐，二便不利，酒精中毒。

[用法用量] 5～10 g。

[论注]（1）枳椇子可治热病烦渴，呕吐，小便不利及酒精中毒。特别是解酒毒效果甚佳，素有"千杯难醉枳椇子，一杯醉倒闹羊花"之说。由于枳椇种子具高效促乙醇分解、抗肝中毒、抗肿瘤和增强体能活性，除入成药外，还可作为保健食品和饮料等。枳椇的新鲜叶中均含北拐枣皂苷，此皂苷可选择性抑制人体甜味敏觉，可作为甜味调节剂，用作生理学工具研究味觉。

（2）广东、广西、福建、江西等地尚以枳椇带肉质花序轴的果实入药。果柄膨大弯曲，形如鸡爪，多作丁字状分枝，表面棕褐色，分枝顶端着生1枚球状果实，内含种子3枚。气弱，味微甜。有健胃、补血之作用。（图10-61-3）

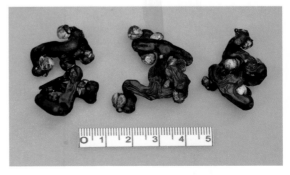

图 10-61-3 枳椇带肉质花序轴

[药材鉴别] 性状鉴别 呈扁平圆形，背面稍隆起，腹面较平坦，直径3～5 mm，厚1～1.5 mm。表面红棕色、棕黑色或绿棕色，有光泽，在扩大镜下可见散在凹点；基部凹陷处有点状种脐，顶端有稍凸起的合点，腹面有纵行隆起的种脊。种皮坚硬，胚乳白色；子叶淡黄色，肥厚，均富油质。气微，味微涩。（图10-61-2）

以身干、色红棕、有光泽、无杂质者为佳。

[成分] 含三萜皂苷类化合物如北枳椇皂苷（hovenidulciosides）A₁/A₂/B₁/B₂、北拐枣皂苷（hoduloside）Ⅲ、拐枣皂苷（hovenoside）G。含黄酮类成分如双氢山柰酚（dihydrokaempferol）、槲皮素（quercetin）、落叶黄素（laricetrin）、杨梅素（myricetin）、枳椇黄酮（hovenitins）Ⅰ/Ⅱ/Ⅲ。还含生物碱类成分如

# 苘麻子

ABUTILI SEMEN

苘麻见于《唐本草》。苏敬曰："苘即顷麻也。"苏颂曰："苗高四五尺或六七尺，叶似苎而薄，花黄，实壳如蜀葵，其中子黑色。"李时珍曰："叶大似桐叶，团而有尖。六七月开黄花。结实如半磨形，有齿，嫩青老黑。中子扁黑，状如黄葵子。"又曰："苘一作顷……种必连顷，故谓之顷也。"

[别名] 白麻子。

[来源] 为锦葵科植物苘麻 *Abutilon theophrasti* Medic. 的干燥成熟种子。

[植物形态] 一年生草本，全体密被柔毛及星状毛。叶互生，圆心脏形，先端急尖，基部心形，边缘有圆齿，两面密被星状毛及柔毛，掌状 5 ～ 7 脉。花单生于叶腋，黄色，花萼、花冠均 5 数，雄蕊多数，花丝联合成筒状；心皮 10 ～ 20 枚，排成 1 轮。聚合果半球形，分果长肾形，先端具芒喙。花期 7—8 月，果期 9—10 月。（图 10-62-1）

生于山坡、路旁、田野；全国大部分地区均有野生或栽培。

[产地] 主产于四川、河南、江苏、湖北等省。此外安徽、江西、湖南、河北等省也产。

[采收加工] 秋季果实成熟后割取全株，晒干用木棒打下种子，筛出杂质。

[药材鉴别] 性状鉴别 呈弯肾形，两端钝圆，一端稍狭小，中央凹陷，长 3.5 ～ 6 mm，短径 2.5 ～ 4.5 mm，厚 1 ～ 2 mm。种脐淡棕色，位于凹陷处，其他各部均为黑色或灰褐色，边缘散有稀疏短毛。质坚，破开外壳有黄白色种仁，富有油性。无臭，味淡、微甘。（图 10-62-2）

以身干、饱满、色灰褐、无杂质者为佳。

[成分] 主含脂肪油 15% ～ 17%，其中 58% 为亚油酸。

[贮藏保管] 放缸内，置阴凉、干燥处。

[功效] 性平，味苦。清热，解毒，利湿，退翳。用于痢疾，痈肿，目翳，小便涩痛。

[用法用量] 3 ～ 9 g。

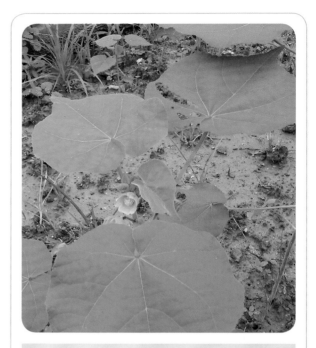

A. 植物

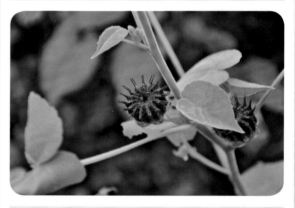

B. 果

图 10-62-1　苘麻植物

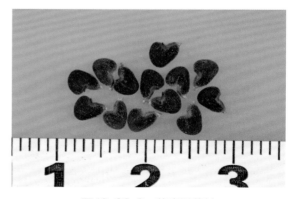

图 10-62-2　苘麻子药材

[**论注**] 现在大部地区以苘麻子作冬葵子使用，但古代本草所载的冬葵子是指同科植物冬葵（冬寒菜），详见"冬葵子"项下。

# 冬葵子

MALVAE SEMEN

本品始载于《神农本草经》，列为上品。载曰："主治五脏六腑，寒热羸瘦，五癃，利小便。"陶弘景曰："以秋种葵，覆养经冬，至春作子者，谓之冬葵，入药性至滑利。"苏敬曰："此即常食之葵也。"李时珍曰："葵菜古人种为常食，今之种者颇鲜。有紫茎、白茎二种，以白茎为胜。大叶小花，花紫黄色，其最小者名鸭脚葵。其实大如指顶，皮薄而扁，实内子轻虚如榆荚仁……八九月冬者为冬葵，经年收采。"

[**别名**] 葵子，葵菜子，冬寒菜子。

[**来源**] 为锦葵科植物冬葵 *Malva verticillata* L.的干燥成熟种子。

[**植物形态**] 一年生或多年生草本，高60～90 cm，全株被星状毛。根多单生，有黏液。茎直立，多分枝。单叶互生，叶柄长2～9 cm；叶片圆肾形或近圆形，直径5～9 cm，基部心形，5～7掌状浅裂，裂片三角状，基出脉5～7条。花数朵或10多朵簇生叶腋，花梗长2.5 cm左右；萼杯状，5齿裂，具3裂的副萼；花粉紫色，径约1 cm，花瓣5片，三角状倒卵形，先端近平截；雄蕊连合成单体。蒴果扁球形，生于萼内，10～11心皮组成，成熟后形成分果。花期长，冬末至春初；果期也长，夏至秋。（图10-63-1）

生于树边、路旁、田埂等处草丛中；常有栽培。

[**采收加工**] 夏、秋二季果实成熟时，割取全草，晒干，打下种子，筛去茎、叶等杂质，取种子。

[**药材鉴别**] 性状鉴别 呈橘瓣状或稍呈肾形，细小，长轴2～3 mm，短径1.5～2 mm。表面棕褐色，较薄的一侧中央凹下，外表面有黄棕色的果皮，具隆起的环向细脉纹。

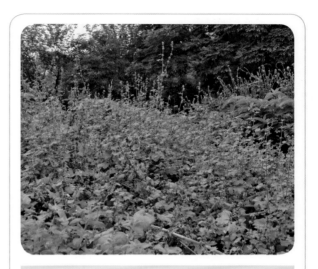

A. 植物

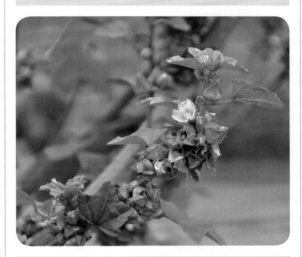

B. 花

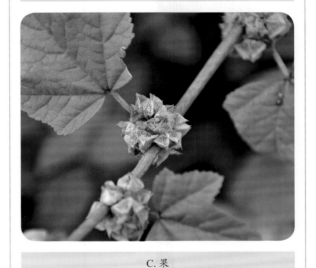

C. 果

图10-63-1 冬葵植物

除去果皮后种子棕褐色，种脐点状。质较坚硬，破碎后微有香气，味淡。（图10-63-2）

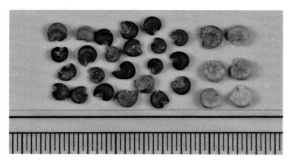

图10-63-2　冬葵子药材（左为种子，右为分果）

以粒饱满、坚实、充分成熟者为佳。

[成分]　含脂肪油及蛋白质等。

[贮藏保管]　置阴凉、干燥处。

[功效]　性寒，味甘。利尿，下乳，滑肠通便。用于小便涩痛，结石，乳汁不通，胞衣不下，大便燥结。

[用法用量]　3～9 g。

[方例]　冬葵子散（《证治准绳》）：冬葵子，木通。治小儿尿难，腹胀闷。

[论注]　**冬葵叶**　为冬葵嫩苗或叶。鲜苗含单糖6.8%～7.4%，蔗糖4.1%～4.6%，麦芽糖4.5%～4.8%；叶含锦葵酸（malvalic acid）、萍婆酸（sterculic acid）；并且都含黏液质。性寒，味甘；清热，行水，滑肠；用于肺热咳嗽，热毒下痢疾，黄疸，丹毒，金疮。

**冬葵根**　为冬葵的根。性温，味甘；可用于气虚乏力，腰膝酸软，体虚自汗，子宫下垂，脱肛。

**冬葵果**　为冬葵成熟果实，为蒙古族习用药材。

# 胖大海

STERCULIAE LYCHNOPHORAE SEMEN

本品始载于《纲目拾遗》。赵学敏曰："出安南大洞山……土人名安南子，又名大洞果。形似干青果，皮色黑黄，起皱纹，以水泡之，层层胀大，如浮藻然，中有软壳，核壳内有仁二瓣。"

[别名]　安南子，大洞果，大海子。

[来源]　为梧桐科植物胖大海*Sterculia lychnophera* Hance 的干燥成熟种子。

[植物形态]　落叶乔木。叶互生，革质，有光泽，无毛，卵形或椭圆状披针形，长10～20 cm，宽6～14 cm，先端钝或锐尖，基部圆形或近截形，时为近心形，全缘；具柄。圆锥花序顶生或腋生。花杂性；萼钟状，深裂，宿存，外被星状柔毛；雄蕊10～15（～30），花药及花丝均被疏毛；子房由5个被短绒毛的心皮组成，具退化雄蕊。蓇葖果1～5个，着生于果梗，呈船形成熟前开裂。（图10-64-1）

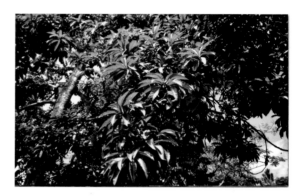

图10-64-1　胖大海植物

[产地]　为进口商品；产于越南、泰国、印度尼西亚及马来西亚等国。

[采收加工]　4—6月果实成熟开裂时采下种子，晒干。

[药材鉴别]　**性状鉴别**　呈椭圆形，先端钝圆，基部略尖，长2～3 cm，直径1～1.7 cm。表面深黄棕色或棕色，微有光泽，有不规则细皱纹，基部具浅色圆形种脐，时有残留种柄。外层种皮质轻松，易剥落，遇水膨大成海绵状。内层种皮红棕色至棕黑色，先端有1黄白色圆斑。除去内层种皮后，可见肥厚暗棕色或灰棕色胚乳；子叶2枚，菲薄，紧贴于胚乳。完整者手摇无响声。气微，味微甘，嚼之有黏液性，种仁麻辣。浸于水中膨胀迅速，体积可相当于原体积的4倍左右。（图10-64-2）

以个大、坚硬、外皮细皱、淡黄棕色、有光泽，不破者为佳。

[成分]　种皮含聚戊糖及黏液质，黏液质

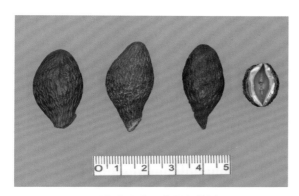

图10-64-2　胖大海药材

属于果胶类，主要由半乳糖醛酸、阿拉伯糖、半乳糖乙酸、钙、镁组成。还含活性成分胖大海素（萍婆素，sterculin）。外胚乳含挥发油约1%，西黄蓍胶黏素（bassorin）约59%，收敛性物质约1.6%。种仁含脂肪类物质约2.98%，辣味和苦味的浸出物约0.21%等。

[贮藏保管]　置干燥处，防霉，防蛀。

[功效]　性微寒，味甘。清肺热，利咽喉，通便。用于干咳无痰，咽痛音哑，慢性咽炎，热结便秘。

[用法用量]　2～3枚，沸水泡服或煎服。

[论注]　进口胖大海药材中尚有梧桐科植物圆粒萍婆 Stercuclia scophigera Wall 的种子混入。其主要特征是：种子呈圆球形或近球形，长1.8～2.5 cm，直径1.5～2.2 cm；表面皱纹较密，种脐位于近端的一侧，子叶肥厚，手摇有滚动响声；浸于水中膨胀速度较慢，膨胀体积仅达原体积的2倍左右。

# 大风子

HYDNOCARPI SEMEN

本品始载于元代《本草衍义补遗》。李时珍曰："能治大风疾，故名。"又曰："大风子，今海南诸国皆有之。按周达观《真腊记》云：大风子乃大树之子，状如椰子而圆。其中有核数十枚，大如雷丸子。中有仁白色，久则黄而油，不堪入药。"

[别名]　麻风子，大枫子。

[来源]　为大风子科植物大风子 Hydnocarpus anthelmintica Pierre 的干燥成熟种子。

[植物形态]　常绿乔木，树干直立。单叶互生，叶柄长0.5～1.5 cm；叶片长圆状披针形，革质，长6～29 cm，宽2.4～7 cm，先端钝尖，基部楔形，侧脉8～10对与细脉交织成网状，两面光滑无毛。花杂性，1至数朵簇生；雄花萼片5，卵形；花瓣5，卵形，长约1.5 cm，黄绿色；退化雄蕊鳞片状，线形，雄蕊5；退化子房圆柱形，被长硬毛；雄花的花萼、花瓣与雄花同，退化雄蕊成1纺锤状体，子房被毛。浆果球形，直径6～8 cm，果皮坚硬。种子多数，略呈多角形。花期1—3月。（图10-65-1）

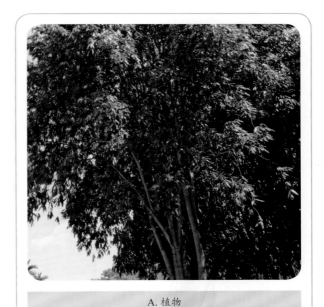

A. 植物

B. 果

图10-65-1　大风子植物

[**产地**] 主产于泰国、越南、马来西亚、印度尼西亚、印度、柬埔寨及东南亚其他地区。我国广东、广西及台湾等省区有栽培。

[**采收加工**] 夏季果实成熟采收，取出种子，洗净，晒干。

[**药材鉴别**] 性状鉴别 呈不规则的卵圆形或多面形，长1～2.5 cm，直径1～2 cm。外皮灰棕色或灰褐色，有细纵纹，较小一端有显著沟纹。种皮坚硬，厚0.1～0.2 cm，内表面光滑，淡黄色至黄棕色，种皮易与种仁剥离，种仁外1层红棕色或黄棕色薄膜，较小一端皱缩，其周围有1浅黄色凹入的环纹。胚乳肥大，白色或浅黄色，有油性，子叶2片，心形。气微，味淡。（图10-65-2）

以个大、种仁饱满、色白、油性足者为佳。

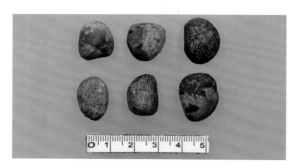

图10-65-2 大风子药材

[**成分**] 种仁含脂肪油约45.36%。油中主成分为大风子油酸（chaulmoogric acid）、次大风子油酸（hydnocarpic acid）、大风子烯酸（gorlic acid）等。此外，尚含油酸甘油酯、软脂酸甘油酯等。

[**贮藏保管**] 置通风、干燥处，防蛀。

[**功效**] 性热，味辛；有毒。祛风燥湿，攻毒杀虫。用于麻风，梅毒，疥癣，湿疹。

[**用法用量**] 1.5～3 g；外用适量，捣敷或油调外擦。

[**注意**] 孕妇慎用。

# 石榴皮

GRANATI PERICARPIUM

安石榴始载于《名医别录》，列为下品。陶

弘景曰："石榴花赤可爱，故人多植之，尤为国外所重。有甜酢二种，医家惟用酢者之根、壳。榴子乃服食者所忌。" 李时珍曰："榴者瘤也，丹实垂垂如瘤赘也。《博物志》云：汉张骞出使西域，得涂林安石国榴种以归，故名安石榴。"

[**别名**] 安石榴皮。

[**来源**] 为石榴科植物石榴 *Punica granatum* L.的干燥果皮。

[**植物形态**] 灌木或小乔木。幼枝略带4棱，先端成刺尖。叶多对生，叶片长方窄椭圆形或近倒卵形，全缘，上面有光泽，侧脉不明显。花红色，腋生或1～5朵顶生枝端。浆果近球形，果皮厚、革质，顶端有宿存花萼；种子多数，有肉质外种皮。夏季开花，秋季结果。（图10-66-1）

喜生于向阳、排水良好、土壤肥沃处。全国大多数地区有栽培。

[**产地**] 主产于江苏、湖南、山东、湖北等省。其他各地亦产。

[**采收加工**] 秋季果实成熟后，收集果皮晒干。

[**药材鉴别**] 性状鉴别 呈不规则的片状或瓢状，大小不一，厚1.5～3 mm。表面红棕色，略有光泽，粗糙，有麻点，有的可见宿存花萼、果柄或果柄痕。内表面黄色或红棕色，有种子脱落后的小凹坑及隆起呈网状的果蒂残痕。质硬而脆，断面黄色，略呈颗粒状。无臭，味苦、涩。（图10-66-2）

显微鉴别 粉末：红棕色。① 石细胞类圆形、长方形或不规则形，少数分枝状，直径27～102 μm，壁较厚，孔沟细密，胞腔大，有的含棕色物。② 表皮细胞类方形或类长方形，壁略厚。③ 草酸钙簇晶直径10～25 μm，稀有方晶。④ 螺纹导管和网纹导管直径12～18 μm。⑤ 淀粉粒类圆形，直径2～10 μm。

[**成分**] 含鞣质（10.4%～21.3%）、没食子酸（4.0%）、苹果酸、果酸，并含蜡、树脂、甘露醇、糖、树胶、菊糖、黏液质，还含异槲皮苷（isoquercitrin）及草酸钙。

[**贮藏保管**] 置阴凉、干燥处，防压碎。

[**功效**] 性温，味酸、涩。涩肠止泻，止血，驱虫。用于慢性腹泻，痢疾，便血，脱肛，

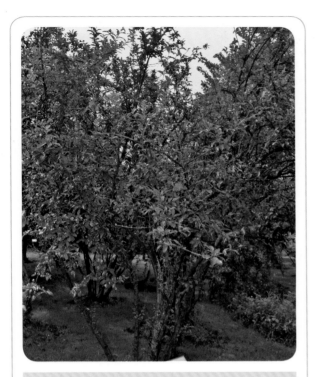

A. 植物

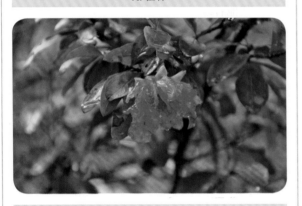

B. 花

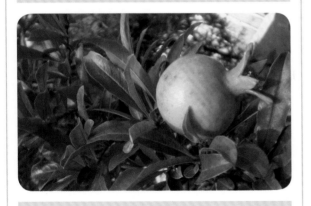

C. 果

图 10-66-1 石榴植物

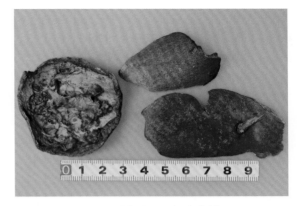

图 10-66-2 石榴皮药材

崩漏，白带，蛔虫病。

[**用法用量**] 3～9 g。

[**方例**] 黄连汤（《千金方》）：石榴皮，黄连，黄柏，阿胶，干姜，当归，甘草。主治赤白久痢。

[**论注**] 石榴根皮含石榴碱（pelletierine）等生物碱，具有驱绦虫作用。

# 使君子

QUISQUALIS FRUCTUS

本品始载于《开宝本草》。马志曰："使君子生交、广等州，形如栀子，棱瓣深而两头尖，亦似诃黎勒而轻。俗传始因潘州郭使君疗小儿，多是独用此物，后来医家因号为使君子也。"苏颂曰："其茎作藤，如手指大……三月生花淡红色，久乃深红，有五瓣。七八月结子如拇指大，长一寸许，大类卮子而有五棱，其壳青黑色，内有仁，白色，七月采之。"李时珍曰："此物味甘气温，既能杀虫，又益脾胃，所以能敛虚热而止泻痢，为小儿诸病要药。"

[**别名**] 留球子。

[**来源**] 为使君子科植物使君子 *Quisqualis indica* L. 的干燥成熟果实。

[**植物形态**] 落叶藤本状灌木，幼时各部具锈色短柔毛。叶对生，长椭圆形，全缘，落叶后叶柄下部宿存而成硬刺。穗状花序顶生，花芳香，花瓣5枚，倒卵形；初白色，后变紫红色。蒴果，具5条纵棱。果期9—11月。（图

10-67-1）

生于平地、山坡、路旁等向阳灌丛中。

[产地] 主产于四川、福建、江西、广东、广西等省区；以四川产量最大。

[采收加工] 9—11月间果实成熟，即果皮变紫黑褐色或深棕色，未开裂时采摘，晒干或用微火烘干。

[药材鉴别] 性状鉴别 呈椭圆形或卵圆形，具5条纵棱，两端尖如梭状，长约3 cm，宽约2 cm，紫黑色，平滑微具光泽。质坚硬体轻，横切面五角星形，中间呈类圆形空腔，内有纺锤形种子1枚；种子黄白色，质软，有油性。气微香，味微甜。（图10-67-2）

以个大、色紫黑、具光泽、仁饱满、色黄白者为佳。

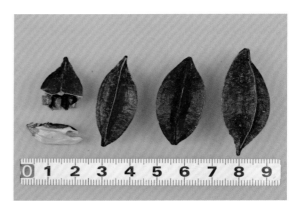

图10-67-2 使君子药材

[成分] 含使君子氨酸（quisqualic acid）约0.5%，胡芦巴碱（trigonelline）约0.18%，1-脯氨酸（1-proline），1-天冬素（1-asparagine），有机酸如苹果酸、枸橼酸及琥珀酸等，脂肪油约25%，吡啶约0.1%。使君子氨酸是以使君子酸钾（potassium quisqualate）的形式存在于种子中。

[贮藏保管] 置通风、干燥处，防霉，防虫蛀。

[功效] 性温，味甘。杀虫消积，健脾胃，退虚热。用于虫积腹痛，小儿疳积或疳积发热。

[用法用量] 9～12 g，捣碎入煎；入丸散6～9 g，或鲜用；服药时，忌饮热茶。

[方例] 肥儿丸（《和剂局方》）：使君子，肉豆蔻，麦芽，黄连，六曲，槟榔，木香。功能健脾消食，清热驱虫；主治小儿疳积。

[论注] 在四川和海南等地产的毛叶使君子Quisqualis indica L.var. vilosa Clarke的果实也作药用。它与使君子的主要区别点在于：原植物叶背和小枝有短柔毛。药材外形上无多大区别。

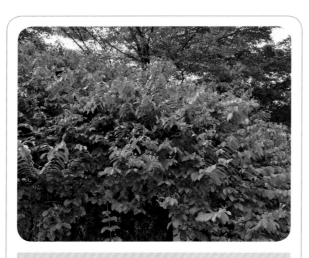

A. 植物

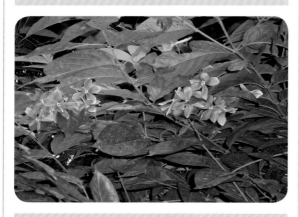

B. 花

图10-67-1 使君子植物

# 诃 子
（附：藏青果）

CHEBULAE FRUCTUS

本品又名诃黎勒，始载于《唐本草》。苏敬曰："诃黎勒生交州、爱州。"苏颂曰："今岭南皆有而广州最盛。树似木橉，花白。子形似厄子、橄榄，青黄色，皮肉相着。七月、八月实熟时采，六路者佳……诃子未熟时，风飘堕者，谓之随风子，曝干收之，益小者佳，彼人尤珍贵之。"李时珍曰："诃黎勒，梵言天主持来也。"随风子为吹落之果，熏制干燥即成藏青果。

[**别名**] 诃黎勒。

[**来源**] 为使君子科植物诃子 *Terminalia chebula* Retz. 或绒毛诃子 *Terminalia chebula* Retz. var. *tomentella* Kurt. 的干燥成熟果实。

[**植物形态**] 诃子 落叶大乔木，新枝绿色，被褐色短柔毛。单叶互生或近对生，革质，椭圆形或卵形，叶基两边各有1枚腺体。数个穗状花序集成圆锥状，花序轴有毛；花黄色。核果卵形，表面黄褐色，有5～6条纵棱。花期5—6月，果期9—11月。(图10-68-1)

绒毛诃子 与诃子的主要区别为：幼枝密被铜色绒毛，老时叶背毛绒全脱落；苞片长于花；果实卵形，多小于2.5 cm。

生于海拔800～1 600 m的疏林或阳坡林缘。

[**产地**] 诃子原产印度、缅甸等国家，现我国云南临沧地区和德宏傣族景颇族自治州等地，广东及广西等地亦产。绒毛诃子产于云南、西藏等省区。

[**采收加工**] 秋、冬二季将成熟果摘下，置沸水中略烫5分钟，捞取晒干。晒时常轻轻翻动，勿撞伤果皮。

[**药材鉴别**] 性状鉴别 呈长圆形或卵圆形，长2～4 cm，宽2～2.5 cm。表面黄棕色或暗棕色，有5～6条纵棱及不规则的皱纹。质坚实，外果皮与中果皮粘连，肉质，内果皮成坚硬木质核壳，内含纺锤形种子1枚。气微，味酸涩。(图10-68-2)

以黄棕色、微皱、有光泽、坚实、身干者为佳。

显微鉴别 果皮横切面：① 外果皮细胞5～8层，壁厚，内含棕色物。② 中果皮由薄壁组织、厚壁细胞环及维管束等组成，厚壁细胞环由多数纤维状厚壁纵横交错构成；薄壁组织由厚壁细胞环分为内外两部分，位于外果皮及厚壁细胞环之间有2～5层细胞，浅黄

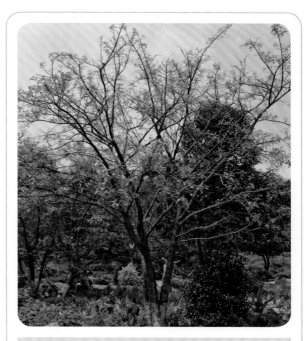

A. 植物

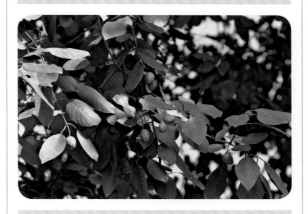

B. 果

图10-68-1 诃子植物

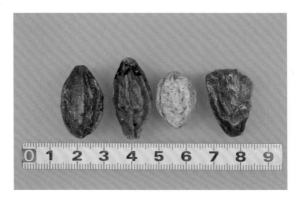

图10-68-2 诃子药材

色，壁较厚，内含棕色树脂团块及较大油滴；位于厚壁细胞环内侧薄壁组织中有不规则的维管束分布，维管束有时有分枝，近厚壁环的导管直径7～20 μm，近果实的直径达60 μm。③ 导管周围薄壁细胞中时有草酸钙簇晶。（图10-68-3）

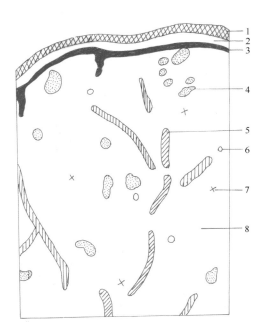

图10-68-3　诃子果皮横切面简图

1. 外果皮　2. 薄壁组织　3. 厚壁组织　4. 树脂状团块
5. 维管束　6. 油滴　7. 草酸钙簇晶　8. 中果皮

粉末：黄色。① 石细胞多成群，淡黄色或鲜黄色，呈类圆形、长卵形、类方形、长方形或长条形，有的略分枝或一端稍尖突，直径18～54 μm，壁厚8～20 μm，孔沟分叉或数回分叉。② 木化细胞成片，呈类长方形、类多角形或类三角形，长条形或不规则形，边缘有突起或短分枝，或一端扩大如靴形，一般直径22～54 μm，扩大部分可至136 μm，壁厚2～6 μm，木化，纹孔圆点状，斜裂缝状或人字状；另有少数细胞直径至136 μm，壁厚至9 μm，近似石细胞。③ 纤维成束，淡黄色，纵横交错或与石细胞、木化细胞相连，直径9～30 μm，壁厚薄不一，约至9 μm。④ 草酸钙簇晶散在或存在于子叶细胞、木化细胞中，直径5～54 μm。⑤ 果皮表皮细胞表面观呈多

角形，直径9～18 μm，有的含细小方晶，角质层厚约至15 μm。⑥ 种皮网纹细胞类圆形、长圆形或椭圆形，直径27～72 μm，壁稍厚，木化，有密集的类长方形网状纹孔。⑦ 灰棕色颗粒状物集成团块或散于中果皮细胞中。⑧ 管状细胞成片，呈细长梭形，直径5～18 μm，壁具螺状增厚。（图10-68-4）

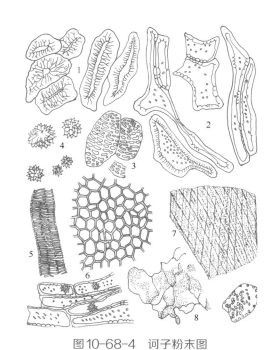

图10-68-4　诃子粉末图

1. 石细胞　2. 木化细胞　3. 种皮网纹细胞
4. 草酸钙簇晶　5. 管状细胞　6. 果皮表皮细胞
7. 纤维　8. 灰棕色颗粒状物

[成分]　含鞣质21%～37.36%，其中主要成分为诃子酸（chebulinic acid）、诃黎勒酸（chebulagic acid）、1,3,6-三没食子酰葡萄糖、1,2,3,4,6-五没食子酰葡萄糖、鞣云实精（corilagin）、原诃子酸（terchebin）、并没食子酸（ellagic acid）及没食子酸。且含莽草酸（shikimic acid）、去氢莽草酸（dehydroshikimic acid）、奎宁酸（quinic acid）以及多种糖、多种氨基酸。还含番泻苷A（sennoside A）、诃子素（chebulin）、维生素P/C、鞣酸酶、多酚氧化酶、过氧化物酶及抗坏血酸氧化酚等。

[贮藏保管]　置干燥处。

[功效]　性平，味苦、酸、涩。敛肺止咳，涩肠止泻，降火利咽。用于久咳，喉干音哑，

泄泻，便血及白带。

[**用法用量**] 3～10 g。

[**方例**] 诃黎勒散《圣惠方》：诃黎勒、白矾，治老人久痢不止。

[**论注**] 银叶诃子 Terminalia Argyrophlla Pott. et Prain，其幼枝及叶密被银白色绒毛，称为"大诃子"。药材形状呈卵形，棕色，顶端收缩成短尖，基部通常近圆形，长2.2～3.4 cm，直径1.8～2.7 cm，表面具5条明显纵棱及数条不规则的纵皱纹。为云南和两广地区习用品，应注意鉴别。

# 附：藏青果

TERMINALIAE FRUCTUS

本品又名"西藏青果"，载于《饮片新参》。

[**别名**] 西藏青果，西青果。

[**来源**] 为使君子科植物诃子 *Terminalia chebula* Retz. 的干燥幼果。

[**产地**] 以往多由尼泊尔进口。

[**采收加工**] 9—10月间采收，经蒸后晒干。

[**药材鉴别**] 性状鉴别 呈扁长卵形，略似橄榄，似诃子，较诃子小且瘦，长2～3 cm，宽0.5～1.2 cm。表面黑褐色，有明显纵向弯曲皱纹，下部有果柄痕。质坚硬，断面不平坦，有胶状光泽，果肉厚，核不明显。个大者，黄绿色，中央有小腔隙；个小者，黑褐色，中央无空心。气微，味苦、涩、微甘。（图10-68-5）

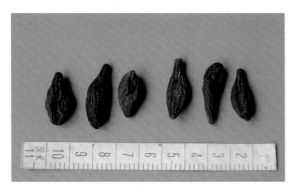

图10-68-5 藏青果药材

以身干、坚实、无空心者为佳。

[**功效**] 性微寒，味酸、苦、涩。清热生津，解毒，涩肠。用于阴虚白喉，咽喉炎，扁桃体炎及菌痢。

[**用法用量**] 1.5～4.5 g。

# 小茴香

FOENICULI FRUCTUS

蘹香始载于《唐本草》，列于草部，并曰："调食味用之。"苏颂曰："蘹香，北人呼茴香，声相近也。"《本草纲目》将其列为菜部，曰："俚俗多怀之矜衸咀嚼，恐蘹香之名或以此也。"又曰："茴香，宿根，深冬生苗作丛，肥茎丝叶。五六月开花，如蛇床花而色黄。结子大如麦粒，轻而有棱。"

[**别名**] 蘹香，茴香。

[**来源**] 为伞形科植物茴香 *Foeniculum vulgare* Mill. 的干燥成熟果实。

[**植物形态**] 多年生草本，有清郁香气，全株有白粉。茎直立，有棱，上部分枝。叶互生，3～4回羽状全裂，最终裂片线形。叶柄基部鞘状，抱茎。复伞形花序顶生，花小，金黄色。双悬果，卵状长圆形，分果具5条隆起棱。花期7—9月，果期10月。（图10-69-1）

全国各地均有栽培，原产欧洲。

[**产地**] 主产于内蒙古、山西及黑龙江等省区，以山西产量为多，内蒙古产者品质为优。此外，南北各地均有栽培及生产。

[**采收加工**] 秋季果实成熟时将全株割下，晒干后打下果实，除杂质即得。

[**药材鉴别**] 性状鉴别 呈圆柱形，两端略尖，长4～10 mm，宽2～4 mm。表面黄绿色，光滑无毛，顶端残留突起的花柱基，基部有的带小果柄。果实易分成2个小分果，分果长椭圆形，背面有5条隆起的纵棱，腹面稍平。有油性。气芳香，味微甜、辛。（图10-69-2）

以颗粒均匀、色黄绿、香气浓者为佳。

显微鉴别 分果横切面：① 略呈半圆形，具5棱；棱脊处各具1维管束，棱脊间各具1个油管，合生面有2个，均位于中果皮，中央为

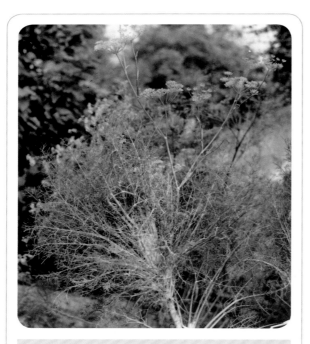

A. 植物

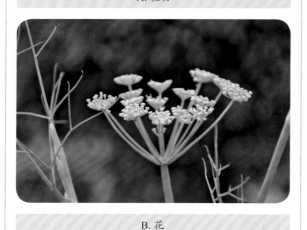

B. 花

图 10-69-1　茴香植物

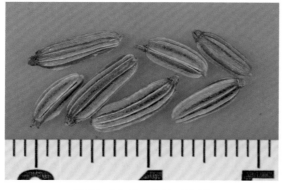

图 10-69-2　小茴香药材

小型而扁的胚。② 外果皮为1列切向延长的扁平细胞。③ 中果皮由数列薄壁细胞组成。④ 维管束韧皮部位于木质部两侧，维管束四周有大形网纹细胞。⑤ 油管椭圆形，切向径长 150 ～ 250 μm，周围为多数红棕色的扁小分泌细胞。⑥ 内果皮为1列狭长扁平细胞组成，细胞长短不一。⑦ 种皮细胞扁长，含棕色物质。⑧ 合生面内果皮与种皮间有1细小种脊维管束。⑨ 内胚乳细胞多角形，内含糊粉粒和少数脂肪油，糊粉粒中含细小草酸钙簇晶。（图 10-69-3）

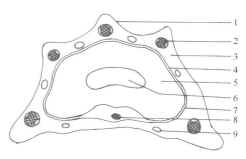

图 10-69-3　小茴香横切面简图

1. 外果皮　2. 维管束　3. 中果皮　4. 内果皮　5. 胚乳
6. 胚　7. 种皮　8. 种脊维管束　9. 油管

　　粉末：棕黄色或黄绿色。① 镶嵌层细胞（内果皮细胞）以 5 ～ 8 个狭长细胞为1组，以其长轴相互作不规则嵌列。② 油管呈黄棕色至深红棕色，常破碎，分泌细胞扁平多角形。③ 网纹细胞壁颇厚，壁孔卵圆形。④ 内胚乳细胞多角形，无色，壁颇厚，内含糊粉粒；糊粉粒径约 10 μm，中含1细小簇晶，簇晶径约 7 μm。⑤ 木薄壁细胞位于维管束柱，呈长条形，壁稍厚，微木化，纹孔较大，类圆形或长圆形。⑥ 种皮表皮细胞扁平，壁薄，含黄棕色物。（图 10-69-4）

　　[成分]　含挥发油 6.2% ～ 8.6%，主含反式茴香脑（trans-anethole）61.6% ～ 78.8%，抗癌有效成分小茴香酮（fenchone），柠檬烯（limonene）及 α - 蒎烯。尚含莰烯、β - 蒎烯、β - 香叶烯（β-myrcene）、α - 水芹烯（α-phellandrene）、p - 伞花醇（p-cymol）、草蒿脑（estragole）、甲基胡椒酚（methyl chavicol）、茴香脑及茴香醛等。

　　含脂肪油 12% ～ 18%，主含岩芹酸（petroselinic acid）、亚油酸、棕榈酸、花生酸、山

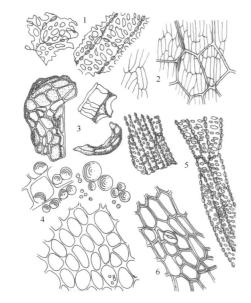

图10-69-4　小茴香粉末图

1. 网纹细胞　2.镶嵌层细胞　3.油管碎片
4. 内胚乳细胞　5.木薄壁细胞　6.种皮表皮细胞

蓄酸（behenic acid）、硬脂酸等10多种脂肪酸。

此外尚含槲皮素、植物甾醇类成分、7-羟基香豆素、齐墩果酸以及蛋白质等。

[贮藏保管]　置阴凉、干燥处。

[功效]　性温，味辛。理气和胃，散寒止痛。用于胃寒胀痛，少食呕吐，少腹冷痛，疝气及痛经等。

[用法用量]　3～6 g。

[方例]　暖肝汤（《景岳全书》）：小茴香、肉桂、沉香、乌药、当归、枸杞、茯苓、生姜。治阴寒小腹疼痛，疝气。

[论注]　吉林、甘肃、内蒙古、四川、广西、贵州、山西等省区曾将同科植物莳萝 *Anethum graveolens* L.的果实误作小茴香。其药材外形较小而圆，分果呈广椭圆形，扁平，长3～4 mm，宽2～3 mm，背棱稍突起，侧棱延展成翅。应注意鉴别。

# 蛇床子

CNIDII FRUCTUS

本品始载于《神农本草经》，列为上品。苏颂曰："三月生苗，高三二尺，叶青碎，作丛似蒿枝，每枝上有花头百余，结同一窠，似马芹类。四五月开白花，又似散水。子黄褐色，如黍米，至轻虚，五月采果，阴干。"李时珍曰："其子两片合成，似莳萝子而细，亦有细棱。"又释其名曰："蛇虺喜卧于下食其子，故有蛇床、蛇粟诸名。"

[来源]　为伞形科植物蛇床 *Cnidium monnieri*（L.）Cusson 的干燥成熟果实。

[植物形态]　一年生草本。茎直立，有纵棱，中空，疏生细柔毛。二至三回羽状分裂，最终裂片线状披针形。复伞形花序顶生或侧生，总苞片8～10，线形，具缘毛，花白色。双悬果圆形，果棱成翅状，无毛。花期4—7月，果期6—8月。（图10-70-1）

生于沟边、路旁、田间草地、河边湿地。

[产地]　主产于河北、山东、广西、浙江、四川等省区。多野生。

[采收加工]　夏、秋二季果实成熟时割取全株或剪下果序，晒干后打下果实，除净杂质即可。

[药材鉴别]　性状鉴别　双悬果椭圆形，由2分果合成，长2～4 mm，直径近2 mm。表面灰黄色或灰褐色，顶端有小突起。每一分果的背面有5条纵棱及4条纵沟，接合面平坦，可见2条略突起的棕色纵棱，果皮松脆，种子细小。气香，味辛、凉，有麻舌感。（图10-70-2）

以颗粒饱满、色灰黄、香气浓者为佳。

[成分]　含挥发油约1.3%，油中主要为 α/β-蒎烯、莰烯、月桂烯、柠檬烯等成分。还含有香豆素类成分蛇床子素（osthol）、佛手柑内酯（bergapten）、花椒毒素（xanthotoxin）、元当归素（archangelich）、白芷素（angelicin）等。

[贮藏保管]　置干燥处。

[功效]　性温，味辛、苦；有小毒。温肾壮阳，祛风燥湿，杀虫止痒。用于阳痿，宫冷，带下，湿痹腰痛；外治外阴湿疹，妇人阴痒，阴道滴虫。

[用法用量]　3～10 g；外用适量，多煎汤熏洗或研末调敷。

[方例]　蛇床子汤（《医宗金鉴》）：蛇床

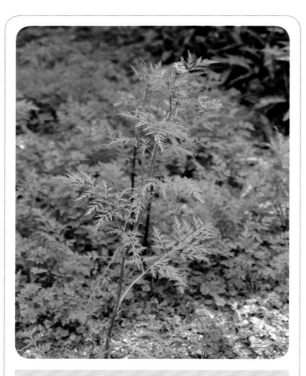

A. 植物

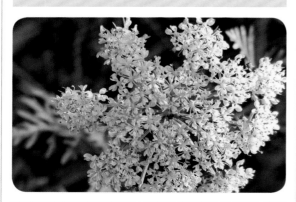

B. 花

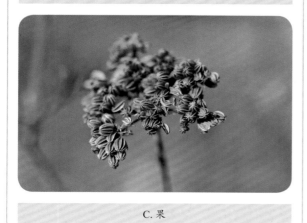

C. 果

图 10-70-1　蛇床植物

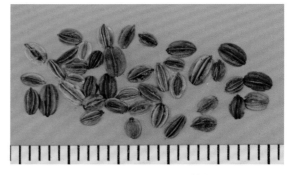

图 10-70-2　蛇床子药材

子，威灵仙，当归尾，大黄，苦参，缩砂壳，葱头。外洗，治阴囊湿疹。

# 山茱萸

CORNI FRUCTUS

本品始载于《神农本草经》，列为中品，陶弘景曰："出近道诸山中大树。子初熟未干，赤色，如胡秃子，亦可啖；既干，皮甚薄。"李时珍曰："本经一名蜀酸枣，今人呼为肉枣，皆象形也。"

[**别名**]　枣皮，山萸肉。

[**来源**]　为山茱萸科植物山茱萸 *Cornus officinalis* Sieb. et Zucc. 的干燥成熟果肉。

[**植物形态**]　落叶小乔木。叶对生，卵形至椭圆形，全缘，叶背被白色伏毛，脉腋有黄褐色毛丛，侧脉 5～8 对，弧形，平行排列。伞形花序，苞片 4 枚，花先叶开放，黄色，花瓣 4。核果长椭圆形，成熟后樱红色。花期 5—6 月，果期 8—11 月。（图 10-71-1）

野生于向阳山坡、溪旁的杂木林中；多有栽培。

[**产地**]　主产于河南、陕西、浙江、安徽、山东，四川等省亦产。

[**采收加工**]　10—11 月间果实变红采摘，微火焙烘或置沸水中略烫至软后，及时用手捏去果核，晒干或烘干。干燥时摊开要均匀，且不宜过厚，以保持色泽一致；要及时翻动，开始每 10～15 分钟翻动 1 次，随着渐干相隔时间可以相应延长，至七八成干时可隔半小时翻动

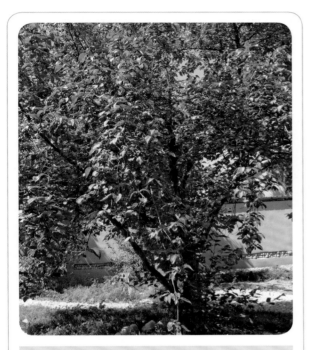

A. 植物

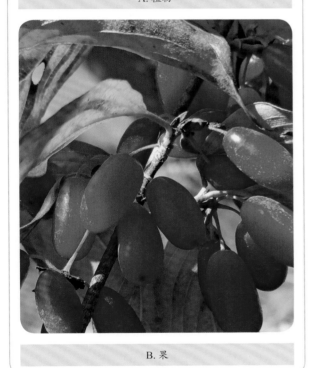

B. 果

图 10-71-1　山茱萸植物

或扁筒状，长 1 ～ 1.5 cm，宽 0.5 ～ 1 cm。表面紫红至紫黑色，皱缩有光泽，基部有果柄痕。质柔软。无臭，味酸、涩而苦。（图 10-71-2）

以肉厚、柔软、色紫红者为佳。

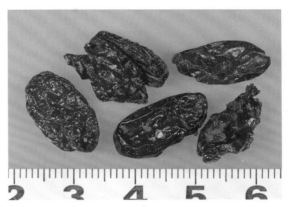

图 10-71-2　山茱萸药材

**显微鉴别**　果肉横切面：① 外果皮细胞 1 列，略扁平，外被较厚的角质层。② 中果皮宽广，细胞大小不一，橙棕色，内含深褐色色素块，近内侧有 8 个维管束，环列，近果柄处横切面常见石细胞和纤维束。（图 10-71-3）

粉末：红褐色。① 外果皮细胞多角形或

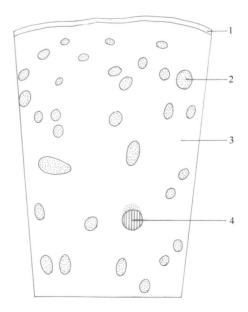

图 10-71-3　山茱萸横切面简图

1. 外果皮　2. 色素块　3. 中果皮　4. 维管束

1 次，直到翻动时有沙沙响声。若采用烘干法，注意事项略同晒干法，尤需注意，要放冷后方可收藏，否则色泽会变黑。

**[药材鉴别]**　性状鉴别　呈不规则的片状

类长方形，直径 15～30 μm，垂周壁连珠状增厚，外壁有颗粒状角质增厚，内含淡橙黄色物。② 中果皮细胞壁薄，内含淡棕色物。③ 石细胞类方形，卵圆形或长方形，纹孔明显，胞腔大。④ 草酸钙簇晶较小，直径 12～32 μm。⑤ 纤维常成束，长 155～504 μm，单个直径 18～25 μm，木化。⑥ 菊糖类圆形。（图 10-71-4）

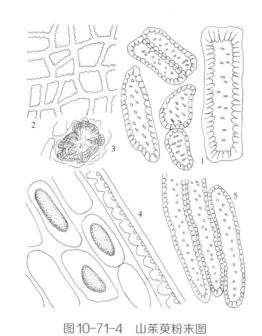

图 10-71-4　山茱萸粉末图

1. 石细胞　2. 果皮表皮细胞　3. 菊糖
4. 果皮碎片　5. 纤维

［**成分**］　含山茱萸苷（即马鞭草苷，cornin 或 verbenalin）、番木鳖苷（loganin）、莫诺苷（morroniside）、7-O-甲基莫诺苷（7-O-methyl-morroniside）、山茱萸新苷（cornuside）等。此外，尚含熊果酸、苹果酸、白桦脂酸、酒石酸、没食子酸、獐牙菜皂苷（sweroside）以及鞣质 1,2,3-三-O-没食子酸-β-D-葡萄糖、维生素 A 等。

［**贮藏保管**］　置干燥处，防虫蛀。

［**功效**］　性微温，味酸、涩。补益肝肾，涩精固脱。用于眩晕耳鸣，腰膝酸痛，阳痿遗精，遗尿尿频，崩漏带下，大汗虚脱，内热消渴。

［**用法用量**］　6～12 g。

［**方例**］　山茱萸丸（《普济方》）：山茱萸，覆盆子，菟丝子，巴戟天，人参，楮实，五味子，萆薢，牛膝，肉桂，天雄，熟地黄。治肾虚腰膝无力，小便多。

［**论注**］　（1）《炮炙论》云："子一斤去核取肉用。"《梦溪笔谈》云："山茱萸能补骨髓者，取其核温涩能补精气……今人或削取肉用，而弃之核，大非古人之意。"《和剂局方》云："山茱萸，凡使先须捣碎焙干用，或只和核使用亦得。"张锡纯《医学衷中参西录》云："其核与肉之性相反，用时务须将核去净。"《中国药典》2015 年版收载山茱萸药用部位为干燥成熟果肉，果实采收后，用文火烘或置沸水中烫后，及时除去果核。古今医药学家，对山茱萸果实是否去核，意见不一，果核的化学成分是否有药用价值，宜进一步深入研究。

（2）商品山茱萸伪品主要有下列品种。

1）滇刺枣 *Zizyphus mauritiana* Lam. 的干燥成熟果皮。别名缅枣、滇枣皮、酸枣皮、西西果皮。果皮皱缩，呈不规则的片状或囊状，长 1.5～2.5 cm，宽 1～2 cm，厚约 0.1 cm；表面棕红色，光滑或有细皱纹，内表面平滑或具疏松果肉，顶端可见细小花柱残基，基部有果柄痕迹，或偶见花盘下残留果柄，破碎果核少见，表面凹凸不平；质坚脆，革质状，味酸。

2）酸枣 *Zizyphus jujuba* Mill. var. *spinosa*（Bunge）Hu ex H.F. Chou 的干燥成熟果皮。呈不规则的片状或扁筒状，果皮破裂，皱缩，形状不完整，成熟时暗红棕色；味酸，肉薄，质脆易碎，内面色较浅，粗糙不光滑。

# 柿　蒂
## （附：柿霜）

KAKI CALYX

柿始载于《名医别录》，列为中品。李时珍曰："柿高树大叶，圆而光泽。四月开小花，黄白色。结实青绿色，八九月乃熟。生柿置器中自红谓之烘柿，日干者谓之白柿，火干者谓之乌柿，水浸者谓之酥柿。"

［**别名**］　柿丁。

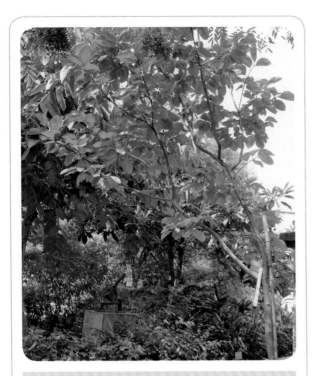

A. 植物

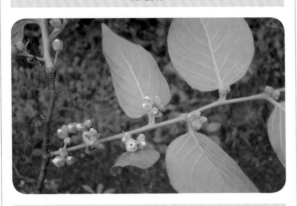

B. 花

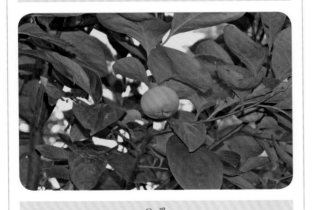

C. 果

图 10-72-1　柿植物

[来源]　为柿树科植物柿 *Diospyros kaki* Thunb. 的干燥宿萼。

[植物形态]　落叶乔木。叶互生，椭圆形具短尖，表面仅叶脉上有毛，背面有短毛，全缘。单性花，聚伞花序腋生，花黄绿或黄白色。浆果，扁圆形，熟时黄赤色，基部有木质宿存萼片。花期5月，果期9—10月。南北各地均有栽培。（图10-72-1）

[产地]　全国大部分地区均产。

[采收加工]　秋末冬初柿子成熟时采摘取下柿蒂或食用时收集洗净晒干。

[药材鉴别]　性状鉴别　呈扁圆形，直径1.5～2.5 cm。背面黄褐色或红棕色，中部微隆起，中心有果梗或已脱落。边缘较薄，4裂片多反卷，易碎，腹面黄棕色，密被细绒毛，果实脱落处突起。质硬而脆。无臭，味涩。（图10-72-2）

以红棕色、厚肉者为佳。

[成分]　含三萜类成分，主要为齐墩果酸（oleanolic acid）、熊果酸（ursolic acid）及桦皮酸（betulinic acid）。尚含β-谷甾醇及其糖苷、三叶豆苷（trifolin）、金丝桃苷（hyperin）、游离的山奈酚（kaempferol）及槲皮素等，并含鞣质。

[贮藏保管]　置通风干燥处，防虫蛀。

[功效]　性平，味苦、涩。降逆止呃。用于胃寒气滞的呃逆。

[用法用量]　5～10 g。

[方例]　柿蒂散（《济生方》）：柿蒂，丁香，生姜。治胸满呃逆不止。

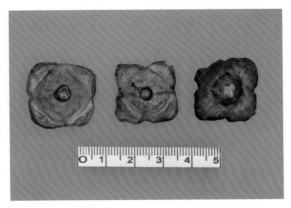

图 10-72-2　柿蒂药材

# 附：柿 霜

## KAKI MANNOSUM

[**别名**] 柿霜饼。

[**来源**] 为柿树科植物柿 *Diospyros kaki* Thunb. 的干燥果实，经加工后外表生成的白粉。

[**采收加工**] 取将成熟的柿子，削去外皮，经过日晒夜露，柿上即生白霜，刷下白霜，晾干即成。

[**药材鉴别**] 性状鉴别 呈白色粉末状，质轻，易潮解。气微，味甜，并微有清凉感。（图10-72-3）

以色白或灰白色，味甜而具有清凉感者为佳。

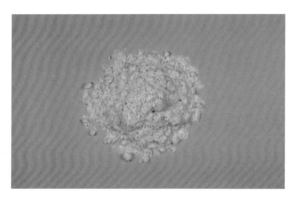

图10-72-3 柿霜药材

[**贮藏保管**] 本品易受潮溶解，变质。要严加封闭，以免受潮。

[**功效**] 性寒，味甘。清热，生津止渴，化痰止咳。用于喉痛，口疮，肺热咳嗽无痰，劳嗽咯血，痔血，消渴。

[**用法用量**] 3～9 g。

# 连 翘

## FORSYTHIAE FRUCTUS

本品始载于《神农本草经》，列为下品。《名医别录》载曰："连翘生太山山谷，八月采，阴干。"寇宗奭曰："连翘亦不翘出众草。太行山山谷间甚多。其子折之，片片相比如翘，应以此得名耳。"

[**别名**] 连苕，连翘壳。

[**来源**] 为木犀科植物连翘 *Forsythia suspense*（Thunb.）Vahl 的干燥果实。

[**植物形态**] 落叶灌木。小枝褐色，皮孔明显，呈四棱，中空，通常下垂。叶对生或3小叶丛生，卵形或长圆状卵形。花先叶开放，1至数朵腋生，金黄色；花萼合生，与花冠筒约等长，花冠基部联合成管状，上部4裂，雄蕊2，着生于花冠基部；子房卵圆形，柱头2裂。蒴果狭卵形，成熟时2瓣裂；种子多数，有翅。花期3—5月，果期7—8月。（图10-73-1）

多生于山野阳坡，现多为栽培。

[**产地**] 主产于山西、陕西、河南。甘肃、河北、山东、湖北等省亦产。

[**采收加工**] 秋季白露前当果实初熟、颜色尚带绿色时采收，除去杂质，用沸水烫片刻，再蒸30分钟，加工果实为青绿色，不破裂，晒干，称为"青翘"。10月霜降后，采收熟透的果实，果皮黄褐色、多裂开时摘下，晒干，除去杂质，称为"老翘"或"黄翘"。

[**药材鉴别**] 性状鉴别 呈卵圆形，顶端锐尖，表面有不规则的纵皱纹及多数凸起的小斑点，两面各有1条明显的纵沟。青翘多不开裂，绿褐色，表面斑点较少；种子多数，细长，一侧有翅，黄绿色。老翘自尖端开裂或裂成2瓣，表面黄棕色，内表面多为浅黄棕色，种子多已脱落。微有香气，味苦。（图10-73-2、图10-73-3）

"青翘"以色较绿、不开裂者为佳；"老翘"以色较黄、瓣大、壳厚者为佳。

显微鉴别 果皮横切面：① 外果皮为1列扁平细胞，外被角质层。② 中果皮外侧散有维管束，内侧为多列石细胞，多切向排列成镶嵌状，并延伸至纵隔壁。③ 内果皮为1列薄壁细胞。

粉末：淡黄棕色。① 石细胞甚多，长方形至多角形，有的三面壁较厚，而一壁较薄。② 纤维束上下层纵横交错排列，纤维呈短梭状，壁厚薄不均。③ 外果皮细胞呈多角形，表面观有不规则或网状角质层纹理，断面观呈类

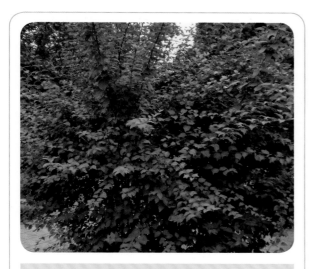

A. 植物

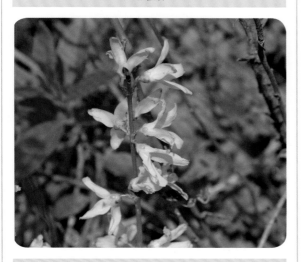

B. 花

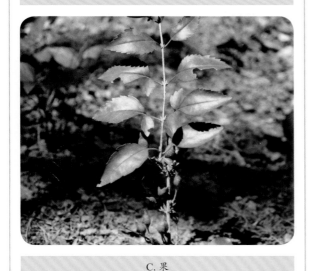

C. 果

图10-73-1　连翘植物

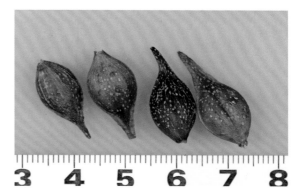

图10-73-2　青翘药材

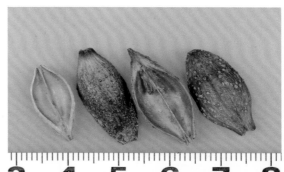

图10-73-3　老翘药材

方形，有角质层。④ 中果皮细胞棕黄色，壁略作连珠状增厚。

[**成分**] 含三萜皂苷类，如白桦脂酸（betulinic acid）、熊果酸（ursolic acid）、齐墩果酸（oleanolic acid）等；木脂素类，如连翘酚（forsythol）、连翘苷（phillyrin）、松脂素（pinoresinol）、牛蒡子苷元（arctigenin）、牛蒡子苷（arctiin）、罗汉松脂素（matairesinol）、罗汉松脂酸苷（matairesinoside）、连翘脂素（phillygenol）等。含苯乙醇苷类，如连翘酯苷（forsythoside）A/C/D/E，其中连翘酚及其苷有显著抑菌作用。此外尚含挥发油4%以上，油主要分布于种子中，也具稳定的抗菌作用及抗病毒作用。油中主含 β-蒎烯约60.2%。

[**贮藏保管**] 置干燥处。

[**功效**] 性微寒，味苦。清热解毒，散结消肿，疏散风热。排脓。用于痈疽，瘰疬，乳痈，丹毒，外感内热，温病初起，温热入营，高热烦渴，神昏发斑，热淋尿闭。

［**用法用量**］ 6～15 g。

［**方例**］ 连翘解毒汤（《疡医大全》）：连翘，牡丹皮，牛膝，天花粉，木瓜，桃仁，金银花，薏苡，甘草，白僵蚕。治脓窝疮。

［**论注**］ （1）因采收加工时间和方法不同，传统有青翘和黄翘之分。黄翘产量较大，行销全国并有出口；青翘多行销我国南方各省。

（2）同属植物金钟花（黄藤）*Forsythia viridissima* Lindl.的果实有混作连翘使用者。本品与连翘两者成分相似。在《日本药局方》中作为连翘生药收载。植物枝条细长，蔓延扩展；小枝有横格状髓。叶对生，长椭圆披针形；花淡黄色，1～6朵腋生；果实为蒴果，较连翘稍宽而短，呈卵形，外壳稍薄。据日本对连翘和金钟花的成分分析认为两者成分相似。江西铜鼓县民间用带花全株作水稻杀虫剂。本品值得进一步研究。

# 女贞子

LIGUSTRI LUCIDI FRUCTUS

本品始载于《神农本草经》，列为上品。苏颂曰："女贞处处有之……其叶似枸骨及冬青木，凌冬不凋。五月开细花，青白色。九月实成，似牛李子。"李时珍曰："此木凌冬青翠，有贞守之操，故以贞女状之。"

［**来源**］ 为木犀科植物女贞 *Ligustrum lucidum* Ait.的干燥成熟果实。

［**植物形态**］ 常绿乔木。叶对生，叶片卵圆形或长卵状披针形，全缘，革质，背面密被细小透明腺点。圆锥花序顶生，花白色。浆果状核果，成熟时蓝黑色，内有种子1～2枚。花期6—7月，果期8—12月。（图10-74-1）

生于温暖潮湿地区或向阳山坡。现多栽培庭园、道旁。

［**产地**］ 主产于浙江、江苏、福建、湖南、四川、广西等省区。

［**采收加工**］ 冬季采集成熟果实，除去枝叶，稍蒸或置沸水中略烫后，干燥；或直接干燥。

［**药材鉴别**］ 性状鉴别 呈肾形或倒卵形，

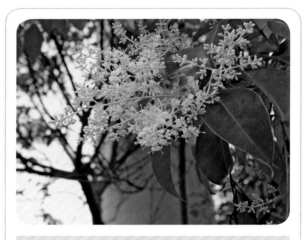

A. 花

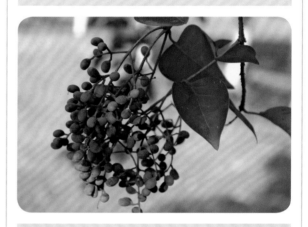

B. 果

图10-74-1 女贞植物

长4～10 mm，直径3～4 mm。表面灰黑色或紫黑色，皱缩不平，基部常有宿萼及果柄痕，外果皮薄，中果皮稍疏松，内果皮木质，黄棕色，具纵棱，内有种子1～2枚。气芳香，味甘而微苦、涩。（图10-74-2、图10-74-3）

以粒大、饱满、色灰黑、质坚实者为佳。

显微鉴别 横切面：① 外果皮为1列细胞，外壁及侧壁加厚，其内常含油滴。② 中果皮为12～25列薄壁细胞，近内果皮处有7～12个维管束散在。③ 内果皮为4～8列纤维组成棱环。④ 种皮最外为1列切向延长的表皮细胞，长68～108 μm，径向60～80 μm，常含油滴。内为薄壁细胞，棕色。胚乳较厚，内有子叶。（图10-74-4）

粉末及解离组织：① 内果皮纤维无色或

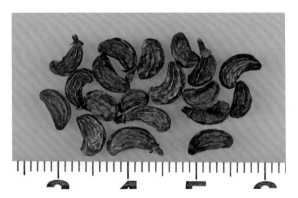

图10-74-2 女贞子药材（未成熟）

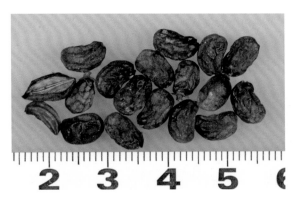

图10-74-3 女贞子药材（成熟）

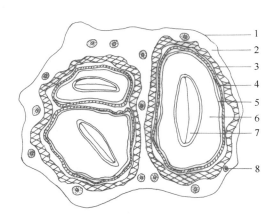

图10-74-4 女贞子横切面图

1.外果皮 2.中果皮 3.内果皮 4.种皮
5.薄壁组织 6.胚乳 7.子叶 8.维管束

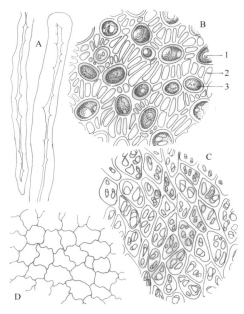

图10-74-5 女贞子粉末及解离组织图

A.内果皮纤维 B.外果皮细胞（1.油滴 2.薄壁细胞
3.种皮细胞） C.中果皮薄壁细胞 D.种皮细胞

淡黄色，上下数层纵横交错排列，直径9～35 μm。②外果皮细胞呈扁圆形，其内常含油滴。③中果皮为薄壁细胞。④种皮细胞散有类圆形分泌细胞，淡棕色，直径40～88 μm，内含黄棕色分泌物及油滴。（图10-74-5）

[成分] 含女贞子苷（nuzhenide）、特女贞苷（specnuezhenide）、齐墩果苷（oleuropein）、4-羟基-β-苯乙基-β-D葡萄糖苷（4-hydroxy-β-phenylethyl-β-D-glucoside）及环烯醚萜苷类成分。含脂肪油16.9%，油中主含油酸、亚油酸、棕榈酸与硬脂酸。

据报道，尚含挥发油，并从中已鉴定出20种成分。另含有显著免疫作用的女贞子多糖。

[贮藏保管] 置干燥处。

[功效] 性凉，味甘、苦。滋补肝肾，明目乌发。用于眩晕耳鸣，腰膝酸软，须发早白，目暗不明。

[用法用量] 6～12 g。

[方例] 二至丸（《证治准绳》）：女贞子，旱莲草。功能补益肝肾，滋阴止血；主治肝肾阴虚，眩晕耳鸣，咽干鼻燥，腰膝酸痛。

# 马钱子

## STRYCHNI SEMEN

本品又名番木鳖，始载于《本草纲目》。李

时珍释其名曰："状如马之连钱，故名马钱。"

[**别名**] 番木鳖。

[**来源**] 为马钱科植物马钱 *Strychnos nux-vomica* L.的干燥成熟种子。

[**植物形态**] 乔木，高10～13 m。叶对生，革质，广卵形或近圆形，长6～15 cm，宽3～8.5 cm，先端急尖或微凹，基部广楔形或圆形，全缘，主脉5条，罕3条，有柄。聚伞花序顶生；总苞片及小苞片均小；花萼先端5裂；花冠筒状，白色，先端5裂；雄蕊5枚，无花丝。浆果球形，直径6～13 cm，成熟时橙色，表面光滑。种子呈圆盘形。（图10-75-1）

生于山地林中，或栽培。

[**产地**] 原产印度，分布于斯里兰卡、泰国、越南、老挝等地；我国云南、广东、海南岛等地有栽培。

[**采收加工**] 栽培后7年结果。冬季采收成熟果实，取出种子，洗净附着的果肉，晒干。

[**药材鉴别**] 性状鉴别 呈扁圆纽扣状，通常一面微凹，另一面稍隆起，直径1～3 cm，厚3～6 mm。表面灰绿色或灰黄色，密生匍匐的丝状毛，自中央向四周射出，底面中心有圆点状突起的种脐，边缘有微凸尖的珠孔，从种脐与珠孔间时可见隐约隆起的线。质坚硬，剖面为淡黄白色的胚乳，近珠孔处小凹窝内有菲薄且小的2枚子叶，子叶有叶脉5～7条。味极苦，有毒。（图10-75-2、图10-75-3）

以个大、肉厚饱满、表面灰棕色、微带绿色、有细密毛茸、质坚硬、无破碎者为佳。

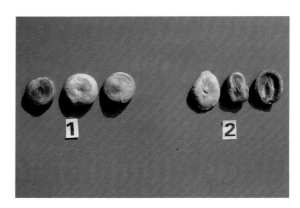

图10-75-2 马钱子（1）与云南马钱子（2）

显微鉴别 种子横切面：① 种皮表皮向外延长形成单细胞非腺毛，长500～1 000（～1 700）μm，直径约25 μm，壁厚，木化，有纵向条纹约10条，基部稍膨大，有明显孔沟，形似石细胞。② 表皮下有数条棕色颓废的薄壁细胞。③ 胚乳细胞多角形，壁较厚，半纤维性，隐约可见胞间连丝，用碘液装片较明显，腔中含有脂肪油和少量糊粉粒，糊粉粒直径15～30 μm，有时达50 μm，内含数个拟球体。（图10-75-4）

粉末：灰黄色。① 非腺毛单细胞，棕黄色，基部膨大似石细胞，壁极厚，多碎断，木化。② 内胚乳细胞多角形，壁厚，内含脂肪油滴、糊粉粒。③ 可见有色素层（种皮内层细胞）。（图10-75-5）

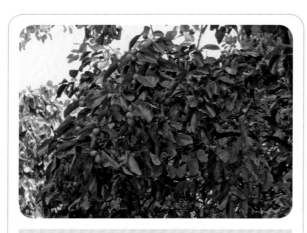

A. 植物

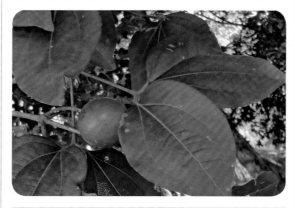

B. 果

图10-75-1 马钱子植物

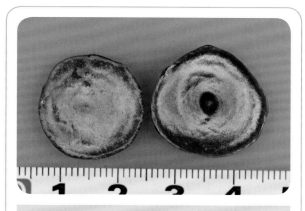

A.药材

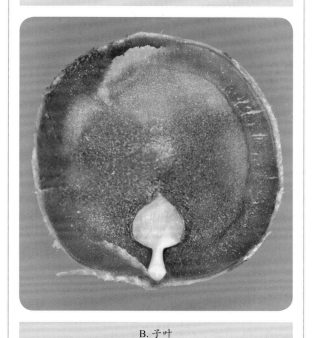

B.子叶

图10-75-3 马钱子药材

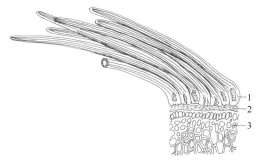

图10-75-4 马钱子横切面详图

1.种皮表皮细胞 2.颓废种皮细胞 3.胚乳细胞

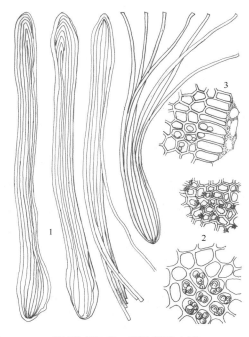

图10-75-5 马钱子粉末图

1.非腺毛 2.内胚乳细胞 3.色素层

[**成分**] 含生物碱2%～5%，主要为番木鳖碱（士的宁，strychnine）、马钱子碱（brucine）。含α/β－可鲁勃林（α/β－colubrine）、伪番木鳖碱（pseudostrychnine）、伪马钱子碱（pseudobrucine）、番木鳖次碱（vomicine）、马钱子新碱（novacine）、奴伐新碱（novacine）、士屈新碱（struxine）。此外，尚含番木鳖苷（loganin）、绿原酸、棕榈酸及脂肪油、蛋白质、多糖类等。

番木鳖碱为马钱子的最主要成分，约占总生物碱的45%；马钱子碱的药效只有番木鳖碱的1/40。

[**贮藏保管**] 置干燥处。

[**功效**] 性温，味苦；有大毒。通络止痛，散结消肿。用于风湿顽痹，麻木瘫痪，跌打损伤，痈疽肿痛，小儿麻痹后遗症，类风湿性关节炎。

[**用法用量**] 0.3～0.6 g，炮制后多入丸散用。

[**注意**] 不宜多服、久服，孕妇禁用。

[**方例**] 散瘀和伤汤（《正骨心法要旨》）：番木鳖，红花，生半夏，补骨脂，甘草，葱须。

687

治一切碰撞损伤，瘀血积聚。

[论注]（1）云南马钱 Strychnos pierriana A. W. Hill. 的干燥成熟种子，又名长籽马钱。攀缘灌木，外皮灰白色，叶腋间有螺旋状卷须。叶对生，椭圆形、卵形或长卵形，全缘，先端渐尖至急尖，主脉3条。圆锥花序顶生，花梗被锈色毛；花冠圆筒状，白色。浆果球形，熟时橘红色，种子长圆形而扁。花期3—5月，果期7—9月。

种子呈不规则的扁长圆形，边缘较中央微薄并向上翘起，表面有较疏松而粗糙的浅灰棕色的绒状毛茸；剖面胚乳淡黄白色或灰白色，角质状；子叶有叶脉3条。味苦，有毒。显微与马钱主要区别是：表皮非腺毛长520～1 040 μm，直径约20 μm，纵向条纹自然分离，基部仍互相连合。（图10-75-2）

含总生物碱2.19%，番木鳖碱1.34%，另含马钱子碱、依卡精、马钱子新碱、伪番木鳖碱等。

1995版及以前《中国药典》将本品收载为马钱子的来源之一。

（2）吕宋豆为马钱科植物吕宋豆 Strychnos ignatii Bergius 的干燥成熟种子。产于菲律宾、越南、泰国等地。该药材主含生物碱2.5%～5%，主要为番木鳖碱46%～62%。效用与马钱子相似，为马钱子混淆品。形状特点为：不规则卵形，长约2.5 cm，宽约1.5 cm，有钝棱；表面灰棕黑色，毛茸不明显。（图10-75-6）

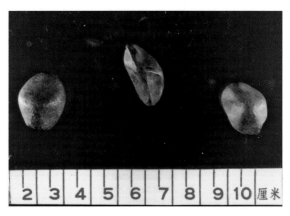

图10-75-6　吕宋豆

# 牵牛子

PHARBITIDIS SEMEN

本品始载于《名医别录》，列为下品。陶弘景曰：“此药始出野人牵牛谢药，故以名之。”苏敬曰：“此花似旋花，作碧色。”苏颂曰：“二月种子，三月生苗，作藤蔓绕篱墙，高者或二三丈。其叶青，有三尖角。七月生花，微红或带碧色，似鼓子花而大。八月结实，外有白皮作毯。每毯内有子四五枚，大如荞麦，有三棱，有黑白两种，九月后收之。”李时珍曰：“牵牛有黑白两种：黑者处处野生尤多。其蔓有白毛，断之有白汁。叶有三尖，如枫叶。花不作瓣，如旋花而大。其实有蒂裹之，生青枯白。其核与棠棣子核一样，但色深黑尔。白者人多种之，其蔓微红，无毛有柔刺，断之有浓汁。叶团有斜尖，并如山药茎叶。其花小于黑牵牛花，浅碧带红色。其实蒂长寸许，生青枯白。其核白色，稍粗。”

[别名]　黑丑，白丑。

[来源]　为旋花科植物裂叶牵牛 Pharbitis nil（L.）Choisy 及圆叶牵牛 Pharbitis purpurea（L.）Voigt 的干燥成熟种子。

[植物形态]　裂叶牵牛　一年生缠绕性草质藤本，全株密披粗硬毛。叶互生，近卵状心形，叶片3裂，基部心形，具长柄。花1～3朵腋生，花冠漏斗状，白色、蓝紫色或紫红色。蒴果球形，3室，每室含2枚种子。花期6—9月，果期7—9月。（图10-76-1）

圆叶牵牛　与裂叶牵手的主要区别为：茎叶披密毛，叶阔心形，常不裂。（图10-76-2）

通常栽培于庭院、菜圃及房屋周围等处，野生者常常生于灌丛、墙脚、山路旁等地。

[产地]　我国各省均有野生或栽培。

[采收加工]　7—10月间果实成熟时，将藤割下，打下种子，除杂质，晒干。

[药材鉴别]　性状鉴别　呈三棱状卵形，似橘瓣状，两侧稍平坦，背面弓状隆起，长4～8 mm。表面黑灰色（黑丑）或淡黄白色（白丑），背面正中有纵直凹沟，腹面棱线的近端处有点状种脐微凹。干硬，横切面可见淡黄

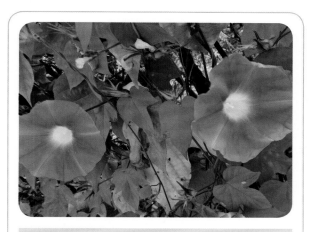

A. 蓝紫花

B. 白花

图 10-76-1　裂叶牵牛植物

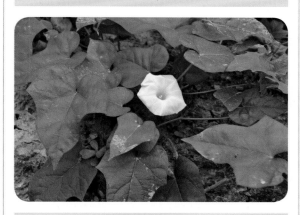

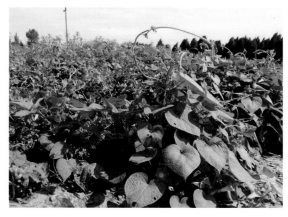

图 10-76-2　圆叶牵牛植物

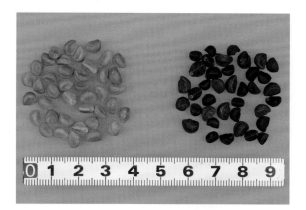

图 10-76-3　牵牛子药材（左为白丑，右为黑丑）

　　显微鉴别　黑丑横切面：① 种皮表皮细胞 1 列，略呈切线延长，少数分化成单细胞非腺毛；表皮下细胞 1 列，略扁而小；栅状细胞层由 2 ～ 3 列细胞组成，径向延长，长 65 ～ 105 μm，靠近外侧有一明显光辉带；种皮各种组织几乎均呈棕色或黄棕色。② 营养层由数列切向延长的细胞及颓废细胞组成，并散有细小维管束，细胞中含细小淀粉粒。③ 内胚乳外侧 1 ～ 2 列细胞类方形，壁稍厚；内侧细胞的壁黏液化。④ 子叶组织中有多数圆形分泌腔，直径达 140 μm；子叶细胞内充满糊粉粒及脂肪油滴；并含草酸钙簇晶，直径 10 ～ 20 μm。（图 10-76-4）

　　白丑与黑丑相似，主要区别点：种皮的各种组织近无色。

　　粉末：淡黄棕色。① 种皮栅状细胞侧面观长柱形，最外列较长，有光辉带，向内渐短；表面观呈类多角形，胞腔较小，类圆形或扁圆形。② 子叶碎片中有分泌腔，圆形或椭圆形，直径 35 ～ 106 μm。③ 草酸钙簇晶直径 10 ～ 25 μm。④ 种皮表皮细胞深棕色，形状不规则，壁微波状。⑤ 非腺毛单细胞，黄棕色，稍弯曲，长 50 ～ 240 μm。⑥ 下皮细胞呈长方形，排列紧密。⑦ 通气组织碎片有时可见。（图 10-76-5）

　　[成分]　含牵牛子苷（pharbitin）约 2%，为一种泻下树脂性苷，水解生成牵牛子酸（pharbitic acid）、巴豆酸（tiglic acid）、裂叶牵牛子酸（nilic acid）、α-甲基丁酸（α-methylbutyric acid）及戊酸（valeric acid）；牵牛子酸是一种混合物，分离

色或黄绿色皱缩折叠的子叶。无臭，味辛、苦，有黏滑麻舌感。（图 10-76-3）

　　以颗粒饱满者为佳。

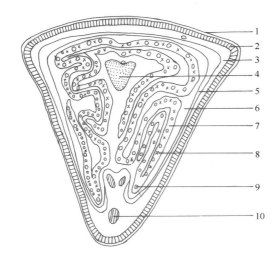

图10-76-4　牵牛子横切面简图

1. 表皮层下皮　2. 种皮栅状细胞层　3. 营养层　4. 胚根
5. 内胚乳　6. 黏液化的内胚乳　7. 子叶　8. 草酸钙簇晶
9. 分泌腔　10. 维管束

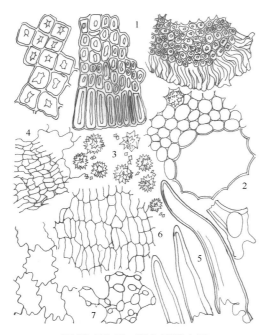

图10-76-5　牵牛子粉末图

1. 种皮栅状细胞（左为侧面观，右为表面观）
2. 分泌腔　3. 草酸钙簇晶及方晶　4. 种皮表皮细胞
5. 非腺毛　6. 下皮细胞　7. 通气组织碎片

得牵牛子酸A、B、C、D，并以C、D为主。此外尚含脂肪油约11%、菜油甾醇、豆甾醇、β-谷甾醇及糖类成分。未成熟种子尚含赤霉素（gibberellin）。

[贮藏保管]　置干燥处。

[功效]　性寒，味苦；有小毒。泻水通便，消痰涤饮，杀虫攻积。用于水肿胀满，二便不通，痰饮积聚，气逆喘咳，虫积腹痛及蛔虫、绦虫病。

[用法用量]　3～6 g。

[注意]　孕妇禁用；不宜与巴豆同用。

[方例]　牵牛散（《沈氏尊生方》）：牵牛子，大黄，槟榔，雄黄。治虫积。

[论注]　正品牵牛子来源为裂叶牵牛 *Pharbitis nil* (L.) Choisy 和圆叶牵牛 *Pharbitis purpurea* (L.) Voigt。裂叶牵牛开白色花者结子为"白丑"，开蓝紫色或紫红色花者结子为"黑丑"。圆叶牵牛结子较小，全为"黑丑"，无"白丑"。

# 菟丝子

CUSCUTAE SEMEN

本品始载于《神农本草经》，列为上品。陶弘景曰："田野墟落中甚多，皆浮生蓝、纻、麻、蒿上。"大明曰："苗茎似黄丝，无根株，多附田中，草被缠死，或生一丛如席阔。开花结子不分明，子如碎黍米粒，八月九月以前采之。"苏颂曰："夏生苗，初如细丝，遍地不能自起。得他草梗则缠绕而生，其根渐绝于地而寄空中，或云无根，假气而生，信然。"李时珍曰："无叶有花，白色微红，香亦袭人，结实如秕豆而细，色黄。"

[别名]　豆寄生。

[来源]　为旋花科植物菟丝子（小菟丝子）*Cuscuta chinensis* Lam.或南方菟丝子 *Cuscuta australis* R. Br的干燥成熟种子。

[植物形态]　菟丝子　一年生寄生性草本，寄生于草本植物上，以豆类为常见。茎纤细左旋缠绕，黄色，随处生吸器，侵入寄生组织内，无绿叶，仅有三角状卵形鳞叶。短总状花序，花白色，钟状。蒴果近球形，成熟时被花冠包住，盖裂；种子2～4粒。花期7—9月，果期8—10月。（图10-77-1）

南方菟丝子　与菟丝子的主要区别为：茎

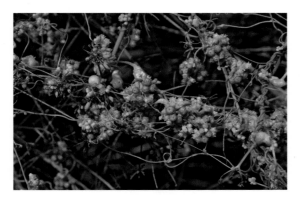

图10-77-1　菟丝子植物

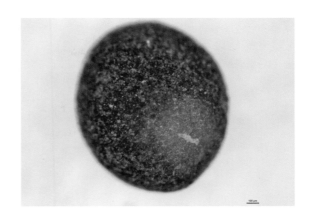

图10-77-3　菟丝子药材

纤细，花萼平滑，花冠比蒴果短，蒴果近球形，种子常4粒。（图10-77-2）

　　菟丝子生于田边、荒地及灌木丛中，多寄生于豆科、菊科、藜科等草本植物上；南方菟丝子生于河谷、河岸林内及灌木丛中。

大小变化幅度大。表面淡褐色至棕色，有不均匀的颗粒状或疣状突起，具网状纹理，一端有喙状突出而偏向一侧。扩大镜下观察，种脐微凹陷，位于种子顶端靠下侧。（图10-77-4）

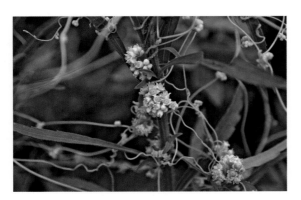

图10-77-2　南方菟丝子植物

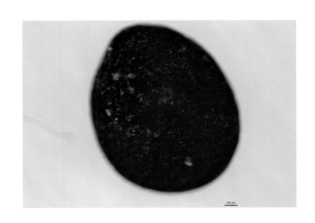

图10-77-4　南方菟丝子药材

　　[ **产地** ]　菟丝子主产于山东、河北、山西、陕西、江苏、辽宁、吉林、黑龙江、内蒙古等省区；南方菟丝子产吉林、河北、山东、甘肃、新疆、浙江、江西、湖北等省区。

　　[ **采收加工** ]　夏、秋二季，果实成熟时，连寄主一起割下，晒干，打下种子，除去杂质。

　　[ **药材鉴别** ]　性状鉴别　菟丝子：呈类球形，直径1～2 mm。表面灰棕色，微粗糙，扩大镜下可见细密深色小点，一端有微凹的线形种脐。质硬不易以指甲压碎，沸水煮之，种皮易破裂，露出白色卷旋状的胚，形如吐丝。气微，味微苦、涩。（图10-77-3）

　　南方菟丝子：呈卵圆形，腹棱线不明显，

以色灰黄、颗粒饱满者为佳。

　　显微鉴别　粉末：黄褐色或深褐色。① 种皮表皮细胞断面观呈类方形或类长方形，侧壁增厚；表面观呈圆多角形，角隅处壁明显增厚。② 种皮栅状细胞成片，断面观2列，外列细胞较内列细胞短，具光辉带，位于内侧细胞的上部；表面观呈多角形，皱缩。③ 胚乳细胞呈多角形或类圆形，胞腔内含糊粉粒。④ 子叶细胞含糊粉粒及脂肪油滴。

　　[ **成分** ]　含胆甾醇（cholesterol）、菜油甾醇（campesterol）、β-谷甾醇（β-sitosterol）等，还含有槲皮素、紫云英苷、金丝桃苷和槲

皮素-3-O-β-半乳糖-7-O-β-葡萄糖苷等黄酮类化合物以及香豆素、氨基酸、树脂苷、糖类等。

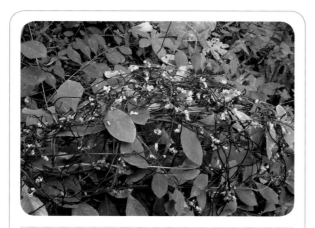

A. 生境

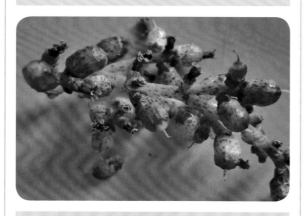

B. 果

图10-77-5　日本菟丝子植物

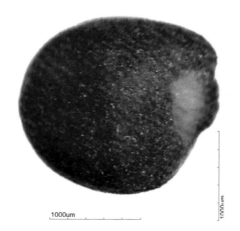

图10-77-6　日本菟丝子药材

[贮藏保管]　置通风、干燥处，防受潮。

[功效]　性平，味甘、辛。补益肝肾，固精缩尿，明目，安胎止泻。用于阳痿遗精，尿有余沥，尿频，腰膝酸软，目晕耳鸣，胎动不安。

[用法用量]　6～12 g。

[方例]　菟丝子丸（《世医得效方》）：菟丝子，肉苁蓉，牡蛎，附子，鹿茸，五味子，鸡肶胵，桑螵蛸。治小便多或不禁。

[论注]　（1）大菟丝子为同属植物日本菟丝子（金灯藤）Cuscuta japonica Choisy的种子，在湖北、四川、贵州等省区做菟丝子用。形状与菟丝子（小粒）相似，其粒大，直径2～3 mm；表面黄棕色，光滑，扩大镜下观察，具不整齐的短线状斑纹；沸水煮之不易破裂，味淡。多为产地自产自销。（图10-77-5、图10-77-6）

（2）欧洲菟丝子 Cuscuta europaea L.的种子，分布于河北、山西、内蒙古、新疆、四川等地。其性状为2粒种子黏结在一起，呈类半球形，表面褐绿色；单粒种子三角状卵圆形，直径约1 mm，水浸液为草绿色，沸水煮之不易破裂，味微苦。不宜作菟丝子药用。

# 蔓荆子

*VITICIS FRUCTUS*

本品又名蔓荆实，始载于《神农本草经》，列为上品。苏敬曰："蔓荆苗蔓生，故名。"苏颂曰："蔓荆生水滨。苗茎蔓长丈余。春因旧枝而生小叶，五月叶成，似杏叶。六月有花，红白色，黄蕊。九月有实，黑斑，大如梧桐子而虚轻，冬则叶凋。"

[别名]　蔓荆实，沙荆子。

[来源]　为马鞭草科植物单叶蔓荆 *Vitex trifolia* L. var. *simplicifolia* Cham.或蔓荆（三叶蔓荆）*Vitex trifolia* L.的干燥成熟果实。

[植物形态]　单叶蔓荆　落叶灌木，有匍匐茎蔓延于沙土中，呈伏地斜生状，幼枝四方形，全体密生灰白色细绒毛，老枝渐变圆。叶对生，倒卵形，表面绿色，背面灰白色。圆锥

花序顶生，花淡蓝紫色。核果球形，包有宿萼。花期7—8月，果期8—10月。（图10-78-1）

**蔓荆（三叶蔓荆）** 与单叶蔓荆的主要区别为：叶为三小叶，叶柄较长。（图10-78-2）

生于湖滨沙丘上。江西鄱阳湖沙滩有野生分布。

[**产地**] 主产于江西、山东、福建、广东、浙江、湖北等省。

[**采收加工**] 8—10月果实成熟时采收，除去杂质，晒干。

[**药材鉴别**] 性状鉴别 呈球形，直径4～6 mm。表面灰黑色或黑褐色，被灰白色粉霜状茸毛，有纵向浅沟4条，顶端微凹，基部有灰色宿萼及短果梗。体轻，质坚韧。横切面果皮外层灰黑色，内层黄白色，两层间有棕褐色油点排列成环，分4室，每室有种子1粒。气特异芳香，味淡、微辛。（图10-78-3）

以粒大、饱满、果梗少、短者为优。

[**成分**] 单叶蔓荆含挥发油，油中主含莰烯（camphene）及蒎烯（pinene）。并含微量生物碱、维生素A、牡荆子黄酮（vitexicarpin，即紫花牡荆素，casticin）、γ-氨基丁酸（γ-aminobutyric acid）、牡荆呋喃（rotundifnran）、前牡荆呋喃（pre-rotundifnran）、牡荆内酯（vitexlacton）、前牡荆内酯（pre-vitexlactone）以及酚酸等。

蔓荆含蔓荆子碱（vitricin）约0.01%。

[**贮藏保管**] 置阴凉、干燥处。

[**功效**] 性微寒，味辛、苦。疏散风热，清利头目。用于风热感冒头痛，齿龈肿痛，目

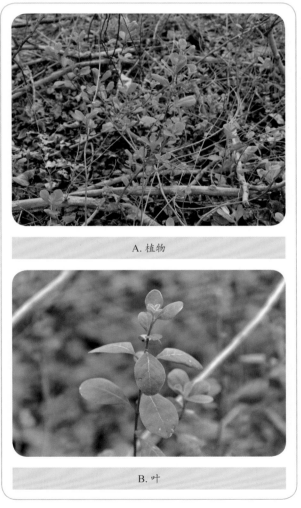

A. 植物

B. 叶

图10-78-1 单叶蔓荆植物

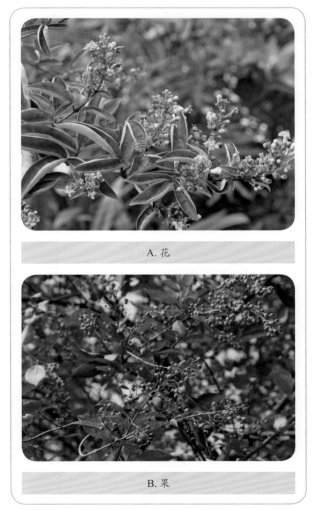

A. 花

B. 果

图10-78-2 蔓荆植物

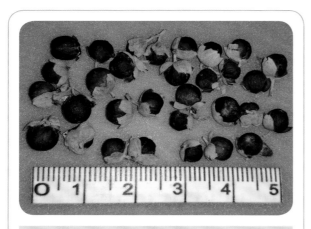

A. 药材

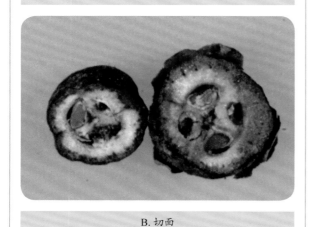

B. 切面

图10-78-3　蔓荆子药材

赤多泪，头晕目眩。

[用法用量]　5～10 g。

[方例]　蔓荆子汤（《兰室秘藏》）：黄芪，人参，蔓荆子，黄柏，白芍。治饮食不节，内障眼病。

# 枸杞子

## LYCII FRUCTUS

本品始载于《神农本草经》，列为上品。苏颂曰："今处处有之，春生苗，叶如石榴叶而较薄，堪食，俗称为甜菜，其茎干高三五尺，作丛。六月、七月生小红紫花，随便结实，形长如枣核。其根名地骨。"李时珍曰："古者枸杞、地骨取常山者为上，其他丘陵阪岸皆可用。后世惟取陕西者良，而又以甘州者为纯品。"并释其名曰："产枸、杞二树名。此物棘如枸之刺，茎如杞之条，故兼名之。"

[别名]　甘杞子。

[来源]　为茄科植物宁夏枸杞*Lycium barbarum* L.的干燥成熟果实。

[植物形态]　灌木。主茎数条，粗壮，分枝细长，先端通常弯曲下垂，常成刺状。叶互生或簇生，叶披针形或长椭圆状披针形，全缘，无毛。花腋生，单1或2～6朵簇生；花冠漏斗状，紫堇色，裂片边缘无缘毛。浆果，椭圆形或卵圆形，成熟时红色；种子肾形，黄色。花期6—9月，果期7—10月。（图10-79-1）

生于海拔2 000～3 000 m的河岸、干山坡、渠畔等处的砂砾地，现多栽培。

[产地]　主产于宁夏、甘肃、青海、新疆、河北、山东、山西、河南等省区。

[采收加工]　夏、秋二季当果实变红、果蒂较松时采收。采收时要轻采轻放。日晒时注意鲜果在采下后的2日内不宜在中午强阳光下暴晒，应先晾至外皮起皱后再晒至干，而且晾晒均不宜太厚。烘干时，先低温烘至外皮起皱后，再逐渐升高温度烘，一般控制在40～50℃烘至干。无论是晾晒或烘烤先都应注意避免翻动，以免果实破损，果汁外溢而致药材粘连影响质量；烘烤时温度不要超过50℃，否则同样会引起果汁外溢，色泽变暗。

[药材鉴别]　性状鉴别　呈类纺锤形，长6～20 mm，直径3～10 mm。表面鲜红色或暗红色。果皮柔韧，皱缩；果肉厚，滋润，内含种子多数。气微，味甜。（图10-79-2）

以粒大、肉厚、色红、质柔、味甜者为佳。

显微鉴别　粉末：黄橙色或红棕色。① 外果皮表皮细胞表面观呈类多角形或长多角形，垂周壁平直或细波状弯曲，外平周壁表面有平行的角质条纹。② 中果皮薄壁细胞呈类多角形，壁薄，胞腔内含橙红色或红棕色球形颗粒。③ 种皮石细胞表面观不规则多角形，壁厚，波状弯曲，层纹清晰。

[成分]　含甜菜碱（betaine）、胡萝卜素、烟酸、维生素$B_1/B_2/C$、硫胺素（thiamine）、抗坏血酸（ascorbic acid）、玉蜀黍黄素（zeaxanthin）

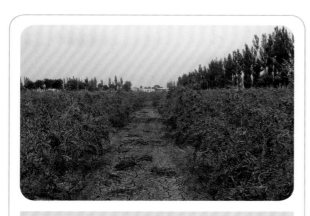

A. 生境

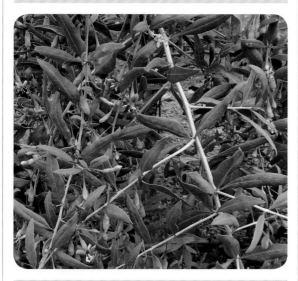

B. 花

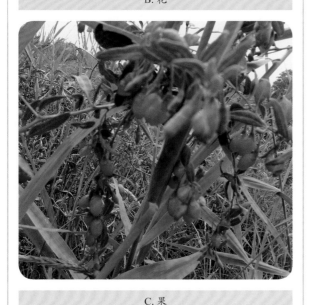

C. 果

图 10-79-1 宁夏枸杞植物

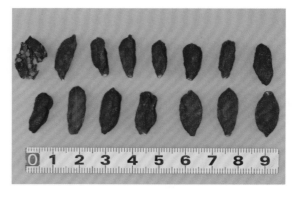

图 10-79-2 枸杞子药材

等，还含酸浆红素（physalein）、牛磺酸、枸杞多糖（lycium barbarum polysaccharide）等。

[贮藏保管] 置阴凉、干燥处，防闷热，防潮，防虫蛀。若受潮可用石灰块同贮，吸去其水分。

[功效] 性平，味甘。滋补肝肾，益精明目。用于虚劳精亏，腰膝酸痛，眩晕耳鸣，内热消渴，血虚萎黄，目昏不明。

[用法用量] 6～12 g。

[方例] 杞菊地黄丸（《医级》）：枸杞，菊花，熟地，山茱萸，山药，茯苓，牡丹皮，泽泻。治肝肾不足，头晕目眩，久视昏暗。

[论注] （1）同属的 3 种植物果实在市场作枸杞类药材销售。

1）大枸杞为西北枸杞 *Lycium potanini* Pojank 的干燥果实。其叶为矩圆状披针形或条状披针形，花冠裂片边缘毛稀疏。分布在河北、山西、陕西的北部，内蒙古、甘肃西部，青海东部。果实呈纺锤形，长 1.5～2.5 cm，直径 0.5 cm，表面鲜红色，肉满，含多数种子，味苦不甜。

2）新疆枸杞为毛蕊枸杞 *Lycium dasystemum* Pojank 的干燥果实。其枝条坚硬、灰白色；叶为椭圆状倒披针形。分布新疆、青海等省区。果实卵圆形或矩圆形，长 7 mm，红色，种子达 20 余粒。

3）黑枸杞为黑果枸杞 *Lycium yciumruthericum* Murr. 的干燥果实。其枝条坚硬，常呈"之"字形弯曲，白色；叶肉质，无柄，条形或条状披针形；浆果球形，紫黑色。产于青海、宁夏、甘肃、新疆等地。（图 10-79-3、图 10-79-4）

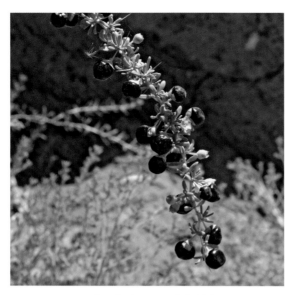

图10-79-3　黑果枸杞植物

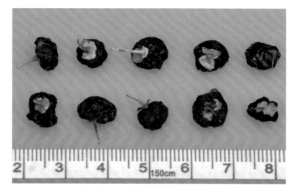

图10-79-4　黑枸杞药材

（2）天精草为枸杞的嫩茎叶。据报道，天精草含甜菜碱，含量约1.38%。能补肾益精，清热，止渴，明目。

# 天仙子

HYOSCYAMI SEMEN

本品莨菪子之名始载于《神农本草经》，列为下品。韩保升曰："叶似菘蓝，茎叶皆有细毛。花白色。子壳作罂状，结实扁细，若粟米大，青黄色。六月、七月采子，日干。"李时珍曰："其子服之，令人狂狼放宕，故名。"天仙子之名见于《本草图经》，苏颂曰："苗茎二三

天，叶似地黄……四月开花，紫色苗荚茎有白毛，五月结实，有壳作罂子，状如小石榴，房中子至细，青白色如米粒，一名天仙子。"

[别名]　莨菪，莨菪子。

[来源]　为茄科植物莨菪 *Hyoscyamus niger* L.的干燥成熟种子。

[植物形态]　二年生草本，高达1 m，有分枝，全体被长柔毛和短腺毛。根肉质粗壮。具基生莲座叶丛，叶互生，卵形或长卵形，边缘具不规则的波状齿或羽状缺刻；茎下部叶有柄，上部叶无柄，而基部下延抱茎。花单生于叶腋，花冠漏斗状，呈黄绿色，而脉纹呈紫堇色，5个浅裂；雄蕊5，着生于花冠筒中部；子房2室。蒴果近球形，包于宿萼中。花期5月，果期6—7月。（图10-80-1）

[产地]　主产于河南、内蒙古、甘肃、黑

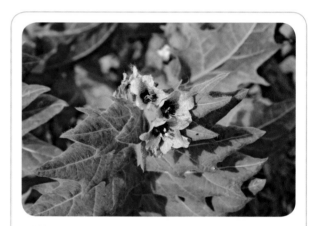

A.花

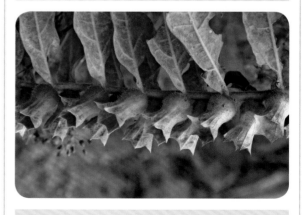

B.果

图10-80-1　莨菪植物

龙江、辽宁等省区。多为栽培。

[**采收加工**] 8—9月果实成熟时，割取果枝，晒干，打下种子，除杂质，晒干。

[**药材鉴别**] 性状鉴别 呈肾形或卵圆形，两面扁平，直径约1 mm。表面棕黄色或灰棕色，有细密隆起的网纹，脐点处突出。纵剖面可见弯曲的胚，子叶2枚及明显的胚根。无臭，味苦、微辛。（图10-80-2）

以颗粒饱满、均匀、无瘪粒及杂质者为佳。

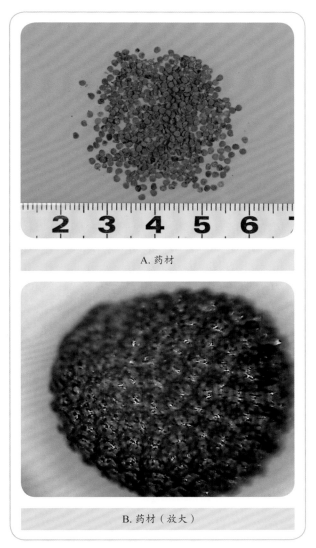

A. 药材

B. 药材（放大）

图10-80-2 天仙子药材

显微鉴别 横切面：① 种皮外表皮细胞呈不规则的波状凸起，细胞壁具透明状的纹理。② 种皮内表皮细胞1列，壁薄，细胞壁稍皱缩，内含棕色物质。③ 胚乳组织细胞壁稍厚，形较

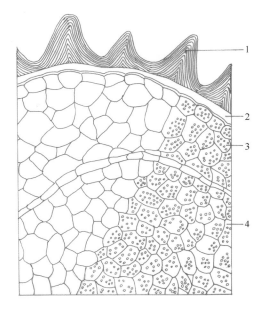

图10-80-3 天仙子横切面详图

1.表皮细胞 2.内种皮细胞 3.胚乳 4.子叶

大，内含脂肪及糊粉粒。④ 子叶细胞壁薄，内含油粒。（图10-80-3）

粉末：灰褐色。① 种皮外表皮细胞碎片众多，表面附着黄棕色颗粒状物，表面观不规则多角形或长多角形，垂周壁波状弯曲；侧面观呈波状突起。② 种皮内表皮细胞壁薄，稍皱缩，内含棕色物质。③ 胚乳细胞类圆形，含糊粉粒及脂肪油滴。④ 子叶细胞壁薄，内含油粒。（图10-80-4）

[**成分**] 含生物碱，主要为莨菪碱（hyoscyamine）、东莨菪碱（scapolarmine）、阿托品（atropin）及dl-东莨菪碱（atroscine）等；其中莨菪碱的消旋体及东莨菪碱均有抗胆碱作用，为有效成分之一。此外尚含脂肪油（天仙子油）。

[**贮藏保管**] 置通风、干燥处，防霉，防潮。

[**功效**] 性温，味苦、辛；有大毒。解痉止痛，安神，平喘。用于喘咳、癫狂及胃痉挛疼痛。

[**用法用量**] 0.06 ~ 0.6 g。

[**注意**] 本品有大毒，应用时必须慎用。有心脏病、心动过速、青光眼患者及孕妇忌服。

[**方例**] 妙功散（《普济方》）：大黄，莨菪子。治赤白痢，脐腹作痛，肠滑后重。

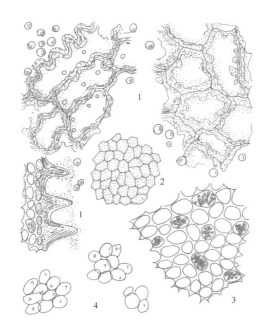

图 10-80-4　天仙子粉末图

1. 种皮外表皮细胞　　2. 种皮内表皮细胞
3. 胚乳细胞　　4. 子叶细胞

［论注］　南方一些地区，特别是广东，习用爵床科植物水蓑衣 *Hygrophilas alicifolia* (Vahl) Nees 的种子，习称"广天仙子"，又称"南天仙子"。种子略呈扁平心脏形，直径 1～1.5 mm；表面棕红色或暗褐色，放大镜观察，表面无网纹，基部有种脐；具黏液化表皮毛，入水膨胀散开，黏性甚大；味淡而粘舌。能清热泻火，凉血解毒，治咽喉肿毒、湿热黄疸；外用消痈肿，多用于治热毒疮疖。功效与天仙子不同，应注意鉴别。（图10-80-5）

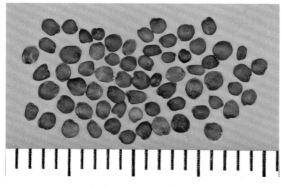

图 10-80-5　南天仙子药材

# 木蝴蝶

OROXYLI SEMEN

本品始载于《滇南本草》，兰茂曰："千张纸，此木实似扁豆而大，中实如积纸，薄似蝉翼，片片满中，故有兜铃千张纸之名。入肺经，定喘，消痰；入脾胃经，破蛊积；通行十二经气血，除血蛊、气蛊之毒。又补虚，宽中，进食。"木蝴蝶一名始见于《本草纲目拾遗》，赵学敏曰："出广中，乃树实也，片片轻如芦中衣膜，色白似蝴蝶形，故名。"

［别名］　千张纸，千层纸，玉蝴蝶，破布子。

［来源］　为紫葳科植物木蝴蝶 *Oroxylum indicum* (L.) Vent. 的干燥成熟种子。

［植物形态］　高大乔木。叶对生，大型，三至四回羽状复叶；小叶椭圆形至卵形，基部圆形或斜形，先端短尖或渐尖。花冠大，钟状，淡紫色，顶生总状花序。蒴果扁平状，边缘稍内弯似船形，果瓣木质；种子淡棕色，卵圆形，扁平如纸，除基部外全部为膜质的翅所包围。花期7—8月，果期10月。（图10-81-1）

［产地］　主产于广东、福建、云南、贵州等省。

［采收加工］　秋、冬二季采摘成熟果实，暴晒至果实开裂，取出种子，晒干。

［药材鉴别］　性状鉴别　呈椭圆形片状，种皮三面延长成宽大菲薄的翅，长径5～8 cm，短径3.5～4.5 cm，形似蝶翼，翅浅黄白色，半透明，有绢丝样光泽，上有放射状纹理，边缘多破裂，中部较厚，呈椭圆形。去翅后，种子长径2～3 cm，短径1.2～2 cm，淡黄棕色；剖开后，子叶2片，似肾形，淡黄色。无臭，味微苦。（图10-81-2）

以粒大、色白者为佳。

［成分］　含脂肪油约20%，其中油酸占80.4%。尚含黄芩苷元（baicalein）、千层纸苷（tetuin）、木蝴蝶苷（oroxin）A/B及白杨黄素（chrysin）等。

［贮藏保管］　置通风、干燥处。

［功效］　性凉，味微甘、苦。清肺利咽，

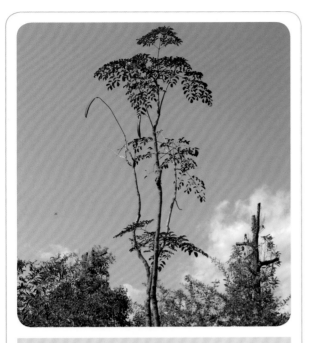

A. 植物

B. 果

图10-81-1　木蝴蝶植物

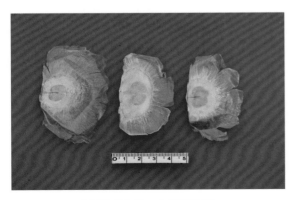

图10-81-2　木蝴蝶药材

疏肝和胃。用于肺热咳嗽，喉痹，音哑，肝胃气痛。

[**用法用量**]　1～3 g。

# 车前子
（附：车前草）

### PLANTAGINIS SEMEN

车前始载于《神农本草经》，列为上品。苏颂《本草图经》载曰："车前子生真定平泽（今河北省正定县）……今江湖、淮甸、近汴、北地处处有之。春初生苗，叶布地匙面，累年者长及尺余。中抽数茎，作长穗如鼠尾。花甚细密，青色微赤，结实如葶苈，赤黑色。今人五月采苗，七八月采实。人家园圃或种之，蜀中尤尚。"李时珍曰："陆玑《诗疏》云，此草好生道边及牛马迹中，故有车前、当道、马舄、牛遗之名。"

[**来源**]　为车前科植物车前 *Plantago asiatica* L. 及平车前 *Plantago depressa* Willd. 的干燥成熟种子。前者为"大粒车前"，后者为"小粒车前"。

[**植物形态**]　**车前**　多年生草本，全株光滑无毛或稍有毛。根状茎短，有多数须根。叶基生，叶片宽椭圆形或卵形，全缘或具不规则波状锯齿，弧形脉5～7条。花淡紫色，顶生穗状花序；花萼4；花冠管卵形，先端4裂，裂片三角形。蒴果卵状圆锥形；种子细小，4～9粒。花期6—9月，果期7—10月。（图10-82-1）

**平车前**　与车前相似，但本种为一年生草本，有明显的主根。叶长椭圆形，基生叶平铺地面，花冠裂片先端有2浅齿。蒴果有种子4～5粒。花期5—9月，果期6—10月。（图10-82-2）

[**产地**]　车前，全国各地均产，江西吉安、遂川为主产地。平车前主要分布于东北、华北、西北等地区。

[**采收加工**]　夏、秋二季种子成熟时剪取果穗，晒干，打下种子，除去杂质。

[**药材鉴别**]　性状鉴别　大粒车前：呈扁平椭圆形，长约2 mm，宽约1 mm。表面棕褐

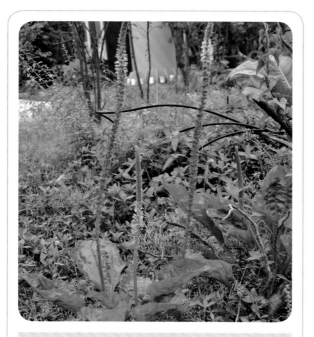

A. 植物

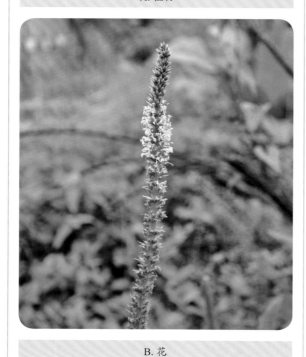

B. 花

图 10-82-1　车前植物

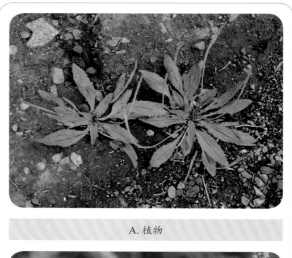

A. 植物

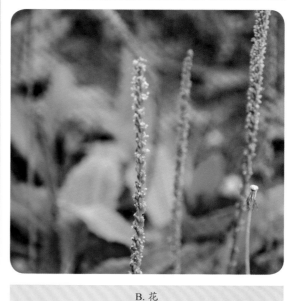

B. 花

图 10-82-2　平车前植物

色或紫黑色，一面略凸起，另一面稍平，在放大镜下观察，表面可见细密网纹，在稍平一面的中部可见灰白色凹点状种脐。质坚硬。气微，味淡，带黏液性。（图 10-82-3）

以粒大、饱满、色黑者为佳。

小粒车前：呈椭圆形或不规则长圆形，稍扁，长 1～1.5 mm，宽不足 1 mm。余与上种同。（图 10-82-4）

传统鉴别　大粒车前：主产江西吉安遂川县，吉安永和镇栽培历史悠久，习称"江车前"；种子较大，长圆形稍扁，长 2～2.5 mm，宽 1～1.5 mm，较其他种的车前子大，腹面具凹入的种脐，呈凤眼状，习称"凤眼车前"；粒大，饱满，色黑，品质优。行销全国，并有出口。

小粒车前：主产东北，习称"关车前"，长 1～1.5 mm，宽不足 1 mm，表面棕黑色。

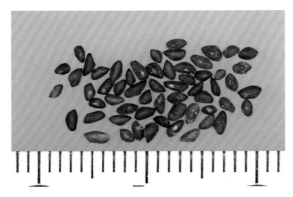

图10-82-3 大粒车前药材

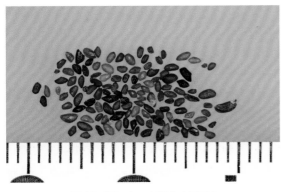

图10-82-4 小粒车前药材

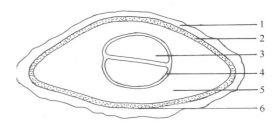

图10-82-5 车前子横切面简图

1. 黏液层 2. 色素层 3. 子叶 4. 空隙 5. 胚乳 6. 种脐

**显微鉴别** 大粒车前种子（脐点处）横切面：① 种皮外表皮细胞1列，壁极薄，为黏液层；内层表皮细胞1列，为色素层，背面的细胞呈类三角或略呈方形，切向长21～36 μm，径向16～36 μm；腹面的细胞呈类方形或稍径向或横向延长，切向长8～28 μm，径向长20～32 μm。② 胚乳细胞4～5列，壁略厚，背、腹内侧细胞均多切向延长，左右两侧细胞均呈类圆形，内含脂肪油。③ 子叶细胞排列规则，含脂肪油及糊粉粒。（图10-82-5）

小粒车前与上者区别点：背面色素层细胞呈方形或长方形，外壁较平，切向长12～28 μm，径向长20～24 μm；腹面色素层细胞呈径向延长，切向长10～18 μm，径向长20～28 μm。

粉末：黄棕色。大粒车前：① 种皮外表皮细胞断面观类方形或略切向延长，细胞壁黏液层。② 种皮内表皮细胞表面观类长方形，直径

5～19 μm，长约至83 μm，壁薄，微波状，常作镶嵌状排列。③ 内胚乳细胞4～5列，壁略厚，充满细小糊粉粒。子叶细胞排列规则，内含脂肪油及糊粉粒。（图10-82-6）

小粒车前与上者区别点：种皮内表皮细胞较小，直径5～15 μm，长11～45 μm。

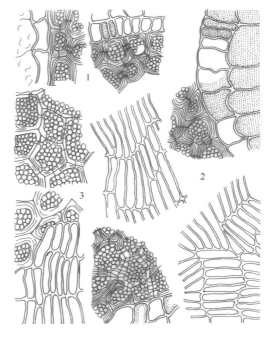

图10-82-6 车前子粉末图

1. 种皮外表皮细胞 2. 种皮内表皮细胞（断面、表面观）
3. 内胚乳细胞

[**成分**] 含车前黏液（plantagomuciage）A，是一种酸性多糖衍生物，由D-木糖、L-阿拉伯糖、D-半乳糖和D-半乳糖醛酸按15:3:2:0.4:4的比例组成。还含毛蕊花糖苷（verbascoside）、京尼平苷酸（geniposidic acid）、桃 叶 珊 瑚 苷（aucubin）、车 前 子 酸（plantenolic acid）、琥珀酸（succinic acid）、腺嘌呤（adenine）及胆碱等。含脂肪油10.43%，油中有棕榈酸、硬脂酸、花生酸、亚油酸及亚麻酸等。

［贮藏保管］ 用箱垫纸装或放缸内，置通风、干燥处，防潮。

［功效］ 性寒，味甘。利尿通淋，清热明目，祛痰止咳。用于水肿胀满，热淋涩痛，暑湿泄泻，目赤肿痛，痰热咳嗽。

［用法用量］ 9～15 g，布包入煎。

［方例］ 车前散（《证治准绳》）：车前子，淡竹叶，赤茯苓，灯芯，荆芥穗。治诸淋。

# 附：车前草

PLANTAGINIS HERBA

［来源］ 为车前科植物车前 Plantago asiatica L. 及平车前 Plantago depressa Willd. 的干燥带根全草。

［采收加工］ 夏季花期采挖，及时洗净泥沙，晒干。

［药材鉴别］ 性状鉴别 车前：叶丛生状，叶柄长5～22 cm，弯曲不直；叶片皱缩，干脆易碎，展平后呈卵状椭圆形或宽卵形，长6～13 cm，宽2.5～8 cm，边缘波状，基部宽楔形，先端钝或短尖，具明显5～7条弧形脉，表面灰绿或污绿色。穗状花序数条，花葶细长，时有蒴果。具丛生状须根。气微香，味微苦。（图10-82-7）

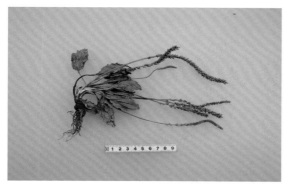

图10-82-7 车前草药材

平车前与车前主要区别点：叶片较狭，长椭圆或椭圆状披针形，长5～14 cm，宽2～3 cm；有主根。（图10-82-8）

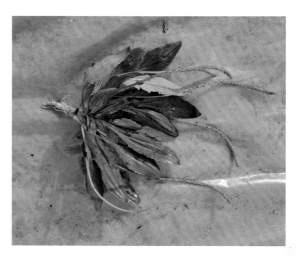

图10-82-8 平车前草药材（鲜品）

均以叶片完整、带有花穗、色灰绿者为佳。

［成分］ 主含桃叶珊瑚苷。车前地上部分约含5.0%，地下部分约含3.1%；平车前地上部分约含3.9%，地下部分约含3.2%。此外车前尚含车前苷（plantagin，0.01%～0.02%）、高车前苷（homoplantaginin）、熊果酸、β-谷甾醇、豆甾醇以及后两者的棕榈酸酯、正三十一烷。

［贮藏保管］ 置通风、干燥处。

［功效］ 性寒，味甘。清热利尿，祛痰，凉血解毒。用于水肿尿少，热淋涩痛，暑湿泻痢，痰热咳嗽，吐血衄血，痈肿疮毒。

［用法用量］ 9～30 g，鲜品30～60 g；煎服或捣汁服。外用鲜品适量，捣敷患处。

［论注］ 同属植物大叶车前 Plantago major L. 的全草和种子在四川、陕西、河北等省亦供药用。其主要形态特征是：叶卵形或宽卵形，顶端钝圆，两面有短或长柔毛；种子6～10枚。全草均含桃叶珊瑚苷，地上部分约含2.2%，地下部分约含0.1%，种子约含2.8%；此外叶尚含梓醇苷（catapol）、黄芩素（baicalein）、高山黄芩素（scutellarein）、绿原酸及新绿原酸，种子尚含异槲皮苷及琥珀酸等。

# 栀 子

GARDENIAE FRUCTUS

本品原名卮子，始载于《神农本草经》，列为中品。李时珍曰："卮子叶如兔耳，厚而深绿，春荣秋瘁。入夏开花，大如酒杯，白瓣黄蕊。随即结实，薄皮细子有须，霜后收之。"并释名曰："卮，酒器也。卮子象之，故名。俗作栀。"《本草品汇精要》刘文泰曰："[道地]：临江军（今江西清江）、江陵府（今湖北江陵）、建州（今福建建瓯）。"

[**别名**] 卮子，山枝子，黄枝子，红枝子。

[**来源**] 为茜草科植物栀子*Gardenia jasminoides* Ellis 的干燥成熟果实。

[**植物形态**] 常绿灌木，幼枝初被毛。叶对生或三叶轮生，革质，椭圆形至倒广披针形或倒卵形，长6～12 cm，宽2～4 cm，先端急尖、渐尖或钝尖，基部楔形，深绿色，有光泽。花单生于枝端或叶腋，大形、白色、芳香；花瓣呈旋卷形排列，花开时成高脚碟状；花冠基部合生成管状，上部裂成5～8瓣，长2～3 cm，宽1～2 cm，先端圆。浆果倒卵形或长椭圆形，熟时金黄色或黄红色，表面具5～8条纵棱，顶端具宿萼；种子多数。花期5—7月，果期8—11月。（图10-83-1）

[**产地**] 主产于江西、湖南、湖北、浙江、福建等省。栀子资源丰富，道地产区为江西樟树、福建建瓯、湖北江陵。

[**采收加工**] 9—11月间摘取成熟果实，除果柄等杂质，入甑中微蒸或沸水中微煮，取出后晒干。果实不易干燥，应常翻动，使通风良好，以免发霉。

[**药材鉴别**] 性状鉴别 呈长卵形或椭圆形，长1.5～2.5 cm，直径1～2 cm。表面深红色或红黄色，具5～8条纵棱，顶端残留萼片。果皮薄而脆，内表面呈红黄色，有光泽，具2～3条隆起的假隔膜，内有多数种子，黏结成团。种子扁圆形，密具细小疣状突起，浸入水中可使水染成鲜黄色。气微，味微酸而苦。（图10-83-2）

以皮薄、饱满、色红黄的"小红栀"为佳。

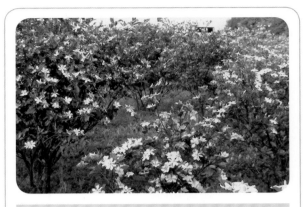

A. 植物

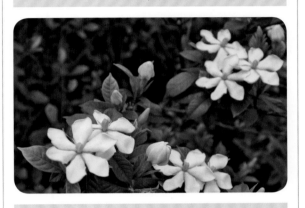

B. 花

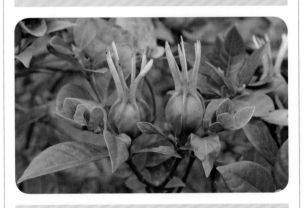

C. 果

图10-83-1　栀子植物

显微鉴别 果实横切面：① 外果皮为1列长方形细胞，外壁增厚并被角质层。② 中果皮外侧有2～4列厚角细胞，向内为大量长圆形的薄壁细胞，含黄色素，少数较小的细胞内含草酸钙簇晶，外韧型维管束稀疏分布，较大的维管束四周具木化纤维束，并有石细胞夹杂其间。③ 内果皮为2～3列石细胞，近方形，长

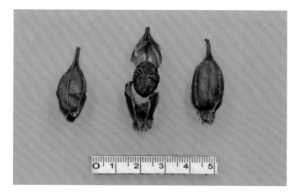

图10-83-2 栀子药材

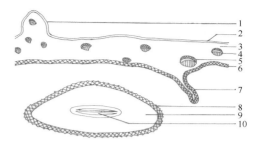

图10-83-3 栀子横切面简图

1. 果棱　2. 外果皮　3. 中果皮　4. 维管束
5. 中柱鞘纤维及石细胞　6. 内果皮石细胞
7. 假隔膜　8. 种皮　9. 胚乳　10. 子叶

方形或多角形，壁厚，孔沟清晰，有的胞腔内可见草酸钙方晶，少数石细胞中可见柱晶，偶见含簇晶的薄壁细胞镶嵌其中。假隔膜薄壁细胞含草酸簇晶。（图10-83-3）

种子：① 外种皮为1层石细胞，近方形，内壁及侧壁增厚特甚，胞腔显著，含棕红色物质及黄色素。② 内种皮为颓废压扁的薄壁细胞。③ 胚乳细胞多角形，最中央为2枚扁平的子叶细胞，细胞内均充满糊粉粒。

粉末：红棕色。① 内果皮石细胞成群或单个散在，多角形或长方形，直径10～18（～45）μm，腔内含棕红色物质，有些尚含草酸钙方晶，长6～8 μm，偶可见石细胞群中夹有单个或2个毗连的含簇晶薄壁细胞，簇晶直径26～40 μm。② 种皮石细胞卵圆形或长圆形，直径40～95 μm，腔稍大，管沟明显。③ 纤维单个或成束，长150～240（～320）μm，宽13～19 μm，两端钝圆或平截，厚壁，木质化。④ 果皮薄壁细胞，少数细胞内含簇晶或方晶。⑤ 外果皮及萼片的表皮细胞呈多角形，偶可见毛茸脱落的圆圈形痕迹；气孔稀少，不定式。⑥ 胚乳细胞内含糊粉粒及油滴。（图10-83-4）

[成分] 含多种环烯醚萜苷类成分栀子苷（京尼平苷，geniposide，约达6%）、羟异栀子苷（gardenoside）、京尼平-1-β-D-龙胆双糖苷（genipin-1-β-D-gentiobioside）、山栀苷（shanzhiside）、栀子新苷（gardoside）、鸡矢藤次苷甲酯（scandoside methylester）、去乙酰基车前草酸甲酯（deacetyl asperulosidic acid

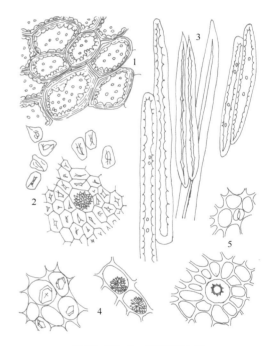

图10-83-4 栀子粉末图

1. 种皮石细胞　2. 内果皮石细胞　3. 纤维
4. 草酸钙结晶　5. 果皮表皮细胞

methyl ester）及栀子苷酸（geniposide acid）等，其中栀子苷为泻下、保肝有效成分。此外尚含二十九烷（nonacosane）、β-谷甾醇（β-sitosterol）、D-甘露醇（D-mannitol）、栀子黄素（gardenin）、藏红花苷-Ⅰ（crocin-Ⅰ）、藏红花酸（crocetin）及少量藏红花素（crocin）、绿原酸、熊果酸（ursolic acid）等成分。

[贮藏保管] 置通风、干燥处，防霉。

[功效] 性寒，味苦。泻火除烦，清热利

湿，凉血解毒；外用消肿止痛。用于热病心烦，湿热黄疸，淋证涩痛，血热吐衄，目赤肿痛，火毒疮疡；外治扭挫伤痛。

[**用法用量**] 6～10 g；外用生品适量，研末调敷。

[**方例**] 栀子豉汤（《伤寒论》）：栀子，淡豆豉。功能透邪泄热，除烦解郁；主治伤寒发汗吐下后，余热扰胸，虚烦懊恼。

[**论注**]（1）古本草中记载的栀子，品种并非单一，存在着品种混乱现象。《本草图经》曰："此亦有两三种，入药者山栀子，方书所谓越桃也，皮薄而圆，小核，房七棱至九棱者佳。其大而长者，乃作染色，又谓之伏尸栀子，不堪入药用。"

1）皮薄而圆的栀子称"山栀子"，野生或栽培于黄土山坡，为弱性黄色土壤的指示植物，产于江西樟树、新干和丰城，习称"江栀子"，是江西的道地药材。果实个小，皮薄，色红，子仁饱满，称为"小红栀"；品质优良，外销全国，并出口东南亚各国。

2）大而长者为同属植物水栀 *Gardenia jasminoides* Ellis f. *longicarpa* Z.W.Xie et Okada 的果实，目前江西、福建、湖南商品仍作地区产品用。呈长椭圆形，果实较长，长3～3.5 cm，直径1～2 cm，黄红色，表面纵棱很高。产地收购作栀子药用，亦用于工业上的无毒染料。江西产于瑞金、吉安，生于水溪旁，斜伏于水面，当地称为"水栀子或栀子"，古文献称为"伏尸栀子"，可能"水"与"尸"是发音之误。据周光雄的研究报道，京尼平（geniposide）含量，水栀子高于山栀子1.5～2倍。对水栀子实用评价有待进一步研究。山栀子与水栀子外观形态有明显的区别；水栀子内果皮石细胞形状和草酸钙簇晶的大小与山栀子有差异，山栀子与水栀子石细胞中均含有草酸钙柱晶。（图10-83-5）

（2）浙江平阳和泰顺产一种狭叶栀子 *Gardenia stenoplaylla* Merr. 的果实，也称"山栀子"，当地作栀子药用。其叶为条状披针形，果实表面纵棱不明显。

（3）作者在四川调查研究过大红栀子的原植物，初步认为是大花栀子 *Gardenia*

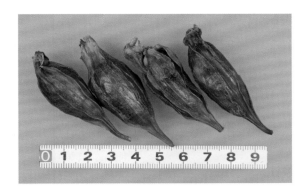

图10-83-5　水栀子药材

*jasminoides* Ellis var. *grandiflora* Nakai 的单瓣花品种。南方广泛栽培其重瓣花品种为观赏植物，不结果。四川南部栽培的单瓣花品种，果实较大，成熟时深红色，称为"大红栀子"，是四川栀子药材主要来源之一。果实呈卵圆形，长3～5 cm，直径1.5～3 cm，表面深红色，有5～8条纵棱，上端有萼片；内部种子黏结成团，种子扁圆形，红棕色。（图10-83-6、图10-83-7）

（4）经研究栀子属植物约有10个品种，商品药材的来源以栀子为主，其次为水栀子、大红栀子，其他仅为地方用药。各药材鉴别如表10-83-1。

（5）栀子类药材的HPLC图谱识别：采用HPLC法建立栀子及其主要混淆品（水栀子、大红栀子）的指纹图谱，并通过HPLC-ESI-MS对指纹图谱中的色谱峰进行鉴定。同时应用聚类分析及主成分分析进行分类分析。结果发现，栀子的HPLC指纹图谱共有峰17个，鉴定出16个共有峰；聚类分析及主成分分析能将22批栀子类药材区分为栀子、水栀子、大红栀子。

（6）颜色与栀子有效成分相关性研究：采用数码相机与计算机图像技术对不同采收期栀子颜色进行数字化表征（L*，b*，a*），采用分光光度法对栀子中总环烯醚萜、总西红花苷、总有机酸3类成分的含量进行测定，研究不同采收期栀子的外观颜色与其成分的相关性。结果表明，a*（表示红色）仅与总西红花苷呈极显著正相关，相关系数为0.822，即表示栀子外观颜色的a*不仅能辨别栀子的成熟度，而且能够更准确地反映栀子质量。建议《中国药典》

表10-83-1　栀子等5种药材鉴别比较

| 名　　称 | 形　　状 | 颜　　色 | 全长（cm） | 果身长（cm） | 直径（cm） | 果身长/直径 |
|---|---|---|---|---|---|---|
| 栀子 | 类圆形、倒卵形 | 黄红色 | 1.4～3.6 | 0.8～2.2 | 0.8～1.8 | 1.2：1 |
| 水栀子 | 长椭圆形 | 棕红色 | 4.6～7.2 | 2.2～3.5 | 1.0～1.6 | 2.2：1 |
| 大红栀子 | 倒卵形、椭圆形 | 红褐色 | 2.4～4.4 | 1.2～3.0 | 1.0～2.2 | 1.5：1 |
| 雀舌栀子 | 类圆形、椭圆形 | 黄红色 | 3.4～4.0 | 0.9～1.8 | 1.0～1.6 | 1.2：1 |
| 大黄栀子 | 长圆形、椭圆形 | 绿色 | 2.5～5.5 | 1.8～4.5 | 1.5～3.5 | 1.2：1 |

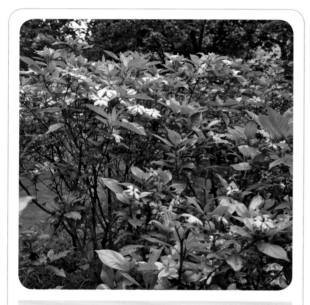

A. 植物

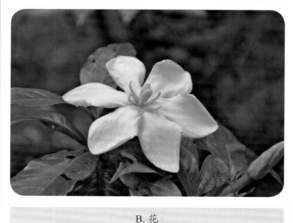

B. 花

图10-83-6　大花栀子植物

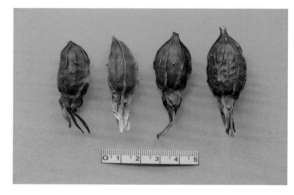

图10-83-7　大红栀子药材

增加a*值或西红花苷-1的测定，以完善栀子药材的质量标准。

# 木鳖子

*MOMORDICAE SEMEN*

　　本品始载于《开宝本草》。马志曰："其核似鳖、蟹状，故以为名。"苏颂曰："今湖广诸州及杭、越、全、岳州皆有之。春生苗，作蔓生。叶有五桠，状如山药，青色面光。四月生黄花，六月结实，似栝楼而极大，生青，熟红黄色，肉上有软刺。每一实有核三四十枚，其状扁而如鳖，八九月采之，岭南人取嫩实及苗叶作茹蒸食。"寇宗奭曰："木鳖子蔓岁一枯，但根不死，春生苗，叶如葡萄。"李时珍曰："核形扁礧砢，大如围棋子。其仁者绿色，入药去油者。"

[**别名**] 木蟹，土木鳖。

[**来源**] 为葫芦科植物木鳖 *Momordica cochinchinensis*（Lour.）Spreng.的干燥成熟的种子。

[**植物形态**] 多年生草质藤本。块根粗壮，茎叶有毛茸，卷须不分枝。叶互生，圆形至阔卵形，基部近心形，在叶柄中部或近叶片处有突起腺体2～5个，全缘，少数有波状齿牙，3～5浅裂或深裂，各裂片略呈卵形。花淡黄白色，单性同株，腋生，每花具1片大型苞片。果实长椭圆形，表面有软刺突，熟时红色；种子扁平，边缘有不规则突起，呈龟板状。花期6—8月，果期7—11月。（图10-84-1）

[**产地**] 主产于甘肃、安徽、浙江、福建、台湾、湖北、湖南、广西、广东、四川、贵州等省区。

[**采收加工**] 冬季采收成熟果实，晒至半干，除去果肉，取出种子，洗净，干燥。

[**药材鉴别**] 性状鉴别 略呈扁平圆板状，中间稍隆起或微凹下，长2～4 cm，宽1.5～3.5 cm，厚0.4～0.6 cm。表面灰棕色至黑褐色，有网状花纹，周边有粗齿状纵棱突起，其中有1浅灰色的种脐凹点。外种皮质硬而脆，内种皮薄膜状，灰绿色，绒毛样。内有2片肥大子叶，黄白色，富油性。有特殊油腻气，味苦。（图10-84-2）

以籽粒饱满、体重、内仁黄白色、不泛油者为佳。

[**成分**] 含多种皂苷，其皂苷元有木鳖子酸（momordic acid）、丝石竹皂苷元（gypsogenin）及木鳖子素（momordin）水解产生的齐墩果酸等。尚含齐墩果酸、氨基酸、甾醇、海藻糖（mycose）。此外，含脂肪油44.38%，油中有d-桐酸（d-eleostearic acid）等。

[**贮藏保管**] 置干燥处，防泛油。

[**功效**] 性凉，味苦、微甘；有毒。消肿散结，攻毒疗疮。用于疮疡肿毒，乳痈，瘰疬，痔漏，干癣，秃疮。

[**用法用量**] 0.9～1.2 g；外用适量，研末醋调敷患处。

[**方例**] 治痔疮（《普济方》）：木鳖子，荆

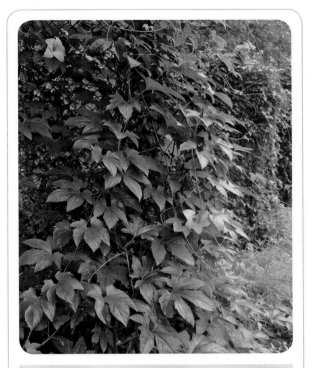

A. 植物

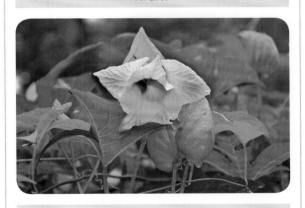

B. 花

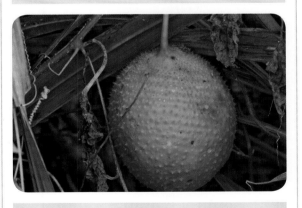

C. 果

图10-84-1 木鳖植物

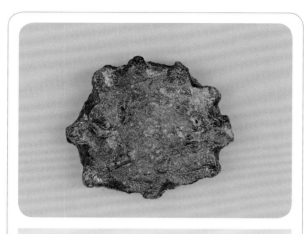

A. 药材

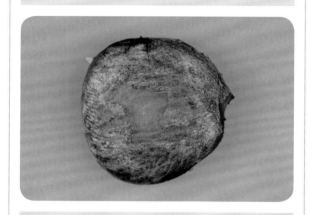

B. 种仁

图10-84-2　木鳖子药材

芥，朴硝。煎汤，熏后，汤温洗之。

# 瓜　蒌

（附：瓜蒌皮，瓜蒌子）

## TRICHOSANTHIS FRUCTUS

本品始载于《神农本草经》，列为中品。陶弘景曰："出近道，藤生，状如土瓜而叶有叉。"苏颂曰："三四月生苗，引藤蔓，叶如甜瓜叶而窄，作叉，有细毛。七月开花，似壶卢花，浅黄色。结实在花下，大如拳，生青，至九月熟，赤黄色。其形有正圆者，有锐而长者，功用皆同。"李时珍曰："栝楼即果蠃二字音转也，亦作栝楼，后人又转为瓜蒌。"

[别名]　栝楼。

[来源]　为葫芦科植物栝楼 *Trichosanthes kirilowii* Maxim.或双边栝楼 *Trichosanthes rosthornii* Harms的干燥成熟果实。称为"全瓜蒌"。

[植物形态]　同"天花粉"。

[产地]　同"天花粉"。

[采收加工]　秋季果实表皮有白粉，并变成淡黄色时，连果柄剪下，将瓜蒌蒂编成辫或用绳子编拴成束，置通风处阴干。

[药材鉴别]　性状鉴别　呈类球形或宽椭圆形，长7～15 cm，宽6～10 cm。表面橙红或橙黄色，皱缩或较光滑，顶端有圆形的花柱残基，基部残存果梗。剖开后内表面黄白色，有红黄色丝络，果瓤橙黄色，黏稠并与多数种子粘成团。具焦糖气，味微酸、甜。（图10-85-1）

以完整不破、皱缩、皮厚、糖性足者为佳。

显微鉴定　粉末：暗红棕色。① 果皮表皮细胞，表面观类方形或类多角形，垂周壁厚

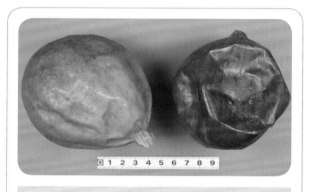

A. 药材

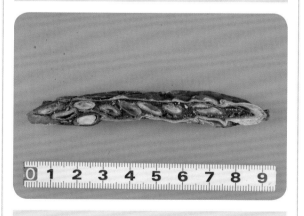

B. 切面

图10-85-1　瓜蒌药材

度不一。② 种皮表皮细胞表面观呈类多角形或不规则形，平周壁具稍弯曲或平直的角质条纹。③ 石细胞较多，数个成群或单个散在，黄绿色或淡黄色，呈类方形或圆多角形，纹孔细密，孔沟细而明显。④ 厚壁细胞较大，多单个散在，棕色，形状多样。⑤ 螺纹导管直径 20～40 μm。

[成分] 果实含三萜皂苷、有机酸及其盐类、糖类、树脂、类生物碱及精氨酸、赖氨酸、丙氨酸、缬氨酸、亮氨酸、异亮氨酸、甘氨酸等多种氨基酸。种子主含脂肪油，其中不饱和脂肪酸约占66.5%，饱和脂肪酸约占30%。

[贮藏保管] 置阴凉、干燥处，防霉，防虫蛀，防压。

[功效] 性寒，味甘、微苦。清热化痰，宽胸散结，润燥滑肠。用于肺热咳嗽，痰浊黄稠，胸痹心痛，结胸痞满，乳痈，肠痈，大便秘结。

[用法用量] 9～15 g。

[注意] 不宜与乌头类中药同用。

[方例] 瓜蒌薤白半夏汤（《金匮要略》）：瓜蒌，薤白，半夏，白酒。功能通阳散结，祛痰宽胸；主治胸痹，痰浊较甚，心痛彻背，不能安卧者。

[论注] 产地将成熟瓜蒌果实，不剖瓢去籽，置通风处干燥，称"全瓜蒌"或"糖瓜蒌"。用时切开配方。尚有青绿色全瓜蒌（产地取青绿色未成熟果实，切厚片晒干，呈"青皮白肉"），亦名全瓜蒌，销福建等南方地区。（图10-85-2）

# 附：瓜蒌皮

TRICHOSANTHIS PERICARPIUM

[来源] 为葫芦科植物栝楼 Trichosanthes kirilowii Maxim. 或双边栝楼 Trichosanthes rosthornii Harms 的干燥成熟果皮。

[植物形态] 同"天花粉"。

[产地] 栝楼皮主产于河南、山东、安徽等省；双边栝楼皮主产于四川省。

[采收加工] 秋季果实成熟时采摘，纵剖两片，除去果瓢及种子，再切成块片或不切，阴干。

[药材鉴别] 性状鉴别 常切开成2至数瓣，壳状，皱缩不平，两边向内卷曲。切成长方形块片者少见。质松脆。焦糖气，味淡、微酸。（图10-85-3）

两种瓜蒌皮主要区别：栝楼果皮瓣片长8～10.5 cm，厚约1.5 mm；外表面橙红色或橙黄色，皱缩明显。双边栝楼果皮瓣片较长而薄，9～12 cm，厚约1 mm；外表面浅橙黄色，平滑不皱。

传统鉴别 海门瓜蒌皮：主产于山东长清、肥城，江苏海门、南通等地，在海门集散。雌株3年结果，8—9月果实成熟时摘下，放露天，日晒夜露，外皮转橙红色，沿果蒂剖开，挖出内瓢与种子，果皮2瓣呈瓢状，晒干，表面略具皱纹，产量大，品质亦佳。

石门瓜蒌皮：主产于浙江崇德石门湾、桐乡，产量亦大。晒瓜蒌时，白天瓢口向上，夜

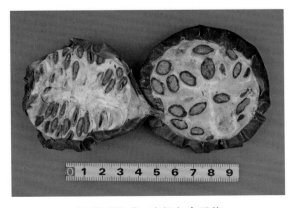

图10-85-2　青绿色全瓜蒌

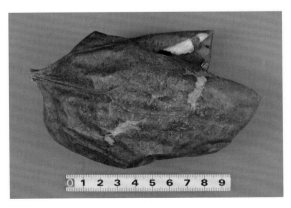

图10-85-3　瓜蒌皮药材

晚瓢口向下，使果皮外红里白，外观甚好，品质亦佳。

[成分] 同"瓜蒌"。

[贮藏保管] 置阴凉、干燥处，防霉，防虫蛀。

[功效] 性寒，味甘。清热化痰，利气，宽胸。用于痰热咳嗽，胸闷胁痛。

[用法用量] 6～10 g。

[注意] 不宜与乌头类中药同用。

[论注] （1）原名果蠃。蠃与蓏同。许慎曰："木上曰果，地下曰蓏，亦作蓏蓏，后人转为瓜蒌。"《炮炙论》曰："圆者为栝，长者为楼。"李时珍认为栝楼为果蠃二字音转，后又转为瓜蒌。

（2）同属多种植物的果实和种子均供药用，比较常见的有下列4种。

1）日本栝楼 *Trichosanthes japonica* Regel：叶片通常较窄，中间裂片较长，常不再裂，分裂时小裂片较狭长，近披针形；果实稍小，长约8 cm；种子较小，扁平，长方椭圆形，长约11 mm，棕褐色，边缘棱线明显。分布于湖北、江西等省。药材瓣片长6～9 cm，外表面主要为橙黄色，稍皱缩。

2）大子栝楼 *Trichosanthes truncata* Clarke：叶革质、卵形、不分裂，有时3深裂，无毛。叶柄有的盾状着生。雄花序粗壮。聚伞花序或总状花序，苞片大，宽卵形，花白色。果实长卵形，长可达15 cm。种子大而光滑，长可达3 cm，厚约3 mm，种子较厚而坚硬，黄棕色，味苦。分布于广东、广西。

3）大苞栝楼 *Trichosanthes bracteata*（Lam.）Voigt：叶5深裂，边缘有细小齿，两面均有短粗的毛，以脉上为多。苞片大，暗红色，边缘细裂，花浅红色。果实长约8.5 cm，橙红色。种子长方卵形，长约1.2 cm。分布于广东、广西、云南、贵州等省区。

4）同属植物王瓜 *Trichosanthes cucumeroides*（Ser.）Maxim.的果皮和种子有的地区也入药。果皮多横切成两半球形，中空，色黄较淡。种子为长方形，两端各有1个圆形的凹陷或成小孔状，中间围有1个宽环（习称"玉带缠腰"），长1～1.2 cm，宽6～8 mm。表面粗糙，淡黄色或灰棕色。

# 附：瓜蒌子

TRICHOSANTHIS SEMEN

[别名] 瓜蒌仁。

[来源] 为葫芦科植物栝楼 *Trichosanthes kirilowii* Maxim.或双边栝楼 *Trichosanthes rosthornii* Harms 的干燥成熟种子。

[植物形态] 同"天花粉"。

[产地] 同"瓜蒌皮"。

[采收加工] 秋季采摘成熟果实，从果蒂处对剖开，取出内瓤和种子放到盆内，加草木灰用手反复搓揉，在水里淘净内瓤，晒干。

[药材鉴别] 性状鉴别 栝楼种子：呈扁平椭圆形，长12～15 mm，宽6～10 mm，厚约3.5 mm。表面浅棕色至棕色，平滑，沿边缘有1圈沟纹。一端较尖，有种脐；另一端钝圆，或较狭。种皮坚硬，内有子叶2片，黄白色，富油性。气微，味淡。（图10-85-4）

双边栝楼种子：较大而扁，长15～19 mm，宽8～10 mm，厚约2.5 mm。表面棕色，沟纹明显而靠内，种脐一端较宽。顶端平截。（图10-85-4）

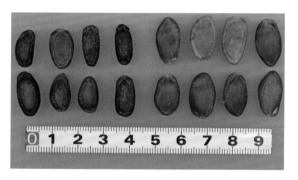

图10-85-4 瓜蒌子药材
（左为栝楼子，右为双边栝楼子）

[成分] 同"瓜蒌"。

[贮藏保管] 置阴凉、干燥处，防霉，防虫蛀。

[功效] 性寒，味甘。润肺化痰，润肠通便。用于燥咳痰黏，肠燥便秘。

[用法用量] 9～15 g。

[注意] 不宜与乌头类中药同用。

# 丝瓜络

LUFFAE FRUCTUS RETINERVUS

丝瓜始载于《本草纲目》，列入菜部瓜菜类。李时珍曰："丝瓜……二月下种，生苗引蔓，延树竹，或作棚架。其叶大蜀葵而多丫尖，有细毛刺……其茎有棱。六七月开黄花，五出，微似胡瓜花，蕊瓣俱黄。其瓜大寸许，长一二尺，甚则三四尺，深绿色，有皱点，瓜头如鳖首。嫩时去皮可烹可曝，点茶充蔬。老侧大如杵，筋络缠纽如织成……内有隔，子在隔中，状如栝楼子，黑色而扁。"又曰："丝瓜老者，筋络贯串，房隔联属。故能通人脉络脏腑，而祛风解毒，消肿化痰，祛痛杀虫，及治诸血病也。"

[**别名**] 天罗，布瓜，蛮瓜绒。

[**来源**] 为葫芦科植物丝瓜 *Luffa cylindrical* (L.) Roem. 的干燥成熟果实的维管束。

[**植物形态**] 一年生攀缘草本。茎枝细长，柔弱，粗糙有棱，棱上有粗毛，卷须稍被 2～4 分叉的毛。叶互生，叶柄长 4～9 cm，多棱，具柔毛；叶片长 8～25 cm，宽 15～32 cm，掌状 3～7 裂，裂片三角形，基部心形，叶缘具细齿，基出脉 3～5 条，幼时有细毛，老时粗糙无毛。雌雄同株，雄花聚成总状，雌花单生，腋生；萼绿色 5 深裂，裂片卵状披针形，外面被细柔毛；花冠黄色、淡黄色或近白色，5 深裂，裂片阔倒卵形；雄蕊 5 枚，花丝分离；子房下位，柱头 3 裂。瓠果长圆柱状，长 20～70 cm，幼时肉质，绿色，带粉白色，有纵向浅沟或条纹，成熟后黄绿色，内有坚韧网状丝络。种子为压扁长卵形，长 8～20 mm，宽 5～11 mm，黑色，边缘有白膜状狭翅。花期 5—7 月，果期 6—9 月。（图 10-86-1）

[**产地**] 全国各地均有产。

[**采收加工**] 夏、秋二季果实成熟转黄、内部干枯后采摘，搓去外皮及果肉或浸于水中，待果皮及果肉腐烂后取出洗净，剪去两端拍净种子，晒干，压扁。

[**药材鉴别**] 性状鉴别 为中果皮维管束纵横交织的网络状物。全体呈压扁圆柱状纺

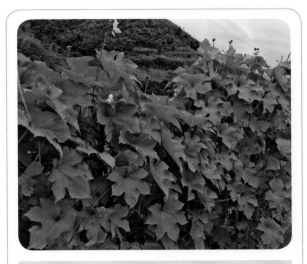

A. 植物

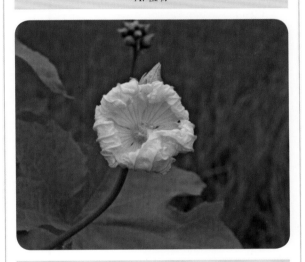

B. 花

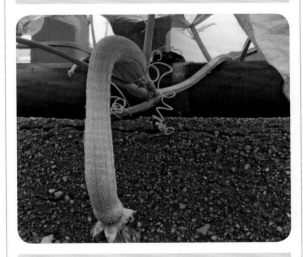

C. 果

图 10-86-1 丝瓜植物

锤形或长梭形，稍弯曲，两端较细，长 30 ～ 70 cm，直径 7 ～ 10 cm，网络状维管束黄白色或暗黄色，粗糙，网络间时有果皮及膜状果肉残存。体轻，质韧，富弹性，不能折断，横切面可见 3 个室腔。气无，味淡。（图 10-86-2）

以个大、完整、络脉清晰、色黄白、质韧、弹性好、无种子者为佳。

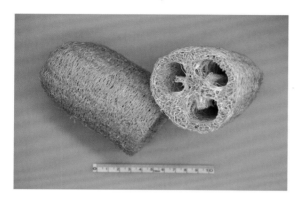

图 10-86-2　丝瓜络药材

[成分]　含木聚糖（xylan）、甘露聚糖（mannan）、半乳聚糖（galactan）等成分。

[贮藏保管]　置干燥处。

[功效]　性平，味甘。祛风通络，活血，下乳。用于痹痛拘挛，胸胁胀痛，乳汁不通，乳痈肿痛。

[用法用量]　5 ～ 12 g。

# 冬瓜子
（附：冬瓜皮）

## BENINCASAE SEMEN

本品始载于《神农本草经》，原名白瓜、瓜子，列为上品。《名医别录》曰："白瓜子……冬瓜仁也。"苏颂曰："今处处园圃莳之。其实生苗蔓下，大者如斗而更长，皮厚而有毛，初生正青绿，经霜则白粉……入药须霜后取。"李时珍曰："冬瓜三月生苗引蔓，大叶团而有尖，茎叶皆有刺毛。六七月开黄花，结实大者径尺余，长三四尺……其肉肥白，其瓤……白虚如絮，其子……在瓤中成列。"马志曾释其名："冬瓜经霜后，皮上白如粉涂，其子亦白，故名

冬瓜，而子云白瓜子也。"

[别名]　瓜子，白瓜子，冬瓜仁。

[来源]　为葫芦科植物冬瓜 Benincasa hispida（Thunb.）Cogn. 的干燥成熟种子。

[植物形态]　一年生蔓生或架生草本。茎被黄褐色硬毛及长柔毛，有棱沟。叶片肾状近圆形，5 ～ 7 浅裂或有时中裂，裂片宽三角形或卵形；表面深绿色，稍粗糙，有疏柔毛，老后渐脱落，变近无毛；背面粗糙，灰白色，有粗硬毛，叶脉在叶背面稍隆起，密被毛。卷须 2 ～ 3 歧，被粗硬毛和长柔毛。雌雄同株，花单生，雄蕊 3，离生，基部膨大，被毛，药室 3 回折曲；雌花梗长不及 5 cm，密生黄褐色硬毛和长柔毛，子房卵形或圆筒形，密生黄褐色茸毛状硬毛，柱头 3，2 裂。果实长圆柱状或近球状，有硬毛和白霜，长 25 ～ 60 cm，径 10 ～ 25 cm。种子卵形，白色或淡黄色，扁平，有边缘，长 10 ～ 11 mm，宽 5 ～ 7 mm，厚 2 mm。（图 10-87-1）

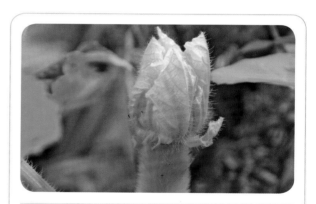

A. 植物

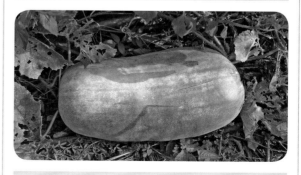

B. 果

图 10-87-1　冬瓜植物

[产地] 全国各地均有栽培。

[采收加工] 食用冬瓜时，收集种子，晒干。

[药材鉴别] 性状鉴别 呈扁平卵圆形，长 1～1.4 cm，宽 0.5～0.8 cm。表面淡黄白色，较尖一端有种脐，另端钝圆，边缘光滑或具环形薄边（又称"双边冬瓜子"）。体轻，剥去种皮可见 2 片白色子叶，富油性。无臭，味微甜。（图10-87-2）

以色白、饱满者为佳。

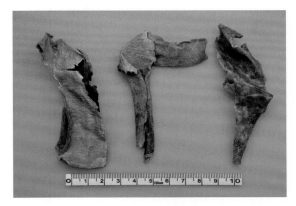

图10-87-3 冬瓜皮药材

[功效] 性凉，味甘。利尿消肿，解毒。用于水肿胀满，小便不利，暑热口渴、小便短赤。

[用法用量] 9～30 g。

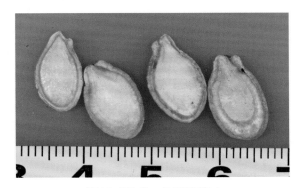

图10-87-2 冬瓜子药材

[成分] 含皂苷约0.68%及多量脂肪。尚含尿素、尿素酶、瓜氨酸、中性糖及糖醛酸。

[贮藏保管] 置干燥处，防霉，防蛀。

[功效] 性凉，味甘。清热，化痰，排脓，利湿。用于痰热咳嗽，肺痈，肠痈，湿热带下。

[用法用量] 9～30 g。

# 附：冬瓜皮

BENINCASAE EXOCARPIUM

[来源] 为葫芦科植物冬瓜 *Benincasa hispida* (Thunb.) Cogn. 的干燥外果皮。

[植物形态] 同"冬瓜子"。

[药材鉴别] 性状鉴别 呈不规则碎片，常向内卷曲，大小不一。外表灰绿色或黄白色，被有白霜；内表面较光滑，不被白霜的较粗糙，有的可见筋脉纹（维管束）。体轻。无臭，味淡。（图10-87-3）

[贮藏保管] 置通风、干燥处，防霉。

## 鹤虱类

商品药材根据来源及产地不同，分为鹤虱和南鹤虱2种。

# 鹤 虱

CARPESII FRUCTUS

本品又名天名精，始载于《神农本草经》，列为上品。《名医别录》曰："天名精生平原川泽，五月采。"苏颂曰："江淮衡湘皆有之。春生苗，叶皱似紫苏，大而尖长，不光。茎高二尺许。七月生黄白花，似菊。八月结实，子极尖细，干即黄黑色。"李时珍曰："按沈括《笔谈》云：世人不识天名精……不知地菘即天名精，其叶似菘，又似蔓青，故有二名，鹤虱即其实也。"

[别名] 北鹤虱，天蔓菁，天名精，地松。

[来源] 为菊科植物天名精 *Carpesium abrotanoides* L. 的干燥成熟果实。习称"北鹤虱"。

[植物形态] 多年生草本。茎上部多分枝，密生短柔毛，下部近无毛。叶互生，下部叶宽椭圆形或矩圆形，顶端尖或钝，基部狭成具翅

的叶柄，全缘或有锯齿，两面疏生短毛，上部叶渐小，矩圆形，无柄。头状花序腋生，总苞片3层，花黄色，外围的雌花丝状，中央的两性花筒状。瘦果条形，顶端有短喙。花期6—8月，果期8—10月。（图10-88-1）

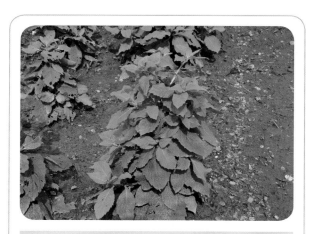

A. 植物

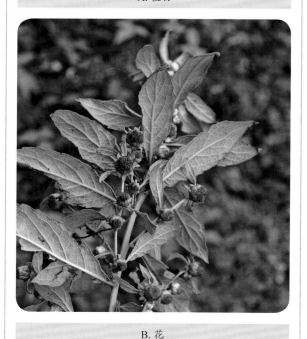

B. 花

图10-88-1　天名精植物

[**产地**]　主产于河南、山西、陕西、甘肃等省。

[**采收加工**]　9—10月果实成熟时采收，晒干，除杂质。

[**药材鉴别**]　性状鉴别　呈圆柱状，长

3～4 mm，直径不及1 mm。表面黄褐色或暗褐色，具多数细纵棱，先端较细呈短喙状，顶部扩展成灰白色圆环，基部稍尖。果皮薄，种仁类白色，稍有油性。气特异，嚼之味微香、微苦。（图10-88-2）

以粒大、饱满者为佳。

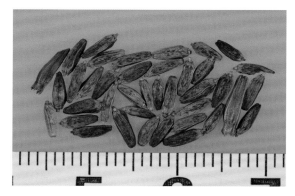

图10-88-2　鹤虱药材

[**成分**]　含挥发油0.25%～0.65%，为驱蛔有效成分。分离得天名精内酯酮（carpesialactone）、鹤虱内酯（天名精酮，carabrone）。此外尚含缬草酸、油酸、正己酸、右旋亚麻酸、豆甾醇、蜡醇、三十烷及三十一烷等。

[**贮藏保管**]　置阴凉、通风、干燥处。

[**功效**]　性平，味苦、辛；有小毒。杀虫消积。用于蛔虫病，绦虫病，蛲虫病及虫积腹痛。

[**用法用量**]　3～9 g。

[**方例**]　安虫散（《小儿药证直诀》）：鹤虱，川楝子，胡粉，枯矾。功能驱虫止痛；主治小儿虫积成团，腹中疼痛，肚腹胀满，大便秘结。

# 南鹤虱

CAROTAE FRUCTUS

本品作鹤虱用大约在清代。吴其濬于《植物名实图考》天名精条下载曰："湘中土医有用鹤虱者，余取视之，乃野胡萝子。"又在野胡萝卜条下曰："湖南俚医呼为鹤虱，与天名精同

名，亦肖其花，白为鹤子，细为虱子。"

[别名] 虱子草，野胡萝子。

[来源] 为伞形科植物野胡萝卜 *Daucus carota* L.的干燥成熟果实。习称"南鹤虱"。

[植物形态] 二年生草本，全体被粗硬毛。叶二至三回羽状全裂，最终裂片条形至披针形。复伞形花序顶生，总苞片多数，羽状分裂，伞幅多数，小总苞片5～7，条形，花白色或淡红色。双悬果矩圆形，4条次棱有翅，翅上具短钩刺。花期5—7月，果期7—8月。（图10-89-1）

[产地] 主产于陕西、甘肃、山东、安徽、江苏、浙江、湖北、湖南、江西、广西、四川、贵州等省区。

[采收加工] 秋季果实成熟时割取全草，晒干，打下果实，除杂质。

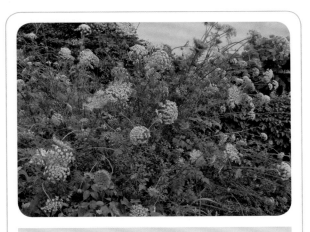

A. 植物

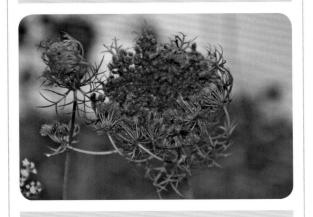

B. 果

图10-89-1　野胡萝卜植物

[药材鉴别] 性状鉴别 呈广椭圆形，多裂为分果，长3～4 mm，宽1.5～2.5 mm，先端有花柱残基，基部钝圆。表面淡绿棕色或棕黄色，背面隆起4条棱线，沿棱线密生1列黄白色的钩刺，棱线间的凹下处散生短柔毛；接合面平坦，有3条脉纹，具柔毛。体轻，质韧。搓碎时有特殊香气，味微辛、苦。（图10-89-2）

均以粒大、饱满者为佳。

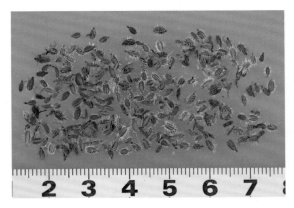

图10-89-2　南鹤虱药材

[成分] 含挥发油约2%，油中主含牻牛儿醇（geraniol）50%，另含细辛醚（asarone）、细辛醛（asarylaldehyde）、巴豆酸（tiglic acid）、甜没药烯（biasabolene）、胡萝卜醇（daucol）及胡萝卜次醇（carotol）等。此外尚含黄酮类、季铵生物碱、氨基酸、胡萝卜苷（daucusine）、糖、甾醇和扩张冠状血管的成分。

[贮藏保管] 置通风、干燥处。

[功效] 性平，味苦、辛；有小毒。杀虫消积。用于蛔虫、蛲虫、绦虫病，虫积腹痛，小儿疳积。

[用法用量] 3～9 g。

[论注] （1）鹤虱之名见于唐《新修本草》，苏敬曰："鹤虱味苦平，有大毒，主蛔蛲虫……生西戎，子似蓬蒿子而细，合叶、茎用之，故名鹤虱。"生药学家赵燏黄教授考证，唐代鹤虱由波斯商人传入中国，当时用的鹤虱，即为国外的蛔蒿 *Artemisia cina*（Berg）Willk，又名"山道年草"。至宋代《开宋本草》马志谓："鹤虱……上党亦产之，不过其效力薄于波

斯者。"从药物变迁来分析,后来国内产品以天名精果实为鹤虱,一直沿用至今。

伞形科野胡萝卜 *Daucus carota* L. 的果实,清代《本草求真》和《植物名实图考》均有作鹤虱应用的记载。《中国药典》收载其名为"南鹤虱"。赵燏黄教授称为"北鹤虱",与药典称谓相反。

(2)尚有伞形科植物窃衣 *Torilis japonica* (Houtt.) DC. [ *T. anthriscus* (L.) Gmel. ] 的果实,名"华南鹤虱"。与南鹤虱相似,不同点为:果实背面密生钩刺,刺长短和排列均不整齐,接合面凹陷成槽状,中央有1条脉纹。华南地区作鹤虱使用。(图10-89-3、图10-89-4)

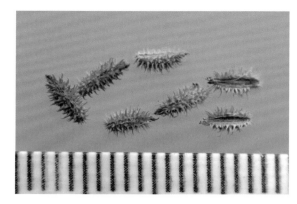

图10-89-4 华南鹤虱药材

# 苍耳子
## （附：苍耳草）

XANTHII FRUCTUS

本品原名枲耳实,始载于《神农本草经》,列为中品。李时珍曰:"按周定王《救荒本草》云:苍耳叶青白,类黏糊菜叶。秋间结实,比桑椹短小而多刺。"又曰:"其叶形如枲麻,又如茄,故有枲耳及野茄诸名。其味滑如葵,故名地葵。"

[ **别名** ] 枲耳,野茄,地葵。

[ **来源** ] 为菊科植物苍耳 *Xanthium sibiricum* Patr. 的干燥成熟带总苞的果实。

[ **植物形态** ] 一年生草本。全株密被白色短毛。茎直立,基部常中空,内常有"苍耳蠹虫"。叶互生,广卵形或卵状三角形,边缘有不规则的锯齿或3浅裂,表面绿色。头状花序近无柄,聚生,花单性,同株,黄绿色;雄花序球形,总苞片小,1列;雌花序卵形,总苞片2～3列。瘦果倒卵形,包藏在有刺的总苞内。花期5—6月,果期6—8月。(图10-90-1)

生于荒坡、草地,或路旁向阳处。

[ **产地** ] 全国各地广有分布。

[ **采收加工** ] 秋季果实成熟时采收,除去梗、叶等杂质,晒干。

[ **药材鉴别** ] 性状鉴别 呈纺锤形或卵圆形,长1～1.5 cm,直径0.4～0.7 cm。表面黄棕色或黄绿色,全体有钩刺,顶端有2枚较粗的刺,分离或相连,基部有果柄痕。外皮(总

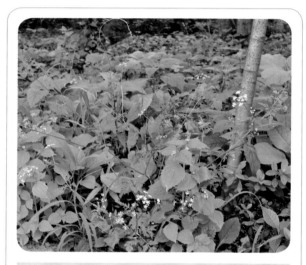

A. 植物

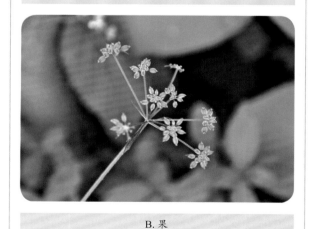

B. 果

图10-89-3 窃衣植物

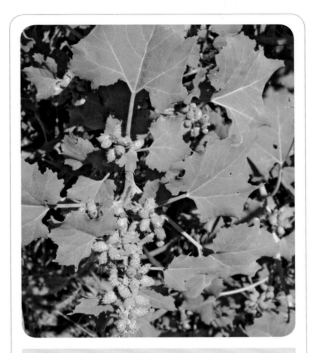

A. 植物

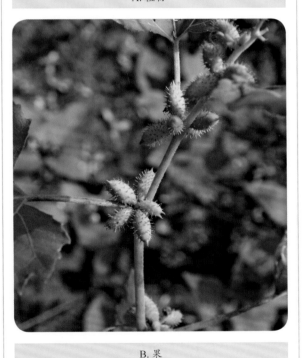

B. 果

图 10-90-1　苍耳植物

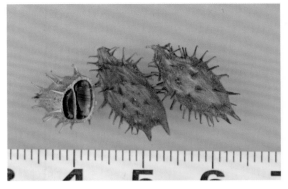

图 10-90-2　苍耳子药材

以粒大、饱满、色棕黄者为佳。

显微鉴别　果实横切面：① 总苞内外为1列表皮细胞；内外表皮间主为纤维层，纵横排列，外层数列纤维纵向排列，横断面呈多角形，向内的纤维横向排列成长条状，间或向外突出成钩刺；纤维间散有1列维管束，其余全为薄壁组织。② 果皮外面为表皮细胞与1列棕色色素层，向内为薄壁组织，并散有维管束。③ 子叶细胞含油滴及糊粉粒。（图 10-90-3）

解离组织：① 纤维众多，成束或单个散在，有2种：一种为数众多的是细长梭形、壁较薄的，长425 μm，宽17 μm；另一种是壁较厚，有明显纹孔的，长255 μm，宽15 μm。

苞）硬而韧，横切面可见中间有1隔膜，2室，每室内育1枚瘦果。瘦果略呈纺锤形，灰黑色，表面具纵纹，果皮薄。种皮膜质，内有2片子叶，具油性。气弱，味微苦。（图 10-90-2）

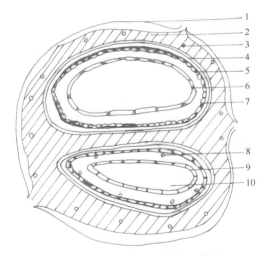

图 10-90-3　苍耳子横切面简图

1. 总苞表皮　2. 总苞纤维　3. 维管束　4. 薄壁组织
5. 色素层　6. 维管束　7. 果皮纤维　8. 维管束
9. 中果皮　10. 子叶

② 木薄壁细胞（存在于导管附近）长方形，具单孔，长 96 ～ 120 μm，宽 24 μm。③ 导管少，网纹导管长 210 μm，宽 34 μm；螺纹导管长 96 μm，宽 12 μm。④ 子叶细胞含糊粉粒及油滴。⑤ 种皮细胞类圆形或长圆形，淡黄色。（图 10-90-4）

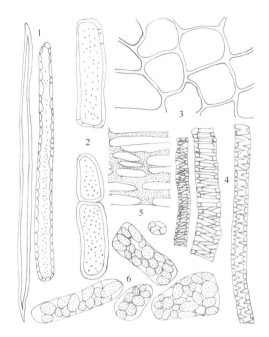

图 10-90-4　苍耳子解离组织特征图

1. 木纤维　2. 木薄壁细胞　3. 中果皮薄壁细胞
4. 导管　5. 色素细胞　6. 子叶细胞

[成分] 含苍耳苷（xanthos trumnarin，约 1.27%）、脂肪油、生物碱、维生素 C 及树脂。此外尚含 β-谷甾醇、菜籽甾醇、豆甾醇及色素等。

含挥发油成分，含量较高的有 2,6,10,14-四甲基十六烷（2,6,10,14-tertamethyl-hexadecane）、二十烷醇（eicosanol）等；还含有蒽醌类成分大黄酚（chrysophanol）、大黄素（emodin）、芦荟大黄素（aloeemodin）、苍术苷（atractyloside）、羧基苍术苷（carboxyatractyloside）等。

[贮藏保管] 置干燥处。

[功效] 性温，味辛、苦；有毒。散风寒，通鼻窍，祛风湿。用于风寒头痛，鼻塞流涕，鼻鼽，鼻渊，风疹瘙痒，湿痹拘挛。

[用法用量] 3 ～ 9 g。

[方例] 苍耳子散（《三因方》）：苍耳子，薄荷，辛夷，白芷。治鼻流浊涕不止。

[论注]（1）《本草纲目》记载苍耳各部位均有临床应用价值，但《中国药典》只收载了苍耳 Xanthium sibiricum Patr. 的果实作常用中药"苍耳子"。调查发现我国苍耳属植物以蒙古苍耳 Xanthium mongolicum 和苍耳 Xanthium sibiricum 分布最为广泛；在临床上南方多用蒙古苍耳，北方多用苍耳，均用果实作"苍耳子"。

（2）蒙古苍耳子为蒙古苍耳 Xanthium mongolicum Kitag. 的带总苞的果实。成分与苍耳也较相似。从商品苍耳子的原植物看，中国北部大部分地区多使用苍耳及变种，而南方如江西、福建、安徽、江苏等地将蒙古苍耳带总苞的果实作苍耳子使用。与苍耳的原植物区别是：成熟的具瘦果的总苞椭圆形，连喙长 18 ～ 20 mm，宽 8 ～ 10 mm，外面具较疏的总苞刺，总苞刺坚硬，刺长 2 ～ 5.5 mm，基部增粗。生于干旱山坡或砂质荒地。与苍耳子药材不同之处：呈长椭圆形，长 18 ～ 20 mm，直径 8 ～ 10 mm；表面黄棕色或灰棕色，钩刺基部增粗，喙粗而直，分离；瘦果腹面具 3 条棱。（图 10-90-5）

（3）苍耳蠹虫：7—8 月花期茎内有幼虫寄生，称"苍耳蠹虫"，又名麻虫、苍耳虫、苍耳子虫、苍耳蛀心虫。夏、秋间寻觅苍耳草梗上有蛀孔者，其内都有蠹虫，用小刀剖取，随用或焙干后密闭贮藏，或油浸备用。含有酚性成分、甾醇、苷类、三萜类、有机酸等化学成分。功能清热解毒。古代医药著作《圣济总录》

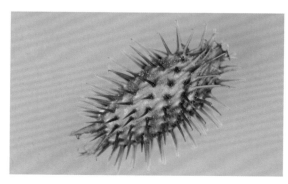

图 10-90-5　蒙古苍耳子药材

《保寿堂经验方》《本草纲目》等都记载了苍耳蠹虫可作为一种外科药物，治一切疗肿及无名肿毒恶疮，有神效，值得进一步研究开发。（图10-90-6）

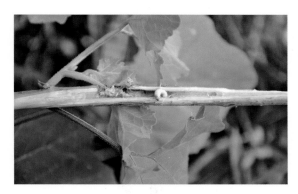

图10-90-6 苍耳蠹虫

（4）苍耳属植物及药材文献调查：查阅《中国植物志》，全国27个省级行政区（包括17个省、4个自治区、3个直辖市、2个特别行政区及台湾）地方植物志及跨省植物志如《秦岭植物志》《东北草本植物志》《中国高等植物图鉴》，根据以上31本植物专著中苍耳属植物记载，发现我国苍耳属植物有5种1变种，分别为苍耳 *Xanthium sibiricum* Patrin ex Widder（《台湾植物志》为苍耳 *Xanthium strumarium* L.）、蒙古苍耳 *Xanthium mongolicum* Kitag.、偏基苍耳 *Xanthium inaequilaterum* DC.、刺苍耳 *Xanthium spinosum* L.、近无刺苍耳 *Xanthium sibiricum* Patrin ex Widder var. *subinerme*（Winkl.）Widder、高原苍耳 *Xanthium cloessplateaum* D. Z. Ma。其中，苍耳的资源分布最广，在全国各地的植物志中均有记载。对苍耳类药材的文献调查主要查阅历版《中国药典》及各省中药材标准即地方标准，结果发现：① 从1963年版到2015年版《中国药典》均仅收载苍耳子，其来源为苍耳，拉丁学名有变动；1963年版用苍耳 *Xanthium strumarium* L.，以后各版用苍耳 *Xanthium sibiricum* Patrin ex Widder。② 湖南、新疆、香港三地的中药材标准收载苍耳子，但来源却不同。在2009年版《湖南中药材标准》中，苍耳子为菊科植物蒙古苍耳 *Xanthium mongolicum* Kitag.的干燥成熟带总苞的果实，

1993年版曾称为大苍耳；《新疆中药材标准》《香港中药材标准》苍耳子来源与现版《中国药典》一致。③ 江西、甘肃、江苏、四川、广西、广东、上海七地的中药材标准收载苍耳草，为菊科植物苍耳 *Xanthium sibiricum* Patrn ex Widder的干燥地上部分，夏、秋二季采割，除去杂质，鲜用或晒干。

# 附：苍耳草

XANTHII HERBA

［来源］ 为菊科植物苍耳 *Xanthium sibiricum* Patr. 的干燥地上部分。

［采收加工］ 鲜用或夏、秋二季开花有幼果时采割，除去杂质，干燥。

［药材鉴别］ 性状鉴别 茎扁圆柱形，长50～80 cm，直径0.8～2.5 cm；表面灰褐色或黄绿色，被糙伏毛；质坚硬，断面白色，有髓。单叶互生，具长柄，长5～10 cm；叶片皱缩卷曲，完整者展平后呈三角状卵形或心形，长5～10 cm，宽4～9 cm，3～5浅裂，叶缘有不规则粗锯齿，黄绿色，具三基出脉，叶脉下面微凸，密被短糙伏毛。气微，味微苦、涩。（图10-90-7）

［成分］ 含愈创木烷型和裂愈创木烷型内酯化合物，主要为黄质宁（xanthinin，即隐苍耳内酯，在干燥叶中含量达1%～1.2%）、苍耳明（xanthumin，即苍耳内酯，为黄质宁的立体异构体）、苍耳醇（xanthanol）、异苍耳醇（isoxanthanol）、苍耳亭（苍耳素，xanthation）

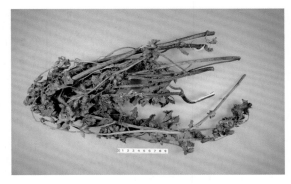

图10-90-7 苍耳草药材

等。还含挥发油、胆碱、植物甾醇和萜醇等。

[**贮藏保管**] 置通风、干燥处。

[**功效**] 性甘、温，味苦、辛；有小毒。祛风散热，解毒杀虫。用于头风，头晕，湿痹拘挛，目赤，目翳，风癞，疔肿，热毒疮疡，皮肤瘙痒。

[**用法用量**] 9～15 g。

[**论注**] （1）据研究，苍耳干草或鲜草切段，加水煎煮，再浓缩成膏，加淀粉约1/3，制成丸剂，每丸含鲜草125 g。每日3次，每次1丸。治疗麻风取得显著疗效。鲜苍草还可作为加工六神曲的药材（面粉或麦麸加杏仁、赤小豆、鲜青蒿、鲜苍耳草、鲜辣蓼草发酵加工而成）。

（2）蒙古苍耳草　经资源调查，在江西省境内，主要为蒙古苍耳*Xanthium mongolicum* Kitag.，其与苍耳草药材主要区别：茎长50～80 cm，直径0.8～2.5 cm，叶柄长5～10 cm；叶片展平后呈宽卵状三角形或心形，长5～10 cm，宽4～9 cm，主脉上细脉无或不明显，叶上毛茸粗而疏。

# 牛蒡子

## ARCTII FRUCTUS

本品原名恶实，始载于《名医别录》，列为中品。载曰："恶实生鲁山平泽。"苏敬曰："此草叶大如芋，子壳似栗状，实细长如茺蔚子。"苏颂曰："恶实即牛蒡子也。"李时珍曰："牛蒡……三月生苗，起茎高者三四尺。四月开花成丛，淡紫色。结实如枫梂而小，萼上细刺百十攒簇之，一梂有子数十颗……七月采子，十月采根。"并释其名曰："其实状恶而多刺钩，故名。其根叶皆可食，人呼为牛菜，术人隐之，呼为大力也。"

[**别名**] 恶实，大力子。

[**来源**] 为菊科植物牛蒡*Arctium lappa* L.的干燥成熟果实。

[**植物形态**] 二年生草本。茎直立，多分枝。基生叶丛生，茎生叶互生，有长柄，阔心脏卵形，全缘或具细齿，表面有短毛，背面密被灰白色绵毛；茎上部的叶逐渐变小，先端钝圆而具1尖头。头状花序簇生茎顶，略呈伞房状，总苞球形，密被钩刺状苞片；花全为管状，红紫色。瘦果略呈三棱形，上具斑点，冠毛短刺状。花期6—7月，果期7—8月。（图10-91-1）

多生于山野路旁、沟边、荒地及向阳草地，或林边，村镇附近；常栽培。

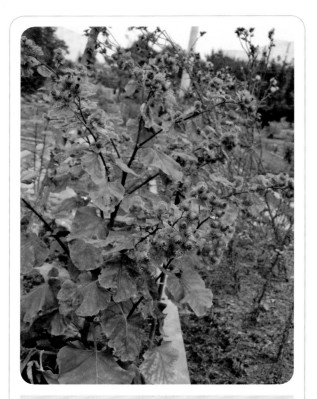

A. 植物

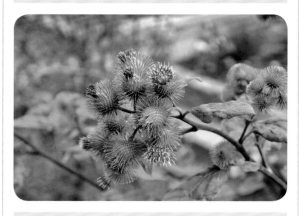

B. 花

图10-91-1　牛蒡植物

[产地] 全国大部分地区均有生长。

[采收加工] 秋季果实成熟时采收果序，晒干，打下果实，除杂质。

[药材鉴别] 性状鉴别 呈长倒卵形，略扁，微弯曲，长5～7 mm，中部宽2～3 mm。表面灰褐色，带紫黑色斑点，有纵棱，通常1～2条较明显。顶端钝圆，稍宽，顶面有圆环，基部略狭。果皮较硬，破开可见子叶2片，黄白色，富油性。无臭，味微苦后微辛，稍麻舌。（图10-91-2）

以粒大、饱满、无泥沙杂质者为佳。

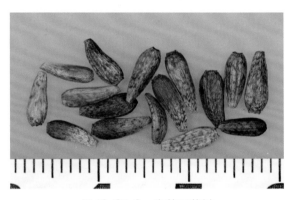

图10-91-2 牛蒡子药材

[成分] 含牛蒡苷（arctiin），水解得牛蒡苷元（arctigenin）；另含脂肪油25%～30%，为软脂酸、硬脂酸、亚麻油酸、油酸的甘油酯。种子尚含牛蒡酚（lappaol）A、B、C、D、E、F、H等7种木脂素类化合物。

[贮藏保管] 置通风、干燥处。

[功效] 性寒，味辛、苦。疏散风热，宣肺透疹，解毒利咽。用于风热感冒，咳嗽痰多，麻疹，风疹，咽喉肿痛，痄腮丹毒，痈肿疮毒。

[用法用量] 6～12 g。

[方例] 牛蒡汤（《证治准绳》）：牛蒡子，大黄，防风，薄荷叶，荆芥穗，甘草。功能解表散邪，通便泻热；主治小儿伤风，发热烦躁，鼻塞气喘，痰嗽惊啼，及诸疮赤紫，丹毒，咽喉肿痛。

[论注] 牛蒡根为牛蒡（Arctium lappa L.）的根。呈圆锥形、圆柱形，直径1～3.5 cm；表面灰黄色或黄褐色，具纵向沟纹和横向突起的皮孔；质坚韧，肉质，断面黄白色；味微苦。功能祛风热，消毒肿；主治风热感冒，头痛，咳嗽，热毒面肿，咽喉肿痛，齿龈肿痛。（图10-91-3）

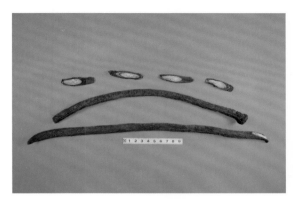

图10-91-3 牛蒡根药材

# 薏苡仁

COICIS SEMEN

本品始载于《神农本草经》，列为上品。历代本草均有收载。陶弘景曰："近道处处多有，人家种之。"李时珍曰："薏苡人多种之，二三月宿根自生，叶如初生芭芽，五六月抽茎开花结实，有二种，一种粘牙者尖而壳薄，即薏苡也，其米白色如糯米，可作粥饭及磨面食，亦可同米酿酒。"

[别名] 六谷子，苡米，薏仁米。

[来源] 为禾本科植物薏苡 Coix lacryma-jobi L. var. mayuen（Roman）Stapf的干燥成熟种仁。

[植物形态] 一年或多年生草本，高1～1.5 m。秆直立，约有10节，节间中空，基部节上生根。叶互生，2纵列排列，叶鞘光滑，上部者短于节间；叶鞘与叶片间具白色薄膜状的叶舌，质硬，长约1 mm；叶片长披针形，长达40 cm，宽1.5～3 cm，先端渐尖，基部鞘状抱茎，边缘粗糙，两面光滑，中脉明显。总状花序，由上部叶鞘内成束腋生；小穗单性；雄小穗覆瓦状排列于花序上部，常2～3小穗生于1节，其中1～2小穗有柄，无柄小穗长6～7 mm；雌小穗生于花序的下部，包藏于卵

形的骨质总苞中，常 2～3 小穗生于 1 节，仅 1 枚发育成熟。果实成熟时，总苞坚硬而光滑，质脆，易破碎，椭圆形或长椭圆形，内含 1 颖果。花期 7—8 月，果期 9—10 月。（图 10-92-1）

生于河边、溪流边或阴湿山谷中。

[**产地**] 主产于贵州、云南、福建、江苏、河北、辽宁等省。四川、江西、湖南、湖北、广东、云南、广西、陕西、浙江等省区亦产。

[**采收加工**] 秋季果实成熟时采割植株，晒干，打下果实，再晒干，除去外壳、黄褐色种皮及杂质，收集种仁。

[**药材鉴别**] 性状鉴别 呈宽卵形或长椭圆形，长 4～8 mm，宽 3～6 mm。表面乳白色，光滑，一端钝圆，另端较宽而微凹，有 1 淡棕色点状种脐。背面圆凸，腹面有 1 条宽而深的纵沟。质坚实，断面白色，粉性。气微，味微甜。（图 10-92-2）

以粒大充实、色白、身干、无破碎者为佳。

传统鉴别 东北营口产者称"关米仁"，河北安国产者称"祁米仁"；均粒小、色白、玉质、性糯，品质最优。福建蒲城产者称"蒲米仁"，性带粳软，质亦优。

[**成分**] 种仁含薏苡仁酯（coixenolide）、脂肪酸。

[**贮藏保管**] 置通风、干燥处，防虫蛀。

[**功效**] 性凉，味甘、淡。利水渗湿，健脾止泻，除痹，排脓，解毒散结。用于水肿，脚气，小便不利，湿痹拘挛，脾虚泄泻，肺痈，肠痈；扁平疣。

[**用法用量**] 9～30 g。

[**方例**] 三仁汤《温病条辨》：薏苡仁，白蔻仁，杏仁，竹叶，通草，滑石，半夏，厚朴。功能疏利气机，宣畅三焦，上下分消湿热；主治湿温初起，或暑温夹湿，邪在气分，头痛身重，面色淡黄，胸闷不饥，午后身热，舌白不渴，脉弦细而濡者。

[**论注**]《本草纲目》在薏苡项下载曰："一种圆而壳厚，坚硬者，即菩提子也。其米少，即粳也。可穿做念经数珠，故人呼为念珠云。"其为薏苡的变种川谷 Coix lacryma-jobi L. var. *monitifer* Watt. 的果实，常用作念珠。根名川谷根，有清热利湿、通淋止血、消积杀虫

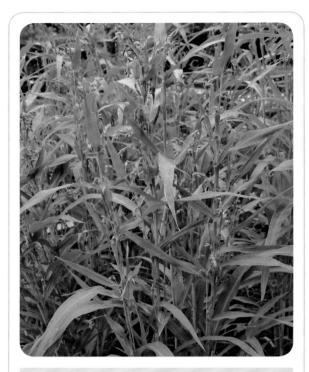

A. 植物

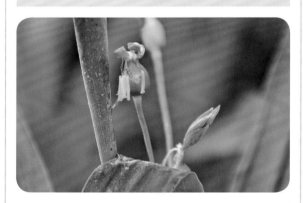

B. 花

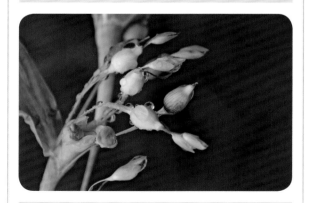

C. 果

图 10-92-1 薏苡植物

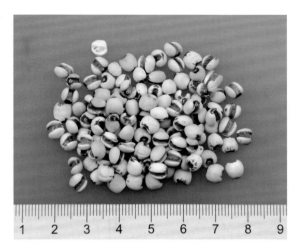

图10-92-2 薏苡仁药材

作用。据报道根中含薏苡内酯（coixenolide）成分。

# 槟 榔
（附：大腹皮）

ARECAE SEMEN

本品始载于《名医别录》，列入中品。苏颂曰："槟榔生南海，今岭外州郡皆有之，大如桃榔而高五七丈，正直无枝……叶生木颠，大如楯头，又似芭蕉叶，其实作房，从叶中出，旁有刺若棘针，重叠其下，一房数百实，如鸡子状，皆有皮壳，肉满壳中……岭南人啖之以当果食，其俗云，南方地温，不食此无以祛瘴疠。"

[别名] 青仔。

[来源] 为棕榈科植物槟榔 *Areca catechu* L.的干燥成熟种子。

[植物形态] 乔木，高10～18 m，不分枝，叶脱落后形成明显的环纹。叶在茎顶端丛生；羽状复叶，长1.3～2 m，光滑，叶轴三棱形，小叶披针状线形或线形，长30～60 cm，宽2.5～6 cm，先端渐尖，有不规则分裂，基部较狭，两面光滑。肉穗花序生于最下一叶的叶鞘束下，有佛焰苞状大苞片，长倒卵形，长达40 cm，光滑，花序多分枝；花单性，雌雄同株；雄花小，多数，无柄，紧贴分枝的上部，

通常单生；花被6，厚而小，三角状阔卵形；雄蕊6，花丝短，花药基着，箭形，退化雄蕊3，丝状；雌花较大而少，无柄，着生于分枝的下部；花被6，排列成2轮，三角状阔卵形，长12～15 mm，具退化雌蕊6；花柱3，短小，柱头小。坚果卵圆形或长圆形，长5～6 cm，基部有宿存的花被，熟时橙黄色。每年开花2次，花期3—8月，冬花不结果。果期从当年12月至次年2月。（图10-93-1）

栽培于广东、广西、福建、台湾等省区。

[产地] 主产于广东、广西、云南、台湾等省区。

[采收加工] 冬、春二季果实成熟时采收，摘下果实，将果皮剥下，取其种子，晒干。

[药材鉴别] 性状鉴别 呈扁球形或圆锥形，高1.5～3.5 cm，底部直径1.5～3 cm。表面淡黄棕色，具稍凹下的网状沟纹，底部中心有圆形凹陷的珠孔，旁边有瘢痕状种脐。质坚硬，不易破碎，断面可见棕色种皮与白色胚乳相间的大理石样花纹。气微，味涩、微苦。（图10-93-2）

传统鉴别 鸡心槟榔：产于海南；形似鸡心，较小；内红白分明，白多红少；表面光滑，质坚硬，涩味甚强。为佳品。

北槟榔：产于印度尼西亚、马来西亚；扁圆形，平顶，较大；内红白分明，红多白少；表面光滑，质坚硬，涩味强。品质亦优。

南槟榔：产于越南；形似北槟榔，个小，顶端不尖；红白混淆。品质较次。

显微鉴别 横切面：① 种皮分内外2层，外层为数层切向延长的扁平石细胞，内含红棕色物；石细胞形状大小不一，常有细胞间隙。② 内层为数列薄壁细胞，含棕红色物，并散有少数维管束。③ 外胚乳较狭窄，种皮内层与外胚乳常插入内胚乳中，形成错入组织；内胚乳细胞白色，多角形，壁厚，纹孔大。（图10-93-3）

粉末：红棕色至淡棕色。① 内胚乳细胞极多，多破碎，完整者呈不规则多角形或类方形，壁厚6～11 μm，纹孔较多、甚大，类圆形或矩圆形。② 外胚乳细胞长方形、类多角形，内含红棕色或深棕色物。③ 种皮石细胞，形状不一，有为等径的，有呈长方形的，有为鞋底形，

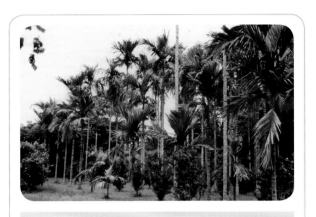

A.植物

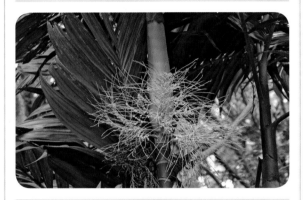

B.花

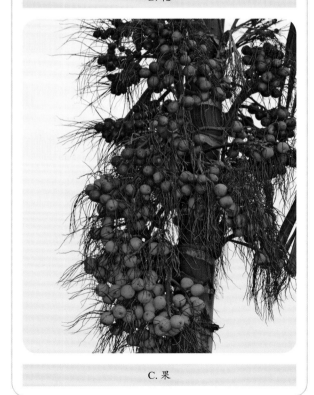

C.果

图10-93-1 槟榔植物

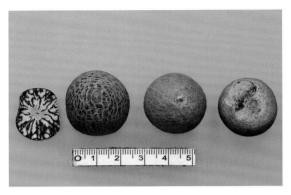

图10-93-2 槟榔药材

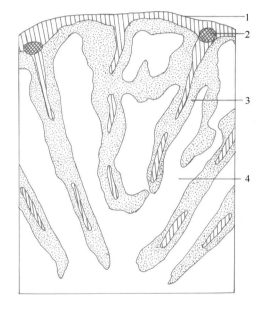

图10-93-3 槟榔横切面简图

1.种皮外层 2.维管束 3.外胚乳 4.内胚乳

壁厚5～12 μm，纹孔少数，裂缝状。④ 糊粉粒直径5～40 μm，含拟晶体1粒。⑤ 可见少数中果皮纤维，束周围的细胞中常见圆簇状硅质块。⑥ 内果皮细胞呈不规则多角形、类圆形或椭圆形，具单纹孔。（图10-93-4）

[成分] 含总生物碱0.3%～0.6%，主要为槟榔碱（arecoline），及少量槟榔次碱（arecaidine）、去甲基槟榔碱（guvacoline）、异去甲基槟榔次碱（isoguvacine）、槟榔副碱（arecolidine）等。此外，尚含脂肪酸、槟榔红（areca red）及皂苷等。

[贮藏保管] 置通风、干燥处，防虫蛀。

[功效] 性温，味苦、辛。杀虫消积，降

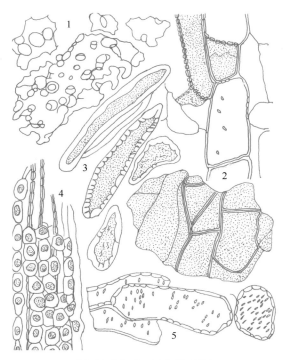

图 10-93-4　槟榔粉末图

1. 内胚乳细胞　2. 外胚乳细胞　3. 种皮石细胞
4. 纤维及含硅质块细胞　5. 内果皮细胞

气，行水，截疟。用于绦虫、蛔虫、姜片虫病，虫积腹痛，积滞泻痢，里急后重，水肿脚气，疟痢。

[用法用量]　3～10 g；驱绦虫、姜片虫30～60 g。

[论注]　（1）槟榔青时采摘，与蒌叶（Piper betle）、蛤粉共嚼，能促进唾液分泌（亢奋副交感神经）。产地人有将其咀嚼的习惯，或作招待客人的必备食品。

（2）枣儿槟为槟榔未成熟或近成熟干燥种子。药材呈压扁状，似干瘪的红枣。表面暗红棕色，具皱纹，种脐大而明显。气微，味微涩、微甘。具消痰止咳、消食醒酒、宽胸止呕之功效。（图10-93-5）

# 附：大腹皮

## ARECAE PERICARPIUM

[来源]　为棕榈科植物槟榔Areca catechu L.的干燥果皮。

[采收加工]　冬季至翌年春天采收未成熟的槟榔果实，低温烘干，或用水煮后低温烘干，纵剖2瓣除去种子，即得"大腹皮"。较迟采收成熟果实，低温烘干；或用水煮后低温烘干，剥取果皮，打松；置水中浸泡，晒干，再打松，去外果皮与内果皮硬壳，即得"大腹毛"。

[药材鉴别]　性状鉴别　大腹皮：为瓢状椭圆形，外凸内凹，长4～7 cm，宽2～4 cm，厚0.2～0.5 cm。外果皮深棕色，有纵纹和横向凸起，顶端有柱基痕，另一端是果柄及残存萼片。中果皮黄白色，纤维状，纵向排列。内果皮凹陷，黄褐色，表面光滑硬壳状。体轻，质硬，可纵向撕裂。气微，味淡、微涩。（图10-93-6）

以色深褐、长椭圆形、结实、有光泽者质优。

大腹毛：为疏松纤维，纵向排列或松散，长4～7 cm，厚3～6 mm，黄白色。体轻松，质柔韧，易纵向撕开，外层松散成缕，内层纤

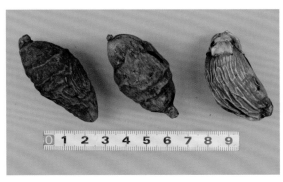

图 10-93-5　枣儿槟药材

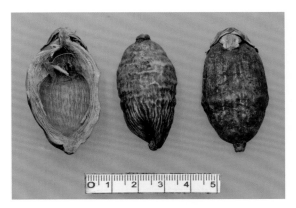

图 10-93-6　大腹皮药材

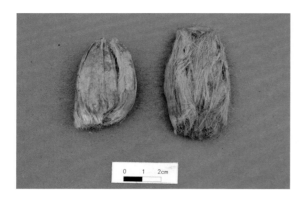

图10-93-7 大腹毛药材

维较粗，棕毛状。无臭，味淡。（图10-93-7）

以质轻松柔韧、绒毛厚、黄白色者为佳。

[**功效**] 性微温，味辛。行气宽中，行水消肿。用于湿阻气滞，脘腹痞闷胀满、大便不爽及水肿、脚气等。

[**用法用量**] 5～10 g。

# 砂 仁

AMOMI FRUCTUS

本品始载于唐《本草拾遗》，原名缩砂蜜。据《本草图经》记载："缩砂蜜生南地，今惟岭南山泽间有之……三月四月开花在根下，五六月成实，五七十枚作一穗，状似益智，皮紧厚而皱如栗文，外有刺，黄赤色，皮间细子一团，八隔，可四十余粒如黍米大，微黑色，七月八月采。"

[**别名**] 春砂仁。

[**来源**] 为姜科植物阳春砂 *Amomum villosum* Lour.、绿壳砂 *Amomum villosum* Lour. var. *xanthioides* T. L.Wu et Senjen 或海南砂 *Amomum longiligulare* T. L. Wu 的干燥成熟果实。

[**植物形态**] 阳春砂 多年生草本。根状茎横走，茎直立。叶2列，互生，披针形，下面微被毛，叶鞘抱茎。穗状花序呈球形，具花8～12朵；花白色；花冠管细长，先端3裂，唇瓣倒卵匙形，中间有淡黄色及红色斑点。蒴果近球形，具软刺，熟时红棕色。种子多数。花期3—6月，果期6—9月。（图10-94-1）

**绿壳砂** 与阳春砂的主要区别点：根茎先

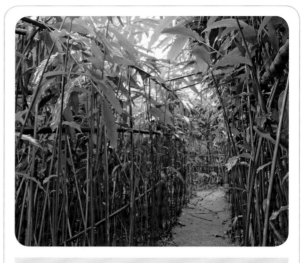

A. 植物

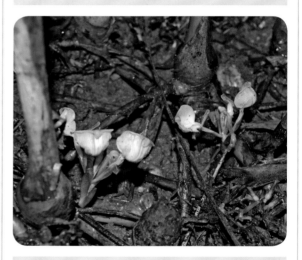

B. 花

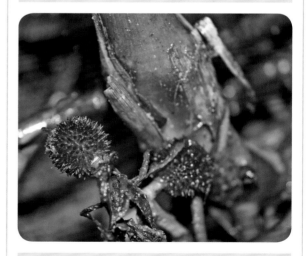

C. 果

图10-94-1 阳春砂植物（邓志成 摄）

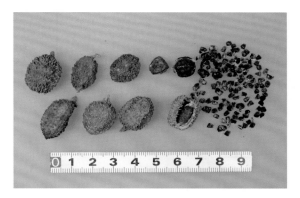

图10-94-3　绿壳砂仁药材

端的芽、叶舌多呈绿色，果实成熟时变为绿色。花期4—5月，果期7—9月。

海南砂　与阳春砂的主要区别点：叶舌极长，长2～4.5 cm。果具明显钝3棱，果皮厚硬，被片状、分裂的柔刺，极易识别。花期4—6月，果期6—9月。

[产地]　阳春砂主产于广东、云南和广西等省区，多为栽培品种，以广东阳春、阳江产者最著名。绿壳砂主产于云南南部临沧、文山、景洪等地。海南砂主产于海南等省。

[采收加工]　7月底至8月初收获，用剪刀剪断果柄，晒干或低温焙干，每2小时将鲜果翻动1次。

[药材鉴别]　性状鉴别　阳春砂仁：呈卵圆形，略呈3棱状，长1.5～2 cm，直径1～1.5 cm。表面棕褐色，密生刺状突起，顶端有花柱残基，基部有果柄痕，果皮薄而软。种子团呈圆形，分成3瓣，每瓣有种子5～26粒，呈不规则多面体，直径2～3 mm，深棕色。外具膜质假种皮，种仁黄白色，油润。气芳香而浓烈，味辛凉、微苦。（图10-94-2）

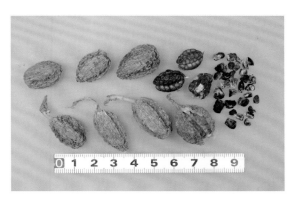

图10-94-4　海南砂仁药材

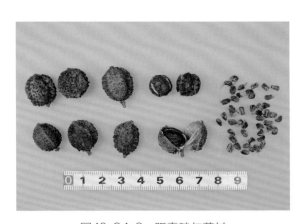

图10-94-2　阳春砂仁药材

绿壳砂仁：性状特征与阳春砂类似，不同点在于成熟时采摘的鲜果为绿色，加工后的果皮略薄，刺状突起稍多。（图10-94-3）

海南砂仁：呈长椭圆形或卵圆形，有明显3棱，长1.5～2 cm，直径0.8～1.2 cm。表面被片状、分枝状软刺，基部具果梗痕。果皮厚而硬。种子团较小，每瓣有种子3～24粒；种子直径1.5～2 mm。气味稍淡。（图10-94-4）

以个大、坚实、饱满、种仁红棕色、香气浓、搓之果皮不易脱落者为佳。商品多为果实，称"阳春壳砂"。

传统鉴别　阳春砂仁：果皮3条棱脊不显，外表具短软尖刺。种子团类球形，3瓣，有黄白色隔膜，背部具网状纹理。芳香气浓，味辛凉。品质最优。

绿壳砂仁：果皮具片状突起刺。种子团黑色。芳香气较浓。品质较优。

海南砂仁：果皮较厚，长椭圆形，3棱明显；软刺片状，分枝。种子团较小，表面有细密网状纹理。气味淡。品质差。

显微鉴别　阳春砂种子横切面：① 假种皮为长形薄壁细胞，壁不甚清楚。② 种皮表皮细胞为1列长圆形细胞，径向延长，长16～28 μm，宽12～16 μm，壁较厚，排列整齐。③ 下皮为1列长形细胞，切向延长，充满棕色色素。④ 油细胞1列切向延长的薄壁细胞，切向76～106 μm，径向16～25 μm。⑤ 薄壁组织为2～3列细胞，含色素。⑥ 内种皮为1列长方形石细胞，径向延长，排列紧密，细胞壁厚，胞腔小，内有圆形硅质块。⑦ 外胚乳细胞呈方形、长条形，径向延长；内胚乳细胞略小，多角形。⑧ 胚细胞类圆形。（图10-94-5）

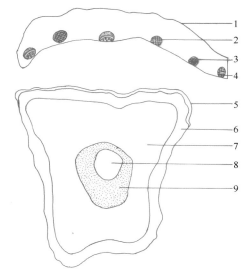

图10-94-5　阳春砂种子横切面简图

1. 外果皮　2. 纤维　3. 筛管　4. 导管　5. 假种皮
6. 种皮　7. 外胚乳　8. 胚　9. 内胚乳

粉末：灰棕色。① 种皮表皮细胞表面观长条形，断面观少见，呈栅状。② 下皮细胞棕色，常与种皮表皮细胞上下层垂直排列。③ 油细胞无色或淡黄色；断面观油细胞1列，表面观呈类方形。④ 色素层细胞红棕色，皱缩，界线不清楚。⑤ 草酸钙簇晶存在于色素细胞与假种皮细胞中，直径约至30 μm。⑥ 内种皮杯状细胞棕色，表面观呈多角形，壁厚；断面观细胞1列，排成栅状，内壁极厚。⑦ 外胚乳细胞类长方形，充满淀粉粒，包埋有小方晶。⑧ 草酸钙方晶直径2～14 μm。⑨ 假种皮细胞狭长。⑩ 色素块大小不一，散在。（图10-94-6）

［成分］ 阳春砂种仁含挥发油，主要成分有乙酰龙脑酯、樟脑、柠檬烯、樟烯、α/β-蒎烯、龙脑、β-榄香烯、β-丁香烯、β-香柑油烯、α-侧柏烯、月桂烯、α-水芹烯、芳樟醇、α/β-金合欢烯、荜草烯、β-甜没药烯、γ-荜澄茄烯、棕榈酸等近30种。果实含有微

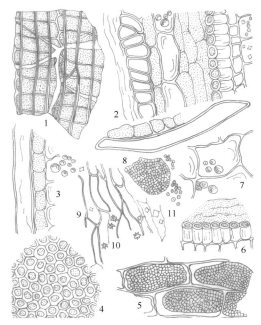

图10-94-6　阳春砂仁粉末图

1. 下皮细胞　2. 种皮表皮细胞　3/7. 油细胞
4. 内种皮表面观杯状细胞　5. 色素层细胞
6. 内种皮断面观杯状细胞　8. 外胚乳细胞及淀粉团
9. 假种皮细胞　10. 草酸钙簇晶　11. 草酸钙方晶

量元素锌、铜、铁、锰、钴、铬、钼、镍、钛、钒等；叶的挥发油与种子挥发油各成分含量虽有差别，但其组成基本相同。

绿壳砂果实含挥发油，其成分有橙花叔醇、樟脑、乙酰龙脑酯、芳樟醇、龙脑、樟脑烯、柠檬烯、β-蒎烯等。还含有具有镇静作用的2-菠醇葡萄糖苷类（2-bornanol glucosides），如豆蔻苷等，及微量元素锌、铜、铁、锰、铬、钼、钛、钒、镍、钴等。

海南砂果实含挥发油，油中的主要成分为α/β-蒎烯、桉叶素、对聚伞花素、芳樟醇、柠檬烯、樟烯、乙酰龙脑酯、樟脑、橙花叔醇、β-金合欢烯、γ-荜澄茄烯、β-菖烯（β-carene）、白草烯、愈创奥醇等。含微量元素锌、铜、铁、锰、铬、钼、钒、钛等。

［贮藏保管］ 置阴凉、干燥处。

［功效］ 性温，味辛。化湿开胃，温脾消食，理气安胎。用于湿浊中阻，脘痞不饥，脾胃虚寒，呕吐泄泻，妊娠恶阻，胎动不安。

［用法用量］ 3～6 g，入煎剂宜后下。

[**方例**] 香砂六君子汤（《医方集解》）：木香，砂仁，人参，白术，茯苓，甘草，陈皮，半夏。功能疏补化痰，益气健脾，和胃；主治气虚痰饮，呕吐痞闷，脾胃不和。

[**论注**] （1）缩砂系进口砂仁，产于越南、缅甸、泰国等国，为姜科植物缩砂 Amomum xanthioides Wall. 的果实。加工时将缩砂晒干后除去果皮，将种子团晒干，并上白粉。药材呈椭圆形，表面黄棕色至棕色，密具刺片状突起；种子团较圆，外被1层白霜；气味稍淡。缩砂最先从国外进口，后在国内栽培种植，即《中国药典》收载的绿壳砂，两者加工方式不同。

（2）红壳砂仁为姜科植物红壳砂 Amomum aurantiacum H. T. Tsai et S. W. Zhao 的果实。果皮呈卵球形，果皮厚，短刺稀疏，红褐色；种子团呈圆形，表面颜色较红；味微苦，辛凉感差。产于云南文山州、思茅州等地。红壳砂仁曾在云南省作砂仁代用品使用。（图10-94-7）

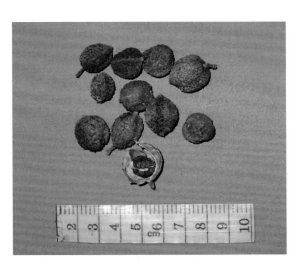

图10-94-7　红壳砂仁

（3）同科植物山姜 Alpinia japonica Miq. 的果实，产于福建、江西，叫"建砂仁"，又名"土砂仁"。其果实表面黄棕色，不具柔刺，残留果柄密生毛茸；种子团呈纺锤形；香气淡，味辛。在闽、赣等省使用。（图10-94-8）

（4）广东海南以同科植物华山姜 Alpinia chinensis Rosc. 的种子代砂仁使用。其种子团较小，嚼之无明显的辛、苦、凉感。

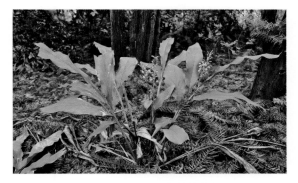

图10-94-8　山姜植物

# 草 果

TSAOKO FRUCTUS

本品始载于《本草品汇精要》："草果形如橄榄，其皮薄，其色紫，其仁如缩砂仁而大。又云南出者名云南草果，其形小，差耳。"

[**别名**] 草果子。

[**来源**] 为姜科植物草果 Amomum tsaoko Crevost et Lem. 的干燥成熟果实。

[**植物形态**] 多年生草本。根茎粗壮，茎直立。叶2列；叶片阔披针形，长40～70 cm，宽达20 cm；叶鞘抱茎。穗状花序自根茎生出，花红色。蒴果肉质，长椭圆形，顶端渐狭而成一厚缘，不开裂，熟时紫褐色。种子多数。花期4—5月，果期11—12月。（图10-95-1）

[**产地**] 主产于云南、广西、贵州等省区。多为栽培。

[**采收加工**] 11—12月果壳呈紫红色时，可将果穗采下，摘下果实，及时烤干或晒干。在烘烤时掌握好火候，火力要均匀，随时翻动。亦有将鲜果用沸水烫2～3分钟，这样制作容易晒干且色鲜。再摊放室内5～7日，使果壳逐步变成褐色，即为成品。

[**药材鉴别**] 性状鉴别　呈椭圆形，长2～4 cm，直径1～2.5 cm，3钝棱。顶端具宿萼残基，基部附着果柄。表面灰棕至红棕色，有显著纵沟及棱线，果皮可纵向撕裂。子房3室，每瓣有种子8～11粒。种子圆锥状多面体，表面红棕色，外被灰白色膜质的假种皮。香气特异，味辛、微苦。（图10-95-2）

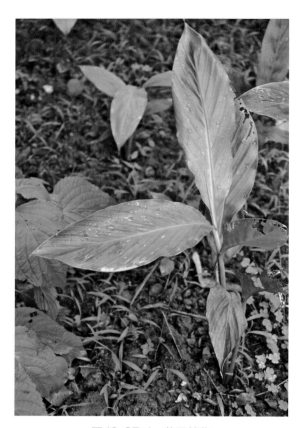

图 10-95-1 草果植物

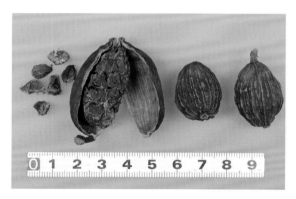

图 10-95-2 草果药材

以个大、饱满、色红棕、气味浓者为佳。

[成分] 主含挥发油。挥发油的主要成分有 1,8-桉油精（1,8-cineole），约占 33.94%。另分得 2 个萜类化合物。

[贮藏保管] 置阴凉、干燥处。

[功效] 性温，味辛。燥湿祛寒，除痰截疟。用于寒湿内阻，脘腹胀痛，痞满呕吐，疟疾寒热等症。

[用法用量] 3～6 g。

# 豆 蔻

AMOMI FRUCTUS ROTUNDUS

本品始载于《本草拾遗》，陈藏器曰："出伽古罗国，呼为多骨，其草形如芭蕉，叶似杜若，叶八九尺而光滑，冬夏不凋，花浅黄色，子作朵如葡萄，初出微青，熟则变白，七月采之。"李时珍曰："白豆蔻子，圆大如牵牛子，其壳白厚，其仁如缩砂仁，入药去皮炒用。"

[来源] 为姜科植物白豆蔻 *Amomum kravanh* Pierre ex Gagnep. 或爪哇白豆蔻 *Amomum compactum* Soland ex Maton 的干燥成熟果实。按产地不同分为"原豆蔻"和"印尼白蔻"。

[植物形态] 白豆蔻 多年生草本。叶披针形，顶端具尾尖，两面光滑无毛，近无柄，叶鞘口及叶舌密被长粗毛。花序自靠近茎基处的根茎上抽出，花序轴不分枝，花序呈圆柱形，长 8～11 cm；苞片覆瓦状排列，三角状披针形，长约 4 cm，麦秆黄色；花萼白里透红；花冠白色；唇瓣椭圆形，黄色，内凹，基部具瓣柄；雄蕊 1，药隔附属体具 3 裂片；子房被长柔毛。（图 10-96-1）

爪哇白豆蔻 与白豆蔻极相似，不同点：基部叶鞘红色，叶鞘口无毛，叶舌仅边缘被极疏缘毛，花序及苞片较小，苞片卵状长圆形或椭圆状三角形，长 2 cm。

[产地] 原产于柬埔寨、泰国、越南、缅甸等国。我国云南、广东、海南有少量引种。

[采收加工] 10—12 月间果实由绿色转为黄绿色采收，除去残留果柄和宿萼，晒干。用时除去果皮，取种子打碎。

[药材鉴别] 性状鉴别 原豆蔻：呈类球形，直径 1.2～1.8 cm。表面黄白色至淡黄棕色，有 3 条较深的纵向槽纹，顶端有突起的柱基，基部有凹下的果柄痕，两端均有浅棕色绒毛。果皮体轻，质脆，易纵向裂开，内分 3 室，每室含种子约 10 粒；种子呈不规则多面体，背面略隆起，直径 3～4 mm，表面暗棕色，有皱纹，并披有残留的假种皮。气芳香，味辛凉，

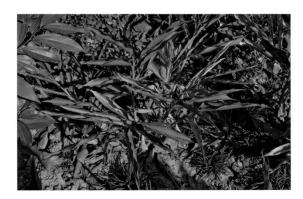

图10-96-1 白豆蔻植物

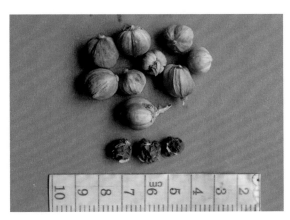

图10-96-2 豆蔻药材

略似樟脑。（图10-96-2）

爪哇白蔻：个略小，表面黄白色，有的微显紫棕色，果皮较薄，种子瘦瘪，气味较弱。

以个大、饱满、果皮薄而完整、气味浓者为佳。

传统鉴别 原豆蔻：主产泰国、越南，个大，圆形。表面外壳乳白色，色泽鲜艳，种仁饱满，品质较优。泰国加工分出蔻壳（果皮）、蔻仁（种子团）、蔻米（种子团散裂的种子）。

爪哇白豆蔻：比白豆蔻稍长，个较小，称"印尼小豆蔻"。外壳呈微紫红色，种子干瘪。品质较次。

[成分] 含挥发油。挥发油的主要成分有1,8-桉油精（1,8-cineole）、α-松油醇（α-terpineol）、蒎烯（pinene）和柠檬烯（limonene）等。

[贮藏保管] 密闭，置阴凉、干燥处，防蛀。

[功效] 性温，味辛。化湿行气，温中止呕，开胃消食。用于湿浊中阻，不思饮食，寒湿呕逆等。

[用法用量] 3～6g，入煎宜后下。

[方例] 白豆蔻汤（《沈氏尊生方》）：白豆蔻，藿香，陈皮，生姜。治反胃呕吐。

# 红豆蔻

## GALANGAE FRUCTUS

本品始载于《开宝本草》。《本草纲目》中将红豆蔻并入高良姜下，现在商品红豆蔻为大高良姜果实。

[别名] 大良姜。

[来源] 为姜科植物红豆蔻（大高良姜）*Alpinia galanga*（L.）Willd. 的干燥成熟果实。

[植物形态] 多年生草本，茎直立。叶2列，狭长椭圆形至披针形，仅上下主脉被有淡黄色稀毛；叶舌近圆形。圆锥花序，总轴密被小柔毛，花绿白色，稍带淡红色条纹。果矩圆形，为不开裂的肉质蒴果，熟时橙红色。花期6—7月，果期7—8月。（图10-97-1）

[产地] 主产于广东、广西、云南、台湾等省区。

[采收加工] 秋季果实变红时采摘，除去枝梗，晒干或阴干。

[药材鉴别] 性状鉴别 呈长圆形，长7～12mm，直径5～8mm。表面橙红或赤褐色，顶端有黄白色管状宿萼，基部有果柄痕。果皮薄，易破碎，内有种子3～6枚。种子三角形，外被1层淡黄白色的假种皮，种皮棕黑色，剖开内为白色。气香，味辛、辣。（图10-97-2）

以果实色红棕、种子粒大饱满、不破碎、气香、味辛辣者为佳。

[成分] 主含挥发油，另有黄酮和脂肪酸等成分。

[贮藏保管] 置阴凉、干燥处。

[功效] 性温，味辛。散寒燥湿，醒脾消食。用于脘腹冷痛，食积胀满，呕吐泄泻，饮酒过多。

[用法用量] 3～6g。

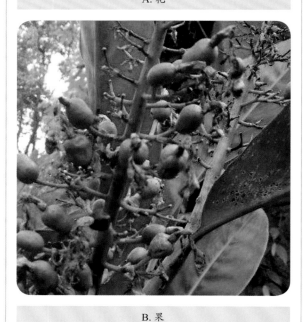

A. 花

B. 果

图 10-97-1　红豆蔻植物

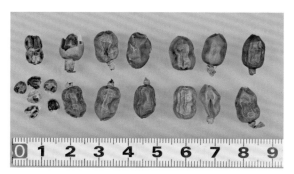

图 10-97-2　红豆蔻药材

# 草豆蔻

ALPINIAE KATSUMADAI SEMEN

《名医别录》载有豆蔻。《开宝本草》别名草豆蔻。苏颂曰："草豆蔻今岭南皆有之。苗似芦，其叶似山姜、杜若辈，根似高良姜。二月开花作穗房，生于茎下，嫩叶卷之而生，初如芙蓉花，微红，穗头深红色，其叶渐展，花渐出，而色渐淡，亦有黄白色者。"

［别名］　草蔻。

［来源］　为姜科植物草豆蔻 Alpinia katsumadai Hayata 的干燥近成熟种子。

［植物形态］　多年生草本。叶2列；叶片狭椭圆形至披针形，全缘；叶下面及叶舌被绒毛。总状花序顶生，总花梗密被黄白色长硬毛；花冠白色，具淡紫红色斑点。蒴果，球形，不开裂，外被粗毛，熟时黄色。花期4—6月，果期5—8月。（图10-98-1）

［产地］　主产于广东、广西、云南等省区。

［采收加工］　秋季采收略变黄的果实，晒至九成干，或用沸水略烫，晒至半干，除果皮，取出种子团，晒干。

［药材鉴别］　性状鉴别　种子团呈球形，长1.5～3 cm，直径1.5～2.7 cm。表面灰褐色，中间有黄白色隔膜，将种子团分成3瓣，每瓣有种子多数，粘连紧密，不易散落；种子为卵圆状多面体，外被淡棕色膜质的假种皮；种脊为1条纵沟，种脐为1凹点，在背侧面。质硬，剖开后可见灰白色种仁（胚乳）。气香，味辛辣、微苦。（图10-98-2）

以种子饱满、类球形、气味浓者为佳。

［成分］　含挥发油、黄酮等。挥发油成分主要有1,8-桉油精（1,8-cineole）、α-蛇麻烯（α-humulene）、金合欢醇（farnesol）等。黄酮成分主要有山姜素（alpinetin）和小豆蔻明（cardamonin）。

［贮藏保管］　置阴凉、干燥处。

［功效］　性温，味辛。燥湿行气，温中止呕。用于寒湿内阻，脘腹胀满冷痛，嗳气呕逆，不思饮食。

［用法用量］　3～6 g。

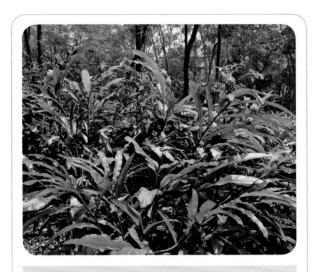

A. 植物

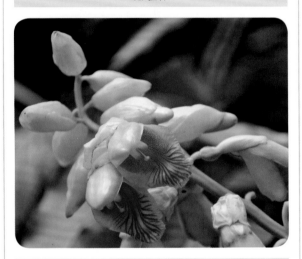

B. 花

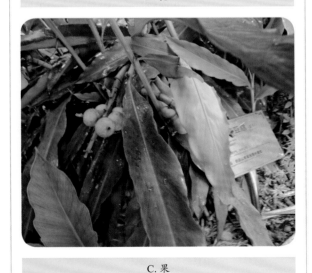

C. 果

图 10-98-1　草豆蔻植物

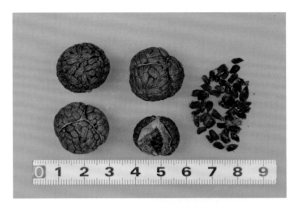

图 10-98-2　草豆蔻药材

[方例]　草豆蔻散（《证治准绳》）：草豆蔻，紫苏，赤茯苓，前胡，木通，槟榔，吴茱萸，半夏，枳实。治脚气呕逆，胸中满闷，不下饮食。

# 益　智

ALPINIAE OXYPHYLLAE FRUCTUS

本品始载于《开宝本草》。李时珍曰："脾主智，此物能益脾胃故也，与龙眼名益智义同……益智二月花，连着实，五六月熟。其子如笔头而两头尖，长七八分，杂五味中……今之益智子形如枣核，而皮及仁，皆似草豆蔻云。"

[别名]　益智子。

[来源]　为姜科植物益智 *Alpinia oxyphylla* Miq. 的干燥成熟果实。

[植物形态]　多年生草本。茎丛生。叶2列，叶片披针形或狭披针形，叶缘具细锯齿；叶舌长达 1.5 cm，棕色。花冠裂片3，唇瓣倒卵形，先端3裂，粉白色具淡红色条纹，顶生圆锥状总状花序，下端具1环形苞片。蒴果椭圆形或纺锤形，不开裂，熟时淡黄色。花期3—5月，果期5—8月。（图 10-99-1）

[产地]　主产于广东、海南。

[采收加工]　5—6月果实呈淡黄色，选晴天采收，晒干。

[药材鉴别]　性状鉴别　呈纺锤形或椭圆形，两端略尖，长 1.2 ～ 2 cm，直径 1 ～

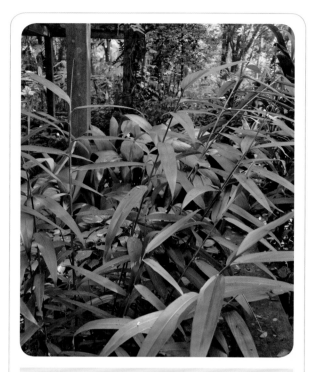

A. 植物

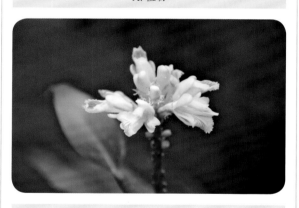

B. 花

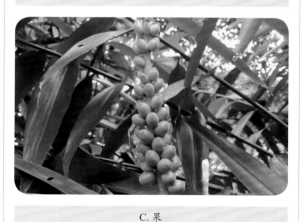

C. 果

图10-99-1　益智植物

1.3 cm。表面棕色或灰棕色，有纵向凹凸不平的突起棱线13～20条，顶端有花被残基，基部常残存果梗。果皮薄，与种子紧贴，种子团3瓣，每瓣种子6～11粒。种子呈不规则的扁圆形，灰褐色，外被淡棕色膜质的假种皮。质硬。有特异香气，味辛、微苦。（图10-99-2）

［成分］　含挥发油，油中主成分为桉油精（cineole）。

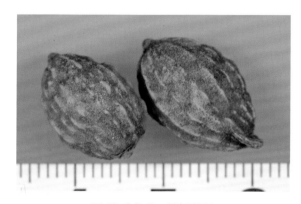

图10-99-2　益智药材

［贮藏保管］　置阴凉、干燥处。

［功效］　性温，味辛。暖肾固精缩尿，温脾止泻摄唾。用于脾寒泄泻，腹中冷痛，口多唾涎，肾虚遗尿，小便频数，遗精白浊。

［用法用量］　3～10 g。

［方例］　缩泉丸（《妇人良方》）：益智仁，乌药，山药。功能温肾缩尿；主治膀胱虚寒证。

# 第十一章

# 植物类中药：全草类

## 卷 柏

SELAGINELLAE HERBA

本品始载于《神农本草经》，列为上品。《名医别录》载曰："卷柏生常山山谷石间。五月、七月采，阴干。"陶弘景曰："丛生石土上，细叶似柏，屈藏如鸡足，青黄色。"苏颂曰："宿根紫色多须。春生苗，似柏叶而细，拳挛如鸡足，高三五寸。无花、子，多生石上。"

[**别名**] 九死还魂草，千年柏，一把抓，万年松。

[**来源**] 为卷柏科植物卷柏*Selaginella tamariscina*（Beauv.）Spr. 或垫状卷柏*Selaginella pulvinata*（Hook. et Grev.）Maxim.的干燥全草。

[**植物形态**] 卷柏 多年生常绿草本，高达5～15 cm。主茎直立，通常单一，下生多数须根附生于岩石上；枝多而密，呈放射状丛生，各枝常为2枝，扇状分枝为二至三回羽状分歧，干燥时枝叶向顶上卷缩，故名"卷柏"。叶覆瓦状密生，异形，表面绿色，背面苍绿色，侧叶为稍扁卵状钻形，或为稍扁状长圆状卵形，先端有无色长刚毛，外侧缘极狭膜质，有微细锯齿，内侧缘较宽，膜质，无色，有时基部为暗褐色，几全缘；腹叶2行，为斜方卵状披针形，先端具无色长刚毛，边缘有微细锯齿。孢子囊穗生于枝端，四棱形，孢子叶卵形、三角形，龙骨状，锐尖头，边缘膜质，具微细锯齿，背面龙骨状；孢子囊肾形，大小孢子囊的排列不规则，孢子2型。（图11-1-1）

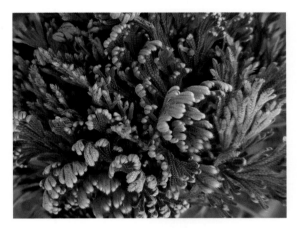

图11-1-1 卷柏植物

生于沟谷林边、阴湿岩石积土上。

**垫状卷柏** 旱生复苏植物，呈垫状，无匍匐根状茎或游走茎。根托只生于茎的基部，长2～4 cm，直径0.2～0.4 mm；根多分叉，密被毛。主茎自近基部羽状分枝，不呈"之"字形，禾秆色或棕色；主茎下部直径1 mm，不具沟槽，光滑，维管束1条；侧枝4～7对，二至三回羽状分枝，分枝无毛。叶全部交互排列，2型，叶质厚，表面光滑，不具白边，主茎上的叶略大于分枝上的叶，相互重叠；侧叶不对称，小枝上的叶矩圆形，略斜升，先端具芒，边缘全缘，基部上侧扩大。孢子叶穗紧密，四棱柱形，单生于小枝末端；孢子叶1型，不具白边，边缘撕裂状，具睫毛；大孢子叶分布于孢子叶穗下部的下侧或中部的下侧或上部的下侧。大孢子黄白色或深褐色；小孢子浅黄色。

常见于石灰岩上。

［**产地**］ 主产于浙江、福建、江西、湖南、广西等省区。

［**采收加工**］ 全年均可采收，采后剪去须根，去净泥土，晒干。

［**药材鉴别**］ **性状鉴别** 卷柏：全体卷缩似拳状，长3～10 cm；基部簇生多数须根，呈棕色至棕黑色；通常须根大部分剪除或剪短而残留其基部。茎短，枝丛生，扁而有分枝，绿色或棕黄色，向内卷曲，质脆易折。枝上密生鳞片状小叶，叶端锐尖并具长芒，叶基平截，边缘膜质状，在背面叶的膜质边缘常呈棕黑色或灰棕色，有不整齐的细锯齿或全缘，叶片表面光滑无毛，质厚而稍硬，无柄。气微，味淡。（图11-1-2）

垫状卷柏：须根多散生。中叶（腹叶）2行，卵状披针形，直向上排列。叶片左右两侧不等，内缘较平直，外缘常因内折而加厚，呈

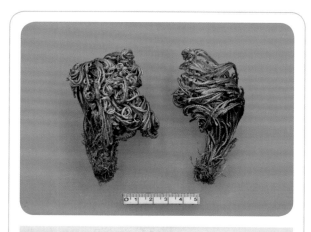

A. 药材

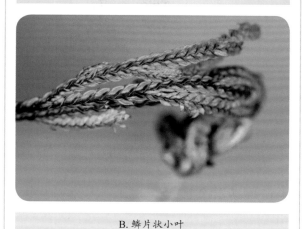

B. 鳞片状小叶

图11-1-2 卷柏药材

全缘状。

［**成分**］ 含海藻糖（trehalose，mycose）及黄酮苷类，苷元为芹菜素（apigenin）。叶含双黄酮类化合物穗花杉双黄酮（amentoflavone）、苏铁双黄酮（sotetsuflavone）、扁柏双黄酮（hinokiflavone）及异柳杉黄素（isocryptomerin）。

［**贮藏保管**］ 置干燥处。

［**功效**］ 味辛，性平。活血通经。生用活血，炒用止血。生用治经闭、癥瘕，跌打损伤；炒用治咯血、吐血、便血、尿血、脱肛、月经过多，创伤出血。

［**用法用量**］ 5～10 g；外用适量，捣敷或研末撒布。

［**注意**］ 孕妇忌服。

# 伸筋草

LYCOPODII HERBA

本品又名石松，始载于《本草拾遗》。陈藏器曰："生天台山石上。似松，高一二尺。山人取根茎用。"李时珍曰："此即玉柏之长者也。名山皆有之。"

［**别名**］ 石松，凤尾伸筋，狮子尾。

［**来源**］ 为石松科植物石松 *Lycopodium japonicum* Thunb.的干燥全草。

［**植物形态**］ 多年生草本。匍匐茎长而横走；直立茎高15～30 cm，分枝；营养茎常为二歧分枝。叶密生，钻状条形，顶部有芒状长尾，全缘。孢子枝从第2至第3年营养枝上长出，远高出营养枝，叶疏生。孢子囊穗长2～5 cm，单生或2～6个生于孢子枝上；孢子叶卵状三角形，黄绿色，顶部急尖而具尖尾，边缘膜质具不规则锯齿，孢子囊肾形。孢子期6—8月。（图11-2-1）

野生于海拔300 m以上疏林或灌丛的酸性土壤中。

［**产地**］ 主产于浙江、湖北、江苏等省。陕西、江西、广东、四川等省亦产。

［**采收加工**］ 夏、秋二季当茎叶生长茂盛时采收，除去泥土及杂质，晒干。

［**药材鉴别**］ **性状鉴别** 匍匐茎弯曲而细

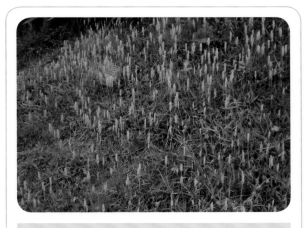

A. 植物

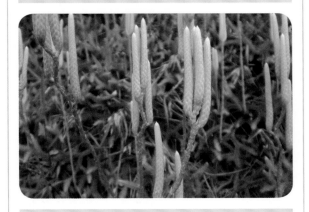

B. 孢子囊穗

图11-2-1 石松植物

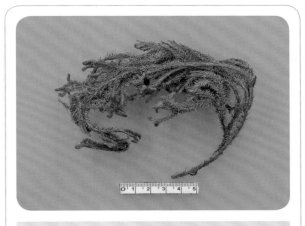

A. 药材

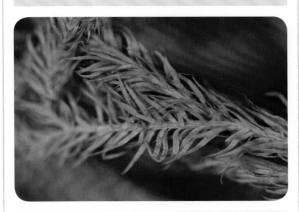

B. 鳞叶

图11-2-2 石松药材

长，长30～120 cm；茎呈二歧分枝，嫩茎密生黄绿色的细小鳞叶，叶先端渐尖呈芒刺。质柔韧，断面外层为浅黄色较薄的皮部，内为黄白色木心。根上外皮多脱落，露出黄色木质心。无臭，味淡。（图11-2-2）

茎长、黄绿色、无泥土等杂质者为佳。

[**成分**] 含生物碱约0.12%，从中已分得石松碱（lycopodine）、伸筋草碱（clavatine）、石松宁碱（clavolonine）、石松灵碱（lycodoline）、法氏石松碱（fawcettine）等多种生物碱。另含伸筋草醇（clavatol）、石松醇（lycoclavanol）、石松宁（lycoclavanin）、α-芒柄花醇（α-onocerin）、16-氧山芝烯二醇（16-oxoserra tenediol）等多种三萜醇化合物。此外，尚含阿魏酸（ferulic acid）、香荚兰酸（vanilli acid）、壬二酸（杜鹃花酸，azelaic acid）等酸性成分。

[**贮藏保管**] 置干燥处。

[**功效**] 性温，味苦、辛。祛风除湿，舒筋活络，散寒止痛。用于风寒湿痹，关节酸痛，屈伸不利，四肢软弱及跌打损伤。

[**用法用量**] 3～12 g。

[**论注**]（1）植物垂穗石松（铺地蜈蚣）*Lycopodium cernuum* L.的全草，功效同伸筋草，并治尿路感染。分布于浙江、江西、福建、台湾、广东、广西、四川、贵州、云南等省区。本品与石松不同之点：叶稀疏，常向下弯曲，侧枝多回分叉，叶密生，钻状条形；孢子囊穗小，无柄，单生于小枝顶端，常下垂；孢子叶宽卵圆形，边缘有长睫毛，孢子囊亚球形。

（2）江西、湖南、湖北等地还用百合科牛尾菜 *Smilax nipponica* Miq.的根及根茎入药，称之"大伸筋草"或"马尾伸筋"。为多年生攀缘草质藤木；叶互生，卵状椭圆形，有纵脉5条；根茎略弯曲，呈结节状，有多数须根。有祛风通络，止痛的作用。

# 木 贼

EQUISETI HIEMALIS HERBA

本品始载于《嘉祐本草》。禹锡曰："苗长尺许，丛生。每根一干，无花叶，寸寸有节，色青，凌冬不凋。四月采之。"李时珍曰："丛丛直上，长者二三尺，状似凫茈苗及棕心草，而中空有节，又似麻黄茎而稍粗，无枝叶。"并释其名曰："此草有节，面糙涩。治木骨者，用之磋擦则光净，犹云木之贼也。"

[别名] 锉草，节节草。

[来源] 为木贼科植物木贼 *Equisetum hiemale* L.的干燥地上部分。

[植物形态] 多年生草本。根茎粗短横生；地上茎单一，直立，基部分枝，高30～100 cm，直径6～8 mm，中空，有节，节上轮生黑褐色根。茎表面灰绿色或黄绿色，有20～30条纵肋棱，棱脊上有疣状突起2行，极粗糙。叶退化成鞘筒状包在节上。孢子囊穗生于茎顶，长圆形，先端尖头，无柄，孢子具弹丝，遇水即弹开。孢子囊穗6—8月抽出。（图11-3-1）

生长山坡林下、河岸湿地。

[产地] 全国大部分地区均有产。

[采收加工] 夏、秋二季采割，除杂质，晒干或阴干。

[药材鉴别] 性状鉴别 呈长管状，不分枝，长40～60 cm，直径约0.6 cm。表面灰绿色或黄绿色，有纵棱，粗糙，节明显，节间长2.5～9 cm，节上着生筒状鳞叶，叶鞘基部和鞘齿深棕色，中部淡黄色，棱上有多数光亮的疣状突起。质脆，易折断，中空，周边有多数圆形小空腔，排列成环。气微，味甘、微苦涩，嚼之有沙粒感。（图11-3-2）

以茎长、粗壮、棱锋锐利、表面色青绿者为佳。

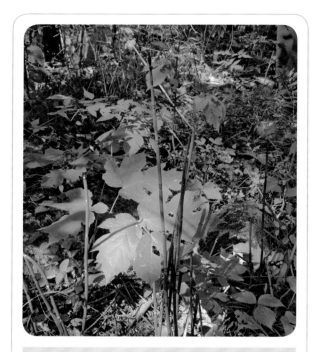

A. 植物

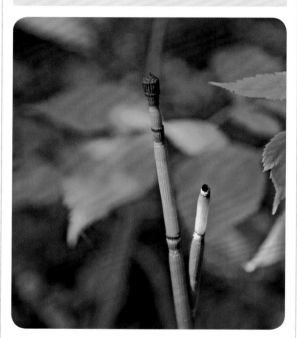

B. 茎

图11-3-1 木贼植物

显微鉴别 横切面：① 表皮细胞1列，外被角质层，表面有凹陷的沟槽和凸起的棱脊，棱脊上有透明硅质疣状突起2个，沟槽内有凹陷的气孔2个。② 皮层为薄壁组织，细胞呈长

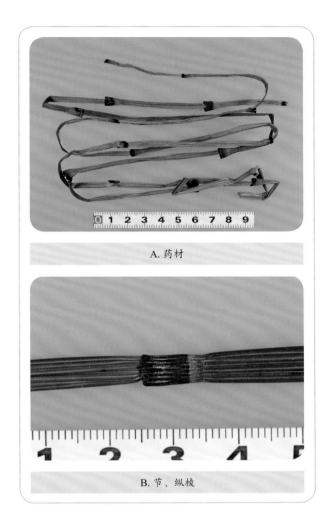

A. 药材

B. 节、纵棱

图 11-3-2　木贼药材

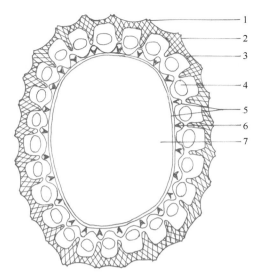

图 11-3-3　木贼茎横切面简图

1. 疣状突起　2. 表皮　3. 厚壁组织　4. 皮层空腔
5. 内皮层　6. 维管束　7. 髓腔

柱状或类圆形，位于棱脊内方的厚壁组织成楔形伸入皮层薄壁组织中，沟槽内厚壁组织仅 1～2 层细胞，沟槽下方有 1 空腔。③ 内皮层有内外 2 列，外列呈波状环形，内列呈圆环状，均可见明显凯氏点。④ 维管束外韧型，位于 2 列内皮层之间与纵棱相对，维管束内侧均有 1 束内腔。⑤ 髓薄壁细胞扁缩，中央为髓腔。（图 11-3-3）

　　粉末及解离组织：粉末黄绿色。① 纤维呈长梭形，壁厚薄不一，直径 15～35 μm，有的可达 40 μm，壁厚 3～10 μm，末端斜尖或较平截，有的为分隔纤维，边缘平直或一侧呈波状；叶鞘纤维呈条状，末端钝尖或一端平截。② 茎表皮细胞表面观呈扁长方形，壁厚呈波状弯曲，胞腔含黄棕色颗粒；位于棱脊处外壁突出，并有圆形透明硅质突起；气孔纵向排列，

类圆形或长椭圆形，保卫细胞形态特殊，内壁有数条横向增厚的条纹，呈放射状排列。③ 草酸钙方晶呈偏片状或长方形，形状不规整。④ 淀粉粒众多，散在，单粒或多个聚合复粒，类圆形或长卵形，直径 10～25 μm，脐点、层纹不明显。⑤ 管胞主要为螺纹，直径 7～19 μm；其次为梯纹，直径 10～20 μm，增厚壁略呈哑铃形，纹孔大，椭圆形；还有网纹及环纹。⑥ 薄壁细胞方形、长柱形或圆形。⑦ 孢子圆球形，有 4 条弹丝，十字着生，弹开呈细带状先端稍膨大。⑧ 鞘片间有切向延长的凹形薄壁细胞。（图 11-3-4）

　　[**成分**]　含山奈酚-3,7-二葡萄糖苷（kaempferol-3,7-diglucoside）、山奈酚-3-双葡萄糖-7-双葡萄糖苷、山奈酚-3-双葡萄糖-7-葡萄糖苷、草棉素-3-双葡萄糖-8-葡萄糖苷 [herbacetin-3-β-D-（2-O-β-D-glucopyranoside-glucopyranoside）-8-β-glucopyranoside] 及棉皮素-3-二葡萄糖-8-葡萄糖苷 [gossypetin-3-β-D-（2-O-β-D-glucopyranoside-glucopyranoside）-8-β-D-glucopyrranoside] 等多种黄酮类成分。又含有犬问荆碱（palustrine）、烟碱、二甲基砜（dimethylsul fone）、咖啡酸、阿魏酸、葡萄糖及果糖。并含大量硅质。

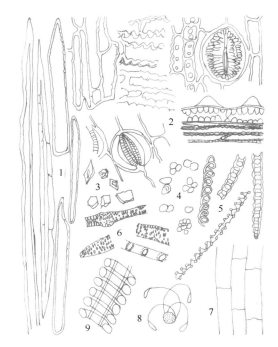

图11-3-4　木贼粉末及解离组织图

1. 茎纤维和叶鞘纤维　2. 茎表皮细胞与气孔
3. 草酸钙方晶　4. 淀粉粒　5/6. 管胞　7. 薄壁细胞
8. 孢子　9. 凹形细胞

［贮藏保管］　置干燥处。

［功效］　性平，味甘、微苦。疏散风热，明目退翳。用于目赤肿痛，迎风流泪，目生云翳。

［用法用量］　3～9 g。

［方例］　神消散（《证治准绳》）：木贼，蝉蜕，谷精草，甘草，苍术。治目赤翳障。

［论注］　纤弱木贼（笔管草）*Equisetum debile* Roxb.与木贼相似，但茎有分枝，鞘片无沟，仅鞘筒基部有黑色细圈。市场上有以纤弱木贼的全草冒充木贼草，应注意鉴别。

# 石　韦

PYRROSIAE FOLIUM

本品始载于《神农本草经》，又名石䕆，列为中品。陶弘景曰："蔓延石上，生叶如皮，故名石韦。"李时珍曰："柔皮曰韦，䕆亦皮也。"又曰："多生阴崖险罅处。其叶长者近尺，阔寸余，柔韧如皮，背有黄毛。亦有金星者，名金星草。叶凌冬不雕。又一种如杏叶者，亦生石上，其性相同。"

［别名］　石䕆，石皮。

［来源］　为水龙骨科植物庐山石韦 *Pyrrosia sheareri*（Bak.）Ching、石韦 *Pyrrosia lingua*（Thunb.）Farwell或有柄石韦 *Pyrrosia petiolosa*（Christ）Ching的干燥地上部分。前两种药材称"大叶石韦"，后种称"小叶石韦"。

［植物形态］　庐山石韦　高20～60 cm。根茎粗短，横走，密被披针形鳞片，边缘有锯齿。叶一型，簇生，坚革质，上表面无毛，有细密不整齐的凹点，下表面有分枝短阔的黄色紧密星状毛；叶柄粗壮。叶片阔披针形，顶部渐狭，锐尖头，基部稍变宽，为不等的圆耳或心形。孢子囊群小，在侧脉间排列成多行，几布满叶背，无盖。（图11-4-1）

石韦　植株高10～30 cm。根茎长，密生鳞片，鳞片披针形。叶近二型，远生，革质，上表面绿色，偶有星状毛，并有小凹点，下表面密覆灰棕色星状毛，不育叶和能育叶同型，叶片披针形或长圆披针形，基部楔形，对称。孢子囊群在侧脉间紧密而整齐地排列，初为星状毛包被，成熟时露出，无盖。（图11-4-2）

有柄石韦　与石韦近似，但植株较小，高5～20 cm。叶远生，二型，不育叶较能育叶略小，具短柄；能育叶柄远长于叶片，叶片矩圆形或卵状矩圆形，顶部锐尖或钝头，基部略下延。叶脉不明显。孢子囊群成熟时布满叶片下面，无盖。

常附生于潮湿的岩石或树干上。

［产地］　庐山石韦主产于江西、湖南、贵州、四川等省；石韦产长江以南各省；有柄石韦主产于黑龙江、吉林、辽宁、河北、山东、浙江、江苏、江西、四川等省。

［采收加工］　四季均可采收，除去根茎及须根，阴干或晒干。

［药材鉴别］　性状鉴别　庐山石韦：叶柄近方柱形；叶片略皱缩，叶缘向内卷曲，展开后呈阔披针形，长10～25 cm，宽3～5 cm。基部为不等的圆耳或心形，上面黄绿或灰绿色，散布有黑色小凹点，下面密生分枝短阔，中心

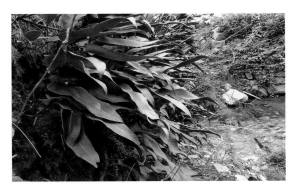

图11-4-1　庐山石韦生境

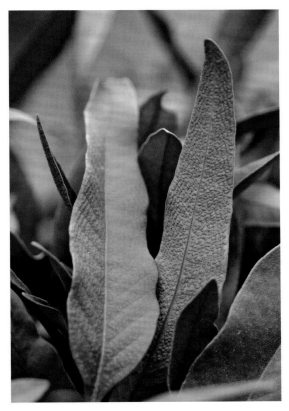

图11-4-2　石韦植物

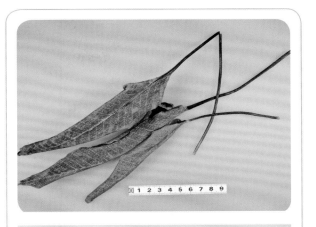

A. 药材

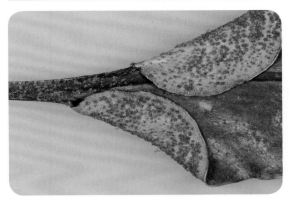

B. 叶基

图11-4-3　庐山石韦药材

具红点的星状毛，有的叶片具棕色圆形孢子囊群，在侧脉间排成多行，布满叶背。叶片厚革质，硬而脆，易破碎。无臭，味微涩、苦。（图11-4-3）

石韦：叶柄长5～10 cm；中片披针形或长圆披针形，长8～12 cm，宽1～3 cm，基部楔形对称。孢子囊群在叶脉间排列紧密而整齐。（图11-4-4）

有柄石韦：叶柄长3～12 cm；叶片卷曲呈筒形，展平后呈长圆形或卵状长圆形，长3～8 cm，宽1～2.5 cm，基部楔形，对称。孢子囊群布满叶背。（图11-4-5）

显微鉴别　庐山石韦叶表面：①上表皮细胞垂周壁波状弯曲，壁稍厚；下表皮细胞垂周壁近平直或微弯曲。②气孔只存在于下表面，1个副卫细胞呈环状围绕保卫细胞。③星状毛具长柄，柄由1～7个细胞组成，毛有8～11个分枝，毛的顶面观中心圆形，分枝由此以放射状排列，每个分枝呈长舌状，淡黄色或无色，长130～330 μm，宽20～60 μm。④孢子黄色或无色，肾形（侧面观）或椭圆形（背面观），长60～80 μm，表面有疣状突起。

石韦叶表面：叶表面观与庐山石韦相似，不同点在于毛的分枝宽30～60 μm，孢子长约67 μm。

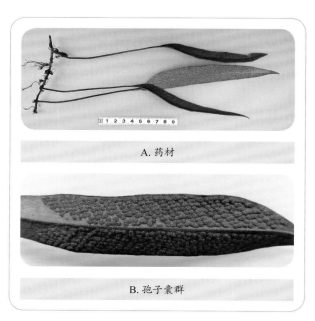

A. 药材

B. 孢子囊群

图 11-4-4　石韦药材

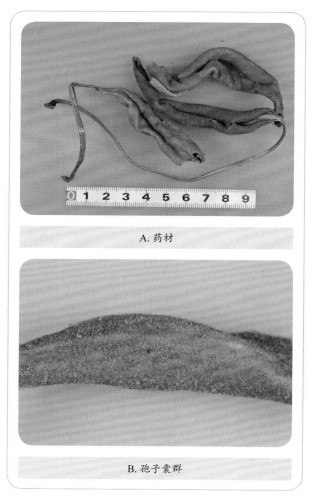

A. 药材

B. 孢子囊群

图 11-4-5　有柄石韦药材

有柄石韦叶表面：叶表面观与庐山石韦相似，不同点在于毛具有 9～10 个小分枝，孢子较小，长约 60 μm。

[成分]　均含芒果苷（mangiferin）、异芒果苷（isornengiferin）、延胡索酸（fumaric acid）、咖啡酸、蔗糖及 β-谷甾醇；其中芒果苷为镇咳祛痰有效成分。

[贮藏保管]　置通风、干燥处。

[功效]　性微寒，味甘、苦。利尿通淋，清肺止咳，凉血止血。用于小便不利，淋沥涩痛，肺热喘咳及吐血，尿血，衄血，崩漏等。

[用法用量]　6～12 g，大剂量可用至 30 g。

[方例]　石韦散（《证治准绳》）：石韦，瞿麦，车前，木通，冬葵子，赤茯苓，桑皮，滑石，甘草。治癃闭淋沥。

[论注]　作"石韦"药用的还有以下 3 种。

（1）毡毛石韦 Pyrrosia drakeana（Franch.）Ching：形似庐山石韦，但叶片宽而短，基部宽圆形呈圆楔形，下面星状毛分枝细长，疏松；叶柄较叶片长。分布于我国西部山区。四川作石韦入药。

（2）北京石韦 Pyrrosia davidii（Gies.）Ching：又名华北石韦，形似石韦，但叶一型，狭线状披针形，向两端渐变狭，有时向下延伸达叶柄基部，长 5～7.5 cm，宽约 1.5 cm，下面密被棕色星状毛，孢子囊群在侧脉间整齐排列，无囊群盖。分布于湖北、陕西、山西、山东、河北、内蒙古等省区。

（3）光石韦 Pyrrosia calvata（Bak.）Ching：叶片披针形，长 20～50 cm，宽约 3 cm，叶先端渐尖，基都变狭，下延，下面疏生星状毛或光秃无毛。分布于西北、西南、中南各省区。

上述 3 种石韦与正品石韦成分一致，北京石韦尚含 1 种橙酮双糖苷，其苷元为金鱼草素（aureusidin）。

# 麻　黄
## （附：麻黄根）

EPHEDRAE HERBA

本品始载于《神农本草经》，列为中品。

《名医别录》曰："麻黄生晋地及河东，立秋采茎，阴干令青。"苏颂曰："今近汴京多有之，以荥阳、中牟者为胜。春生苗，至夏五月则长及一尺以来。梢上有黄花，结实如百合瓣而小，又似皂荚子，味甜，微有麻黄气，外皮红，里仁子黑。根紫赤色。俗说有雌雄二种：雌者于三月、四月内开花，六月结子。雄者无花，不结子。至立秋后收茎阴干。"李时珍曰："其根皮色黄赤，长者近尺。"

[来源] 为麻黄科植物草麻黄 *Ephedra sinica* Stapf、木贼麻黄 *Ephedra equisetina* Bunge 或中麻黄 *Ephedra intermedia* Schrenk et C. A. Mey. 的干燥草质茎。

[植物形态] **草麻黄** 多年生草本状小灌木，高20～40 cm。木质茎，匍匐状；小枝圆，对生或轮生，直或微曲，节间长2.5～6 cm，直径约2 mm，无明显纵槽。叶膜质鞘状，生于节上，上部1/3～2/3分离，2裂，裂片锐三角形，反曲。花黄绿色，单性异株，顶生或腋生；雄球花集成一团，苞片4对，雄蕊7～8，花丝合生或先端微分离；雌球花序成熟时，苞片愈合增大变成肉质，长方状卵形或近圆形，而形成红色球形的假浆果，内常有种子2粒。花期5月，种子成熟期7月。（图11-5-1）

**木贼麻黄** 直立小灌木，高达1 m，木质茎粗大，直立或呈匍匐状，但分枝多，小枝细，对生或轮生，节间短，长1.5～2.5 cm，纵槽纹不明显，多被白粉呈蓝绿色或灰绿色。叶膜质鞘状，仅上部约1/4分离，裂片2，呈钝三角形，不反曲。雄花单生或3～4集生于节上，雄蕊6～8，花丝全部合生。雌球花序常着生于节上成对，苞片3对，雌花1～2朵，雌球花成熟时苞片肉质，红色，长卵形或卵圆形。种子通常1粒，窄长卵形。（图11-5-2）

**中麻黄** 灌木，茎枝粗壮，直立，小枝对生或轮生，圆筒形，灰绿色，有节。叶退化成膜质鞘状，上部约1/3处分裂，裂片通常3（稀2），钝三角形，不反曲。雄球花常数个密集于节上呈团状，雄蕊5～8。雌球花2～3生于茎节上，仅先端1轮苞片生有2～3雌花。种子通常3（稀2）。

生长于沙质干燥坡地和向阳多石的山坡。

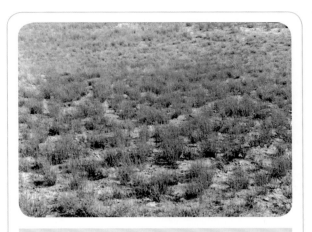

A. 生境

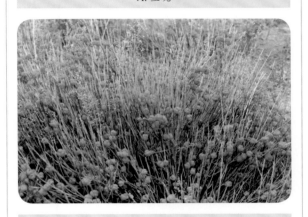

B. 果

图11-5-1 草麻黄植物

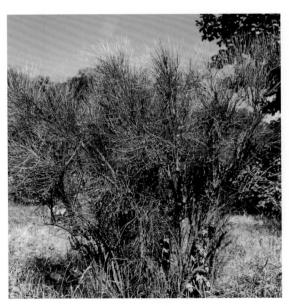

图11-5-2 木贼麻黄植物

[**产地**] 主产于内蒙古、吉林、辽宁、河北、山西、河南、陕西、甘肃等省区。产于山西大同瓦窑村称为"大同麻黄",产于内蒙古赤峰称为"赤峰麻黄",赤峰为麻黄集散地。

[**采收加工**] 秋季割取草质茎,晒干。

[**药材鉴别**] *性状鉴别* 草麻黄:呈细长圆柱形,少分枝,直径1～2 mm。茎基部有少许木质茎,表面淡绿色至黄绿色,有细纵脊线,触之微有粗糙感。节明显,节间长2～6 cm。节上有膜质鳞叶,长3～4 mm;裂片2(稀3),先端灰白色,反曲,基部筒状,红棕色。体轻,质脆,易折断,断面略呈纤维性,周边绿黄色,髓部红棕色,近圆形。气微香,味涩、微苦。(图11-5-3)

木贼麻黄:较多分枝,直径1～2 mm,无粗糙感。节间长1.5～3 cm。膜质鳞叶长1～2 mm;裂片2(稀3),上部为短三角形,灰白色,先端多不反曲,基部棕红色至棕黑色。(图11-5-4)

中麻黄:多分枝,直径1.5～3 mm,有粗糙感。节间长2～6 cm,膜质鳞叶长2～3 mm,裂片3(稀2),先端锐尖。断面髓部呈三角状圆形。(图11-5-5)

*传统鉴别* 草麻黄:主产内蒙古、山西、甘肃,分布较广,产量亦大。节上鳞叶2,锐三角形,先端反曲,折断面淡红棕色(图11-5-6)。品质尚佳。

木贼麻黄:主产内蒙古通辽、山西大同。白露以前采收,阴干(保持绿色)。鳞叶裂片多为2,短三角形,先端不反曲,折断有粉末射出,中有红心1点,俗称"朱砂红点"(图11-5-6)。品质为佳。

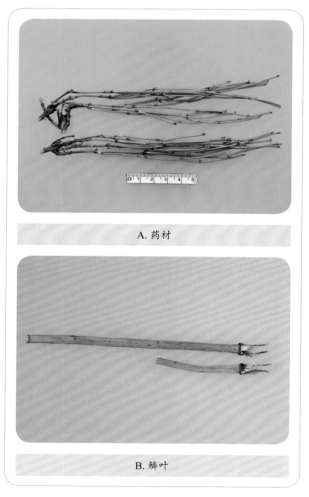

A. 药材

B. 鳞叶

图11-5-3 草麻黄药材

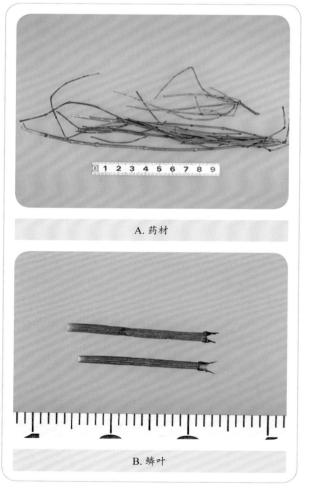

A. 药材

B. 鳞叶

图11-5-4 木贼麻黄药材

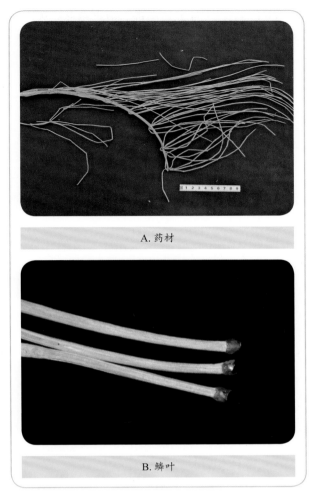

A. 药材

B. 鳞叶

图11-5-5　中麻黄药材

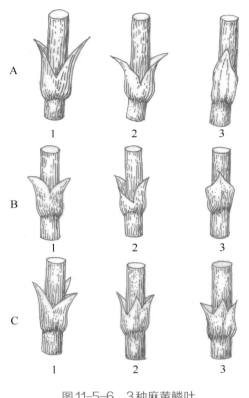

图11-5-6　3种麻黄鳞叶

A. 草麻黄　B. 木贼麻黄　C. 中麻黄

中麻黄：产地与草麻黄同。节上鳞叶3，先端锐尖，断面淡黄棕色（图11-5-6）。品质较次。

以色淡绿或黄绿、内心色红棕、手拉不脱节、味苦涩者为佳。色变枯黄、脱节者不可供药用。

显微鉴别　草麻黄横切面：① 表皮细胞外被角质层；脊线细密，有蜡质疣状凸起，两脊线间有下陷气孔。② 下皮纤维束位于脊线处，壁厚，非木化。③ 皮层较宽，纤维成束散在。④ 中柱鞘纤维束新月形。⑤ 维管束外韧型，8 ～ 10个；形成层环类圆形；木质部呈三角状。⑥ 髓部薄壁细胞含棕色块；偶有环髓纤维。⑦ 表皮细胞外壁、皮层薄壁细胞及纤维均有多数微小草酸钙砂晶或方晶。（图11-5-7）

中麻黄横切面：维管束12 ～ 15个，形成层环类三角形。环髓纤维成束或单个散在。

木贼麻黄横切面：维管束8 ～ 10个，形成层环类圆形。无环髓纤维。

草麻黄粉末：棕色或绿色。① 表皮组织碎片甚多，细胞呈长方形，含颗粒状晶体，气孔特异，内陷，保卫细胞侧面观呈哑铃形或电话听筒形；角质层常破碎，呈不规则条状块。② 纤维多而壁厚，木化或非木化，狭长，胞腔窄小，常不明显，含有细小众多的草酸钙砂晶和草酸钙方晶。③ 髓部薄壁细胞木化或非木化，常含红紫色或棕色物质。④ 淀粉粒少，单粒，球形或卵圆形。（图11-5-8）

[成分]　草麻黄含生物碱1.315%，主要为左旋麻黄碱（l-ephedrine）、右旋伪麻黄碱（d-pseudoephedrine）以及微量左旋甲基麻黄碱（l-N-methyl-ephedrine）、右旋甲基伪麻黄碱（d-N-methyl-pseudoephedrine）、左旋去甲基麻黄碱（l-norephedrine）、右旋去甲伪麻黄碱（d-nor-pseudoephedrine）等。此外尚含挥发油，油

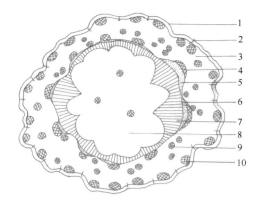

图11-5-7　草麻黄横切面简图

1.表皮　2.气孔　3.皮层　4.中柱鞘纤维
5.韧皮部　6.形成层　7.木质部　8.髓
9.皮层纤维　10.下皮纤维

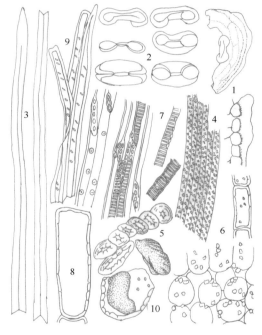

图11-5-8　草麻黄粉末图

1.表皮　2.气孔　3.皮部纤维　4.嵌晶纤维
5.石细胞　6.皮层薄壁细胞　7.导管
8.髓部薄壁细胞　9.木纤维　10.色素块

中含I-α-萜品醇（I-α-terpineol）以及挥发性的卞甲胺（benzyl methylamine）、儿茶酚等。

木贼麻黄含生物碱1.02%～3.33%。中麻黄含生物碱0.25%～0.89%。

3种麻黄的生物碱含量排序：木贼麻黄＞草麻黄＞中麻黄。

［贮藏保管］　置通风、干燥处，防潮。

［功效］　性温，味辛、微苦。发汗解表，宣肺平喘，利水消肿。用于风寒感冒，胸闷喘咳，风水浮肿，支气管哮喘。

［方例］　麻杏石甘汤（《伤寒论》）：麻黄，杏仁，甘草，石膏。功能辛凉宣泄，清肺平喘。主治肺热喘咳，甚则气急，鼻翼启扇，有汗或无汗，身热不解，口渴，脉滑数，苔薄黄。

［用法用量］　2～10g。

［论注］　（1）麻黄为沙漠干旱植物，叶退化成鳞片状形态。药用麻黄主要为草麻黄、木贼麻黄、中麻黄，中麻黄含生物碱较低，伪麻黄碱高于麻黄碱2～6倍，而麻黄碱与伪麻黄碱药理作用不同，其药效宜进一步研究。

（2）麻黄的显微特征：① 气孔在茎部，为了防止水分的蒸发，呈凹陷的气孔。② 导管具麻黄式的穿孔板。

（3）中医药在抗击新冠肺炎疫情中发挥了重要作用，其中清肺排毒汤由麻杏石甘汤及多个经典方剂优化组合而成，治疗效果显著。

# 附：麻黄根

EPHEDRAE RADIX ET RHIZOMA

［来源］　为麻黄科植物草麻黄*Ephedra sinica* Stapf等同属植物的干燥根及根茎。

［采收加工］　秋末采挖，挖去残茎、须根及泥沙，干燥。

［药材鉴别］　性状鉴别　呈弯曲圆柱状，长8～25cm，直径0.5～1.5cm。表面红棕色至灰棕色，有纵皱及侧根痕，外皮粗糙，易剥落。根茎具节，节间长0.7～2cm，表面有横长突起的皮孔。体轻，质硬而脆，断面皮部黄白色，木部淡黄色，射线放射状，中部有髓。无臭，味微苦。（图11-5-9）

［成分］　含麻黄新碱（ephedradine）A/B/C和麻黄考宁（maokonine）。

［贮藏保管］　置干燥处。

［功效］　性平，味甘、涩。固表止汗。用于自汗，盗汗。

［用法用量］　3～9g；外用适量，研粉撒扑。

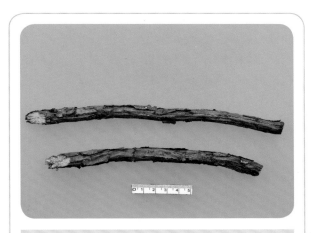

A. 药材

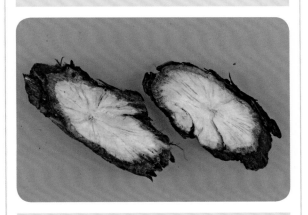

B. 切面

图 11-5-9 麻黄根药材

# 鱼腥草

HOUTTUYNIAE HERBA

本品原名蕺，始载于《名医别录》。苏敬曰："蕺菜生湿地山谷阴处，亦能蔓生。叶似荞麦而肥，茎紫赤色。"李时珍曰："其叶腥气，故俗呼为鱼腥草。"

[别名] 蕺菜，侧耳根。

[来源] 为三白草科植物蕺菜 *Houttuynia cordata* Thunb.的干燥全草。亦可鲜用。

[植物形态] 多年生草本，具腥臭气。根状茎黄白色，节明显。叶互生，叶片心形或宽卵形，有细腺点，两面脉上有柔毛，上表面绿色，下表面带紫色，有长叶柄。茎端生穗状花序，与叶对生，总苞片花瓣状，4枚，白

色。花小而密生，两性，无花被；雄蕊3，花丝下部与子房合生；雌蕊由3个下部合生的心皮组成，子房上位，花柱分离。蒴果近圆形，顶端开裂。花期5—6月，果期10—11月。（图11-6-1）

生于阴湿山地、林边、田埂及洼地草丛中。

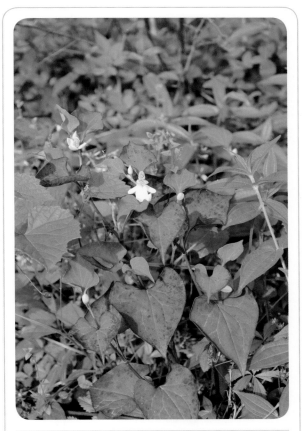

A. 植物

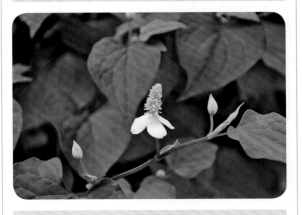

B. 花

图 11-6-1 鱼腥草植物

［产地］ 我国长江以南各省区均有产。

［采收加工］ 夏季茎叶茂盛，花穗多时采割，除去杂质，晒干。

［药材鉴别］ 性状鉴别 茎扭曲细长，表面棕黄色，有纵棱。叶互生，心形，有长柄，绿褐色或黄棕色，皱缩，质薄易碎。穗状花序顶生。搓碎有鱼腥气，味涩。（图11-6-2）

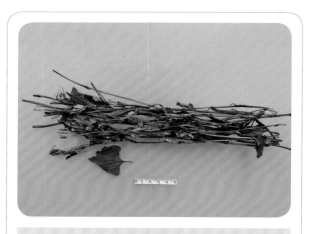

A. 药材

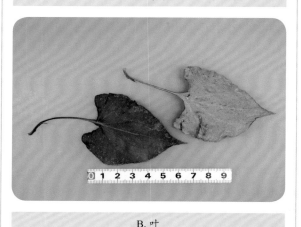

B. 叶

图11-6-2 鱼腥草药材

［成分］ 含挥发油约0.05%，油中主要成分为癸酰乙醛（decanoylacetaldehyde）及月桂醛（lauraldehyde）、甲基壬酮（methy lnonylketone）、香叶烯（myrcene）、癸醛（capraldehyde）等。叶含槲皮苷（quercitrin）；花、果穗含异槲皮苷（isoquercitrin）。

［贮藏保管］ 置干燥处。

［功效］ 性微寒，味辛。清热解毒，消痈排脓，利尿通淋。用于肺痈吐脓，痰热喘咳，热痢，热淋，痈肿疮毒。

［用法用量］ 15～25 g，不宜久煎；鲜品用量加倍，水煎或捣汁服。外用适量，捣敷或煎汤熏洗患处。

# 肿节风

SARCANDRAE HERBA

本品始载于《本草拾遗》，又名"接骨草"。陈藏器曰："接骨草苗如竹节……高二三尺。叶大如柳而厚。茎有节。色绿而圆，花白午开，自三月至九月不绝……枝叶捣汁。可治跌打损伤。九月内剖根分种。"《植物名实图考》收载有接骨木，所载图与草珊瑚一致，载曰："产接骨木，江西广信有之，绿茎圆节，颇似牛膝。叶生节间，长几二寸，圆齿稀纹，末有尖。以有接骨之效，故名。"为江西上饶地区民间草药。

［别名］ 草珊瑚，九节茶，接骨金粟兰。

［来源］ 为金粟兰科植物草珊瑚 Sarcandra glabra（Thunb.）Nakai 的干燥全草。

［植物形态］ 常绿半灌木，高45～150 cm，全体无毛。茎数枝丛生，绿色，节部明显膨大。单叶，对生，近革质，亮绿色；叶柄长0.5～1.5 cm，两叶柄基部略合生；托叶小，锐三角形；叶片卵状披针形或长椭圆形，长5～18 cm，宽2～7 cm，先端渐尖，基部楔形，叶缘有粗锐锯齿，齿尖具1腺体。穗状花序常3枝，顶生，连总花梗长1.5～4.5 cm，在中间又复分2或3枝，侧生者不分枝；花两性，无花梗，苞片2，黄绿色，钝三角形，宿存；无花被；雄蕊1，部分贴生于心皮的远轴一侧，药隔发达，肉质肥厚，棒状至圆柱状，或背腹压扁，花药2室，纵裂，白色，生于药隔上部两侧，侧向或有时内向；雌蕊1，由1心皮组成，子房下位，球形或卵形，1室，具下垂直生胚珠1，无花柱，柱头近头状。核果球形，亮红色，直径3～4 mm。胚乳丰富，胚微小。花期6—7月，果期8—10月。（图11-7-1）

生于海拔400～1 500 m间的山沟、溪谷阴

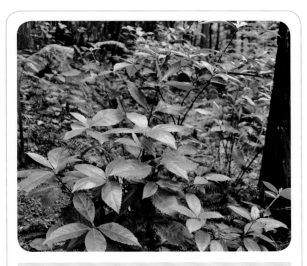

A. 生境

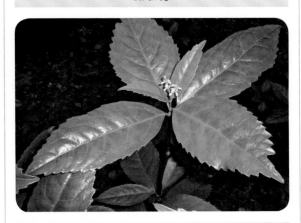

B. 花

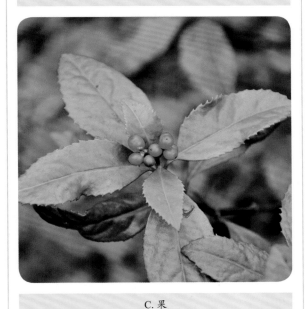

C. 果

图 11-7-1 草珊瑚植物

湿处之林下。

[产地] 主产于江西、浙江、广西等省区。以江西、浙江等地产量大、质量好。

[采收加工] 夏、秋二季采收，割取地上全株，除去杂质，晒干。

[药材鉴别] 性状鉴别 全株长 50～120 cm。主根粗短，直径 1～2 cm，支根甚多，长而坚韧。茎圆柱形，较硬挺，多分枝，节部膨大，直径 0.3～1.3 cm；表面深绿色或棕褐色，具细纵皱纹，粗茎上可见小圆形皮孔；质脆，易折断；断面淡棕色，边缘纤维状，髓部疏松或中空。叶对生，叶柄长约 1 cm，基部合生抱茎，叶片卵状披针形至卵状椭圆形，长 5～15 cm，宽 3～6 cm，深绿色或棕红色，表面光滑，边缘有粗锯齿，近革质。穗状花序顶生，常分枝。气微香，味微辛。（图 11-7-2）

以叶色绿者为佳。

[成分] 含酚类、鞣质、黄酮苷、香豆精、内酯等。含萜类化合物如金粟兰内酯（chloranthalactone）A/B/E/F/G、草珊瑚内酯（istanbulin）A、金粟兰交酯（shizukanolide）、橙花倍半萜醇（nerolidol）等。含香豆素类化合物异嗪皮啶（isofraxidin）、东莨菪内酯（scopletin）等。含三萜类化合物白桦脂酸（betulinic acid）、羽扇豆醇、羟基羽扇豆醇、草珊瑚甲苷和草珊瑚乙苷等。含酸性化合物，主要可分为脂肪酸类和酚酸类 2 种，主要包括硬脂酸、二十二烷酸、二十四烷酸、邻苯二甲酸、延胡索酸、绿原酸、异香草酸、丁香酸、咖啡酸、迷迭香酸（rosmarinic acid）等。含挥发油成分芳樟醇（linalool）、榄香烯（elemene）等。还含黄酮类化合物，主要以二氢查耳酮和二氢黄酮（醇）为主，如落新妇苷（astilbin）。

[贮藏保管] 置通风、干燥处。

[功效] 性平，味苦、辛。清热凉血，活血消斑，祛风通络。用于血热发斑发疹，风湿痹痛，跌打损伤。

[用法用量] 9～30 g。

[论注] 异嗪皮啶因其在药材中含量比较高，则被认为是肿节风抗菌抗炎作用的主要的活性成分之一。《中国药典》2005 年版把异嗪皮啶作为质量控制指标。迷迭香酸为肿节风药

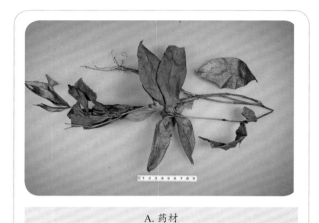

A. 药材

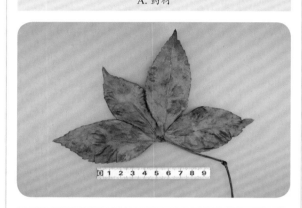

B. 叶

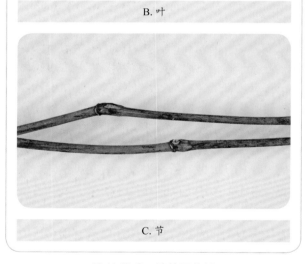

C. 节

图 11-7-2　肿节风药材

材含量较高的1个酚酸类成分，体外活性实验中显示迷迭香酸具有抗氧化、抗炎、抗菌、抗肿瘤等生理活性功能。《中国药典》2010年版、2015年版增加迷迭香酸作为质量控制指标。而肿节风中黄酮类成分，可能是其治疗血小板减少性紫癜的有效成分。肿节风含众多化学成分，表现多方面的药理作用，单纯只检测异嗪

皮啶和迷迭香酸是不足以全面反映肿节风的内在质量。因此，综合评价肿节风及制剂的内在质量，进行多成分的质量控制研究是十分必要的。

# 萹　蓄

POLYGONI AVICULARIS HERBA

本品始载于《神农本草经》，列为下品。陶弘景曰："处处有之，布地而生，花节间白，叶细绿，人呼为扁竹。"苏颂曰："春中布地生道旁，苗似瞿麦，叶细绿如竹，赤茎如钗股，节间花出甚细，微青黄色，根如蒿根，四五月采苗阴干。"李时珍曰："其叶似落帚叶而不尖，弱茎引蔓，促节。三月开细红花，如蓼蓝花，结细子，炉火家烧灰炼霜用。"

[别名]　萹蓄草，鸟蓼，猪牙草。

[来源]　为蓼科植物萹蓄 *Polygonum aviculare* L. 的干燥全草。

[植物形态]　一年生或多年生草本，10～40 cm，全体有白色粉霜。茎平卧或向上倾斜，多分枝，绿色，具明显沟纹。叶互生，极短柄或近无柄，窄长椭圆形或披针形，顶端钝或急尖，全缘；上表面深绿色，下表面淡绿色，两面无毛；托叶鞘膜质，具几条不明显的细脉，抱茎。花被5深裂，裂片椭圆形，绿色，边缘白色或淡红色，丛生于叶腋；雄蕊8，花柱3。瘦果卵形，有3棱，黑色或褐色。花期6—7月，果期7—9月。（图11-8-1）

[产地]　全国大部分地区均有产。

[采收加工]　夏、秋二季采收，洗净，晒干。

[药材鉴别]　性状鉴别　茎圆柱形略扁，全长约30 cm，直0.2～0.3 cm。表面红棕色或灰绿色。节部有浅棕色膜状叶鞘包围，节间长3～4 cm。质坚硬，易折断。叶多破碎，完整者展平后呈披针形，全缘，两面均呈棕绿色或灰绿色。气微，味微苦。（图11-8-2）

[成分]　含萹蓄苷（avicularin）、槲皮苷（quercitrin）、d-儿茶精（d-catechol）、绿原酸（chlorogenic acid）、对-香豆酸（p-coumaric

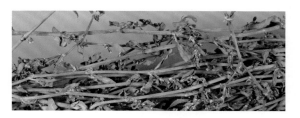

图11-8-2　萹蓄药材

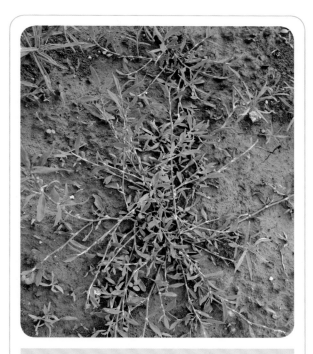

A. 植物

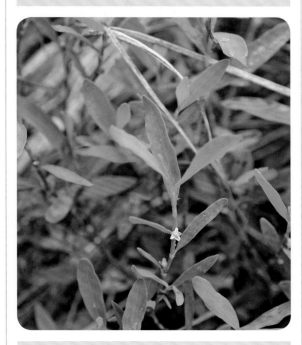

B. 花

图11-8-1　萹蓄植物

acid）等。

[**贮藏保管**]　置干燥处。

[**功效**]　性微寒，味苦。清热，利尿，通淋，杀虫，止痒。用于膀胱热淋，小便短赤，

淋沥涩痛，黄疸，湿疹，阴痒带下。

[**用法用量**]　9～15 g；外用适量，煎汤洗患处。

[**方例**]　八正散（《和剂局方》）：萹蓄，瞿麦，车前子，木通，滑石，生甘草，栀子，大黄。功能清热泻火，利水通淋；主治湿热下注膀胱，小便淋沥，短赤急痛，尿道灼热，脉实而数。

[**论注**]　（1）同属植物腋花蓼（小萹蓄，习见蓼）*Polygonum plebeium* R. Brown 与上种不同点为：叶较小，狭长披针形，侧脉不明显，托叶鞘上只有1脉。分布于福建、广东、四川及云南等省，南方地区习惯作萹蓄入药。

（2）广东、广西所用萹蓄为鸢尾科植物射干 *Belamcanda chinensis*（L.）DC. 的根状茎，亦即以中药射干根茎横切片称"萹蓄片"，作萹蓄使用。其叶作射干入药，显然错误。

# 瞿　麦

DIANTHI HERBA

本品始载于《神农本草经》，列为中品。陶弘景曰："一茎生细叶，花红紫赤色可爱，合子叶刈取之，子颇似麦子。有两种，一种微大，花边有叉桠，未知何者是也？今市人皆用小者。复一种，叶广相似而有毛，花晚而甚赤。"苏颂曰："今处处有之。苗高一尺以来，叶尖小青色，根紫黑色，形如细蔓菁。"

[**别名**]　瞿麦穗。

[**来源**]　为石竹科植物瞿麦 *Dianthus superbus* L.或石竹 *Dianthus chinensis* L.的干燥全草。

[**植物形态**]　瞿麦　多年生草本，高30～50 cm，全体光滑无毛。茎丛生，直立，有节，

上部分枝。叶对生，基部连合，抱茎；叶片条状披针形，顶端渐尖，基部成短鞘围抱节上。花淡紫色，单生或数朵簇生成聚伞花序，花瓣深裂呈流苏状；雄蕊10；花柱2，丝形。蒴果包于宿萼的萼筒内，长筒形。种子扁卵圆形。花期8—9月，果期9—11月。（图11-9-1）

石竹　与瞿麦的主要不同点为：花瓣先端浅裂呈锯齿状，蒴果矩圆形。（图11-9-2）

[**产地**]　全国各省区均有产。

[**采收加工**]　每年可收割2～3次。第1次在花前或盛花期采收，采收时应离地面约3 cm处割下。越冬前1次可齐地面割下，采收后立即晒干或置通风处阴干。

[**药材鉴别**]　性状鉴别　瞿麦：茎圆柱形，长30～60 cm，上部有分枝，表面淡绿色或黄绿色，光滑无毛，节明显，断面中空。叶对

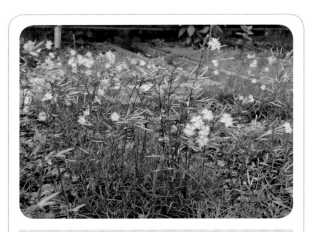

A. 植物

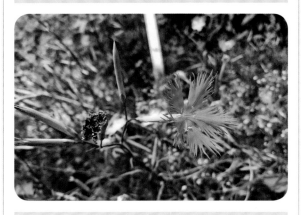

B. 花

图11-9-1　瞿麦植物

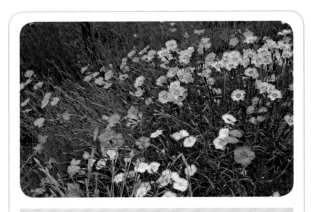

A. 植物

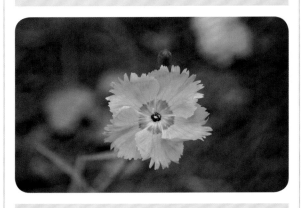

B. 花

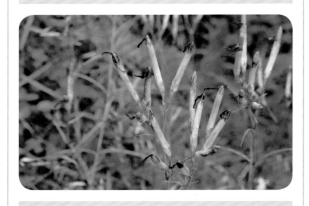

C. 果

图11-9-2　石竹植物

生，多皱缩，枝端具花及果实。花萼筒状，苞片4～6片；花瓣棕紫色或棕黄色，卷曲，先端深裂成细条状。蒴果筒形。无臭，味淡。（图11-9-3）

石竹：萼筒较短，苞片较长；花瓣先端浅齿裂。（图11-9-4）

以青绿色、花未开放者为佳。

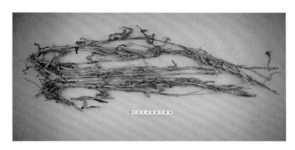

图11-9-3　瞿麦药材

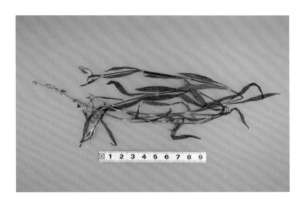

图11-9-4　石竹药材

显微鉴别　粉末：绿黄色或浅绿棕色。①纤维多成束，边缘平直或波状，直径10～25（～38）μm；有的纤维束外侧的细胞含有草酸钙簇晶，形成晶纤维。②草酸钙簇晶较多，直径7～35 mm，散在或存在于薄壁细胞中。③花粉粒类圆球形，直径31～75 mm，具散孔，表面有网状雕纹。

[成分]　含瞿麦皂苷（dianthussaponin）A/B/C/D，皂苷元有丝石竹皂苷元（gypsogenin）等。并含黄酮，苷元为木犀草素（luteolin）、异红草素（homoorientin或isoorientin）。花含挥发油，油中主成分为丁香酚（eugenol）、苯乙醇（phenylethylalcohol）、苯甲酸苄酯（benzyl benzoate）、水杨酸苄酯（benzylsalicylate）及水杨酸甲酯（methyl）。

[贮藏保管]　置通风、干燥处。

[功效]　性寒，味苦。利尿通淋，活血通经。用于热淋、血淋、石淋，小便不通，淋沥涩痛，月经闭止。

[用法用量]　9～15 g。

[注意]　孕妇忌服。

[方例]　瞿麦汤（《证治准绳》）：瞿麦，木通，滑石，竹叶，黄芩，茅根，冬瓜子，冬葵子。治小便淋涩赤痛。

[论注]　东方石竹 Dianthus orientalis Adams 在形态上与石竹的主要区别为：本种的根状茎多分枝，茎单生，基部带木质；叶条形，3脉；花粉红色，苞片4～8，贴生于萼。在宁夏地区亦有作瞿麦用。

# 瓦　松

OROSTACHYOS HERBA

本品始载于《唐本草》。

[别名]　瓦莲花，流苏瓦松。

[来源]　为景天科植物瓦松 Orostachys fimbriatus（Turcz.）Berg. 的干燥全草。

[植物形态]　多年生肉质草本，茎高15～35 cm，全体粉绿色，无毛。茎基部的叶密生似莲座状，叶片线形至倒披针形，肉质，绿色带紫或具白粉，边缘呈流苏状裂片和1针状尖头；茎上叶线形至倒卵形。顶生聚伞花序，穗状，有时下部分枝，基部宽，呈塔形；萼片5，狭卵形；花瓣5，紫红色，披针形至矩圆形；雄蕊10，与花瓣同长或稍短，花药紫色；心皮5。果为聚生蓇葖果，基部鳞片四方形，先端略凹陷，种子无翅。花期7—9月，果期8—10月。（图11-10-1）

[产地]　全国各地均产。

[采收加工]　夏、秋二季开花时采收，除去根及杂质，晒干。

[药材鉴别]　性状鉴别　茎呈细长圆柱形，长5～27 cm，直径0.2～0.6 cm；表面灰棕色，具多数凸起的残留叶基，有明显的纵棱线。叶多脱落、破碎或卷曲，灰绿色。圆锥花序穗状，小花白色或粉红色，先端棕红色，花梗长约5 mm。体轻，质脆，易碎。气微，味酸。（图11-10-2）

以花穗完整、带红色者为佳。

[成分]　含黄酮类成分山柰酚（kaempferol）、槲皮素、山柰酚-7-鼠李糖苷（kaempferol-7-rhamnoside）、山柰酚-3-葡萄糖基-7-鼠李糖苷

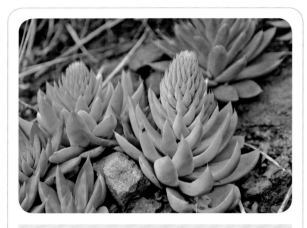

A. 植物

B. 花

图 11-10-1 瓦松植物

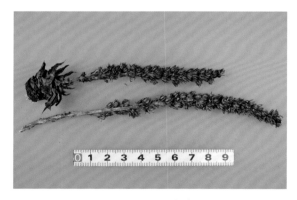

图 11-10-2 瓦松药材

（kaempferol-3-gluco-7-rhamnoside）等。尚含草酸。

[贮藏保管] 置通风、干燥处。

[功效] 性凉，味酸、苦。凉血止血，解毒，敛疮。用于吐血，鼻衄，血痢，肝炎，痈毒，疔疮。

[用法用量] 3～9 g；外用捣敷、煎水熏洗或研末调敷。

[论注]（1）我国南方各省所用的瓦松为瓦花 Orostachys japonicus（Maxim.）Berg. 的干燥全草。茎细长，类圆柱形，长8～20 cm，直径0.3～0.7 cm，外表灰棕色，茎上有叶，呈螺旋状排列；叶细长，多皱缩卷曲，棕褐色，易脱落；花梗极短，每一花枝着生2个花，红棕色，密生成穗状；无臭，味淡。

（2）同属植物中下列2种，有些地区也以全草同作瓦松入药。

1）黄花瓦松（刺叶瓦松）Orostachys spinosus（L.）C. A. Mey.。与前二者相似，其主要区别在于：本种的莲座状基生叶先端的软骨质附属物边缘不具刺状牙齿；花淡黄色，总状花序长而密。分布于吉林、江西、新疆、湖北、西藏等省区。

2）狼爪瓦松 Orostachys cartilaginea A. Bor.。与瓦松相似，主要区别在于：本种的叶全部具刺尖，茎生叶条形或披针状条形；花白色，稀具红色斑点而呈粉红色，常在一花梗上着生数花；雄蕊比花冠稍短，花药暗色；苞片条形或条状披针形。分布于东北及宁夏等省区。

# 翻白草

POTENTILLAE DISCOLORIS HERBA

本品始载于《救荒本草》，又称"鸡腿儿"，载曰："翻白草，出均州山野中，苗高七八寸，细长锯齿叶，叶硬厚，背白，其叶似地榆而细长，开黄花，根如指大，快三寸许，皮赤肉白，两头尖艰。"《野菜谱》称为"天藕儿"。李时珍曰："翻白以叶之形名，鸡腿、天藕以根之味名也。楚人谓湖鸡腿，淮人谓之天藕。"又曰："鸡腿儿，在近泽田地，高不盈尺，春生弱苗，一茎三叶，尖长而厚，有皱纹锯齿，面青背白，四月开小黄花。"

[别名] 叶下白，鸡腿根，天藕儿。

[来源] 为蔷薇科植物翻白草 Potentilla

*discolor* Bunge的带根干燥全草。

[**植物形态**] 多年生草本，高15～40 cm，全株密生白色绒毛和混生长柔毛。根多丛生，常呈纺锤状膨大成块根，两端狭尖。茎短而不明显，直立或斜生。羽状复叶，有托叶；基生叶通常具3～9小叶，有长柄；茎生叶常为3小叶，有短柄或几无柄；小叶片长圆形至长椭圆形，长1～6 cm，宽0.5～2 cm，边缘有粗锯齿，齿端钝或尖，上表面深绿色，被白色柔毛，老时几无毛，下表面灰白色，密被白色绵毛。聚伞花序，多花，排列稀疏；花萼5裂，副萼裂片窄，花瓣5片，黄色；雄蕊多数；雌蕊多数，聚生；花柱侧生，柱头淡紫色。瘦果卵形，光滑，多数，聚生于密被绵毛的花托上，具宿存花萼。花果期4—7月。（图11-11-1）

生于山坡、路旁或草地。

[**产地**] 主产于河北、安徽、浙江、江西等省。

[**采收加工**] 夏、秋二季开花前采收带根全草，晒干。

[**药材鉴别**] 性状鉴别 块根呈纺锤形或圆柱形，少数瘦长，有不规则扭曲的纵槽纹，长4～8 cm；表面黄棕色或暗红棕色，栓皮较平坦；质硬而脆，断面黄白色。基生叶丛生，单数羽状复叶皱缩而卷曲，小叶5～9片，短圆形或狭长椭圆形，顶端小叶片较大，上表面暗绿色，下表面密生白色绒毛，边缘有粗锯齿。气微，味甘、微涩。（图11-11-2）

以根肥大、叶灰绿色者为佳。

[**成分**] 含鞣质及黄酮，尚含富马酸（fumaric acid）、没食子酸、槲皮素、原儿茶酸、柚皮素（naringenin）、山柰酚、间苯二酸等。

[**贮藏保管**] 置阴凉、干燥处，防潮，防蛀。

[**功效**] 性平，味甘、微苦。清热解毒，止血，止痢。用于吐血，便血，崩漏，痢疾，疟疾，痈疖。

[**用法用量**] 9～15 g。

[**论注**] 同属植物委陵菜*Potentilla chinensis* Ser.在我国东北、西北及华北等地均有作翻白草用者。详见"白头翁"论注项下。

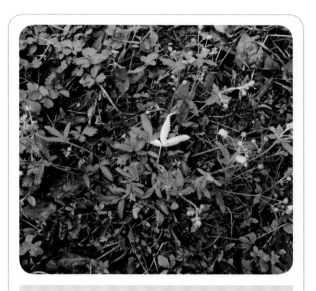

A. 植物

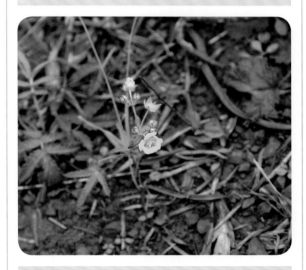

B. 花

图11-11-1 翻白草植物

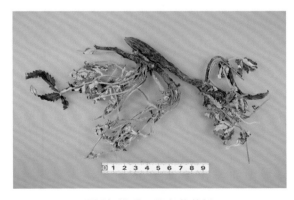

图11-11-2 翻白草药材

# 仙鹤草

（附：鹤草芽）

AGRIMONIAE HERBA

本品原名龙牙草，该名见于《本草图经》。《救荒本草》将龙牙草又称为龙芽草。《伪药条辨》称之为仙鹤草。赵学敏曰："龙牙草生山土，立夏时发苗布地，叶有微毛，起茎高一二尺，寒露时开花成穗，色黄而细小，根有白芽，尖困似龙牙，顶开黄花，故名金顶龙牙。"

[别名] 龙牙草。

[来源] 为蔷薇科植物龙芽草（仙鹤草）*Agrimonia pilosa* Ledeb. 的干燥全草。

[植物形态] 多年生草本，全株密披柔毛，茎直立，单一或丛生。奇数羽状复叶，互生，小叶有大小2种，相间排列，叶生菱形或菱状倒卵形，稀有长圆状披针形，叶缘锯齿状，托叶2枚，近卵形，与叶柄合生，边缘亦有锯齿，两面疏生柔毛，下表面有多数腺点。总状花序顶生或腋生，花黄色；苞片细小，常3裂；花萼基部合生，裂片5，花瓣5；雄蕊5～8（～15）；雌蕊花柱2，柱头2裂。瘦果先端呈钩状，倒圆锥形，萼裂片宿存。花期5—7月，果期8—9月。（图11-12-1）

[产地] 全国各地均产。

[采收加工] 夏、秋二季茎叶生长茂盛时采收，割取全草，除去杂质，晒干。

[药材鉴别] 性状鉴别 茎基部木质化，淡棕褐色，直径4～6 mm，上部浅黄棕色或棕绿色，被长柔毛，有时可见托叶残存，节间长2～2.5 mm，渐至上部则愈长。叶多皱缩且卷曲，灰绿色。偶见花及果；果呈倒圆锥形。气微，味微苦、涩。（图11-12-2）

以梗紫红色、枝嫩、叶完整者为佳。

显微鉴别 叶横切面：① 上表皮有非腺毛，下表皮有非腺毛、腺毛和气孔。② 中脉向下凸出，维管束外韧型，呈新月状。③ 叶肉栅栏细胞2列，不通过中脉；栅栏组织及叶肉薄壁组织中散有草酸钙簇晶，直径15～25（～40）μm。（图11-12-3）

粉末：暗绿色。① 上表皮细胞呈多角形，

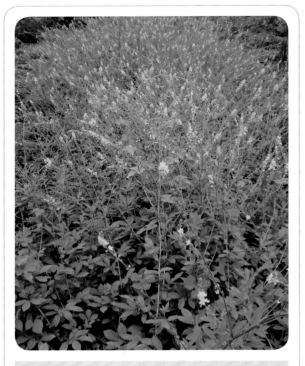

A. 植物

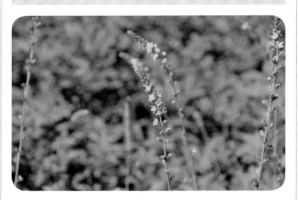

B. 花

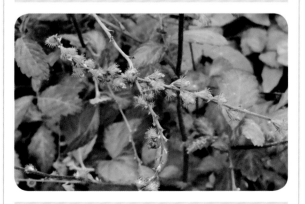

C. 果

图11-12-1 仙鹤草植物

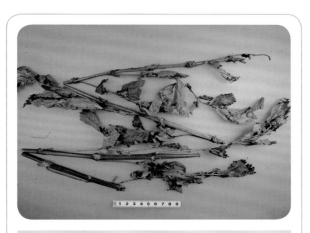

A. 药材

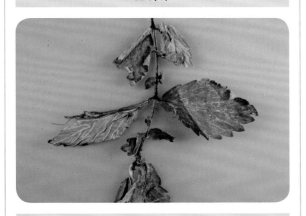

B. 叶

图 11-12-2 仙鹤草药材

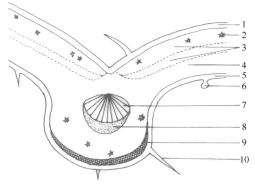

图 11-12-3 仙鹤草叶横切面简图

1. 上表皮　2. 草酸钙簇晶　3. 栅栏组织　4. 海绵组织
5. 下表皮　6. 腺毛　7. 木质部　8. 韧皮部
9. 厚角组织　10. 非腺毛

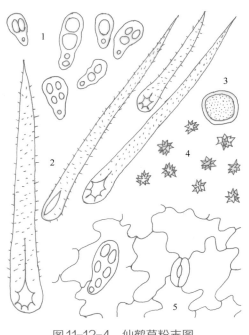

图 11-12-4 仙鹤草粉末图

1. 腺毛　2. 非腺毛　3. 腺鳞　4. 草酸钙簇晶　5. 气孔

垂周壁平直。② 下表皮细胞壁波状，气孔不定式或不等式。③ 非腺毛单细胞，厚壁，木化，长短不一，具疣状突起，少有螺旋纹理。④ 腺毛较少，腺头呈卵圆形，由 1～4 个细胞组成，腺柄 1～2 个细胞；另有少数腺鳞，头部单细胞，直径约至 68 μm，含油滴，柄单细胞。⑤ 草酸钙簇晶众多，直径 9～50 μm。（图 11-12-4）

[成分] 含间苯三酚三缩合体衍生物仙鹤草酚（agrimol）A/B/C/D/E，仙鹤草甲素、乙素、丙素（agrimonin A、B、C），赛仙草酚 A/B/C/D/F/G。含鞣花酸（ellagic acid）、咖啡酸（caffeic acid）、没食子酸（callic acid）等止血成分。并含木犀草素-7-葡萄糖苷（luteolin-7-β-D-glucoside）、大波斯菊苷（cosmosiin）、芹菜素-7-葡萄糖苷（apigenin-7-glucoside）、槲皮素（quercetin）及仙鹤草内酯（agnimonolide）等。

[贮藏保管] 置通风干燥处。

[功效] 性平，味甘、涩。收敛止血，截疟，止痢，解毒，补虚。用于咳血，吐血，尿血，血痢。

[用法用量] 6～12 g；外用适量。

# 附：鹤草芽

AGRIMONIAE GEMMA

[**来源**] 为蔷薇科植物龙芽草 *Agrimonia pilosa* Ledeb. 的干燥带短小根茎的芽。

[**采收加工**] 11月底，挖出根茎，掰下带短小根茎的芽，洗净，晒干或于50℃以下烘干。

[**药材鉴别**] 性状鉴别 略呈圆锥形，上部弯曲。芽由数枚披针形淡黄棕色的膜质芽鳞包被，剥去芽鳞，可见黄色或黄绿色幼芽，密被白毛。根茎为短圆柱形，长1～2 cm，表面棕褐色，有紧密的环状节，着生棕色细小鳞片叶及须根。气微，味微甜而后苦涩。

以无地上残茎、芽体粗大、饱满、断面白色或带微黄、干燥者为佳。

显微鉴别 根茎横切面：① 近芽鳞处表皮上有腺毛。② 皮层细胞数层，内皮层明显。③ 维管束外韧型，呈环状排列；髓部宽阔。④ 皮层和髓部薄壁细胞含多量淀粉粒，圆形或椭圆形，单粒或2～4复粒，脐点裂隙状，直径2～8 μm；草酸钙簇晶较少见，直径10～40 μm。

粉末：灰黄棕色。① 芽鳞表皮细胞呈长方形或类方形，垂周壁略呈波状，气孔不定式。② 腺毛有2种：一种头部单细胞，类球形，直径约46 μm，柄2～4个细胞；另一种棒状，长48～90 μm，头部2～4个细胞，柄1～4个细胞。③ 非腺毛为单细胞，壁厚，长180～980 μm。④ 淀粉粒较多，单粒椭圆形，直径2～6 μm，脐点裂隙状；复粒2～4个分粒组成。⑤ 草酸钙簇晶，直径10～46 μm。

[**成分**] 含鹤草酚（agrimophol）、仙鹤草醇（agrimonol）、仙鹤草内酯（agnimonolide）、芹黄素（apigenin）。含（R）-（-）-仙鹤草酚 B、正二十九烷、β-谷甾醇、反式对羟基肉桂酸 $C_{22}/C_{24-32}/C_{34}$ 的烷醇酯、（2S,3S）-（-）-花旗松素-3-O-β-D-葡萄吡喃糖苷、胡萝卜苷、鞣花酸-4-O-β-D-吡喃糖苷，及一种新香豆精苷——仙鹤草内酯-6-O-β-葡萄吡喃糖苷。

[**贮藏保管**] 置通风、干燥处，防霉，防虫蛀。

[**功效**] 性平，味苦。杀虫。用于绦虫感染。

[**用法用量**] 30 g，研细粉服用。儿童按体重每千克0.7～0.8 g，晨空腹一次顿服（不需服泻药）。

[**注意**] 本品遇热失效，不宜煎服。

# 老鹳草

ERODII HERBA GERANII HERBA

牻牛儿苗始载于《救荒本草》，朱橚曰："又名斗牛儿苗，生田野就地拖秧而生，茎蔓细弱，其茎红紫色，叶似芫荽叶，瘦细而细疏，开五瓣小紫花，结青葖葵儿，上有一嘴，其尖锐为细锥子状，其角极似鸟嘴。因以名焉。"老鹳草之名见于《本草纲目拾遗》，赵学敏曰："入药用茎嘴。"

[**别名**] 老鹳嘴。

[**来源**] 为牻牛儿苗科植物牻牛儿苗 *Erodium stephanianum* Willd.、老鹳草 *Geranium wilfordii* Maxim. 或野老鹳草 *Geranium carolinianum* L. 的带果实的干燥全草。前者习称"长嘴老鹳草"，后两者习称"短嘴老鹳草"。

[**植物形态**] 牻牛儿苗 一年生或二年生草本，高15～60 cm。茎多分枝，有节，被柔毛。叶对生，长卵形或矩圆状三角形，二至三回羽状深裂；羽片5～9对，基部下延，小羽片条形，全缘或有1～3粗锯齿，两面疏生细毛。伞形花序腋生，花紫蓝色；萼片矩圆形，先端有长芒。蒴果顶端有长喙，成熟时5个果瓣与中轴分离，喙部呈螺旋状卷曲。花期6—8月，果期7—9月。（图11-13-1）

生于山坡、路边杂草中，分布于东北、华北及西南等地区。

老鹳草 与牻牛儿苗的主要区别为：植株较高大，可达80 cm；叶肾状三角形，3深裂。（图11-13-2）

野老鹳草 与牻牛儿苗的主要区别为：叶片掌状5深裂；花成对，顶生或腋生；花序梗短或几无柄，花淡红色。（图11-13-3）

[**产地**] 全国大部分地区均产。

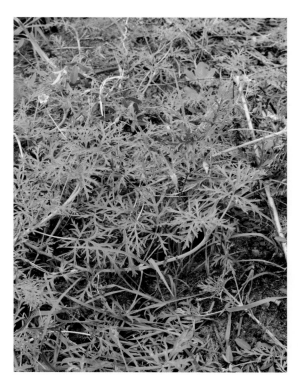

图 11-13-1 牻牛儿苗植物

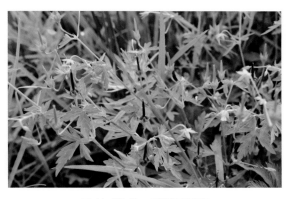

图 11-13-2 老鹳草植物

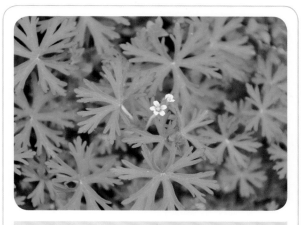

A. 花

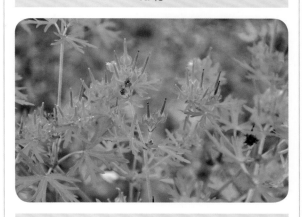

B. 果

图 11-13-3 野老鹳草植物

碎。无臭，味淡。（图 11-13-4）

短嘴老鹳草（老鹳草）：茎较细，略短。叶片圆形，3 或 5 深裂，裂片较宽，边缘具缺刻。果实球形，长 0.3 ~ 0.5 cm。花柱长 1 ~ 1.5 cm，有的 5 裂向上卷曲呈伞形。

短嘴老鹳草（野老鹳草）：叶片掌状 5 ~ 7 深裂，裂片条形，每裂片又 3 ~ 5 深裂。（图 11-13-5）

［**成分**］ 富含鞣质，主要有短叶苏木酚（brevifolin）、柯里拉京（coriagin）、没食子酸、原儿茶酸、鞣花酸。含挥发油，油中主成分有玫瑰醇、香叶醇、和里那醇、香茅酸、香茅醛等。另含有机酸类，如逆没食子酸、儿茶酸、琥珀酸、原儿茶酸等。尚含槲皮素、山奈酚等黄酮类成分。

［**贮藏保管**］ 置阴凉、干燥处。

［**采收加工**］ 夏、秋二季果实近成熟时采收，捆成小把，晒干。

［**药材鉴别**］ 性状鉴别 长嘴老鹳草：茎长 30 ~ 50 cm，直径 0.3 ~ 0.7 cm，多分枝，节膨大；表面灰绿色或带紫色，有纵沟纹和稀疏茸毛；质脆，断面黄白色，有的中空。叶对生，具细长叶柄；叶片卷曲皱缩，完整的二至三回羽状全裂，被毛。蒴果长圆形，长 0.5 ~ 1 cm；宿存花柱长 2.5 ~ 4 cm，形似鹳喙，有的裂成 5 瓣，呈螺旋形卷曲。质脆，易

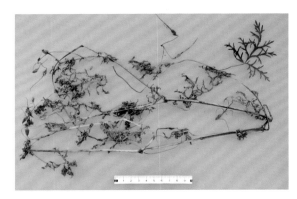

图 11-13-4　长嘴老鹳草药材

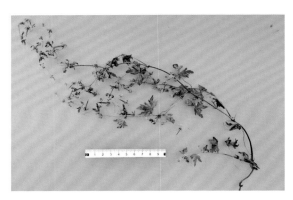

图 11-13-5　短嘴老鹳草药材

［**功效**］　性平，味苦、辛。祛风除湿，活血通络，止泻。用于风寒湿痹，肢体、关节疼痛、麻木，腹泻。

［**用法用量**］　9～15 g。

［**论注**］　（1）商品老鹳草有长嘴和短嘴之分。牻牛儿苗果实喙长 3.5～5.5 cm，习称"长嘴老鹳草"；而老鹳草和同属多种植物，果实喙长在 1.5～2 cm，习称"短嘴老鹳草"。长嘴老鹳草为常用品种。

（2）尚有以下 2 种植物在不同地区作老鹳草使用。

1）尼泊尔老鹳草 *Geranium nepalense* Sweet 的全草。其叶肾状五角形，3～5 裂，裂片宽卵形，有齿状缺刻或浅裂，上表面布疏伏毛，下表面有疏柔毛；花序腋生，花瓣小，紫红色；蒴果成熟时由下向上平卷。药材性状为：叶肾状五角形，3～5 裂；蒴果长约 1.7 cm，顶端有喙，成熟时开裂，5 果瓣向上内卷。

2）东北地区习用西伯利亚老鹳草

*Geranium sibiricum* L. 的全草。其茎生叶掌状 5 深裂，茎基部叶 5～7 深裂，茎直立或稍倾卧，叶裂片菱状披针形或近披针形，边缘具不整齐锯齿。含抗菌活性成分短叶苏木酚酸乙酯（ethyl brevifolincarboxylate）、鲨肌醇（soylloinositol）、短叶苏木酚（brevifolin）、柯里拉京（gorilagrin）、山柰酸-7-α-L-鼠李糖苷、槲皮素等。

# 瓜子金

POLYGALAE JAPONICAE HERBA

本品始载于《植物名实图考》。吴其濬曰："高四五寸，长根短茎，数茎为丛，叶如瓜子而长，唯有直纹一线，叶间开圆紫花，中有紫莓，气味甘。"

［**别名**］　金锁匙，瓜子草。

［**来源**］　为远志科植物瓜子金 *Polygala japonica* Houtt. 的干燥或新鲜全草。

［**植物形态**］　多年生常绿草本，高可达 23 cm。茎基部木质，多分枝，匍匐，斜升或近于直立。叶互生，椭圆形至卵形或广披针形，全缘，基部圆形或楔形，先端短尖，有短柄，柄及叶脉上都有细柔毛。花紫白色，花瓣顶端有剪裂状附属体，总状花序。蒴果广卵圆形而扁，先端微凹，边缘有膜质宽翅。花期 5—7 月。（图 11-14-1）

生于疏林下、路旁，或田埂上。

［**产地**］　主产于浙江、江西、湖南、四川、云南等省。

［**采收加工**］　春、夏、秋采挖全株，除去泥沙，晒干或鲜用。

［**药材鉴别**］　**性状鉴别**　根呈圆柱形，稍弯曲，直径可达 4 mm，表面黄褐色，有纵皱纹；质硬，断面黄白色。茎丛生，少分枝，长 10～30 cm，灰绿色或灰棕色，被细柔毛。叶皱缩，展平后呈卵形或卵状披针形，长 1～3 cm，宽 0.5～1 cm，侧脉明显，先端短尖，基部圆形或楔形，全缘，灰绿色；叶柄短，有柔毛。总状花序腋生，最上的花序低于茎的顶端；花多皱缩。蒴果圆而扁，长约 5 mm，具较

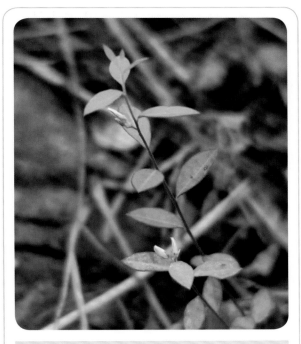

A. 植物

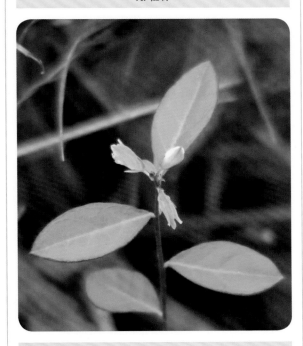

B. 花

图11-14-1 瓜子金植物

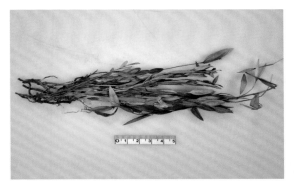

图11-14-2 瓜子金药材

[成分] 地上部分含瓜子金皂苷（polygalasaponin），水解得瓜子金皂苷元和葡萄糖、鼠李糖、木糖。

[贮藏保管] 置通风、干燥处。

[功效] 性平，味辛、苦。祛痰止咳，活血消肿，解毒止痛，安神。用于咳嗽痰多，咽喉肿痛，心悸失眠，跌打损伤，疔疮疖肿，毒蛇咬伤。

[用法用量] 15～30 g；外用鲜品适量，捣烂敷患处。

# 地锦草

*EUPHORBIAE HUMIFUSAE HERBA*

本品始载于宋《嘉祐本草》，掌禹锡云："生近道田野，出滁州者尤良。茎叶细弱，蔓延于地。茎赤，叶青紫色，夏中茂盛。六月开红花，结细实，取苗子用之。"李时珍曰："赤茎布地，故曰地锦。专治血病故俗称为血竭、血见愁。"又曰："田野寺院及阶砌间皆有之小草也。就地而生，赤茎黄花，黑实，状如蒺藜之朵，断茎有汁。"

[别名] 乳汁草。

[来源] 为大戟科植物地锦 *Euphorbia humifusa* Willd. 及斑地锦 *Euphorbia maculata* L. 的干燥全草。

[植物形态] 地锦 一年生匍匐小草本，近基部分枝，全草含白色乳汁。茎纤细，长约22 cm，呈叉状分枝，初带红色，秋季变为紫红色，无毛或疏生短柔毛。单叶对生，无柄

宽翅，边缘无缘毛，萼片宿存。种子扁卵形，褐色，密被柔毛，顶端有3长裂的假种皮。气微，味微辛、苦。（图11-14-2）

以叶多、有根者为佳。

或具短柄；叶片椭圆形，长0.4～0.9 cm，宽0.3～0.6 cm，先端钝圆，边缘有不甚明显的细锯齿，基部偏斜，绿色或带红紫色，两面无毛或疏生短毛。杯状聚伞花序单生于叶腋；总苞倒圆锥形，浅红色或绿色，顶端4裂；腺体4，具白色花瓣状附属物；子房3室，花柱3，2裂。蒴果三棱状球形，无毛；种子卵形，黑褐色或黑灰色，外被白色蜡粉，长约1.2 mm，宽约0.7 mm。花期7—8月，果期8—10月。（图11-15-1）

斑地锦　与地锦的主要不同点为：茎密被白色细柔毛；叶片呈长椭圆形，叶上面无毛，中央有长线状紫红色斑，叶下面和果实均疏被白色短柔毛；种子灰红色。（图11-15-2）

生于原野荒地、路旁、田间。

[**产地**]　华东及华南地区各地均产。

[**采收加工**]　夏、秋二季采收，洗净，晒干。

[**药材鉴别**]　性状鉴别　全草皱缩，根细小表面暗红棕色，断面淡棕色。茎细，多分枝，表面紫红色；质脆，断面黄白色，中空。叶对生，叶片呈椭圆形或长椭圆形，长0.5～1 cm，宽0.3～0.6 cm，绿色或暗绿色，先端钝圆，基部偏斜。杯状聚伞花序腋生，细小。蒴果三棱状球形，表面光滑或被稀疏白色短柔毛。种子细小，卵形，褐色。气微，味微涩。（图11-15-3）

显微鉴别　地锦茎横切面：① 呈长圆形，有4个棱角，其中2个更明显；表皮细胞1层，棱角处有厚角组织。② 皮层部散有多数乳汁管，直径7～15 μm。③ 中柱鞘纤维呈断续的环状排列。④ 韧皮部狭窄。⑤ 形成层环不明

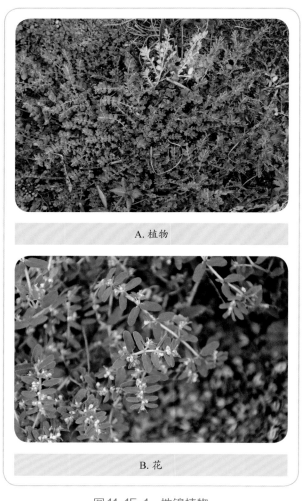

A. 植物

B. 花

图11-15-1　地锦植物

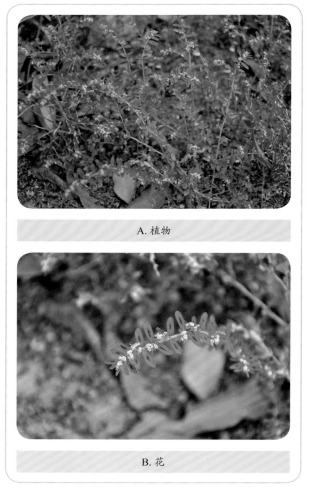

A. 植物

B. 花

图11-15-2　斑地锦植物

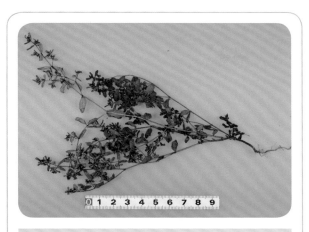

A. 药材

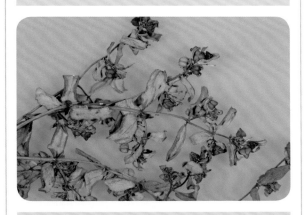

B. 果

图 11-15-3　地锦草药材

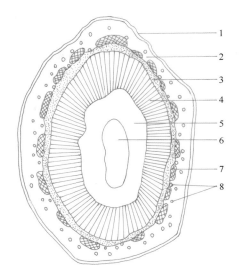

图 11-15-4　地锦草茎横切面简图

1. 表皮　2. 皮层　3. 韧皮部　4. 木质部　5. 髓
6. 空隙　7. 中柱鞘纤维　8. 乳汁管

② 种皮细胞多成片存在，黄棕色，其正面观细胞呈多角形，直径约13.6 μm，壁极厚，胞腔小。③ 分枝状无节乳汁管，内含颗粒状物质。茎中乳汁管较粗，直径约16 μm；叶中乳汁管较细，直径6～9 μm。（图11-15-5）

显。⑥ 木质部较宽，导管呈放射状排列。（图11-15-4）

地锦叶横切面：① 表皮细胞外壁向外突起，下皮表皮细胞更明显，呈乳头状。② 栅栏组织为1列柱状细胞，排列紧密；海绵组织细胞类圆形，排列疏松。③ 叶脉维管束细小，有明显的维管束鞘。（图11-15-4）

地锦叶表面：① 非腺毛一般4～8个细胞组成，宽400～900 μm，表面不光滑，有较密而细小的突起。② 气孔不等式，下表皮垂周壁波状弯曲。

粉末：绿褐色。① 叶脉周围细胞正面观，细胞类长圆形，整齐紧密地排列在叶脉两侧；细脉末端周围细胞放射状排列成圆形；叶脉周围细胞横断面观，可见叶脉维管束周围有5～8个细胞呈放射状排列成圆形的维管束鞘。

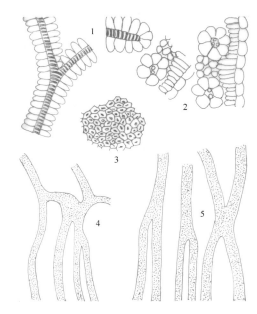

图 11-15-5　地锦草粉末图

1. 维管束鞘正面观　2. 维管束鞘横断面观　3. 种皮细胞
4. 叶肉中乳汁管　5. 茎中乳汁管

[成分] 地锦草的主要化学成分有黄酮、三萜、甾醇、香豆素、鞣质及酚酸类等化合物。黄酮成分主要为槲皮素苷类、山柰素苷类，苷元为槲皮素（quercetin）、山柰素（kaempferide），含槲皮素-3-O-（2-没食子酸）-葡萄糖苷和异槲皮苷（isoquercitrin）、芹菜素-7-O-葡萄糖苷、木犀草素-7-O-葡萄糖苷、槲皮素-3-O-阿拉伯糖苷、槲皮素（quercetin）、山柰酚等。甾醇及三萜类化合物有β-谷甾醇、羽扇豆醇等。含有鞣质及酚酸类化合物短叶苏木酚（brevifolin）、没食子酸乙酯、鞣花酸等。含内酯及香豆素类成分莨菪亭（scopoletin）、伞形花内酯（umbelliferone）、泽兰内酯（ayapin）等。

[贮藏保管] 置通风、干燥处。

[功效] 性平，味辛。清热解毒，凉血止血，利湿退黄。用于痢疾，泄泻，咯血，尿血，便血，崩漏，疮疖痈肿，湿热黄疸。

[用法用量] 9～20 g，鲜品30～60 g；外用适量。

[论注] 在地锦草商品药材中混在一起药用的还有同属植物千根草 *Euphorbia thymifolia* L.。外形与地锦极相似，其主要区别点：茎被稀疏柔毛；叶片短圆形或倒卵形，叶两面具贴伏的稀柔毛；果实有毛，种子短圆形，浅褐色。含三十一烷（hentriacontane）、蒲公英赛醇（taraxerol）及黄酮类。

# 鹿衔草

PYROLAE HERBA

本品始载于《滇南本草》。《植物名实图考》载入山草卷："鹿衔草九江建昌山中有之。铺地生绿叶，紫背，面有白缕，略似蕺菜而微长，根亦紫。"

[别名] 鹿含草，鹿蹄草。

[来源] 为鹿蹄草科植物鹿蹄草 *Pyrola calliantha* H. Andres 或普通鹿蹄草 *Pyrola decorata* H. Andres 的干燥全草。

[植物形态] 鹿蹄草 多年生常绿草本，高20～30 cm。叶基生，革质，卵圆形，边缘强烈反卷，叶下面灰蓝绿色，干后略带紫红色。总状花序顶生，有1舌形小苞片，花大，直径15～20 mm，白色或稍带粉红色。蒴果扁球形。花期5—6月，果期9—10月。（图11-16-1）

普通鹿蹄草 常绿草本状小半灌木，高15～35 cm。叶近基生，薄革质，长圆形、倒卵状长圆形或匙形，上面深绿色，沿叶脉为淡绿白色或稍白色，下面色较淡，常带紫色，边缘有疏齿。总状花序长2.5～4 cm，花倾斜，半下垂；花冠碗形，直径10～15 mm，淡绿色或黄绿色或近白色。蒴果扁球形。花期6—7月，果期7—8月。

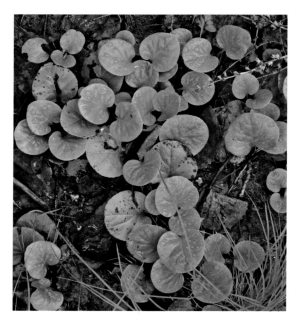

图11-16-1 鹿蹄草植物

[产地] 主产于浙江、安徽、江西、贵州、陕西等省。

[采收加工] 全年可采，以秋、冬二季为佳。将全草连根挖起，洗净泥沙，晒干。也有晒至叶片略软缩时，堆压使其发热，待叶片两面变成紫红或紫褐色时，再行晒干。

[药材鉴别] 性状鉴别 根茎细长。茎圆柱形或具纵棱，长10～30 cm。叶基生，长卵圆形或近圆形，长2～8 cm，暗绿色或紫褐色，先端圆或稍尖，全缘或有稀疏的小锯齿，边缘略反卷，上表面有时沿脉具白色的斑纹，

下表面有时具白粉。总状花序有花4～10朵；花半下垂；萼片5，舌形或卵状长圆形；花瓣5，早落；雄蕊10，花药基部有小角，顶孔开裂；花柱外露，有环状突起的柱头盘。蒴果扁球形，直径7～10 mm，5纵裂，裂瓣边缘有蛛丝状毛。气微，味淡、微苦。（图11-16-2）

以叶片大、两面紫红色或紫褐色者为佳。

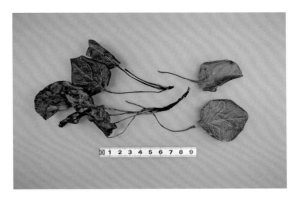

图11-16-2　鹿衔草药材

［成分］　含熊果苷（arbutin）、高熊果酚苷（homoarbutin）、异高熊果苷（iso-homoarbutin）、梅笠草素（chimaphilin）、鹿蹄草素。尚含水晶兰苷（monotropein）、苦杏仁酶、苦味质、槲皮素（quercetin）、没食子酸、原儿茶酸及N-苯基-2萘胺等。

［贮藏保管］　置干燥处，防潮。

［功效］　性温，味甘、苦。祛风湿，补虚益肾，强筋骨，止血止咳。用于风湿痹痛，腰膝无力，月经过多，久咳劳嗽。

［用法用量］　9～15 g。

［论注］　同属多种植物在不同的地区作鹿蹄草药用，其中较主要的有如下3种。

（1）卵叶鹿蹄草Pyrola decorata H. Andres：呈长卵形或倒卵形，叶上面具淡白色脉纹，花绿色。分布长江流域各省。

（2）圆叶鹿蹄草Pyrola rotundifolia L.：叶片广卵形或圆形，质较薄，花葶有1～2苞片，花8～15朵，绿色。分布东北及新疆等地。

（3）日本鹿蹄草Pyrola japonica（Sieb.）Klenze ex Alef：叶片通常1～5片，椭圆形，革质，花葶上无苞片或有1片。分布东北及华北各省。其叶含鹿蹄草苷（pirolatin，约1%）、

水晶兰苷、车叶草苷（asperuloside）、槲皮素、β-谷甾醇、熊果酸、梅笠草素、齐墩果酸、α3-谷甾醇等。

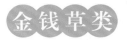

商品药材根据来源及产地不同，分为金钱草、广金钱草、江西金钱草3种。

# 金钱草

LYSIMACHIAE HERBA

本品原名神仙对座草，始载于《百草镜》《本草纲目拾遗》。赵学敏曰："山中道旁皆有之，蔓生，两叶相对、青圆似佛耳草，夏开小黄花，每节间有两朵，故名。"《植物名实图考》名为过路黄，并载："铺地拖蔓，叶如豆叶，对生附茎。叶间春开五尖瓣黄花，绿跗尖长，与叶并茂。"

［别名］　四川金钱草，大金钱草，路边黄。

［来源］　为报春花科植物过路黄Lysimachia christinae Hance的干燥全草，亦可鲜用。

［植物形态］　多年生草本，无毛或微被短柔毛。茎柔弱，绿色或带紫红色，匍匐地面生长，节上常生根。叶片、花萼、花冠及果实均具点状及条纹状的黑色腺体。叶对生，稍肉质，叶片心形或卵形，全缘，主脉1条，两面均无毛。花黄色，成对生于叶腋，花梗较叶柄稍长；花萼5深裂，裂片披针形；花冠5裂，黄色，基部相连，有黑色线条；雄蕊5，不等长；柱头圆形，子房上位，卵圆形。蒴果球形；种子小，边缘稍具膜翅。花期5—7月，果期9—10月。（图11-17-1）

生于阴坡、潮湿的沟谷、田野。

［产地］　主产于四川省，故称"四川金钱草"。长江流域及山西、陕西、云南、贵州等省亦产。

［采收加工］　夏、秋二季采集，除杂质及泥土，晒干或鲜用。

［药材鉴别］　性状鉴别　全草皱缩。茎棕

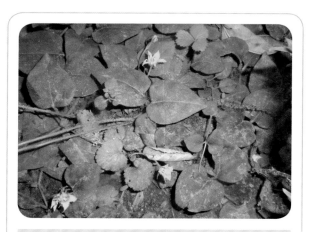

A. 植物

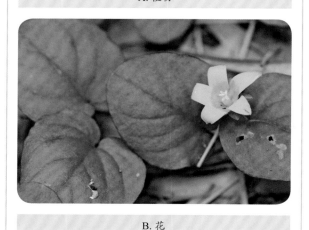

B. 花

图 11-17-1 过路黄植物

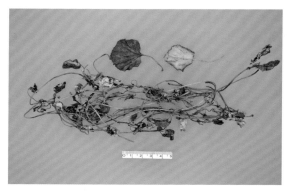

图 11-17-2 金钱草药材

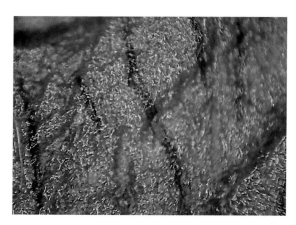

图 11-17-3 金钱草叶片条纹

色或棕红色，扭曲。叶对生，心形或卵形，长1～4 cm，宽1～5 cm，全缘，表面灰绿色或黄绿色，背面色较浅，主脉突起；叶片用水浸后，透光可见黑色或棕色条纹。有的叶腋具花梗。质易碎。气微，味淡。（图11-17-2、图11-17-3）

显微鉴别　茎横切面：① 表皮细胞1列，外被角质层。② 皮层宽广，分泌道散在，周围分泌细胞5～10个，内含红棕色块状分部物。内皮层明显。③ 中柱鞘纤维常1～2列成环，有时呈断续状。④ 韧皮部甚狭，形成层不明显。⑤ 木质部由导管和木薄壁细胞组成。⑥ 髓部常呈空腔。薄壁细胞中含淀粉粒。

叶横切面：① 上表皮为1列切向延长的细胞，具角质层，无气孔；下表皮气孔较多，均有单细胞头和单细胞柄组成的腺毛，偶见非腺毛。② 叶肉栅栏细胞通常1列，海绵组织中分布有离生性分泌道，其内常含有红棕色球状或块状物质。③ 主脉1条于下面明显凸出，近表皮细胞处及韧皮部外有厚角组织，维管束被维管束鞘所包围，侧脉小，不发达。

粉末：灰黄色。① 表皮细胞垂周壁波状，具角质层，气孔不等式或不定式。② 腺毛红棕色头部单细胞，直径约25 μm，柄单细胞，偶为2个细胞；分泌道散在叶肉组织中，含红棕色分泌物。③ 淀粉粒众多，单粒类圆形、半圆形或盔帽状，直径5～13 μm，层纹与脐点均不明显；偶有复粒。④ 中柱鞘纤维长120～200 μm，直径20～30 μm，腔大，壁木化。

［成分］　含黄酮类成分槲皮素（quercetin）、槲皮素-3-O-葡萄糖苷（quercetin-3-O-glucoside）、山奈素（kaempferol）、山奈素-3-O-半乳糖苷（kaempferol-3-O-galactoside）、

山奈素-3-O-珍珠菜三糖苷（kaempferol-3-O-lysimachiatrioside）、3,2′,4′,6-四羟基-4,3′-二甲氧基查耳酮（3,2′,4′,6-tetrahydoxy-4,3′-dimethoxy-chalcone）、山奈酚-3-鼠李糖苷-7-鼠李糖基（1→3）鼠李糖苷及山奈酚-3-芸香糖苷等。尚含对羟基苯甲酸、尿嘧啶等化合物。

［贮藏保管］ 置干燥处。

［功效］ 性微寒，味甘、咸。利湿退黄，利尿通淋，解毒消肿。用于湿热黄疸，肝胆结石，尿路结石，痈肿疔疮，毒蛇咬伤。

［用法用量］ 15～60 g；鲜品加倍。

［方例］ 治膀胱结石及肾结石（《四川中药志》）：金钱草，萹蓄，石韦，海金沙，车前草，瞿麦，甘草梢，水煎服。

［论注］ （1）本品叶圆形似钱，故名金钱草。《四川百草堂验方抄本》（清乾隆年间，1736～1795年）用治"黄痧走疸"，载曰："黄痧走疸周身黄，金钱草是救命王，炕干为末冲甜酒，草药更比官药强。"本品为四川传统用药，习称"四川金钱草"。

（2）同属植物聚花过路黄 *Lysimachia congestiflora* Hemsl. 的全草，药材名"风寒草"。主要特征为：花常2～4朵，多集生于枝端，成密集状；茎叶均被白毛，叶主侧脉均明显。四川民间用以祛风清热，止咳化痰，消积解毒。与上种金钱草的功效不同，注意区别。（图11-17-4、图11-17-5）

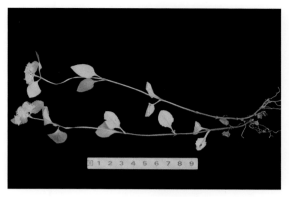

图11-17-5 风寒草药材

# 广金钱草

DESMODII STYRACIFOLII HERBA

叶近圆形而似铜钱，两广地区称"金钱草"或"广金钱草"。《岭南草药志》曰："金钱草治膀胱结石为奇效。"所用的金钱草即是广金钱草。

［别名］ 落地金钱，铜钱草，马蹄香。

［来源］ 为豆科植物广金钱草 *Desmodium styracifolium*（Osbeck）Merr. 的干燥地上部分。

［植物形态］ 半灌木状草本，高30～100 cm。茎直立或平卧，基部木质，枝与叶柄均密被黄色伸展的短柔毛。叶互生，圆形或矩圆形，背面密被灰白色贴伏的绒毛，全缘；小叶1～3片，中间小叶大，侧生小叶较小，先端微凹，基部浅心形或近平截，托叶1对，披针形；叶脉下凸，侧脉羽状，平行，约为10对。总状花序腋生或顶生，苞片卵状三角形，每个苞内有2朵花；花萼钟状，被粗毛；花冠蝶形，紫色，有香气。荚果线状长圆形，被短柔毛和钩状毛；种子肾形。花期6—9月，果期7—10月。（图11-18-1）

［产地］ 主产于广东省。福建、广西、湖南等省区亦产。广东东莞和增城为道地产区。

［采收加工］ 夏、秋二季割取地上部分，除去杂质，切段，晒干或鲜用。

［药材鉴别］ 性状鉴别 茎枝呈圆柱形，长约60 cm，直径2～5 mm；表面浅棕黄色，密被黄色柔毛；质稍脆，断面中部有髓。叶互

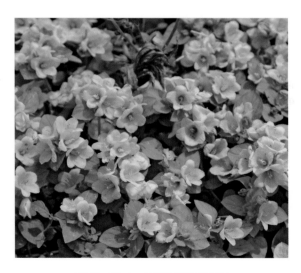

图11-17-4 聚花过路黄植物

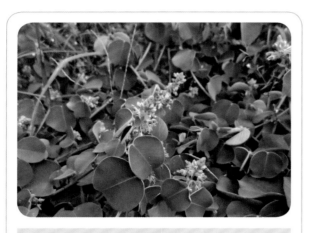

A. 植物

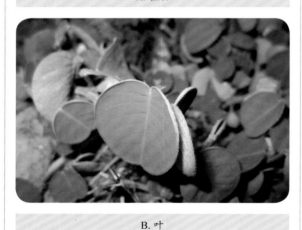

B. 叶

图 11-18-1　广金钱草植物

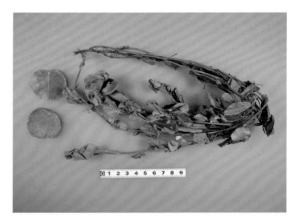

图 11-18-2　广金钱草药材

及栅栏、海绵组织中均含草酸钙方晶。

粉末：黄棕色。① 钩状毛由 1 ～ 3 个细胞组成，长达 1 000 μm 以上，顶端渐尖。② 气孔为不定式。③ 中柱鞘纤维及木纤维长 200 ～ 500 μm。④ 薄壁组织中有草酸钙方晶。

[成分]　含木犀草素（luteolin）和黄酮碳苷化合物异牡丹苷（isovitexin）、6-C-木糖-8-C-葡萄糖洋芹素（vicenin-1）、6-C-葡萄糖-3-C-木糖洋芹素（vicenin-2）、异荭草苷（isoorientin）。尚含广金钱草碱（desmodimine）、广金钱草内酯（desmodilactone）、羽扇豆酮、羽扇豆醇、三十三烷、硬脂酸、β-谷甾醇和花生酸花生醇酯。

[贮藏保管]　置干燥处。

[功效]　性凉，味甘、淡。除湿退黄，利尿通淋。用于热淋，砂淋，石淋，小便涩痛，水肿尿少，黄疸尿赤，尿路结石。

[用法用量]　15 ～ 30 g。

[方例]　治膀胱结石（《岭南草药志》）：金钱草，鸡内金。水煎服。

治肾结石（《岭南草药志》）：金钱草，琥珀（研冲服），沉香，大黄，木通，冬葵子，生地，归尾，大枣。水煎服。

# 江西金钱草

### HYDROCOTYLES HERBA

江西金钱草原名天胡荽，最早见于唐代

生，小叶 1 ～ 3 片，圆形或长圆形，直径 2 ～ 4 cm，先端微凹，基部心形，全缘，上面黄绿色或灰绿色，无毛；下面具灰白色紧贴的丝毛，侧脉羽状，平行，约为 10 对；叶柄长 1 ～ 2 cm，托叶 1 对，披针形，长约 8 mm。偶见花果。气微香，味微甘。（图 11-18-2）

显微鉴别　茎横切面：① 表皮细胞 1 列，其外着生钩状毛。② 表皮下方为木栓层，皮层组织中含色素块的细胞连接成环，并有草酸钙方晶与棱晶。③ 中柱鞘纤维群发达。④ 韧皮薄壁组织中亦含草酸钙方晶与草酸钙棱晶。⑤ 木质部由导管、木纤维及木薄壁细胞组成。⑥ 髓部宽，细胞中含色素块、草酸钙结晶及淀粉粒。

叶横切面：① 上、下表皮均密布气孔，下表皮具钩状毛及大型的线状保护毛。② 主脉维管束呈槽状，其下侧具厚角组织。③ 侧脉下方

《千金方》。孙思邈曰："一种小草，其状类胡荽……可以疗痔病，一名天胡荽。"天胡荽用于治疗肝炎、带状疱疹、目翳、米泔尿等。江西金钱草主要来源为天胡荽和白毛天胡荽（破铜钱），还常有肾叶天胡荽 *Hydrocotyle wilfordii* Maxim。

［**别名**］ 小金钱草，天胡荽。

［**来源**］ 为伞形科植物天胡荽 *Hydrocotyle sibthorpioides* Lam.的干燥全草。

［**植物形态**］ 多年生贴地的匍匐草本；茎节上生根。叶圆形或近肾形，直径6～15 mm，基部心脏形，5～7浅裂，裂片短，有2～3个钝齿，两面光滑无毛或背面被毛，叶柄纤细。花白色，有淡红紫晕，腋生伞形花序，而与叶对生。双悬果略呈心脏形，分果每侧有1背棱，平滑，有时有红色小斑点。（图11-19-1）

生于丘陵、平地、村落湿地，为庭园常见成片生长的小草。

［**产地**］ 产我国长江下游至南部各省。

［**采收加工**］ 夏、秋间采收全草，洗净，晒干。

［**药材鉴别**］ 性状鉴别 缠结成团，根生于茎节，甚纤细，黄棕色。茎细长弯曲，表面有细纵纹，直径约0.1 cm，黄棕色至棕色，易折断，断面淡黄色。叶卷缩，展开后呈圆心脏形，直径1～1.5 cm，5～7掌状浅裂或深裂，边缘具钝齿，绿色或黄绿色，下表面可见稀疏白毛。有时可见小球团状的果。气微香，味淡、微辛。（图11-19-2）

显微鉴别 茎横切面：① 表皮细胞近方形或椭圆形，外壁多被角质层。② 皮层薄壁细胞呈圆形，内皮层明显。③ 维管束外韧型，6～9个，断续环列，束间形成层不明显，每维管束外侧有1分泌道，6～8个分泌细胞组成，直径16～60 μm；导管多角形，径向排列，2～4列。（图11-19-3）

叶横切面：① 叶的栅栏组织不通过叶片基部中脉处，而通过叶的裂片中部中脉处。② 叶上表皮外壁被角质层，常见多列性非腺毛。③ 中脉处维管束外韧型，每维管束的韧皮部外侧有1分泌道。④ 栅栏组织细胞1～2列，叶肉组织中间常有色素细胞。（图11-19-4）

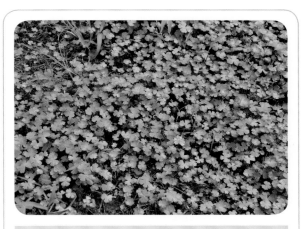

A. 植物

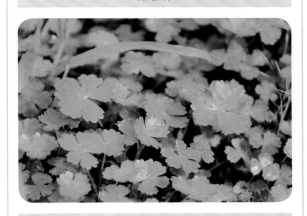

B. 叶

图11-19-1 天胡荽植物

［**成分**］ 含黄酮苷、酚类、氨基酸、香豆精。还含挥发油。

［**贮藏保管**］ 置干燥处。

［**功效**］ 性微寒，味辛、苦。清热利湿，排石利尿。用于湿热黄疸，肝胆结石，尿路结石，痈肿疔疮，毒蛇咬伤。

［**用法用量**］ 15～60 g，鲜品加倍。

［**方例**］ 治砂淋、石淋（《江西草药手册》）：鲜金钱草，石韦，半边莲，海金沙。水煎服。

治黄疸型传染性肝炎（《全国中草药汇编》）：金钱草，水煎服。

［**论注**］ （1）破铜钱 *Hydrocotyle sibthorpioides* Lam var. *batrachum*（Hance）Hand. -Mazz亦作江西金钱草用。其主要鉴别点为：叶片3～5深裂几达基部，侧裂片一般仅裂达基部1/3处，裂

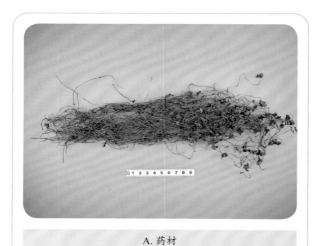

A. 药材

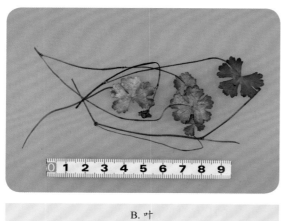

B. 叶

图 11-19-2　江西金钱草药材

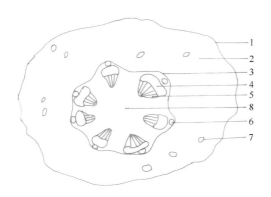

图 11-19-3　江西金钱草茎横切面简图

1. 表皮　2. 皮层　3. 内皮层　4. 韧皮部　5. 木质部
6. 分泌道　7. 色素细胞　8. 髓部

片均呈楔形。

（2）江西金钱草3个不同种来源有明显不同的显微特征：天胡荽表面非腺毛多而且粗长，

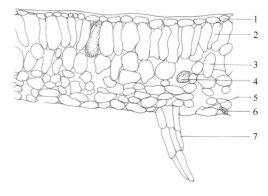

图 11-19-4　江西金钱草叶横切面详图

1. 上表皮　2. 栅栏组织　3. 海绵组织　4. 色素细胞
5. 下表皮　6. 气孔　7. 外腺毛

破铜钱较少，而肾叶天胡荽无非腺毛；天胡荽中果皮内侧有数列石细胞呈环状排列，破铜钱中果皮无石细胞，肾叶天胡荽在分果的两侧棱脊维管束、内侧有石细胞壁。

（3）唇形科植物活血丹 Glechoma longituba （Nakai）Kupr.的全草，又称"连钱草"，在上海和江苏地区以全草作金钱草使用。主要特征为：茎方形；叶对生，具透明腺点，边缘有圆钝齿；花冠唇形；搓之气芳香，味微苦。茎、叶含挥发油，油中主要含L-松莰酮（L-pinocamphone）。（图11-19-5）

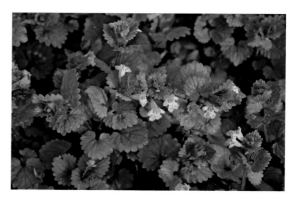

图 11-19-5　活血丹植物

# 马鞭草

VERBENAE HERBA

本品始载于《名医别录》，列为下品。苏

敬曰："苗似狼牙及茺蔚，抽三四穗，紫花，似车前，穗类鞭鞘，都不似蓬蒿也。"陈藏器曰："乃其节生紫花如马鞭节耳。"李时珍也曰："马鞭下地甚多。春月生苗，方茎，叶似益母，对生，夏秋开细紫花，作穗如车前穗，其子如蓬蒿子而细，根白而小。"

［**别名**］ 马鞭梢，铁马鞭，白马鞭，疟马鞭。

［**来源**］ 为马鞭草科植物马鞭草 *Verbena officinalis* L. 的干燥地上部分。

［**植物形态**］ 多年生草本，高达 1 m 以上。茎直立，四棱形，棱及节上疏生硬毛。叶对生，基生叶倒卵形或长卵形，边缘有粗锯齿和缺刻，叶片形态不一，多数 3 深裂，两面均被白色粗毛；上部叶深羽状分裂或有齿牙，有时裂片下延成翼。穗状花序顶生或腋生，每朵花有 1 苞片，蓝紫色，苞片与萼片有粗毛。蒴果长方形，外果皮薄，成熟时分裂为 4 个小坚果。花期 6—8 月，果期 7—10 月。（图 11-20-1）

［**产地**］ 全国大部地区均有产。

［**采收加工**］ 7—10 月开花后，割取地上部分，晒干。

［**药材鉴别**］ 性状鉴别 茎方形，有纵沟，表面灰绿色或黄绿色，粗糙，具疏毛；质硬而脆，断面有髓或中空。叶对生，皱缩，绿褐色，展平后叶片 3 深裂，边缘有齿裂。穗状花序细长，小花多数。臭微，味微苦。（图 11-20-2）

以身干、色绿、无根、无杂质者为佳。

［**成分**］ 含马鞭草苷（verbenalin）、5-羟基马鞭草苷（5-hydroxyverbenalin），马鞭草苷水解后得马鞭草醇（verbenalol）及葡萄糖。叶含腺苷（adenosine）及 β-胡萝卜素。根及根茎中含水苏糖。此外，全草尚含挥发油、鞣质、咖啡酸等。

［**贮藏保管**］ 置干燥处。

［**功效**］ 性凉，味苦。凉血散瘀，解毒，利水，截疟。用于水肿腹胀，痈肿，疮毒，经闭，腹部肿块。

［**用法用量**］ 5～10 g；外用鲜品适量，捣烂敷或煎汤熏洗患处。

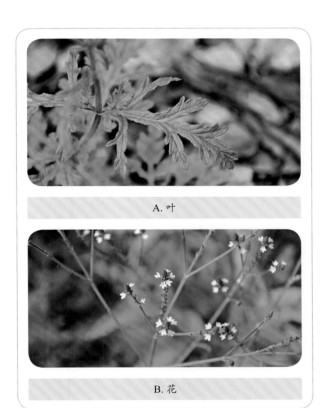

A. 叶

B. 花

图 11-20-1　马鞭草植物

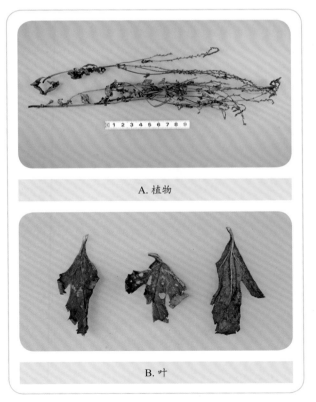

A. 植物

B. 叶

图 11-20-2　马鞭草药材

## 藿香类

商品药材根据来源及产地不同，分为广藿香和藿香2种。

# 广藿香

### POGOSTEMONIS HERBA

本品始载于《异物志》，历代史志均有记载。本草关于藿香的记载见于宋《嘉祐本草》及《本草图经》。苏颂曰："藿香岭南多有之，人家亦多种。"李时珍曰："藿香方茎有节中虚，叶微似茄叶。"《唐史》云："顿逊国（即马来半岛）出藿香，插枝便生，叶如都梁者，是也。"

[来源] 为唇形科植物广藿香 *Pogostemon cablin*（Blanco）Benth. 的干燥茎叶。

[植物形态] 多年生草本或半灌木，高30～100 cm，密被短柔毛，有香气。茎略呈方柱形，直立，多分枝，密被长柔毛。叶对生，卵形至卵状长圆形，边缘具粗钝齿，两面被柔毛，背面尤甚。轮伞花序密集成穗状，顶生或腋生，花淡紫红色；苞片披针椭圆形，外表被绒毛，萼齿急尖；花冠淡红紫色，上唇3裂，下唇全缘；雄蕊4，外伸，花丝分离。花期4月，国产广藿香少有开花者。小坚果4，椭圆形稍扁。（图11-21-1）

[产地] 原产于菲律宾等亚洲热带地区。我国海南省，广东湛江、肇庆、广州，云南及广西有栽培。用扦插繁殖。

因产地栽培品种不同，商品药材有海南广藿香、石牌广藿香和高要藿香等规格。石牌藿香因环境变化，已无商品药材供应。

[采收加工] 夏、秋二季采收后去根，晒2～3日，堆集一起用草席盖面，闷2日后再晒，再闷，循环进行至干为止，然后扎把。

[药材鉴别] 性状鉴别 老茎圆柱形，木质较硬，表面灰黄色或灰绿色，折断面裂片状；嫩茎略呈钝方形，密被茸毛。叶大多脱落，少数存于枝梢，皱缩或破碎，表面暗棕色，背面灰棕色，两面密被柔毛；叶片呈卵形或椭圆

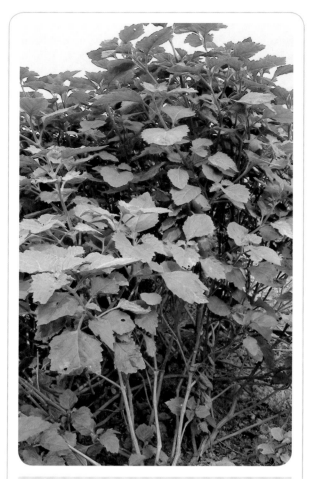

A. 植物

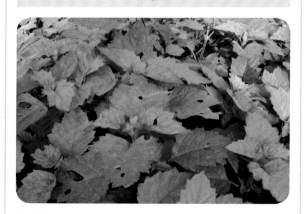

B. 叶

图11-21-1　广藿香植物

形，长4～9 cm，宽3～7 cm，先端短尖或钝圆，基部楔形或钝圆；叶柄细，长2～5 cm，被柔毛。气香特异，味微苦。（图11-21-2）

以茎叶粗壮茂密、气清香、不带根者为佳。

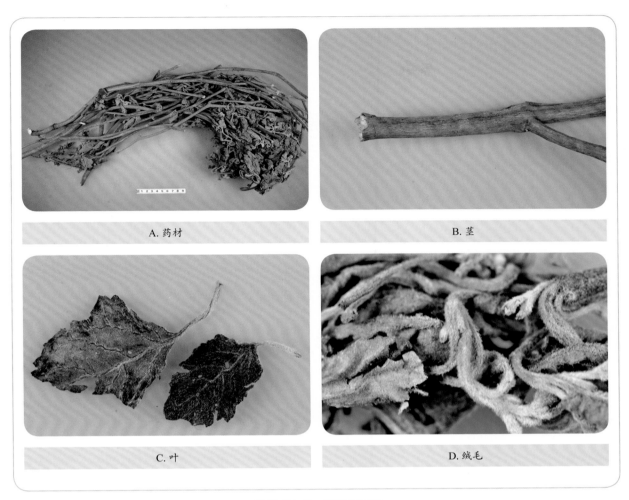

A. 药材　　　　　　　　　　　　B. 茎

C. 叶　　　　　　　　　　　　　D. 绒毛

图 11-21-2　广藿香药材

　　显微鉴别　茎横切面：① 表皮为1列细胞，排列不整齐，有非腺毛，表皮下有木栓化细胞3～5列。② 皮层的外层为4～10列厚角细胞，内层为薄壁细胞，有大形细胞间隙，内有间隙腺毛；腺毛常纵向排列，在纵切面观较易察见全形，腺头单细胞，长圆形或类圆形，长75～195 μm，内含黄色至黄绿色挥发油，柄短，1～2个细胞，多与外方的皮层细胞相连接；薄壁细胞尚含草酸钙针晶，长约15 μm。③ 中柱鞘纤维成束，断续环列。④ 韧皮部狭窄。⑤ 木质部于四角处较发达，由导管、木薄壁细胞及木纤维组成，均木化。⑥ 髓部细胞微木化，含草酸钙针晶及片状结晶，稀有淀粉粒。（图11-21-3）

　　叶片粉末：淡棕色。① 表皮细胞不规则，气孔直轴式。② 非腺毛1～6细胞，平直或先端弯曲，长约590 μm，壁具刺状突起，有的细胞含黄棕色物。③ 腺鳞头部单细胞状，顶面观常作窗形或缝状开裂，直径37～70 μm；柄单细胞，极短。④ 间隙腺毛存在于栅栏组织或薄壁组织的细胞间隙中，头部单细胞，呈不规则囊状，直径13～15 μm，长约至113 μm，柄短，单细胞；小腺毛头部2细胞，柄1～3细胞，甚短。⑤ 草酸钙针晶细小，散在于叶肉细胞中，长约至27 μm。（图11-21-4）

　　[成分]　含挥发油2%～2.8%，油中主要成分为广藿香醇（patchouli alcohol，52%～57%）。据报道，石牌广藿香含抗真菌成分广藿香酮（pogostone），为该品种特征性成分；还含芹黄素（apigenin）、芹黄苷（apienin7-O-glucoside）。

　　[贮藏保管]　置阴凉、干燥处，防潮。

　　[功效]　性微温，味辛。芳香化浊，开胃

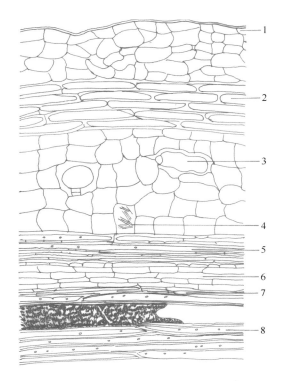

图 11-21-3　广藿香茎横切面详图

1. 表皮　2. 厚角组织　3. 间隙腺毛　4. 针晶
5. 中柱鞘纤维　6. 韧皮部　7. 形成层　8. 木质部

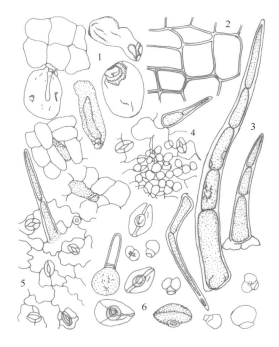

图 11-21-4　广藿香叶粉末图

1. 间隙腺毛　2. 木栓细胞　3. 非腺毛
4. 叶上表皮　5. 叶下表皮　6. 腺毛

止呕，发表解暑。用于湿热中阻，脘痞呕吐，暑湿倦怠，胸闷不舒，腹痛吐泻，鼻渊头痛。

[用法用量]　3 ～ 10 g。

[方例]　藿香正气散（《和剂局方》）：广藿香，苏叶，白术，白芷，制半夏，陈皮，厚朴，茯苓，大腹皮，甘草，桔梗。功能解表化湿，理气和中；主治外感风寒，内伤湿滞证。

# 藿　香

AGASTACHES HERBA

古代本草记载的藿香，多系广藿香。藿香之名始见于《名医别录》。《滇南本草》称之为"土藿香"。吴其濬曰："今江西、湖南人家多种之，为辟暑良药。"

[别名]　合香，土藿香，排香草。

[来源]　为唇形科植物藿香 *Agastache rugosa*（Fisch. et Mey.）O. Kuntze 的干燥全草。

[植物形态]　多年生直立草本，茎高 0.5 ～ 1.5 m，上部被极短的细毛。叶对生，叶片卵形或三角状卵形，边缘有锯齿，两面被毛并密生圆形腺鳞。轮伞花序，在主茎或侧枝上组成顶生密集圆筒状的假穗状花序；苞片披针状条形，花萼筒状倒锥形，花淡紫蓝色，花冠唇形，雄蕊4，花柱顶端2裂。小坚果卵状矩圆形，腹面具棱，顶端具短硬毛。花期7—9月，果期10—11月。（图11-22-1）

[产地]　主产于四川、江苏、浙江等省。东北、华北及西南各省亦产。

[采收加工]　夏、秋二季开花时，选晴天收割全草，扎把，暴晒1日，堆闷1夜，再晒干。

[药材鉴别]　性状鉴别　茎方柱形，多对生分枝，长30 ～ 90 cm，直径3 ～ 10 mm。叶皱缩、破碎，表面黄绿色或灰黄色，心状卵形，边缘具粗齿。有时枝端尚留总状花序。气香而特异，味淡而微凉。（图11-22-2）

以茎叶青绿、叶多、无杂质、无根、香气浓者为佳。

[成分]　含挥发油0.2% ～ 0.5%，其主要成分为甲基胡椒酚（methyl chavicol），约

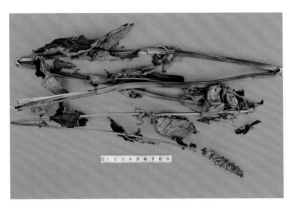

图11-22-2 藿香药材

槐黄素（acacetin）、椴树苷（tilianine）、藿香素（agastachin）、藿香苷（agastachoside）及异藿香苷（isoagastachoside）等。

[**贮藏保管**] 置阴凉、干燥处，防潮。

[**功效**] 性微温，味辛。芳香化湿，和中止呕，发表解暑。用于湿热中阻，脘痞呕吐，暑湿倦怠，胸闷不舒，寒湿闭暑，腹痛吐泻，鼻渊头痛。

[**用法用量**] 4.5～9 g。

[**论注**] 本品鲜品称鲜藿香，药店常盆栽作临时配方用。鲜品有清暑辟秽、醒脾化湿之效。叶香岩《外感风热篇》、陈平伯《外感温病篇》、薛生白《温热病篇》等温病学著作常用鲜藿香和鲜佩兰配伍使用。

# 荆 芥

SCHIZONEPETAE HERBA

《神农本草经》载有假苏，《吴普》始称"假苏一名荆芥"。李时珍曰："按《吴普本草》云：假苏一名荆芥，叶似落藜而细，蜀中生嗷之。"又曰："荆芥原是野生，今为世用，遂多栽莳。二月布子生苗，炒食辛香。方茎细叶，似独帚叶而狭小，淡黄绿色。八月开小花，作穗成房，房如紫苏房，内有细子如葶苈子状，黄赤色，连穗收采用之。"

[**别名**] 线芥，香荆芥，江荆芥，铜丝荆芥。

[**来源**] 为唇形科植物荆芥 *Schizonepeta*

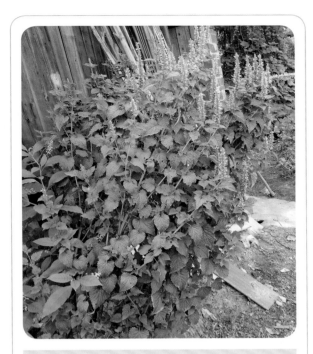

A. 植物

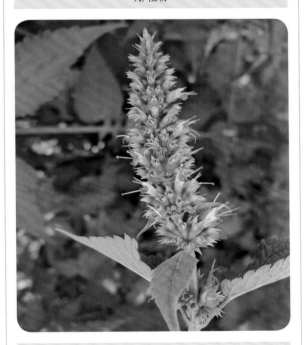

B. 花

图11-22-1 藿香植物

80%；其次含柠檬烯（limonene）、茴香醚（anethole）、α/β-蒎烯、L-丁香烯（L-caryophyllene）、茴香醛（anisaldehyde）、β-麝子油烯（β-farnesene）。并含黄酮类化合物刺

*tenuifolia* Briq. 的干燥带花穗的全草。

[**植物形态**] 一年生直立草本，全株被灰白色疏短柔毛，有强烈的香气。茎方形，基部带紫色，上部多分枝。叶对生，多为指状3裂，偶有多裂，裂片线形至线状披针形，下面有腺点。轮伞花序密生于枝端而成间断的假穗状，长2～8 cm；苞片叶状，小苞片条形；花萼狭钟状；花冠唇形，青紫色或淡红色；雄蕊4，二强。小坚果矩圆状三棱。花期7—8月，果期9—10月。（图11-23-1）

[**产地**] 主产于江西、江苏、浙江、河南、河北、山东等省。多为栽培。

[**采收加工**] 当花开到顶端时，割取，晒干者称"伏荆芥"，花穗较长。8月播种、11月采收的称"秋荆芥"，花穗较短。阴雨天采收者，必须用火烘干，温度应控制在40℃以下。北方剪取花穗，称"荆芥穗"。（图11-23-2）

[**药材鉴别**] 性状鉴别 茎方形，淡紫红或淡绿色，被短柔毛，断面纤维性。叶对生，大多脱落或仅有少数残留。枝的顶端着生穗状轮伞花序；花冠多已脱落；花萼宿存，淡棕色或黄绿色，被短柔毛。内藏棕黑色小坚果。气芳香，味微涩而辛、凉。（图11-23-3）

传统鉴别 江西吉安生产的"江荆芥"茎细色紫，故又称"铜丝荆芥"；茎细、色紫、穗长而密、香气浓郁，品质甚优。（图11-23-4）

显微鉴别 茎横切面：① 表皮细胞外壁角质化，有非腺毛和腺毛；非腺毛由1～8个细

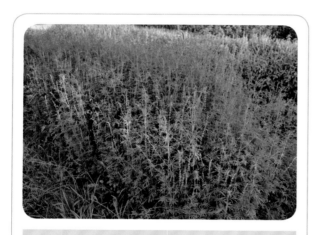

A. 植物

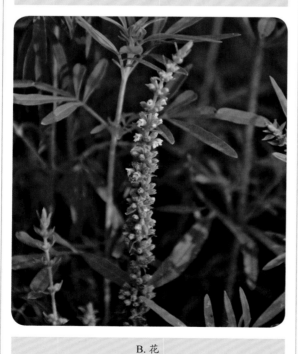

B. 花

图11-23-1 荆芥植物

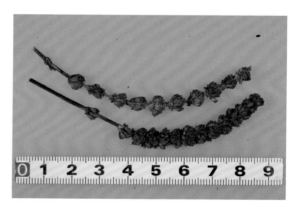

图11-23-2 荆芥穗

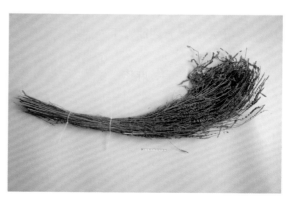

图11-23-3 荆芥药材

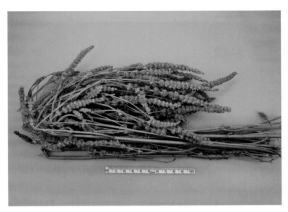

图11-23-4　江荆芥药材

胞组成，壁较厚，具疣状突起；腺毛有2种：一种腺头为1～2个细胞，一种腺头为8个细胞，腺柄均为单细胞。②厚角组织位于四角表皮下方，有3～8列。③皮层2～6列细胞，含叶绿体。④中柱鞘纤维束排列成不连续环。⑤韧皮部窄。⑥形成层不明显。⑦木质部宽，导管及木纤维主要分布在茎的四角部分。⑧射线由1～2列细胞组成，中央为髓部。

　　叶表面：①腺鳞头部由8个细胞组成，直径96～112 μm，柄单细胞，棕黄色；小腺毛头部1～2个细胞，柄单细胞。②非腺毛由1～6个细胞组成，壁较厚，大多具壁疣。③气孔直轴式。

　　[成分]　全草含挥发油1%～2%，穗含挥发油约4.11%；油中主成分是右旋薄荷酮（d-menthone）、左旋胡薄荷酮（i-pulegone），并含消旋薄荷酮及少量右旋柠檬烯（d-limonene）。花序尚含荆芥苷（schizonepetoside）A/B/C/D、芹黄素-7-O-葡萄糖苷（apigenin-7-O-glucoside）、橙皮苷和苯骈呋喃类化合物等。

　　[贮藏保管]　置阴凉、干燥处。

　　[功效]　性微温，味辛。解表散风，透疹，消疮。用于感冒头痛，麻疹，风疹，疮疡初起。

　　[用法用量]　5～10 g。

　　[方例]　荆防败毒散（《摄生众妙方》）：荆芥穗，防风，羌活，独活，前胡，柴胡，枳壳，桔梗，茯苓，川芎，甘草。功能散毒；主治疮疡寒热，痈疽疔肿，发背乳痈。

　　[论注]　同属植物裂叶荆芥Schizonepeta multifida（L.）Briq.的全草。形态近于上种，不同点为：茎上部分枝不多；叶一回羽状深裂或分裂，有时浅裂；假穗状花序连续，萼齿急尖。全草含挥发油1%～4%。功效同荆芥。东北地区及河北、江苏等地使用。

# 益母草
## （附：茺蔚子）

LEONURI HERBA

　　本品原名茺蔚，始载于《神农本草经》，列为上品，历代本草均有收载。李时珍曰："此草及子皆充盛密蔚，故名茺蔚。其功宜于妇人及明目益精，故有益母、益明之称。"又曰："春初生苗如嫩蒿，入春长三四尺，茎方如麻黄茎。其叶如艾叶而背青，一梗三叶，叶有尖歧。寸许一节，节节生穗，丛簇抱茎。四五月间，穗内开小花，红紫色，亦有微白色者。每萼内有细子四粒，粒大如同蒿子，有三棱，褐色。"

　　[别名]　茺蔚。

　　[来源]　为唇形科植物益母草Leonurus japonicus Houtt.的新鲜或干燥地上部分。

　　[植物形态]　一年生或二年生直立草本。茎高30～120 cm，有倒向粗伏毛，方形，微具槽。叶对生，初生叶类圆形，叶缘浅裂，具长柄；茎中部叶3全裂，裂片线形，上部叶线形，浅裂或不裂，上面绿色，有糙伏毛，下面淡绿色被疏柔毛及腺点；花序上的叶条形或条状披针形。轮伞花序，生上部叶腋；花萼筒状钟形；花冠唇形，紫红色或淡红色，花筒内有毛环，上、下唇几相等。坚果矩圆形三棱形。花期6—8月，果期7—9月。（图11-24-1）

　　[产地]　全国各地多有栽培或野生。

　　[采收加工]　初夏花刚开放时，割取茎的上部，阴干或晒干。

　　[药材鉴别]　性状鉴别　茎方形，直径约0.5 cm，稀疏分枝上被倒生细柔毛，质脆，折断面有白色髓部。叶多脱落或残存。轮伞花序腋生，苞片刺状，宿萼8～15，聚集成圆球形。小坚果褐色，三棱形。气微，味微苦。（图

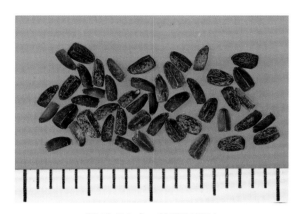

图11-24-6 茺蔚子药材

腹痛,目赤翳障,头晕胀痛。

[**用法用量**] 4.5～9 g。

# 薄 荷

MENTHAE HERBA

本品始载于《唐本草》。苏颂曰:"薄荷处处有之。茎叶似荏而尖长,经冬根不死,夏秋采茎叶曝干。"李时珍曰:"薄荷,人多栽莳。二月宿根生苗,清明前后分之。方茎赤色,其叶对生,初时形长而头圆,及长则尖。吴、越、川、湖人多以代茶。苏州所莳者,茎小而气芳,江西者稍粗,川蜀者更粗,入药以苏产为胜。"

[**别名**] 苏薄荷,吉薄荷。

[**来源**] 为唇形科植物薄荷 *Mentha haplocalyx* Briq.的干燥全草。

[**植物形态**] 多年生草本,高10～80 cm。全株有香气。茎方形,上部具倒向微柔毛,下部沿棱具微柔毛。叶对生,密被白色短柔毛及黄色腺点,叶片矩圆状披针形至披针状椭圆形,边缘具细锯齿,密生柔毛。轮伞花序腋生,球形;花萼筒状钟形;花冠淡紫色,有时为白色;雄蕊4。小坚果卵球形。花期7—9月,果期10月。(图11-25-1)

[**产地**] 主产于江苏、浙江、江西、四川等省。全国各地多有栽培。江苏太仓为道地产区,称为苏薄荷。

[**采收加工**] 在江苏、浙江、四川等地每年可采收2次(7月第1次,10月第2次)。华南

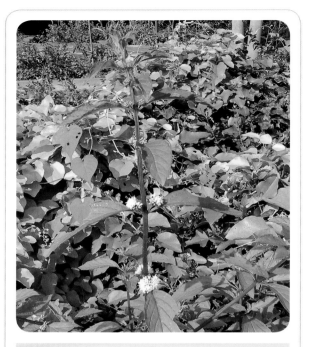

A. 植物

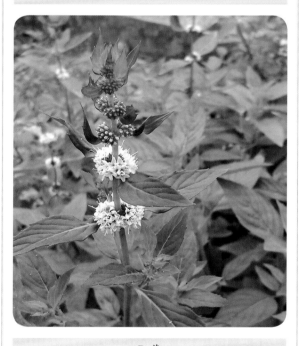

B. 花

图11-25-1 薄荷植物

每年可采收3次。收割时间应在晴天上午,露水干后进行。收后立即摊开阴干,不能堆积,如无阴干条件,可摊开晒干,每2～3小时翻动1次。

[**药材鉴别**] 性状鉴别 茎方柱形，直径2～5 mm，表面黄棕色或带紫色，节明显，棱角处有柔毛；质脆，断面常中空。叶卷曲皱缩。揉搓有特异清凉香气，味辛、凉。（图11-25-2）

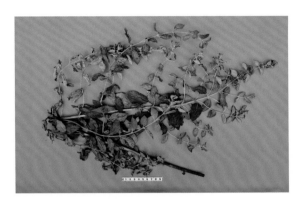

图11-25-2 薄荷药材

以身干、色绿、叶多、茎粗壮、味清凉纯正、无根者为佳。

传统鉴别 主产江苏太仓、南通、海门，习称"苏薄荷"。浙江莧桥和江西吉安产量亦大。江苏以太仓最有名，习称"太仓薄荷"；5月收割称为头刀，8—9月收割称为二刀；太仓薄荷以二刀为优，红梗短枝，叶浓密，扇子形，香气浓郁，油分足。头刀主茎粗长，品质次于二刀。

显微鉴别 茎横切面：① 表皮细胞长方形，1列，外厚角质层，有单细胞头的腺毛、非腺毛和腺鳞。② 皮层为数列薄壁细胞，排列疏松，③ 四角有明显的棱脊，向内有10数列厚角组织。④ 内皮层1列，凯氏点清晰可见。⑤ 维管束于四角处较发达。⑥ 韧皮部狭窄。⑦ 木质部于四角处较发达，由导管、木纤维和木薄壁细胞组成。⑧ 形成层明显。⑨ 髓部大，中心常有空隙。⑩ 细胞内有时可见针簇状橙皮苷结晶。（图11-25-3）

叶横切面：① 上表皮细胞长方形，下表皮细胞较小，均呈切向延长，外缘均被角质层；下表皮气孔多，上、下表皮凹陷处有腺鳞及多细胞非腺毛。② 栅栏组织1列，海绵组织为4～5列细胞。③ 主脉维管束外韧型，韧皮部细胞较细小，木质部导管2～4个排成行；主脉上、下表皮内侧为数列厚角细胞。④ 表皮细胞、叶肉细胞、薄壁细胞及导管中有时含橙皮苷结晶。

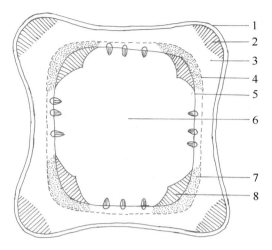

图11-25-3 薄荷茎横切面简图

1. 表面 2. 厚角组织 3. 皮层 4. 内皮层 5. 形成层
6. 髓 7. 韧皮部 8. 木质部

粉末：淡黄绿色。① 腺鳞的腺头呈扁圆球形，由8个分泌细胞排列成辐射状，直径约90 μm；腺头外围有角质层，与分泌细胞的间隙处有浅黄色挥发油；腺柄极短，单细胞，四周表皮细胞呈放射状排列。② 小腺毛的头部及柄均为单细胞。③ 非腺毛由1～8个细胞组成，常略弯曲，壁厚，具疣状突起。④ 细胞内有时可见橙皮苷结晶。⑤ 叶表皮细胞壁薄，呈微波状弯曲，上、下表皮有直轴式气孔，以下表皮为多。⑥ 茎表皮表面观细胞呈类长方形或类多角形，表面有角质纹理；断面观角质层较厚，细胞含橙皮苷结晶；有气孔及毛茸。⑦ 导管主要为网纹导管、具缘纹孔导管及梯纹导管，也可见螺纹导管，直径7～24 μm。⑧ 木纤维成束或单个散在，淡黄色，具圆纹孔或斜纹孔。（图11-25-4）

[**成分**] 鲜茎、叶含挥发油约1%，干茎、叶含1.3%～2%。油中主含左旋薄荷脑（l-menthol）、薄荷酮（menthone）、醋酸薄荷酯等。

挥发油称薄荷油，温度稍低时析出大量无色薄荷脑晶体。

[**贮藏保管**] 置阴凉、干燥处。

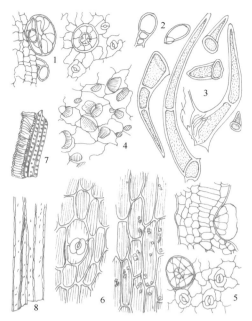

图11-25-4　薄荷粉末图

1. 腺鳞　2. 小腺毛　3. 非腺毛　4. 橙皮苷结晶　5. 表皮细胞及气孔　6. 茎表皮　7. 导管　8. 木纤维

[**功效**]　性凉，味辛。疏散风热，清利头目，利咽透疹，疏肝行气。用于风热感冒，风温初起，头痛，目赤，咽喉肿痛，口舌生疮，牙痛，风疹，麻疹初起，胸胁胀闷。

[**用法用量**]　3～6g，入煎时应后下。

[**方例**]　薄荷汤（《普济方》）：薄荷叶，牛蒡，菊花，甘草。治风热攻目，昏涩疼痛。

[**论注**]　同属植物留兰香（绿薄荷）Mentha spicata L.为提取留兰香油的原料。其主要区别点：叶为披针形或椭圆状披针形，花紫色或白色，密集成顶生穗状轮伞花序。产于河北、江苏、四川等地。供香料用，不能代替薄荷入药。

# 泽　兰

## LYCOPI HERBA

本品始载于《神农本草经》，列为中品。《唐本草》载曰："泽兰茎方节紫色，叶似兰草而不甚香。"《本草图经》载："……根紫黑色，如粟根。二月生苗，高二三尺。茎干青紫色，

作四棱。叶生相对，如薄荷，微香。七月开花，带紫白色，萼通紫色，亦似薄荷花。"李时珍曰："其根可食，故曰地笋。"

[**别名**]　地瓜儿苗，地笋。

[**来源**]　为唇形科植物毛叶地瓜儿苗 Lycopus lucidus Turcz. var. hirtus Regel 的干燥地上部分。

[**植物形态**]　多年生草本，高60～70 cm。根茎横走，具节，节上密生须根，先端肥大呈圆柱形。茎直立，节上密集硬毛，通常不分枝。叶为长圆柱状披针形，长4～8 cm，宽1.2～2.5 cm，先端渐尖，基部渐狭，叶缘具锐尖粗牙齿状锯齿，上面密集刚毛状硬毛，下面沿脉被硬毛，叶缘具缘毛，侧脉6～7对。轮伞花序，多花密集；苞片卵圆形至披针形，先端具刺尖；花萼钟形，长3 mm，两面无毛，外面具腺点；萼齿5，披针状三角形，具刺尖头，边缘具小缘毛；花冠白色，长约5 mm，冠檐为不明显的二唇形，上唇近圆形，下唇3裂，中裂片较大；雄蕊仅前对能育，超出于花冠，后对雄蕊退化，先端棍棒状；花柱先端具相等的2浅裂，裂片线形。小坚果，倒卵圆状四边形，褐色，边缘加厚。花期6—9月，果期8—10月。（图11-26-1）

[**产地**]　全国大部分地区均产。

[**采收加工**]　夏秋间茎叶茂盛时割取地上部分，去净泥土，晒干。

[**药材鉴别**]　性状鉴别　茎呈方柱形，少分枝，四面均有浅纵沟，长50～100 cm，直径0.2～0.6 cm；表面黄绿色或带紫色，节处紫色明显，有白色茸毛；质脆，断面黄白色，髓部中空。叶对生，有短柄或近无柄；叶片多皱缩，展平后呈披针形或长圆形，长5～10 cm；上表面黑绿色或暗绿色，下表面灰绿色，密具腺点，两面均具有短毛；先端尖，基部渐狭，边缘有锯齿。轮伞花序腋生，花冠多脱落，苞片及花萼宿存。气微，味淡。（图11-26-2）

以干燥、茎短、质嫩、叶多、色灰绿、不破碎者为佳。

[**成分**]　含挥发油、熊果酸、桦木酸、β-谷甾醇、漆蜡酸。此外，尚含泽兰糖（lycopose）、水苏糖（stachyose）、棉子糖（raffinose）、蔗糖

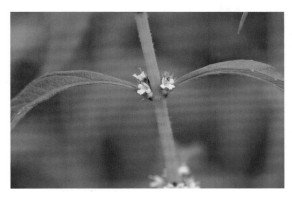

图11-26-1 毛叶地瓜儿苗植物

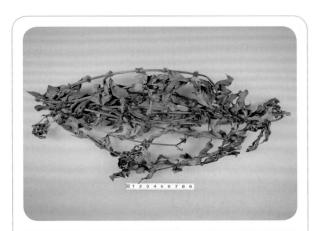

A. 药材

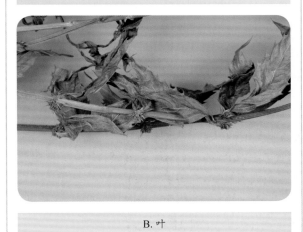

B. 叶

图11-26-2 泽兰药材

及葡萄糖等。

[**贮藏保管**] 置通风、干燥处。

[**功效**] 性微温,味苦、辛。活血调经,消痈祛瘀,利水消肿。用于月经不调,经闭,

痛经,产后瘀血腹痛,水肿腹水。

[**用法用量**] 6 ~ 12 g。

[**方例**] 泽兰汤(《证治准绳》):泽兰,当归,芍药,甘草。治血虚有火,月经耗损,渐至不通及经闭。

[**论注**] 东北部分地区将地瓜儿苗 *Lycopus lucidus* Turcz.的干燥地上部分亦称为"泽兰"并药用。其与毛叶地瓜儿苗不同点为:节上生小硬毛,叶矩圆状披针形,两面无毛。药材茎方形,直径2 ~ 6 mm,表面黄褐色或微带紫色,节处有白色毛茸;质脆,易折断。叶对生,暗绿色或微带黄色,叶片多皱缩,水润展平后呈长椭圆状披针形,长5 ~ 10 cm,宽1.2 ~ 2.5 cm,易破碎。小花大多脱落或仅有苞片与萼片。无臭,味淡。(图11-26-3)

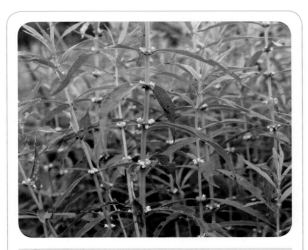

A. 植物

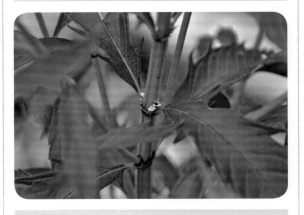

B. 花

图11-26-3 地瓜儿苗植物

# 香 薷

MOSLAE HERBA

本品始载于《名医别录》，列为中品。苏颂曰："所在皆种，但北土差少，似白苏而叶更细，寿春及新安皆有之。彼间又有一种石香菜生石上，茎叶更细，色黄而辛香弥甚。用之尤佳。"李时珍曰："丹溪朱氏惟取大叶者为良，而细叶者香烈更甚，今人多用之，方茎，叶有刻缺，颇似黄荆叶而小，九月开紫花成穗，有细子细叶者，仅高数寸，叶如落帚叶，即石香薷也。"《本草品汇精要》载曰："香薷道地产区为江西新定新安者佳。"《植物名实图考》载："香薷江西亦种以为蔬。"1988年《分宜县志》记载："江香薷栽培时经几百年历经由采集到种植、由野生变家种的发展过程，始种于大岗山乡铜岭地区（即南乡铜岭），后移植到分宜镇昌田、昌山一带。"

[别名] 江香薷，青香薷，石香薷。

[来源] 为唇形科植物江香薷 *Mosla chinensis* Maxim. cv. *Jiangxiangru* 或石香薷 *Mosla chinensis* Maxim. 的干燥全草。前者习称"江香薷"，后者习称"青香薷"。

[植物形态] 江香薷 一年生草本，高55～65 cm。茎多分枝，稍呈四棱形，紫褐色或略带淡红，被逆生长柔毛，小枝斜生，纤细。叶对生，近无柄，叶片条形或条状披针形，长3～6 cm，宽0.6～1 cm，边缘具疏锯齿或近全缘，两面密生白色柔毛及腺点。秋季开花，轮伞花序聚成顶生短穗状或头状；萼钟状，外面有腺点，被柔毛，萼齿5；花冠二唇形，淡紫色，外面被短柔毛，上唇2裂，下唇3裂，中裂片大；雄蕊2，退化雄蕊2发育；花柱二裂。小坚果4，球形，褐色，有皱纹，包围于宿萼之内。（图11-27-1）

石香薷 与江香薷的主要区别为：植株较矮小，高15～45 cm；叶1～2 cm，宽0.2～0.4 cm，退化雄蕊多不发育。

[产地] 江香薷主产于江西省分宜县铜岭乡和渝水区，栽培历史悠久，行销全国。据称，该地有铜矿分布，江香薷为铜矿指示植物。石

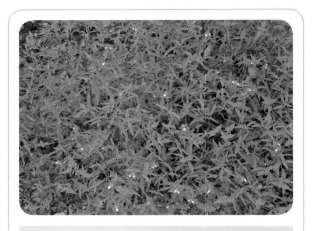

A. 植物

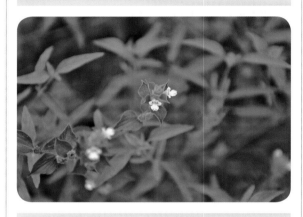

B. 花

图11-27-1 江香薷植物

香薷主产于浙江、广东、广西、湖南，长江流域及南部各省亦产，均系野生品，多自产自销。

[采收加工] 夏季果实成熟时割取全草，除去杂质，晒干。

[药材鉴别] 性状鉴别 江香薷：为不带根全草，长55～66 cm。茎多分枝，稍呈四棱形，略带淡棕、红色或呈淡棕绿色、灰绿色，被长柔毛或带极少数毛；小枝纤细。叶对生，多皱缩或脱落，叶片展平后呈披针形，长3～6 cm，宽0.6～1 cm，边缘有5～9疏锯齿或近全缘，两面被白色柔毛及腺点。轮伞花序聚成顶生短穗状或头状；花萼宿存，钟状，先端5裂，被柔毛，具腺点。内藏4枚小坚果，球形，褐色，有皱纹。气清香，味辛、凉。（图11-27-2）

青香薷：为带根全草，长30～50 cm。叶片展平后呈线状披针形，长1.8～2.6 cm，宽

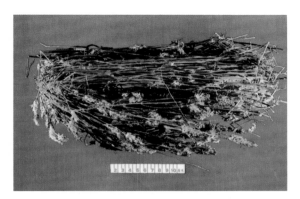

图11-27-2 江香薷药材

0.3～0.4 cm。（图11-27-3）

以茎细长、花穗多、叶绿、无杂质、清香气浓者为佳。

传统鉴别 江香薷：产于江西分宜铜岭（道地产区）。香薷为铜矿指示植物，栽于铜矿地区，枝繁叶茂。药材为不带根全草，常扎成把，长55～66 cm；茎四棱形，下部浅红棕色，分枝多；叶披针形，边缘有疏锯齿，长3～6 cm，宽0.6～1 cm；轮伞花序聚成顶生短穗状；气清香，味辛凉。为江西道地药材之一，品质优良，行销全国并出口。

青香薷：为野生品，为带根全草。植株短，长30～50 cm；叶片为线状披针形，边缘有3～5疏浅锯齿，长1.8～2.6 cm，宽0.3～0.4 cm；常不带花。气浓，味辛凉而浊。

显微鉴别 江香薷茎横切面：① 类方形，4棱及凹槽有非腺毛。② 表皮细胞1列，四棱处表皮细胞下有5～7层厚角细胞。③ 皮层窄，皮层具纤维束断续成环。④ 韧皮部窄，木质部

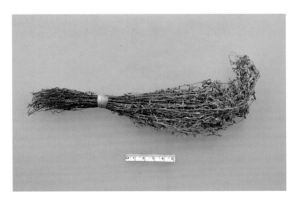

图11-27-3 青香薷药材

导管单列或单个径向排列。⑤ 髓部宽广，由大型薄壁细胞组成。（图11-27-4）

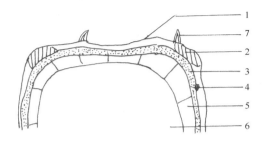

图11-27-4 江香薷茎横切面简图

1. 表皮 2. 厚角组织 3. 韧皮部 4. 纤维
5. 木质部 6. 髓部 7. 非腺毛

江香薷叶横切面：① 上、下表皮细胞均为1层，两面均具腺鳞凹窝。② 栅栏组织为1列长柱形栅状细胞，不通过主脉；海绵组织为不规则的薄壁细胞，细胞间隙大。③ 主脉维管束外韧形，半月形；木质部导管3～4列并列，少单列；韧皮部较小，主脉上、下表皮内方有厚角组织。（图11-27-5）

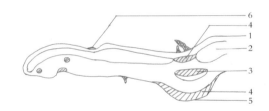

图11-27-5 江香薷叶横切面简图

1. 上表皮 2. 栅栏组织 3. 维管束
4. 厚角组织 5. 下表皮 6. 腺鳞

江香薷茎叶表面：① 茎表皮细胞梭形或长方形，被角质层；气孔周围具角质层纹理呈放射状，具8细胞头单细胞柄腺鳞、小腺毛及多细胞非腺毛。② 叶上表皮细胞多角形，垂周壁波状，略增厚，可见大型非腺毛基足细胞5～6个，其垂周壁结节状增厚，呈放射状排列，具8细胞头单细胞柄腺鳞，直径约90 μm；下表皮细胞壁不增厚，腺鳞直径74～80 μm；气孔直轴式，以下表皮为多。③ 上、下表皮非腺毛多为2～3个细胞组成，下部细胞长于上部细胞，疣状突起不显。（图11-27-6、图11-27-7）

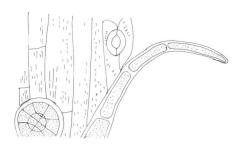

图11-27-6 江香薷茎表皮组织图

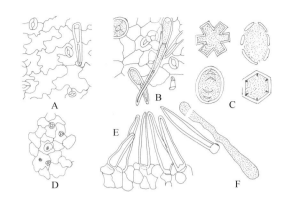

图11-27-8 江香薷花各部分组织构造图

A.苞片表面 B.苞片下表面 C.花粉粒 D.菊糖
E.冠筒内基部毛环 F.冠筒内棒状非腺毛

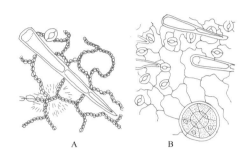

图11-27-7 江香薷叶表面组织图

A.叶上表皮 B.叶下表皮

江香薷花各部分组织构造：① 苞片上表皮非腺毛较少，偶有4～8细胞头腺鳞，两面均有单细胞头、圆锥状单细胞柄的小腺毛，下表皮密被非腺毛及4～6细胞头，单细胞柄的腺鳞。② 花冠筒外表皮密被角质层及非腺毛，并具8细胞头单细胞柄腺鳞和单细胞头小腺毛，薄壁细胞内可见扇形菊糖；冠筒下唇边缘为不规则圆锯齿，冠筒内下方簇生棒状单细胞非腺毛，其壁略弯曲，疣状突起粗糙，基部具1圈单细胞非腺毛，长198～210 μm，壁薄，疣状突起不显。③ 雄蕊4内藏，个字着药，2退化雄蕊多发育，花药长圆形，黄棕色。④ 花粉粒球形，具6萌发沟，头柱2裂，裂片反卷。⑤ 花冠筒内基部具1圈单细胞非腺毛，长198～21 μm，壁薄，疣状突起不显。（图11-27-8）

江香薷果皮表皮细胞：多边形，密布下陷网眼，可见小腺毛，腺毛周围具乳突细胞，维管束网络状分布。（图11-27-9）

青香薷：与江香薷相似，不同点在于叶上下表皮非腺毛多由2细胞组成，上部细胞多弯曲呈钩状，疣状突起明显；花冠筒内基部为2～3圈单细胞毛环，退化雄蕊多发育；果壁

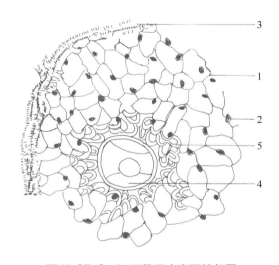

图11-27-9 江香薷果皮表面特征图

1.表皮细胞 2.下陷网眼 3.网脊维管束
4.小腺毛 5.乳突细胞

外周深波状，表皮密布穴窝。

[成分] 江香薷含挥发油，其中主含麝香草酚（thymol）、香荆芥酚（carvacrol），为抗病毒的有效成分；并含γ-松油烯、蛇床烯等。含黄酮类化合物黄芩素-7-甲醚（negletein）、木犀草素（luteolin）、槲皮素（quercetin）、金圣草黄素（chrysoerio）、芹菜素（apigenin）等。钾、钙、钠、镁、铁、锌、锰等微量元素含量高。

青香薷含挥发油，其中主含香荆芥酚、麝香草酚及对-聚伞花素（p-cymene）等。还含三萜类成分常春藤皂苷元（hedetagenin）、齐墩果酸（oleanolic acid）等。

［贮藏保管］ 置阴凉、干燥处。

［功效］ 性微温，味辛。发汗解表、化湿和中。用于暑湿感冒，恶寒发热，头痛无汗，腹痛吐泻，水肿，小便不利。

［用法用量］ 3～10 g。

［方例］ 香薷饮（《和剂局方》）：香薷，厚朴，白扁豆。功能祛暑解表，化湿和中；主治阴暑，恶寒发热，头疼身痛，无汗，腹痛吐泻，胸脘痞闷，舌苔白腻，脉浮。

［论注］ （1）香薷类为常用中药，资源主要有香薷属和石荠苧属。《吉林省药品标准（1977）》、《辽宁省中药材标准（2009年版）》、《中国药典》（1963、1977、1985、1990年版）收载的香薷资源为香薷属。目前全国商品药材中已不存在上述4版药典收载的海州香薷 *Elsholtzia splendeps* Nakai ex F. Maekawa；《中国药典》1995年版至2015年版收载的香薷资源为石荠苧属，目前全国香薷商品药材多为石荠苧属。香薷属和石荠苧属花粉形态主要区别：① 石荠苧属极面观为椭圆形，赤道面观为类圆形，赤道轴＞极轴，而香薷属则与此相反。② 表面纹饰，石荠苧属多为网眼间具各种形态的大网络，以星状为多，大网络间彼此不相连合；香薷属多为网眼间的大网络互相连成多边形。

（2）江香薷与石香薷植物形态相似，分类学曾订为同一个拉丁学名，为华荠苧 *Mosla chinensis* Maxim.。通过电镜扫描观察花粉、果实的形态发现：其不同点除了叶子的宽窄、花冠大小不同外，花冠筒内基部具1圈长毛环，花粉粒表面纹饰为小网眼内粗大网络不连结而形成各种形态的花纹；果实球形，表面为疏网脊，网脊内不下凹，表面乳突排列不规则，精细纹饰为粗细不匀的突起。江香薷经多年的栽培，与石荠苧属的其他种在各自的分类等级上均有独特特征，花粉、果实形态区别显著。经云南植物研究所李锡文教授订为华荠苧栽培变种 *Mosla chinensis* Maxim. cv. *Jiangxiangru*。

（3）香薷类植物主含挥发油。挥发油中主成分有萜类（烃类单萜、醇类单萜、单萜氧化物、过氧化物）、倍半萜（烃类倍半萜，醇类倍半萜及愈创木内酯）。芳香族化合物较少。近年来，已从香薷类植物挥发油中分离出100多种组分，其中以香荆芥酚、麝香草酚、对-聚伞花素、紫罗兰酮、香薷酮、桉叶油素等占主要成分，前3种具有抗菌作用。不同属的香薷植物挥发油的主成分有明显差异：石荠苧属未发现含有香薷酮的植物；而香薷属植物大多含有香薷酮，只是含量的差异，以海州香薷含量最高，达85.27%。同属不同种植物的挥发油成分大致相似，但主成分及其含量有显著差别。江香薷的麝香草酚和香荆芥酚含量高于石香薷；香荆芥酚和麝香草酚为抗流感病毒的主成分。江香薷品质优良，且江香薷的采收以花盛期为好，贮藏期不宜过长，不超过2年为宜，以免影响药效。此可作为化学分类依据，为香薷类药材的鉴定和临床应用提供科学依据。

# 穿心莲

ANDROGRAPHITIS HERBA

本品原产印度。印度用作苦味健胃剂。我国福建、广东于1950年代开始引种，后华东、西南等地区均有栽培。

［别名］ 一见喜，榄核莲，印度草。

［来源］ 为爵床科植物穿心莲 *Andrographis paniculata*（Burm. f.）Nees的干燥地上部分。

［植物形态］ 一年生草本，高50～100 cm，全株味极苦。茎多分枝且对生，4棱，节膨大，绿色。叶对生，纸质，卵状椭圆披针形，全缘或微波状，上面深绿色，下面灰绿色。总状花序顶生或腋生；苞片和小苞片微小；花萼裂片三角形披针形，有腺毛和微毛；花冠白色而下唇带紫色斑点；雄蕊2，花药2室；花淡紫白，2唇形。蒴果线状长圆形，似橄榄核状，疏生腺毛。花期9—10月，果期10—12月。（图11-28-1）

［产地］ 主产于广东、福建、广西等省区。现江西、江苏等省亦有栽培。

［采收加工］ 秋初茎叶茂盛时采收叶或地上全草，晒干。

［药材鉴别］ 性状鉴别 茎方形，长50～70 cm，多分枝，节略膨大；质脆，易折断。单

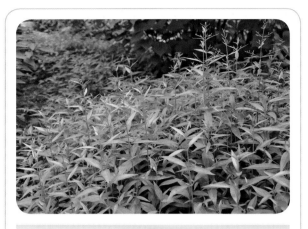

A. 植物

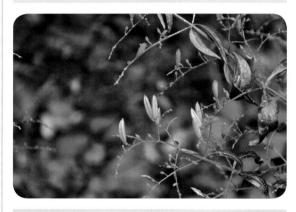

B. 果

图 11-28-1 穿心莲植物

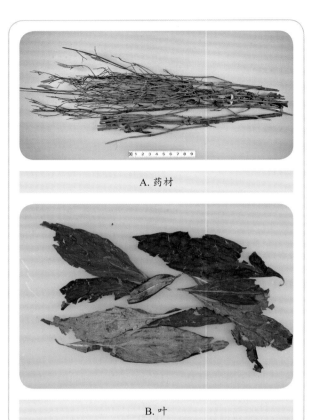

A. 药材

B. 叶

图 11-28-2 穿心莲药材

叶对生，叶柄短或近无柄；叶片皱缩、易碎，完整者展平呈披针形或卵状披针形，长 3～12 cm，宽 2～5 cm，先端渐尖，基部楔形下延，全缘或波状；上表面绿色，下表面灰绿色，两面光滑。气微，味极苦。（图 11-28-2）

以干净无杂质、色绿、味极苦者为佳。

显微鉴别　茎横切面：① 表皮细胞近方形或类圆形，外壁稍增厚，角质化，内含钟乳体；可见单头多柄腺毛及腺鳞、气孔。② 皮层较窄，绿皮层细胞呈切向延长，含叶绿体，外侧有厚角组织，四角隅处较多；内皮层明显，较绿皮层细胞稍大。③ 韧皮部外侧有单个散在纤维。④ 木质部宽厚，导管散在，木纤维较多，射线 1～3 列细胞，内含淀粉粒。⑤ 髓部薄壁细胞排列疏松，外围细胞较小，常含钟乳体，中央细胞较大，有少量针状结晶。

叶片横切面：① 上表皮细胞 1 列，类方形或切向延长的类长方形；下表皮细胞较小，形状不规则；内含钟乳体，均被腺鳞；下表皮有时可见非腺毛；非腺毛具角质纹理或微有壁疣。② 栅栏细胞 1 列，过中脉；海绵组织细胞不规则，间隙大。③ 主脉相对处栅栏组织外方呈三角状突起，为厚角细胞；主脉及下表皮间也具厚角组织。④ 维管束外韧型，呈凹槽状。

叶粉末：绿色。① 含有钟乳体的细胞多见，钟乳体呈长圆形、卵形、圆形、长椭圆形或棒槌状，大小不等，长 23～28 μm、80～210 μm，直径 20～48 μm；并可见两晶相接的双钟乳体。② 气孔直轴式，副卫细胞大小不等，少有不定式气孔。③ 腺鳞头部扁球形，由 4、6 或 8 个细胞组成，直径 27～40 μm，柄极短。④ 非腺毛锥形，先端钝，1～3 细胞，长 88～160 μm，直径 16～19 μm，具角质线纹，有的可见壁疣。

［成分］　含大量苦味素，为二萜内酯类化

合物，主要为穿心莲内酯（andrographolide），以叶中含量为高，可达2%～5%，为抗菌和抗钩端螺旋体的有效成分；其次为新穿心莲内酯（neoandrographolide）和脱水穿心莲内酯（deoxyandrographolide）。此外，尚含高穿心莲内酯（homoandrographolide）、穿心莲酮（andrographon）、穿心莲烷（andrographan）、14-去氧-11-氧化穿心莲内酯（14-deoxy-11-oxoandrographolide）及14-去氧-11,12-二去氧穿心莲内酯（14-deoxy-11,12-didehydroandrographolide）。另含β-谷甾醇-D-葡萄糖苷、缩合性鞣质、蜡及氯化钾、氯化钠等。

据报道，尚含穿心莲内酯苷（andrographoside）、14-去氧穿心莲内酯苷（14-deoxyandrophoside）及宁穿心莲内酯（ninandrographolide）。从根、茎中分出穿心莲黄酮苷C（andrographidine C），从叶中分出汉黄芩素和千层纸黄素A。

［贮藏保管］ 置干燥处。

［功效］ 性寒，味苦。清热解毒，凉血，消肿止痛。用于风热感冒，咽喉肿痛，口舌生疮，顿咳劳嗽，泄泻痢疾，热淋涩痛，痈肿疮疡，蛇虫咬伤。

［用法用量］ 6～9g；外用适量。

［论注］ （1）海南岛尚有一种白花穿心莲 *Andrographis tenera*（Nees）O. Kuntze，亦具苦味，当地也作穿心莲用，作用相似。

（2）据报道，口服穿心莲15～30g时，会出现恶心、食欲不振等副作用；胃、十二指肠溃疡病患者服用宜慎。

# 爵 床

ROSTELLRIAE PROCUMBENTIS HERBA

本品始载于《神农本草经》。列为中品。李时珍曰："方茎对节，与大叶香薷一样，但香薷搓之气香，而爵床搓之不香微臭，以此为别。"

［别名］ 疳积草。

［来源］ 为爵床科植物爵床 *Rostellularia procumbens*（L.）Nees 的干燥全草。

［植物形态］ 一年生草本，匍匐或倾斜，高达30 cm。茎有4棱，有灰白色细柔毛，节部稍膨大。叶对生，卵形或长椭圆状卵形，基部楔形，先端钝尖，全缘，表面深绿色，背面淡绿色，两面疏生细毛，叶柄密生细毛。花粉红色或紫红色，顶生或腋生多苞片的穗状花序，花冠唇形。蒴果线形。花期8—11月。（图11-29-1）

多生于山坡林边草地中、沟谷丛林边、路边湿地，村落、城镇园庭中也极为常见。

［产地］ 主产于广东、广西、江西、浙江、四川等省区。

［采收加工］ 秋、冬二季采收，拔起全草，去净泥土杂质，晒干。

［药材鉴别］ 性状鉴别 全草长10～60 cm。根细而弯曲。茎多具纵棱6条，表面绿黄色或浅棕黄色，有毛，节膨大成膝状；质脆。

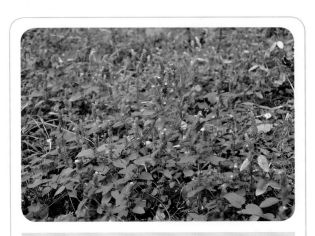

A. 植物

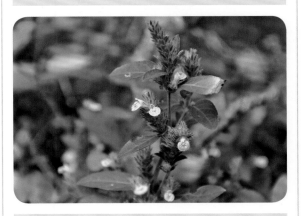

B. 花

图11-29-1 爵床植物

叶对生，具柄；叶片多皱缩，展平后呈卵形或卵状披针形，两面及叶缘有粗毛。常有花穗，可见密集的苞片，苞片被长硬毛。气微，味淡。（图11-29-2）

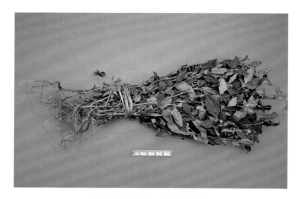

图11-29-2　爵床药材

［成分］　含爵床啶（justicidin）C/D。此外，含有生物碱。

［贮藏保管］　置干燥处。

［功效］　性寒，味咸、微辛。清热解毒，利湿消滞，活血止痛。用于感冒发热，咽喉肿痛，口舌生疮，痢疾，黄疸，肾炎浮肿，小儿疳积，筋骨疼痛；外治痈疮疖肿，跌打损伤。

［用法用量］　15～30 g；外用鲜草适量捣烂敷患处。

［方例］　治流行性感冒（《全国中草药汇编》）：爵床，白英，一枝黄花。水煎服。

# 白花蛇舌草

HEDYOTIDIS HERBA

本品原为我国民间草药。白花蛇舌草见于《潮州志》："茎榨汁饮服治盲肠类有特效，又可治一切肠病。"其原植物为白花蛇舌草 Hedyotis diffusa Willd.。1970年代开始发展为大量使用的中草药。

［别名］　蛇舌草。

［来源］　为茜草科植物白花蛇舌草 Hedyotis diffusa Willd.的干燥或新鲜全草。

［植物形态］　一年生纤弱草本，高15～30 cm，全体无毛。茎扁圆柱形，具纵棱。叶对生，无柄，线形至线状披针形，全缘，上表面深绿色，下表面淡绿色；托叶2片，膜质，顶端有细齿。花白色，单生或成对着生于叶腋；花萼筒球形；花冠白色，筒状，裂片卵状矩圆形；雄蕊生于花冠筒喉部，无柄或具短柄。蒴果双生，扁球形。花期6—8月，果期7—11月。（图11-30-1）

多野生于田间、路旁温暖潮湿处。

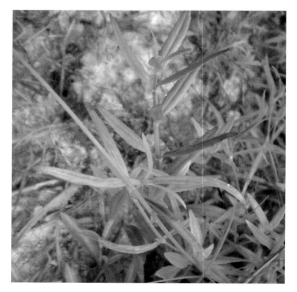

图11-30-1　白花蛇舌草植物

［产地］　长江以南各省均有产，主产于福建、江西、广东、广西等省区。

［采收加工］　夏、秋二季采收全草，洗净，晒干或鲜用。

［药材鉴别］　性状鉴别　干品常缠扭成团状，灰绿色或灰棕色。茎细小卷曲，近方形或类圆形，节间细长，长2～4 cm，直径0.5～1 mm；质脆易折断；断面中央有白色小髓心；茎基部常留有细小主根及纤细小根。节上有对生叶片，完整叶片多扭转、皱缩，展平呈线形或线状披针形，长1～3.5 cm，宽1～2.5 mm，中央有主脉1条；老叶子指触之有糙感，质脆易碎；叶无柄或具极短柄；叶腋常可见1～2朵小花或淡黄白色具萼小蒴果。气微，味淡。（图11-30-2）

以叶多、色绿者为佳。

［成分］　含环烯醚萜类成分6-O-对-香豆

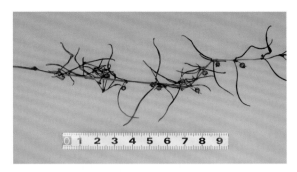

图11-30-2　白花蛇舌草药材

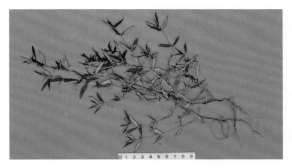

图11-30-4　伞房花耳草药材

酰鸡矢藤次甲酯（6-O-P-coumaroyl scandoside meester）、6-O-对-甲氧基桂皮酰鸡矢藤次苷甲酯（6-O-P-methoxycinnamol scandoside meester）、6-O-阿魏酰鸡矢藤次苷甲酯（6-O-feruloyl scandoside meester），并含齐墩果酸、熊果酸、2-甲基-3-羟基蒽醌（2-methyl-3-hydroxyanthraquinone）、2-甲基-3-甲氧基蒽醌（2-methyl-3-methoxyanthraquinone），此外尚含三十一烷、豆甾醇、β-谷甾醇、β-谷甾醇-D-葡萄糖苷、对香豆酸等。

[**贮藏保管**]　置干燥处。

[**功效**]　性寒，味苦、甘、淡。清热解毒，利尿消肿，消炎止痛。用于阑尾炎，气管炎，尿路感染，痈肿疔疮，毒蛇咬伤。

[**用法用量**]　15～30 g；鲜草50 g。外用适量捣敷。

[**论注**]　以下2种常混作白花蛇舌草应用。

（1）伞房花耳草Hedyotis corymbosa（L.）Lam.的全草。形态近似上种，主要不同点为：花2～5朵集成腋生的伞房花序，花梗极纤细，托叶合生成鞘状，顶端近于截形，有刚毛数条。（图11-30-3、图11-30-4）

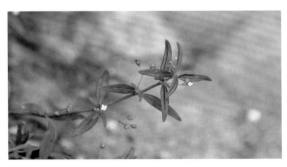

图11-30-3　伞房花耳草植物

（2）纤花耳草Hedyotis tenelliflora（Bl.）Kuntze的全草。其不同点为：叶薄革质，花无柄，1～3朵生于叶腋内。

# 败酱草
## （附：北败酱，苏败酱）

PATRINIAE HERBA

本品始载于《神农本草经》，列为中品。《名医别录》曰："生江夏川谷，八月采根，暴干。"陶弘景曰："叶似豨莶，根形如柴胡。"又曰："根作陈败豆酱气，故以为名。"苏敬曰："叶似水茛及薇衔，丛生，花黄根紫，作陈酱色，其叶殊不似豨莶也。"李时珍曰："春初生苗，深冬始凋。初时叶布地生，似菘菜叶而狭长，有锯齿，绿色，面深背浅。夏秋茎高二三尺而柔弱，数寸一节。节间生叶，四散如伞。颠顶开白花成簇，如芹花、蛇床子花状。结小实成簇。其根白紫，颇似柴胡。"

[**别名**]　败酱，黄花龙牙，苦斋。

[**来源**]　为败酱科植物黄花败酱Patrinia scabiosaefolia Fisch.或白花败酱Patrinia villosa Juss.的干燥带根全草。

[**植物形态**]　黄花败酱　多年生草本，高60～150 cm。根状茎横卧或斜生，有特殊臭气。茎枝被脱落性白粗毛。基生叶成丛，有长柄，茎生叶对生，有短柄或无柄；叶片羽状深裂或全裂，上部叶较窄小，常仅3裂，中央裂片较大，长椭圆形或卵形，两侧裂片狭椭圆形至条形，两面疏被粗毛或近无毛；近叶基者较短小；叶缘有粗锯齿，两面疏被粗毛或近无毛。

聚伞圆锥花序在枝端集成疏大伞房状；总花梗方形；苞片1对，花小，黄色；花冠筒短；雄蕊4。瘦果椭圆形，有3棱。花期7—9月。（图11-31-1）

**白花败酱** 与黄花败酱的主要区别为：茎具倒生白色长毛；茎生叶卵形或长椭圆形，不裂或偶见基部有1～2对小裂片；花白色；果实有膜质翅状苞片。（图11-31-2）

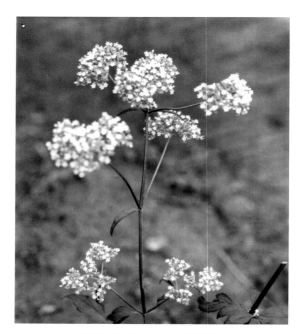

图11-31-2 白花败酱植物

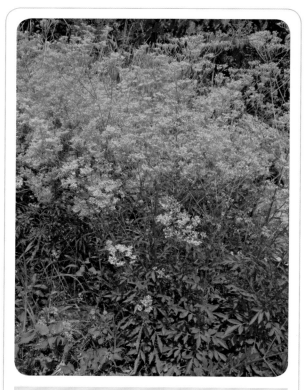

A. 植物

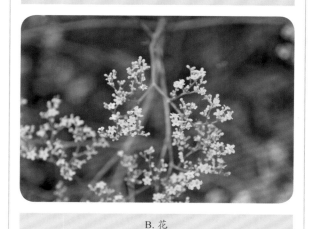

B. 花

图11-31-1 黄花败酱植物

[**产地**] 黄花败酱主产于黑龙江、河北、湖南等省。白花败酱主产于四川、湖南、江西、福建、浙江等省。

[**采收加工**] 夏、秋二季采挖，去净泥土，晒至半干扎成束，再晒至干。

[**药材鉴别**] 性状鉴别 黄花败酱：根茎圆柱形，多向一侧弯曲，直径3～10 mm，有较密的节，节上有细根。茎圆柱形，直径0.2～0.8 cm，黄绿色至黄棕色，节明显，常有倒生粗毛；质脆，断面中空或有小髓心。叶对生，多卷缩或破碎，完整叶片羽状深裂至全裂，边缘有粗锯齿，两面疏生白毛，茎上部叶较小，常3裂，裂片狭长。气特异如败酱样，味微苦。（图11-31-3）

白花败酱：与上种的主要区别在于根茎节间较长，着生数条粗壮的根；茎不分枝，有倒生的白毛及纵纹理，断面中空；茎生叶多不分裂。（图11-31-4）

均以根长、叶多而色绿、气浓者为佳。

[**成分**] 黄花败酱根含挥发油约8%，油中主含败酱烯（patrinene）及异败酱烯（isopatrinene）。根茎及根均含多量的以齐墩果酸或常春藤皂苷元为苷元的三萜皂苷黄花败酱苷（scabioside）A/B/C/D/E/F/G。此外尚含黄花

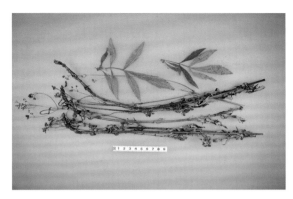

图 11-31-3　黄花败酱草药材

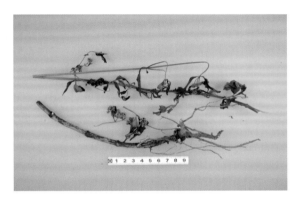

图 11-31-4　白花败酱草药材

龙芽苷（patrinoside）、β-谷甾醇葡萄糖苷、鞣质、糖类及微量生物碱。

白花败酱根茎和根含环烯醚萜苷类（lridoidglycosides）成分白花败酱苷（villoside）、番木鳖苷（loganin）及莫诺苷（morroniside）。此外，尚含少量挥发油。

[贮藏保管]　置阴凉、干燥处。

[功效]　性微寒，味辛、苦。清热解毒，祛瘀排脓。用于肠痈，肺痈，产后瘀血腹痛，痈肿疮毒。

[用法用量]　9～15 g。

[方例]　薏苡附子败酱散（《金匮要略》）：薏苡，附子，败酱草。功能排脓消肿；主治肠痈有脓，肌肤甲错，腹皮急，按之濡如肿状，脉数。

[论注]　据本草考证，我国古代本草著作中最早记载的败酱应是败酱科植物黄花败酱。古代用根，其根有特殊臭气，似腐败酱味，故称"败酱"，越干燥气味越浓；现代用全草。而习惯上，现代北方多用"北败酱"，南方主要用"苏败酱"。

# 附：北败酱

SONCHI BRACHYOTI HERBA

苣荬菜一名最早见于《植物名实图考》，载曰："北地极多，亦曰甜苣，长根肥白微红，味苦回甘……其叶长数寸，锯齿森森，中露白脉，开花正如蒲公英。"

[别名]　苣荬菜，苦荬菜。

[来源]　为菊科植物苣荬菜 Sonchus brachyotus DC. 的干燥带根幼苗。

[植物形态]　多年生草本，全体含白色乳汁，根茎常直生，细根多数。茎单一，直立，高 25～80 cm，表面光滑，基部常呈紫红色，嫩茎被毛茸。叶互生，长圆状披针形或倒披针形，长 6～20 cm，宽 1.5～6.5 cm，上表面绿色，下表面灰绿色，先端钝或短尖，有尖刺，具疏缺刻或羽状分裂，边缘有大小不等的小尖齿；幼叶表面密被毛茸，基生叶基部渐窄成柄，花时多枯萎；茎生叶基部呈耳状，抱茎。头状花序排列成伞房状；总苞钟状；总苞片6～7列，总苞及小花梗均被白色毛茸；全为舌状花，黄色；雄蕊5枚，聚药。瘦果长椭圆形，扁平，无喙，两面各有3～5条纵肋，冠毛白色，多层。花期6—10月，果期7—11月。（图11-31-5）

生于田间或路旁。

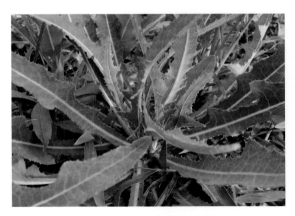

图 11-31-5　苣荬菜植物

［产地］ 主产于河北、甘肃、陕西、内蒙古、吉林、辽宁等省区。

［采收加工］ 4—6月间开花前挖起幼苗，去净泥沙，晒干。

［药材鉴别］ **性状鉴别** 根茎呈细长圆柱形，向下渐细，长3～10 cm，直径2～5 mm；表面黄棕色，具纵皱，上部有近环状突起的叶痕，下部有细小的不定根或突起的根痕。基生叶卷缩或破碎，完整叶展平呈长卵状披针形或倒披针形，长4～16 cm，宽0.5～3.5 cm，先端多钝圆或短尖，叶缘具疏缺刻或羽裂，有大小不等的尖齿，上表面灰绿色，下表面色较淡，基部渐狭成柄，幼叶表面有毛茸；幼茎长1～6 cm，茎生叶互生，形似基生叶，基部呈耳状，抱茎。质脆易碎。气微，味微苦。（图11-31-6）

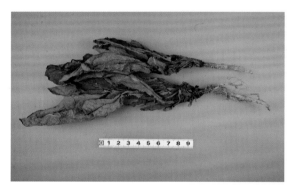

图11-31-6 北败酱药材

［成分］ 含多聚糖、树脂、橡胶、胆碱、酒石酸、异鼠李素及其3-β-D-葡萄糖苷、金圣草素（chrysoeriol）、槲皮素-7-β-D-吡喃葡萄糖苷。叶中含木犀草素及其7-O-葡萄糖苷、刺槐苷、醉鱼草苷、莨菪亭。乳汁中含莴苣苦素（lactucopicin）、山莴苣素（lactucin）、蒲公英甾醇、伪蒲公英甾醇、L-肌醇、甘露醇及氨基酸等。

［贮藏保管］ 置通风、干燥处。

［功效］ 性寒，味苦。清热解毒，消肿排脓，凉血止血。用于阑尾炎、肠痈、痢疾、疮疖痈疔，痔疮及产后瘀血腹痛。

［用法用量］ 10～15 g；外用适量，捣敷或煎汤熏洗患处。

# 附：苏败酱

THLASPI HERBA

蒺蓂始载于《神农本草经》，列为上品。陶弘景曰：“今处处有之。是大荠子也。”苏敬引《尔雅》云：“蒺蓂，大荠也……似荠，俗呼为老荠。然其味甘而不辛也。”李时珍曰：“荠与蒺蓂一物也，但分大小二种耳。小者为荠，大者为蒺蓂，蒺蓂有毛。故其子功用相同，而陈士良之本草，亦谓荠实一名蒺蓂也。葶苈与蒺蓂同类，但蒺蓂味甘花白，葶苈味苦花黄为异耳。或言蒺蓂即甜葶苈，亦通。”

［别名］ 大荠，甜葶苈，南败酱。

［来源］ 为十字花科植物蒺蓂 *Thlaspi arvense* L.的干燥地上部分。

［植物形态］ 一年或二年生草本，高20～50 cm，全体无毛。茎直立，具棱角。基生叶有柄；茎生叶互生，长圆状披针形或倒披针形，长2.5～5 cm，宽0.2～1.5 cm，先端尖或钝，基部抱茎，边缘波状或有粗齿。总状花序顶生，花白色；萼片、花瓣各4片；雄蕊6枚，四强；子房侧扁，卵圆形。短角果倒卵形或近圆形，扁平，长1.3～1.6 cm，宽0.9～1.3 cm，先端微凹，边缘有宽约0.3 cm的翅；种子小，卵形，黄褐色。花期4—5月，果期5—6月。（图11-31-7）

生于山坡草地、路边、田边或村旁。

［产地］ 主产于江苏、浙江、湖北、安徽等省。

［采收加工］ 5—6月果实近成熟时，割取地上部分，晒干。

［药材鉴别］ **性状鉴别** 全草长20～40 cm。茎圆柱形，直径0.1～0.5 cm，表面灰黄色、淡黄白色或灰绿色，有细纵棱；质脆易折断，断面中央有白色疏松的髓。叶互生，披针形，多碎落。总状果穗生于茎枝顶端及叶腋；果实卵圆形而扁平，长0.8～1.5 cm，宽0.5～1.3 cm，表面灰黄色或淡黄白、灰绿色，中央稍隆起，边缘有翅，宽约0.2 cm，两面中央各有1纵棱线，先端凹陷，基部有细果柄；果实内分2室，中间有纵隔膜，每室有种子

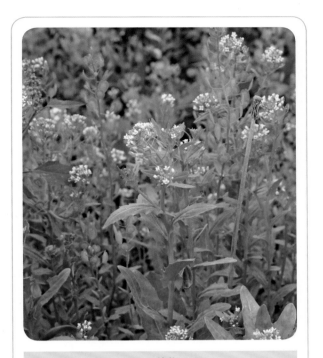

A. 植物

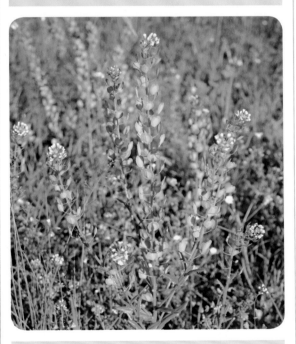

B. 果

图11-31-7 菥蓂植物

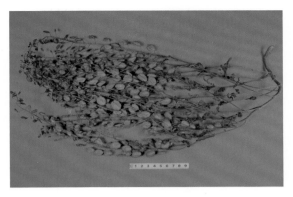

图11-31-8 菥蓂药材

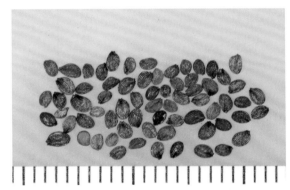

图11-31-9 菥蓂子

5～7粒，有时可见果开裂后留下的纺锤形白色膜状中隔。种子扁圆形，表面棕黑色，两面各有5～6条突起的偏心性环纹。气微，味淡。（图11-31-8、图11-31-9）

[成分] 全草和种子含芥子苷（sinigrin）、芥子酶、吲哚。种子含脂肪油达34%以上，挥发油约0.84%；并含蔗糖（1.84%）、卵磷脂（1.6%）、氨基酸。叶含多量维生素C和胡萝卜素。据报道，种子尚含烯丙基异硫氰酸酯0.42%，种子油中含饱和脂肪酸、油酸、亚油酸、二十碳烯酸、芥子酸等。

[贮藏保管] 置通风、干燥处。

[功效] 性微寒，味辛。清肝明目，和中利湿，解毒消肿。用于目赤肿痛，饮食不化，脘腹胀痛，疮疖痈肿，胁痛，水肿，带下。

[用法用量] 9～15 g。

# 绞股蓝

GYNOSTEMMAE HERBA

本品之名始载于明朱橚的《救荒本草》。吴其濬《植物名实图考》载有"绞股蓝"，其图显示卷须与叶对生，似乌敛莓属植物。

[**别名**] 七叶胆，甘茶蔓。

[**来源**] 为葫芦科植物绞股蓝 Gynostemma pentaphyllum（Thunb.）Makino 的干燥全草。

[**植物形态**] 多年生草质藤本，长 1 ～ 1.5 m。根状茎细长横走，长 50 ～ 10 cm，分枝或不分枝，节上生须根。茎细长，节部疏生细毛。叶互生，通常由 5 小叶组成鸟趾状复叶，有时为 3 片或 7 片；小叶片卵状长椭圆形或卵形，有小叶柄，中间小叶片长 4 ～ 8 cm，宽 2 ～ 3 cm，先端圆钝或短尖，基部楔形，下面脉上有短毛，两侧小叶成对，着生于同一小柄上，较小。花黄绿色，圆锥花序腋生，长 9 ～ 15 cm；花单性，雌雄异株；花萼细小，裂片三角形；花冠裂片披针形；雄蕊 5，花丝极短，花药卵形；子房球形，花柱 3，柱头 2 裂。浆果圆形，黑色，上半部具 1 横纹。种子长椭圆形，有皱纹。花期夏季。（图 11-32-1）

生于山间阴湿而有乱石的环境。

[**产地**] 产于长江以南各省区。

[**采收加工**] 秋季采收全草，晒干。

[**药材鉴别**] 性状鉴别 常缠绕成团。茎纤细，多分枝，棱柱状，直径 0.5 ～ 2 mm，灰棕色或暗棕色，表面具纵沟纹，被稀疏毛茸；叶腋具黄棕色卷须，顶端不分叉或 2 分叉。叶皱缩，温润展开后，为复叶，小叶膜质，5 ～ 7 枚，少数 9 枚，叶柄长 2 ～ 4 cm，被粗毛；侧生小叶卵状长圆形或长圆状披针形，中央 1 枚较大，长 4 ～ 12 cm，宽 1 ～ 3 cm；先端渐尖，基部楔形，两面被粗毛，边缘具锯齿，齿尖具芒。圆锥花序，总梗细，长 10 ～ 20 cm。常可见圆球形果实，直径约 0.5 cm，果梗长 0.3 ～ 0.5 cm。具草香气，味微苦。（图 11-32-2）

显微鉴别 茎横切面：① 表面由 1 列扁平细胞所组成，外壁角质层增厚，着生单细胞和多细胞非腺毛。② 皮层窄，角隅处有厚角组织，由 4 ～ 6 列细胞组成，皮层内方有半月形纤维束。③ 围绕于韧皮部外缘，内有 9 ～ 10 个双韧维管束，呈放射状排列，两韧皮射线间有石细胞群。④ 髓部薄壁细胞内含有淀粉粒，直径 12 ～ 28 μm。

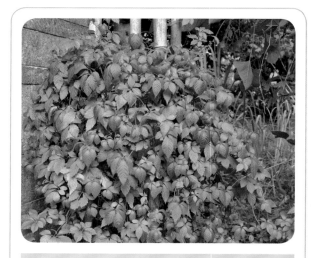

A. 植物

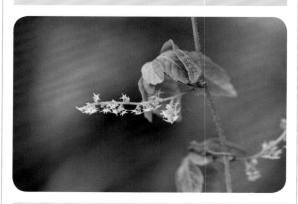

B. 花

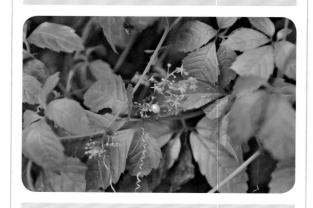

C. 果

图 11-32-1 绞股蓝植物

叶横切面：① 上、下表皮由 1 层长方形细胞组成，外被角质层。② 栅栏组织由 1 ～ 2 层细胞组成，海绵组织由 3 ～ 4 层细胞组成。③ 主脉向上下表皮突出，内侧有 2 ～ 3 层厚角

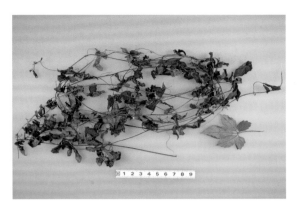

图11-32-2 绞股蓝药材

细胞，维管束外韧型。

粉末：灰绿色。① 石细胞成群或单个散在，呈圆形、类多角形、类长方形或方形，直径14～43 μm，长16～94 μm，纹孔及孔沟明显。② 叶上表皮垂周壁近平直，下表皮垂周壁微波状弯曲，气孔不定式。③ 非腺毛有单细胞和多细胞2种，多细胞由5～14个细胞组成，表面有线状角质纹理，长120～360 μm。④ 腺毛由4个细胞组成的腺毛头，内含黄色分泌物，腺毛柄由1～2个细胞组成。⑤ 纤维成束或单个散在，断裂状，木化，直径10～30 μm，孔沟较明显。⑥ 导管多为网纹导管、具缘纹孔导管或螺纹导管，直径10～100 μm。⑦ 薄壁细胞可见淀粉粒，直径12～28 μm。

[成分] 含四环三萜达玛烷结构皂苷70余种，其中包括人参皂苷 $Rb_1$、$Rb_3$、Rd、$F_2$。分得甜味成分叶甜素（phyllodulcin）。此外，还分离出芦丁（rutin）、商陆苷（ombuoside）和丙二酸。据报道绞股蓝中含总皂苷与采收期有关，一般以7月含量低，9月含量较高。

[功效] 性寒，味苦、微甘。益气，补脾消痰，清热化浊。用于脾虚积湿，少气乏力，神疲困乏，肺经痰热壅盛，咳嗽气急。

[用法用量] 6～10 g。

# 半边莲

LOBELIAE CHINENSIS HERBA

本品始载于《本草纲目》，列于湿草类。李

时珍曰："半边莲，小草也。生阴湿塍堑边。就地细梗引蔓，节节而生细叶。秋开小花，淡红紫色，止有半边，如莲花状，故名。又呼急解索。"

[别名] 急解索，半边花。

[来源] 为桔梗科植物半边莲 *Lobelia chinensis* Lour.的干燥全草。

[植物形态] 多年生草本，高5～15 cm，有白色乳汁。茎平卧，节上生根，分枝直立，无毛。叶互生，无柄或近无柄，卵状披针形或条形，顶端急尖，叶缘微有浅波，无毛。花淡红紫色，单生于叶腋，无小苞片；花冠2唇形，上唇2裂，下唇3裂，均裂向一边，粉红色；雄蕊5，花丝上部、花药合生。蒴果2瓣裂。花期5—8月，果期8—11月。（图11-33-1）

野生于水田边、路边、沟旁及潮湿阴坡、

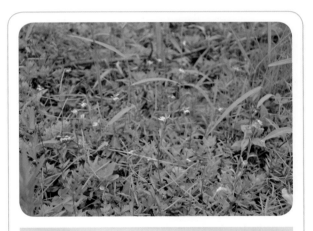

A. 生境

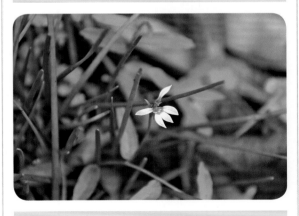

B. 花

图11-33-1 半边莲植物

荒地、草地等潮湿环境。

[**产地**] 长江流域各省及南部各省区均有产。

[**采收加工**] 夏季采挖或连根拔起，洗净，晒干或鲜用。

[**药材鉴别**] 性状鉴别　常缠结成团。根茎淡棕黄色，根细小，侧生须根。茎细长，有分枝，节明显，灰绿色。叶互生，无柄，多皱缩或脱落，绿褐色，展平后叶片狭披针形，边缘具疏浅齿。花小，单生叶腋，花冠基部筒状，上部5裂，偏向一边，浅紫红色，花冠筒内有白色茸毛。气微特异，味微甘而辛。（图11-33-2）

以干燥、叶绿、根黄、无泥沙、杂草者为佳。

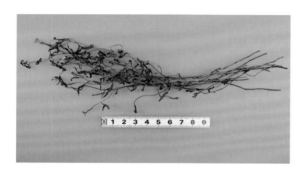

图11-33-2　半边莲药材

[**成分**] 含生物碱，主要为山梗菜碱（lobeline）、山梗菜酮碱（lobelanine）、山梗菜醇碱（lobelanidine）、异山梗菜酮（lsolobelanine）等。根尚含山梗菜果聚糖（lobelinin）。

[**贮藏保管**] 置干燥处。

[**功效**] 性平，味辛。清热解毒，利尿消肿。用于大腹水肿，面足浮肿，痈肿疔疮，蛇虫咬伤。晚期血吸虫病腹水。

[**用法用量**] 9～15 g，鲜品30～90 g；外用适量捣烂敷患处。

# 佩　兰

EUPATORII HERBA

兰草始载于《神农本草经》，列为上品。李

当之曰："今人所种都梁香草也。"苏敬曰："圆茎紫萼，八月花白，俗名兰香……生溪涧水旁，人间亦多种之，以饰庭池……都梁香者是也。"陈藏器曰："兰草、泽兰二物同名……兰草生泽畔，叶光润，阴小紫，五月、六月采，阴干，即都梁香也。"韩保升曰："生下湿地，叶似泽兰，尖长有歧，花红白而香。"李时珍曰："兰草、泽兰一类二种也。俱生水旁下湿处。二月宿根生苗成丛，紫茎素枝，赤节绿叶，叶对节生，有细齿。但以茎圆节长，而叶光有歧者，为兰草；茎微方，节短而叶有毛者为泽兰。"佩兰一名见于《本草再新》，据考证即古本草之兰草。

[**别名**] 兰草，泽兰，省头草。

[**来源**] 为菊科植物佩兰（兰草）*Eupatorium fortunei* Turcz.的干燥全草。

[**植物形态**] 多年生草本，高30～100 cm。茎直立，被短柔毛。叶对生，通常3深裂，中裂片较大，长圆形或长圆状披针形，边缘有粗锯齿，沿脉有柔毛，揉之有香气。头状花序在茎顶或短花序分枝的顶端，排列成复伞房花序；总苞片2～3裂，苞片带紫红色；花白色，每个头状花序有花4～6朵，全为管状花。瘦果圆柱形，无毛及腺点。花期8—11月，果期9—12月。（图11-34-1）

野生于路旁灌丛或溪边。现有栽培。

[**采收加工**] 一年可收获2次，第1次于7月上旬，第2次在9月上旬。当植株生长茂盛尚未开花时，选晴天中午割取地上部分，晒干。

[**药材鉴别**] 性状鉴别　茎圆柱形，直径2～5 mm，少分枝，表面有细纵纹，黄绿色，略带紫色，节明显；质脆，折断面纤维状。叶对生，有柄，多皱缩破碎，暗绿色或微带黄色。气芳香，味微苦。（图11-34-2）

以叶多、色绿、未开花、香气浓者为佳。

显微鉴别　叶表面：① 下表皮细胞垂周壁波状弯曲，气孔多，不定式周围有角质纹理放射状排列；偶见棒状非腺毛及小腺毛。② 上表皮细胞垂周壁略弯曲，非腺毛及气孔极少，偶见小腺毛。（图11-34-3）

[**成分**] 全草含挥发油1.5%～2%；油中含对-聚伞花素（p-cymene）、乙酸橙花酯

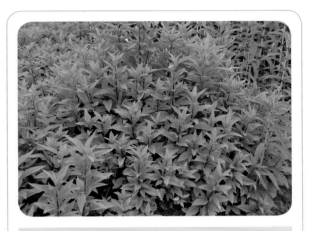

A. 植物

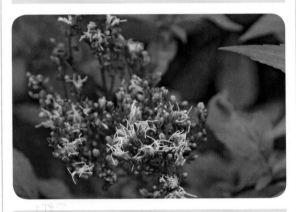

B. 花序

图 11-34-1 佩兰植物

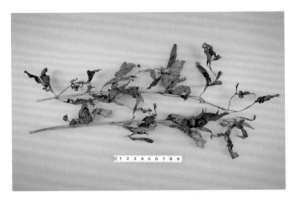

图 11-34-2 佩兰药材

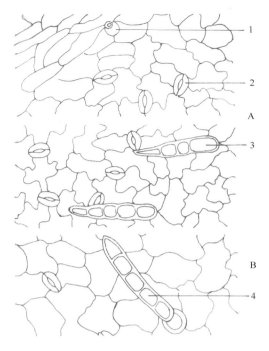

图 11-34-3 佩兰叶表面观简图

A. 下表面：1. 腺毛　2. 气孔　3. 非腺毛
B. 上表面：4. 非腺毛

含香豆精（coumarin）、邻香豆酸（o-coumaric acid）、麝香草氢醌（thymohydroquinone）及宁德洛非碱（lindelofine）。叶及花尚含蒲公英甾醇棕榈酯（taraxasteryl palmitate）、蒲公英甾醇乙酸酯（taraxasteryl acetate）、蒲公英甾醇（taraxastarol）。

[贮藏保管]　置阴凉、干燥处。

[功效]　性平，味辛。芳香化湿，醒脾开胃，解表祛暑。用于伤暑头痛，胸脘胀闷，食欲不振，口中甜腻及口臭。

[用法用量]　3～10 g。

[方例]　辛苦香淡汤（《湿温大论》）：佩兰，藿香，厚朴，半夏，黄连，黄芩，枳实，滑石，薏苡仁。水煎服，治湿温症。

[论注]　（1）佩兰，本草文献称为"兰草"，原植物为菊科植物佩兰 Eupatorium fortunei Turcz.。植物分类学将 Eupatorium 拉丁文名译为泽兰属。中药泽兰为唇形科植物地瓜儿苗 Lycopus lucidus Turcz.，为 Lycopus（地笋）属。有学者建议将 Eupatorium 属改订名为"佩兰属"。

（neryl acetate）、5- 甲基麝香草醛（5-methyl thymolether），前两者对流感病毒有直接抑制作用。此外尚含延胡索酸（fumaric acid）、琥珀酸（succinic acid）及甘露醇（mannitol）等。叶

（2）同属植物尚有以下几种作佩兰入药。

1）圆梗泽兰 *Eupatorium japonicum* Thunb.。与佩兰形态相似，不同点为：叶不分裂，卵圆形至卵状披针形，两面有毛，下面被腺点。有的地区也以此作泽兰用。

2）尖佩兰 *Eupatorium lindleyanum* DC.。主要特征为：叶无柄，对生，条状披针形，或基部3裂，脉通常自基部3出，下面有腺点，边缘为不规则齿裂。

3）西藏佩兰 *Eupatorium cannabinum* L.。多年生草本，全株密被短硬毛。叶对生，几无柄，3深裂，边缘具粗锯齿。头状花序排列成紧缩的短总状，总苞片淡紫色，多层；花白色，全为两性，管状，5齿裂。西藏以全草作佩兰入药。

## 旱莲草类

商品药材根据来源不同，分为墨旱莲和红旱莲2种。

# 墨旱莲

ECLIPTAE HERBA

本品原名鳢肠，始载于《唐本草》。苏敬曰："鳢肠生下湿地，所在坑渠间多有。苗似旋覆。二月、八月采，阴干。"《本草图经》称旱莲草。苏颂曰："叶似柳而光泽，茎似马齿苋，高一二尺，开花细而白，其实若小莲房，苏恭谓似旋覆者是也。"李时珍曰："鳢，乌鱼也，其肠亦乌。此草柔茎，断之有墨汁出，故名，俗呼墨菜是也。细实颇如莲房状，故得莲名。"

［别名］ 鳢肠，墨汁草，旱莲草。

［来源］ 为菊科植物鳢肠 *Eclipta prostrata* L.的干燥全草。

［植物形态］ 一年生草本，高10～60 cm，全株被白色粗毛。茎直立或平卧，多分枝，绿色或带紫红色。叶对生，披针形、椭圆状披针形或条形披针形，全缘或有细锯齿，无叶柄或基部叶有叶柄，表面绿色。茎叶折断后几分钟，

断口处即变蓝黑色，故又名"墨旱莲"。花白色，头状花序顶生或腋生；总苞片5～6，草质，被毛；花杂性；舌状花雌性；筒状花两性。舌状花瘦果扁四棱形，筒状花瘦果三棱形。花期7—9月，果期8—10月。（图11-35-1）

生于路旁湿地、沟边及田边等地。

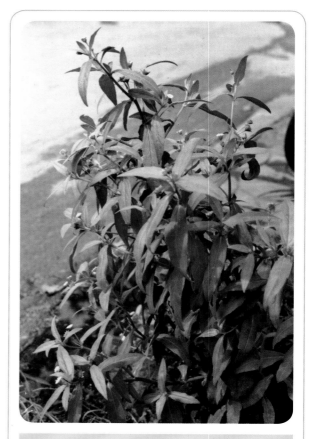

A. 植物

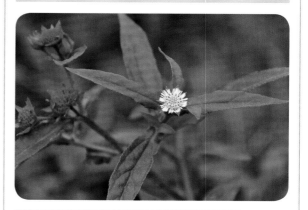

B. 花

图11-35-1 墨旱莲植物

［产地］ 主产于江苏、浙江、江西、湖北、广东等省。全国大部分地区多有产。

［采收加工］ 夏、秋二季花开时采收，洗净，晒干。

［药材鉴别］ 性状鉴别 全体被有白色毛茸。茎圆柱形，长约30 cm，直径0.2～0.5 cm，表面绿色或墨绿色。叶对生，近无柄，多皱缩卷曲或破碎，完整者呈长披针形，全缘或具浅齿，墨绿色。茎顶多生头状花序。瘦果扁椭圆形。微有香气，味微咸。（图11-35-2）

以墨绿色、叶多、无须根者为佳。

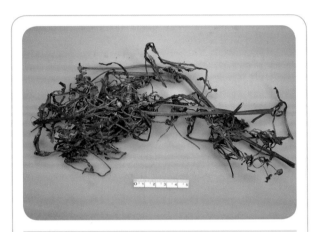

A. 药材

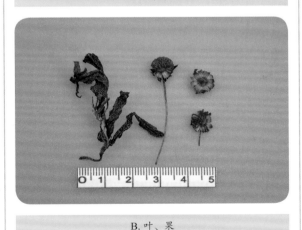

B. 叶、果

图11-35-2 墨旱莲药材

［成分］ 全草含烟碱（nicotine）约0.08%，皂苷约1.3%，蛋白质约26.5%。另含α-三联噻吩（α-terthienyl）、α-三联噻吩甲醇（α-terthienyl methanol）、α-甲酰三联噻吩（α-formyl-α-terthienyl）。此外尚含鞣质、苦味质及异黄酮苷类。

叶含蟛蜞菊内酯（wedelolactone）、去甲蟛蜞菊内酯（demethyl wedelolactone）及去甲蟛蜞菊内酯葡萄糖苷（demethylwedelolactone glucoside）。

［贮藏保管］ 置通风、干燥处。

［功效］ 性寒，味甘、酸。滋补肝肾，凉血止血。用于肝肾阴虚，牙龈出血，尿血，痢疾，崩漏，头发早白，脱发，眩晕耳鸣，腰酸；外治鼻衄，创伤出血。

［用法用量］ 6～12 g；外用适量，研末敷患处。

［方例］ 二草丹（《沈氏尊生方》）：旱莲草，车前草。治血尿。

# 红旱莲

HYPERICI ASCYRONII HERBA

［别名］ 湖南连翘，黄花刘寄奴。

［来源］ 为藤黄科植物黄海棠（湖南连翘）Hypericum ascyron L.的干燥地上部分。

［植物形态］ 多年生草本，高达90 cm。茎直立，有4棱，少分枝。单叶对生，无柄；叶片宽披针形，长5～10 cm，宽达2 cm，顶端渐尖，基部宽楔形，抱茎，全缘，具多数细小腺点。花数朵成顶生的聚伞花序，花柄长约1.5 cm；花黄色，直径约3 cm；萼片5裂，花瓣5片，镰状倒卵形，偏斜旋转；雄蕊多数，分为5束；子房上位，花柱中部以上5裂。蒴果圆锥状，长约1.5 cm，浅黑色，成熟后5裂。种子多数，细小。花期6—7月，果期7—8月。（图11-36-1）

生于山坡草地、路边、林下。

［产地］ 东北地区及黄河、长江流域均有产。

［采收加工］ 夏、秋二季采集全草，洗净，晒干。

［药材鉴别］ 性状鉴别 全草长达1 m，光滑无毛。茎基部圆柱形，上部具4棱，表面红棕色，具节，节两侧有叶痕，偶有对生叶片

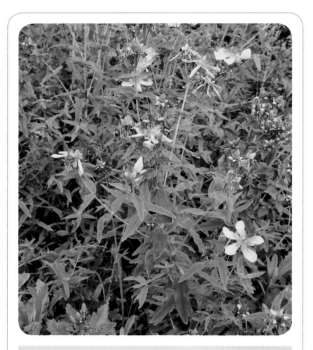

A. 植物

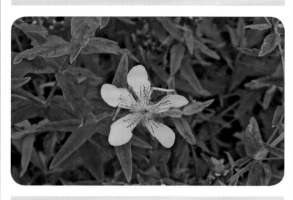

B. 花

图11-36-1 黄海棠植物

存在；质硬，断面中空。叶破碎，多脱落，完整叶展平后呈宽披针形，全缘，对光照视有多数细小腺点。茎端有3～5个蒴果，蒴果圆锥形，长约1.5 cm，直径0.8 cm，表面红棕色，先端5裂，裂片为较硬的细尖，内有种子多数。气微香，味微苦。

以去根、叶多、茎红棕色、种粒饱满者为佳。

[成分] 含蛋白质、胡萝卜素、核黄素、尼克酸。此外尚含槲皮素、鞣质及挥发油，油中主含正葵烯，少量β-蒎烯、柠檬烯。

[贮藏保管] 置干燥处。

[功效] 性寒，味微苦。凉血止血，活血调经，清热解毒。用于肝火头痛，便血，跌打损伤，痈肿疮疖。

[用法用量] 5～10 g；外用适量研成细粉，用油调成糊状或鲜品捣烂（或绞汁）敷患处。

# 茵 陈

ARTEMISIAE SCOPARIAE HERBA

本品始载于《神农本草经》，列为上品。陶弘景曰："今处处有之，似蓬蒿而叶紧细。秋后茎枯，经冬不死，至春又生。"陈藏器曰："此虽蒿类，经冬不死，更因旧苗而生，故名因陈，后加蒿字耳。"苏颂曰："春初生苗，高三五寸，似蓬蒿而叶紧细，无花实，五月、七月采茎叶阴干，今谓之山茵陈。"李时珍曰："今山蒿陈二月生苗，其茎如艾。其叶如淡色青蒿而背白，叶歧紧细而扁整。九月开细花，黄色，结实大如艾子，花实并与庵䕡花实相似，亦有无花实者。"

[别名] 茵陈蒿，绵茵陈，花茵陈。

[来源] 为菊科植物茵陈蒿 *Artemisia capillaris* Thunb. 或滨蒿 *Artemisia scoparia* Waldst. et Kit. 的干燥地上部分。

[植物形态] 茵陈 多年生草本，高40～100 cm，幼苗密被白色柔毛，老则脱落。茎直立，基部木质化。基叶有柄，披散地面，一至三回羽状分裂，裂片线形，密被白色绢毛，花枝的叶无柄，羽状全裂成丝状。头状花序小而多，密集成复总状，有短梗及线形苞叶；总苞片3～4层，卵形，顶端尖，边缘膜质，背面稍绿，无毛；花杂性，每一花托上着生两性花和雌花各5朵，均为淡紫色管状花，雌花较两性花稍长。瘦果长圆形，无毛。花期9—10月，果期11—12月。（图11-37-1）

滨蒿（北茵陈） 一年生或多年生草本，高30～60 cm。基叶有长柄，二至三回羽状分裂，裂片稍呈卵状，疏离；茎生叶线形。头状花序极多，半球形，略小；总苞片卵形，近无毛；

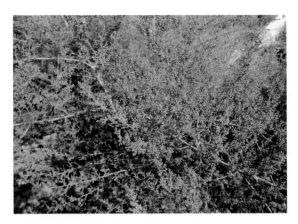

图11-37-1 茵陈植物

省。滨蒿主产于陕西、河北、山东等省。

[采收加工] 早春采集幼苗，晒干者习称"绵茵陈"；秋季采割带花果的地上部分，晒干者则称之"花茵陈""茵陈蒿"。

[药材鉴别] 性状鉴别 绵茵陈：幼苗多卷曲成团，灰绿色，全体密被白毛，绵软如绒。叶有柄，叶一至三回或二至三回羽状分裂，裂片线形或稍呈卵形。茎短细，1.5～2.5 mm，易折断。气清香，味微苦。（图11-37-3）

外层花5～7朵，雌性，能育，内层花4朵，不育。瘦果矩圆形，无毛。（图11-37-2）

茵陈生于山坡、河岸、砂砾地较多。滨蒿生于砂地、盐碱地及河岸。

[产地] 茵陈主产于江西、湖北、安徽等

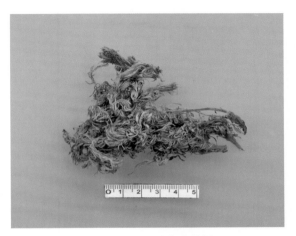

图11-37-3 绵茵陈药材

以质柔软、色灰白、有香气者为佳。

花茵陈（茵陈蒿）：茎为圆柱形，多分枝，长30～100 cm，直径0.2～0.8 cm，表面带紫色，有纵纹，细枝被柔毛；质脆易折断，断面类白色。叶多脱落，展平后，裂片条形或细丝条状，两叶均密被白色柔毛。头状花序卵形，有短梗，多数集成圆锥状。瘦果长圆形，黄棕色。气芳香，味微苦。

显微鉴别 茵陈蒿叶粉末：灰绿色。① 丁字形非腺毛众多，完整者顶端细胞极长，可达2 mm，直径5～26 μm，两臂不等长，壁厚，木化，基部1～3细胞，扁短。② 腺毛稀少，头部4、6、8细胞，顶面观为鞋底状，细胞成对排列，直径15～22 μm；侧面观，细胞排列成2～4层，无柄。③ 上表皮细胞垂周壁较平直，下表皮细胞垂周壁波状弯曲；气孔为不定式，副卫细胞3～5个。④ 叶片裂片顶端钝圆或稍尖，表皮细胞较小，气孔少见。

滨蒿叶：与茵陈蒿近似，主要区别在于丁

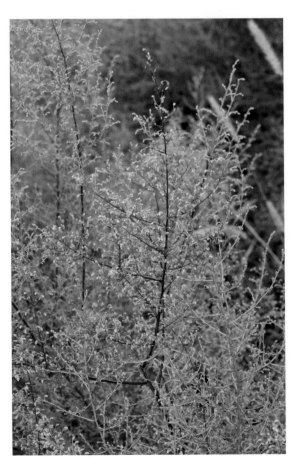

图11-37-2 滨蒿植物

字形非腺毛顶端细胞长达 1.6 mm，腺毛多由 2 个半圆形分泌细胞组成。

［**成分**］　茵陈蒿含具利胆作用的成分有 6,7-二甲氧基香豆精（开花期含量最高，达 1.98%）、茵陈色原酮（capillarisin）、4′-甲基 茵陈色原酮、7-甲基茵陈色原酮、6-去甲氧 基-4′-甲基茵陈色原酮、6-去甲氧基茵陈色 原酮、茵陈香豆酸（capillartemisin）甲／乙 及氯原酸、咖啡酸。全草含挥发油约 0.27%，果穗约含 1%；油中含一萜类成分以及 10 多种炔类化合物。此外尚含 10 多种黄酮类 成分。

滨蒿含 6,7-二甲氧基香豆精（花蕾中含 0.5%，花头及瘦果约含 2%，花期全草 0.46%，花前期花头约含 1.5%）、茵陈色原酮，幼苗含 氯原酸（水解后得咖啡酸）及对羟基苯乙酮等 有利胆作用的成分。此外，尚含黄酮类成分及 挥发油约 0.6%。挥发油以花期含量最高，约达 0.95%。

［**贮藏保管**］　置阴凉、干燥处，防潮。

［**功效**］　性微寒，味苦、辛。清利湿热，利胆退黄。用于黄疸尿少，湿疮瘙痒。

［**用法用量**］　6 ～ 15 g；外用适量，煎汤 熏洗。

［**方例**］　茵陈蒿汤（《伤寒论》）：茵陈，栀子，大黄。治伤寒八九日，身黄如橘子色，小便不利，腹微满者。

［**论注**］　（1）江西、浙江、湖南等省的 一些地区将玄参科植物阴行草 *Siphonostegia chinensis* Benth. 的全草作"土茵陈"使用，又 名"吊钟茵陈"。为一年生草本，全草被粗毛；叶对生，羽状深裂；花黄色，故也称"黄花茵陈"；单生于叶腋或顶生，萼筒状，5 裂，宿存，花冠唇形；蒴果包于钟状萼筒内。花期 8—9 月。

（2）唇形科植物牛至 *Origanum vulgare* L. 的地上部分，江西习称"白花茵陈"。广东、广西等地也作茵陈应用。其主要特征：全株高 25 ～ 55 cm，叶对生，卵形，两面有 伏柔毛和腺点；花多数密集成顶生短总状花序，数个花序再排成伞房状，花冠唇形，紫红色或白色。（图 11-37-4）

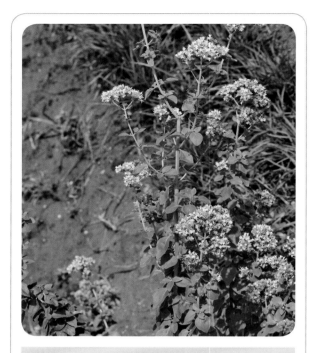
A. 植物

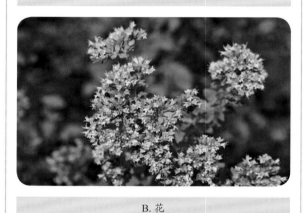
B. 花

图 11-37-4　牛至植物

# 青　蒿

ARTEMISIAE ANNUAE HERBA

本品原名草蒿，始载于《神农本草经》，列 为下品，载曰："性味苦寒。主治疥瘙痂痒恶 疮，杀虱，治留热在骨节间，明目。"韩保升 曰："叶似茵陈蒿而背不白，高四尺许。"苏颂 曰："青蒿春生苗，叶极细，可食。至夏高四五 尺。秋后开细淡黄花，花下便结子，如粟米大，八九月采子阴干。根茎子叶并入药用。"《肘后方》载其可治疟疾寒热。李时珍曰："二月生苗，茎粗如指而肥软，茎叶色并深青。其叶微似茵陈，而面背俱青，其根白硬，七八月开细黄花颇香。结实大如麻子，中有细子。"

[**别名**] 草菁，嫩青苗，臭蒿。

[**来源**] 为菊科植物黄花蒿 *Artemisia annua* L.的干燥全草。

[**植物形态**] 一年生草本，高0.5～1.5 m。茎直立，多分枝，无毛。基部叶在花期枯萎；中部叶卵形，三回羽状细裂，中轴无栉齿状，裂片矩圆状条形，上面绿色，下面淡绿色，两面微被柔毛；上部叶小，常一回羽状细裂。头状花序小，极多数，直径1.5～2 mm，球形，多数集成圆锥状；总苞球形，苞片2～3层，外层狭矩圆形，内层椭圆形；花托长圆形。瘦果椭圆形，无毛。花期7—10月，果期9—11月。（图11-38-1）

生于旷野、山坡、路边及河岸等处。

[**产地**] 我国南北各地均有产。产于广东英德的称为"广青蒿"。

[**采收加工**] 夏季开花前枝叶茂盛时割取地上部分，除去老茎，阴干。

[**药材鉴别**] *性状鉴别* 茎呈圆柱形，上部多分枝，长30～80 cm，直径0.2～0.6 cm，表面黄绿色，具纵棱；质略硬，易折断。叶互生，暗绿色或淡红色，多卷缩易碎，展开后为三回羽状深裂，中轴无栉齿状，两面被短毛。气香特异，味有清凉感、微苦。（图11-38-2）

以色绿、叶多、香气浓的嫩枝叶，习称"嫩青蒿"者为佳。（图11-38-3）

*显微鉴别* 叶最终裂片横切面：① 叶为等面型，中脉处明显外突，上方栅栏组织过中脉，中脉处2～3列。② 上、下表皮细胞1列，类长圆形或近长方形，排列紧密，可见气孔、丁字形非腺毛及腺毛。③ 中脉维管束位于叶肉组织中心。

叶表面：① 表皮细胞不规则，垂周壁波状弯曲，脉脊上表皮细胞为窄长方形。② 气孔为不定式。③ 表皮密生丁字形非腺毛，臂细胞长240～486（～816）μm，基部柄细胞3～8个不等，多为4～5个，在中脉附近时可见只具柄细胞的非腺毛。④ 腺毛由2个半圆形分泌细

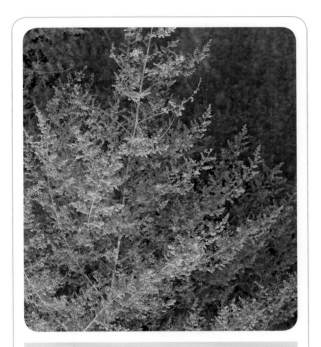

A. 植物

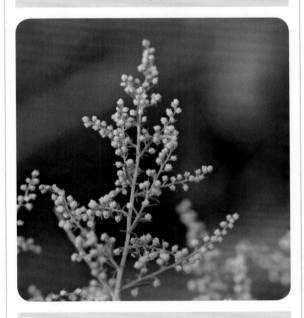

B. 花

图11-38-1 黄花蒿植物

胞对合而成，内常充满淡黄色挥发油。

[**成分**] 含青蒿素（artemisimin）、青蒿甲素/乙素/丙素/丁素/戊素等倍半萜内酯。其中青蒿素为抗疟有效成分，含量与采收季节相关：以花前期和花蕾期为最高，主要含于花蕾和叶中。5、6月含0.23%～0.35%，7～10

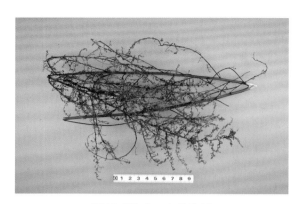

图11-38-2　青蒿药材

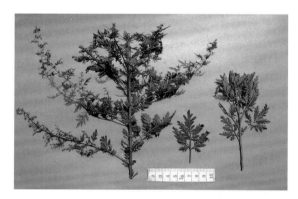

图11-38-3　嫩青蒿

月上旬含0.5%～0.72%，10月上旬至果期含0.32%；青蒿甲素、乙素、丙素也具抗疟作用。此外尚含青蒿酸（qinghao acid）、青蒿酸甲酯、青蒿醇（artemisinol）、棕榈酸、香豆精、β-香树酶醇乙酸酯、多种黄酮类化合物、二肽化合物、烯炔化合物，其中青蒿酸有抑菌作用。

[贮藏保管]　置阴凉、干燥处。

[功效]　性寒，味辛、苦。清虚热，解暑热，除骨蒸，截疟，退黄。用于温邪伤阴，暑邪发热，阴虚发热，夜热早凉，疟疾寒热，骨蒸劳热，湿热黄疸。

[用法用量]　6～12 g，后下。

[方例]　青蒿鳖甲汤《温病条辨》：青蒿，知母，鳖甲，生地，丹皮。治疟疾及温病之夜热早凉，汗解渴饮者。

[论注]　（1）青蒿为清热解暑药，晋代葛洪《肘后备急方》载有"鲜青蒿一握，淡水榨汁服，治一切疟疾"，开始用于治疟。现在菊科蒿属Artemisia含青蒿素的只有黄花蒿Artemisia annua L.及其变型大头黄花蒿Artemisia annua L. f macrocephala Pamp.，该变型产于云南。大头黄花蒿功效与黄花蒿相同。

（2）同属植物邪蒿Artemisia apiacea Hance在南方地区也作青蒿入药，其主要区别点为：叶片二回分裂，中轴呈栉齿状，头状花序半球形，较大，直径约5 mm，夏末秋初开花。茎、叶含挥发油0.2%～0.5%，油中主要含β-乙香草烯（β-bourbonene）、α/β-丁香烯、乙酸金合欢酯（earnesyl acetate）、三环岩兰烯（tricyclovetivene），并含α/β-蒎烯、莰烯、桉油精、蒿酮、α-侧柏酮等。叶中含东莨菪苷（scopolin）、东莨菪素（scopoletin）、异秦皮苷（isofraxidin）、腊梅苷（calycanthoside）、腺嘌呤、鸟嘌呤、尿酸及胆碱等。全草不含青蒿素，其水浸液对常见致病性皮肤真菌有抑制作用。

# 刘寄奴类

商品药材根据来源及产地不同，分为刘寄奴与北刘寄奴2种。

# 刘寄奴

ARTEMISIAE ANOMALAE HERBA

本品始载于《唐本草》。苏敬曰："刘寄奴草生江南。茎似艾蒿，长三四尺，叶似山兰草而尖长，一茎直上有穗，叶互生，其子似稗而细。"苏颂曰："春生苗，茎似艾蒿，上有四棱，高二三尺以来，叶青似柳，四月开碎小黄白花，形如瓦松，七月结实似黍而细，根淡紫色似莴苣。六月、七月采苗及花子通用。"

[别名]　南刘寄奴。

[来源]　为菊科植物奇蒿Artemisia anomala S. Moore的干燥全草。

[植物形态]　多年生草本，高60～120 cm。茎直立，中部以上常分枝，疏被白毛。叶互生，下部叶在花期枯萎；中部叶卵状披针形至长椭圆形，边缘有锯齿，上面疏被毛，下面被蛛丝

状微毛或无毛。头状花序钟形，极多数，密集成圆锥花序状；总苞近钟状，棕黄色，无毛；总苞片3～4层，矩圆形；花全为管状，白色，外层雌性，内层两性。瘦果圆柱形，具纵棱。花期7—9月，果期9—11月。（图11-39-1）

生于湿润、肥沃的山野、疏林、坡地。

[**产地**] 主产于浙江、江苏、江西等省。

[**采收加工**] 秋季开花或结果时采收全草，晒干。

[**药材鉴别**] 性状鉴别 全草长60～90（～120）cm。茎圆柱形，直径2～5 mm，表

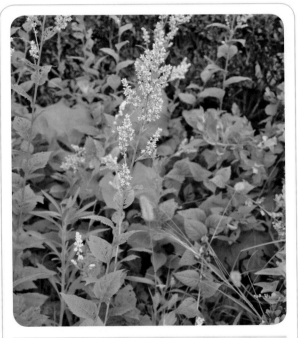

A. 植物

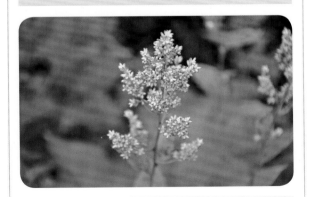

B. 花

图11-39-1 奇蒿植物

面棕黄或棕褐色，被白色毛茸，有纵棱；质硬而脆，折断面显纤维性，黄白色，中央有髓。叶互生，通常干枯皱缩或脱落、破碎，完整者展开为卵状披针形，长5～10 cm，宽3～4 cm，边缘锯齿，先端渐尖或尾状渐尖，基部下延具短柄或稍抱茎，上面暗绿色，下面灰绿色，均密被白柔毛。枝梢花小，黄色。气芳香，味淡。（图11-39-2）

以叶绿、花穗多、花色黄者为佳。

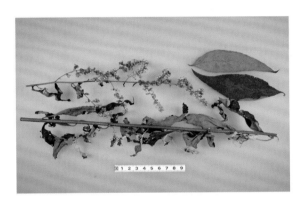

图11-39-2 刘寄奴药材

显微鉴别 茎横切面：① 表皮为1列扁圆形或卵圆形细胞，其上有2～8个细胞组成的非腺毛。② 皮层由5～7层卵圆形薄壁细胞组成。③ 可见环列大小不等的维管束，由木质部、韧皮部、韧皮纤维组成。④ 木质部多见螺纹导管，少见网纹、具缘纹孔导管，直径5～18 μm，木化。⑤ 纤维成束，长51～498 μm，直径9～16 μm，淡黄色，两端较尖，大小不等，有的具单斜纹孔，木化。⑥ 髓由类多角形细胞组成，木化。（图11-39-3）

[**成分**] 含香豆精（coumarin）、7-甲氧基香豆精、5,7-二羟基-6,3′,4′-三甲氧基黄酮（5,7-dihydroxy-6,3′,4′-trimethoxyblavone）、5,7-二羟基-6,3′,4′,5′-四甲氧基黄酮、西米杜鹃醇（simiavenol）、乙酸橙酰胺（aurantiamide acetate）、奇蒿内酯（artednomatactone）。

[**贮藏保管**] 置通风、干燥处。

[**功效**] 性温，味辛、微苦。活血祛瘀，通经止痛，解暑止泻。用于腹痛胀满，月经不调，暑热泄泻，跌打损伤，金疮出血，痈肿。

[**用法用量**] 5～10 g。

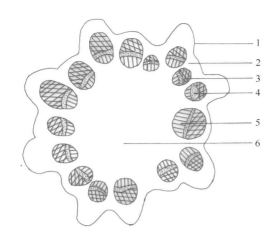

图11-39-3 刘寄奴茎横切面简图

1. 表皮 2. 皮层 3. 韧皮纤维 4. 韧皮部
5. 木质部 6. 髓

[方例] 治折伤方(《千金方》):刘寄奴，骨碎补，延胡索。治折伤瘀血作痛。

# 北刘寄奴

SIPHONOSTEGIAE HERBA

[别名] 阴行草，金钟茵陈，铃茵陈。

[来源] 为玄参科植物阴行草 *Siphonostegia chinensis* Benth. 的干燥全草。

[植物形态] 一年生草本，高达1 m以上，全体密被锈色柔毛，间生具柄的腺毛。茎直立，上部多分枝，稍具棱角，小枝通常对生。叶对生，具短柄；叶片一至二回羽状细裂，第一回裂片4～5对，第二回裂片1～2对，裂片短窄线形，长1～2 mm；叶片上表面绿色，下表面浅绿色，两面及叶缘均被褐色柔毛及腺毛。总状花序生于枝顶，花无柄或具短柄；花黄色，小苞片2枚，披针形，长约4 mm，全缘；花萼膜质，长筒状纺锤形，先端具5小裂，长10～14 mm，具10条棱，棱上具短柔毛；花冠唇形，伸出萼筒外，上唇兜状，下唇3裂，中裂片较大；雄蕊二强，花丝基部被毛；子房上位，2室。蒴果狭长椭圆形或线形，长约15 mm，宽约3 mm，表面褐色，熟时背裂。种子多数，卵形或卵状菱形，表面褐色，具纵肋数条及皱纹。花期7—9月，果期8—10月。(图

11-40-1)

生于土坡、树下、荒地、丘陵草丛及山路旁。

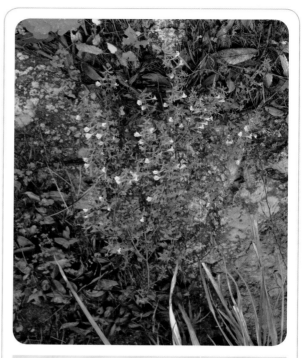

A. 植物

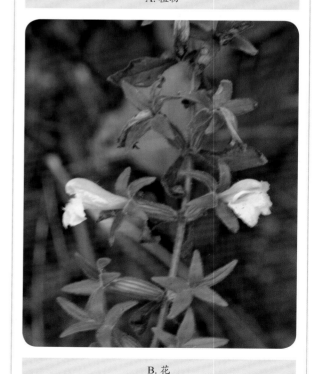

B. 花

图11-40-1 阴行草植物

[产地] 主产于东北三省及河北、河南、山东。此外，山西、陕西、安徽等省也产。

[采收加工] 秋季采收，采挖或拔起，洗去根上泥土，除净杂草等杂质，晒干。

[药材鉴别] 性状鉴别 全株长30～80 cm，全体被锈色短毛。根短而弯曲，稍有分枝。茎类圆柱形，有棱，有的上部有对生分枝，表面棕褐色至黑棕色；质脆，易折断，断面黄白色，中空。叶易脱落破碎，完整者展平后长2～4 cm，宽约2 cm，棕黑色，羽状深裂。总状花序（果序）顶生，具短梗；宿存萼筒纺锤状，长约1.5 cm，直径约0.3 cm，黄棕色至黑棕色，有明显的10条纵棱，先端5裂；花冠黄色，多脱落。蒴果狭卵状椭圆形，较萼短，棕黄色；种子细小，多数。气微，味淡。（图11-40-2）

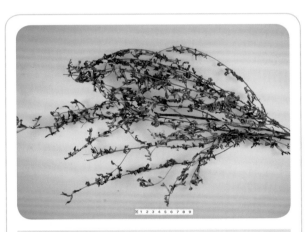

A. 药材

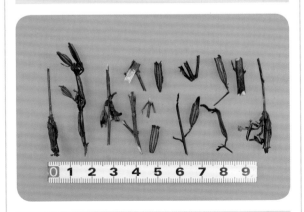

B. 茎、果

图11-40-2 北刘寄奴药材

以果实多者为佳。

[成分] 含强心苷、黄酮类及挥发油。

[贮藏保管] 置阴凉、干燥处。

[功效] 性寒，味苦。清利湿热，凉血去瘀。用于黄疸型肝炎，尿路结石，小便不利，便血，外伤出血。

[用法用量] 6～9 g；外用适量，研末调敷患处。

[方例] 治黄疸型肝炎（《全国中草药汇编》）：阴行草，金丝桃，地柏枝，老萝卜根。水煎服。

# 小 蓟

CIRSII HERBA

大蓟、小蓟始载于《名医别录》，此后诸家本草均认为大蓟、小蓟形态、功效有别。苏敬曰："大小蓟叶虽相似，功力有殊。"苏颂对其有较详细的记载："小蓟处处有之，俗名青刺蓟。二月生苗，二三寸时，并根作菜，茹食甚美。四月高尺余，多刺，心中出花，头如红蓝花而青紫色，北人呼为千针草。四月采苗，九月采根，并阴干用。"

[别名] 青刺蓟，刺儿菜。

[来源] 为菊科植物刺儿菜 Cirsium setosum（Willd.）MB.的干燥地上部分。

[植物形态] 多年生草本，茎直立，高25～50 cm。叶互生无柄，长椭圆形或椭圆状披针形，全缘或微齿裂，有刺，两面被绵毛。头状花序，顶生，雌雄异株；总苞钟状，花冠紫红色。瘦果椭圆形，冠毛与花冠等长。花期5—6月，果期7—8月。（图11-41-1）

生于荒地、田间及路旁。

[产地] 全国各地均有产。

[采收加工] 夏、秋二季于花开时采割，除去杂质，晒干。

[药材鉴别] 性状鉴别 茎呈圆柱状，直径0.2～0.5 cm，常折断，微带紫棕色，表面有柔毛及纵棱。叶片皱缩卷曲，破碎不全，暗黄绿色，边缘有金黄色针刺。头状花序顶生，苞片黄绿色，花冠多数脱落，冠毛羽状。气微，

味微苦。（图11-41-2）

以叶多、色绿者为佳。

[成分] 含刺槐素-7-鼠李葡萄糖苷（acacetin-7-rhamno glucoside）、芦丁（rutin）、原儿茶酸（protocatechuic acid）、咖啡酸（caffeic acid）及绿原酸（chloragenic acid），其中后2种

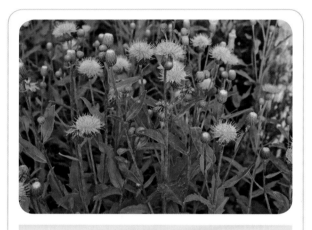

A. 植物

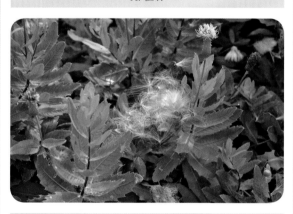

B. 果

图11-41-1 小蓟植物

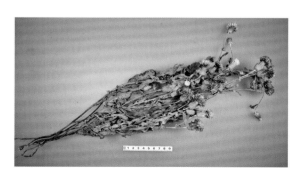

图11-41-2 小蓟药材

成分具止血活性。此外，尚含生物碱约0.05%，皂苷约1.44%。

[贮藏保管] 置通风、干燥处。

[功效] 性凉，味甘、苦。凉血止血，散瘀解毒，消痈。用于吐血，衄血，咯血，崩漏，外伤出血，痈肿疮毒。

[用法用量] 5～12 g。

[论注] 因各地区用药习惯不同，有几种不同属的植物、不同的药用部分作小蓟用。但全国大部分地区是用地上全草，也有少数地区，如江西等地是用根的。

（1）广东、湖南、湖北以同属植物蓟 *Cirsium japonicum* DC. 的根做小蓟药用。

（2）东北地区以同科植物苣荬菜 *Sonchus brachyotus* DC. 的全草当小蓟用。其主要特征为：全株具乳汁，叶和苞片无刺，花全为舌状花。

# 大　蓟

CIRSII JAPONICI HERBA SEU RADIX

大蓟、小蓟始载于《名医别录》，列为中品。陶弘景曰："大蓟是虎蓟，小蓟是猫蓟，叶并多刺，相似。田野甚多，方药少用。"苏敬曰："大蓟生山谷，根疗痈肿；小蓟生平泽，不能消肿，而俱能破血。"寇宗奭曰："大蓟高三四尺，叶皱；小蓟高一尺许，叶不皱，以此为异。"李时珍曰："蓟犹髻也，其花如髻也。曰虎、曰猫，因其苗状狰狞也。"

[别名] 刺蓟菜。

[来源] 为菊科植物蓟 *Cirsium japonicum* Fisch. ex DC. 的干燥全草或根。

[植物形态] 多年生直立草本，有纺锤状宿根。茎高50～100 cm，有分枝，被灰黄色膜质长毛。叶互生，基生叶有柄，短圆形或披针状椭圆形，羽状深裂，边缘浅裂具针刺，背面被白色长柔毛；茎生叶无柄，基部抱茎，羽状深裂，边缘具刺。头状花序，总苞球形，被蛛丝状毛；总苞片4～6层线形，先端刺状，花紫红色。瘦果长椭圆形，冠毛羽状。花期5—7月，果期8月。（图11-42-1）

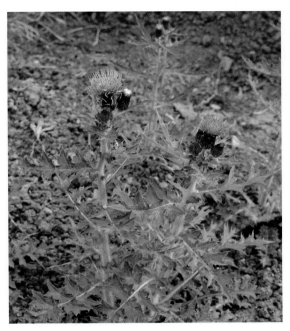

图 11-42-1　大蓟植物

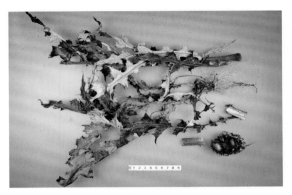

图 11-42-2　大蓟药材

生于山坡、山边路旁。

[产地] 全国大部分地区均有产，以安徽、江西、山东、河北、江苏等省多产。

[采收加工] 夏、秋二季花开时割取地上部分；或秋末挖根，除去杂质，晒干。

[药材鉴别] 性状鉴别 全草长达 1 m 左右。茎圆柱形，上部有分枝，直径 0.5 ～ 1.5 cm，表面棕褐或绿褐色，有纵棱，被丝状毛；体轻，质松脆，折断面有灰白色髓或中空。叶皱缩，多破碎，绿褐色，边缘具针刺，茎、叶均被灰白色蛛丝状毛。头状花序球形，总苞黄褐色，花冠常脱落，露出灰白色羽状冠毛。气微，味淡。（图 11-42-2）

根呈纺锤形或长椭圆形，数枚丛生而扭曲，长 5 ～ 15 cm，直径 0.2 ～ 0.9 cm。表面暗褐色，有纵皱及细横皱纹。质坚脆，易折断，断面粗糙，皮部薄，棕褐色，有小裂隙，木部类白色或灰黄色。气清香，味微苦涩。

全草以色绿、无杂质者为佳；根以粗壮、无须根及芦头者为佳。

[成分] 鲜叶含柳穿鱼苷（pectolinarin）约 2.1%；此外尚含生物碱及挥发油。根含生物碱、绿原酸、黄酮及香豆精类化合物。

[贮藏保管] 置通风、干燥处。

[功效] 性凉，味甘、苦。凉血止血，祛瘀消肿，解毒消痈。用于衄血，吐血，尿血，便血，崩漏，外伤出血，痈肿疮毒。

[用法用量] 9 ～ 15 g；外用鲜品适量，捣烂敷患处。

[方例] 十灰散（《十药神书》）：大蓟，小蓟，侧柏叶，荷叶，茅根，茜草根，大黄，山栀子，棕榈皮，丹皮。功能凉血止血；主治呕血、吐血、咯血、咳血。

[论注]（1）华北地区多用大蓟地上部分，中南及西南地区多用大蓟根，华东地区则用大蓟全草或根。

（2）陕西、山西、甘肃、青海、新疆等省区以同科植物飞廉 Carduus crispus L. 的全草作大蓟用。其主要不同点：茎有叶状翅，翅上有齿刺，叶较大蓟狭。

（3）东北地区及河北等地以小蓟（刺儿菜）做大蓟用。

# 蒲公英

TARAXACI HERBA

本品原名蒲公草，始载于《唐本草》。韩保升曰："蒲公英草生平泽田园中。茎、叶似苦苣，断之有白汁。堪生啖。花如单菊而大。四月、五月采之。"苏颂曰："春初生苗，叶如苦苣，有细刺。中心抽一茎，茎端出一花，色黄如金钱。"寇宗奭曰："四时常有花，花罢飞絮，絮中有子，落处即生。"李时珍曰："小科布地，四散而生，茎、叶、花、絮并似苦苣，但小耳。"又引《庚辛玉册》曰："叶似小莴苣，花似大旋葍，一茎耸上三四寸，断之有白汁。"

［别名］ 黄花地丁，婆婆丁。

［来源］ 为菊科植物蒲公英 *Taraxacum mongolicum* Hand. -Mazz.、碱地蒲公英 *Taraxacum borealisinense* Kitag.或同属数种植物的干燥全草。

［植物形态］ 蒲公英 多年生草本，高达30 cm，含白色乳汁。直根深长。叶丛生莲坐状，矩圆状倒披针形，羽状深裂；侧裂片4～5对，矩圆状披针形或三角形，具齿；顶裂片较大，羽状浅裂，基部狭成短叶柄，被疏蛛丝状毛或近无毛。花茎数根自叶丛中抽出；头状花序单一，顶生，总苞片2列，全为黄色舌状花。瘦果长圆形，褐色，顶端具长喙，冠毛白色。花期4—5月，果期6—7月。（图11-43-1）

生于山坡草地、路旁、河岸沙地及田野间。

碱地蒲公英 与蒲公英的主要区别为：小叶为规则的羽状分裂，总苞片先端无角状突起，瘦果全部有刺或瘤状突起，顶端喙较短。

生于盐碱草甸、草坡或砾石中。

［产地］ 主产于山西、河北、山东及东北各省。

［采收加工］ 春至秋季花初开放时连根挖取，除泥土杂质，晒干。

［药材鉴别］ 性状鉴别 根呈圆锥形，弯曲，长3～7 cm，棕褐色，根头部有毛茸，有的已脱落。叶易破碎，完整叶片呈倒披针形，羽状浅裂，暗灰绿色。花茎1至数条，头状花序顶生，黄褐色或淡黄白色。有时可见具白色冠毛的瘦果。气微，味微苦。（图11-43-2）

以叶多、色绿、根完整且长者为佳。

显微鉴别 根横切面：① 外层为木栓组织，由3～5列细胞组成。② 皮层极狭窄。③ 韧皮部宽广，为半径的4/5左右；筛管与乳管群交互排列成断续环轮，通常有6～9轮。④ 木质部较小，约占半径的1/5，射线不明显，导管较大，散列。⑤ 薄壁细胞中含菊糖，无淀粉粒。（图7-43-3）

纵切面：可见无节分枝状乳管。（图7-43-4）

叶表面：① 上、下表皮细胞表面均具角

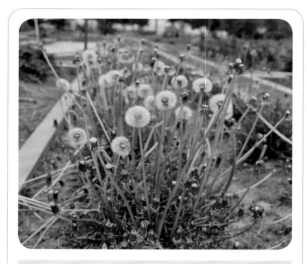

A. 植物

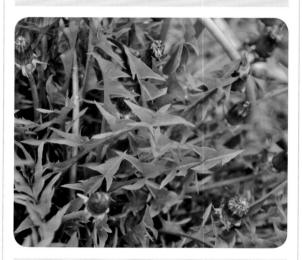

B. 叶

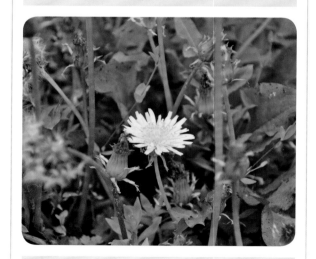

C. 花

图11-43-1 蒲公英植物

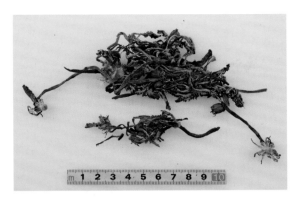

图11-43-2 蒲公英药材

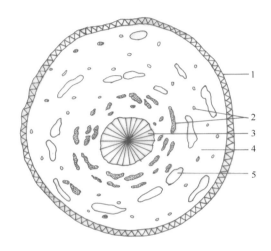

图11-43-3 蒲公英根横切面简图

1.木栓层 2.筛管及乳管群
3.木质部 4.韧皮部 5.裂隙

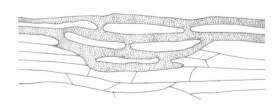

图11-43-4 蒲公英根纵切面观

质隐纹,垂周壁波状弯曲,上表皮较明显。② 气孔为不定式或不等式,副卫细胞3～6个。③ 非腺毛下表皮中脉处较多,由6～8(～13)个细胞组成,中间有时缢缩或扭曲,上下连接处或少数细胞内时有淡棕色物。④ 叶肉细胞含细小草酸钙结晶。⑤ 叶脉旁可见乳汁管。

[**成分**] 含蒲公英甾醇(taraxasterol)、蒲公英萜醇(taraxerol)、蒲公英素(taraxacin)、谷甾醇、豆甾醇、黄酮类、皂苷、挥发油、咖啡酸、胆碱、菊糖及果糖。

[**贮藏保管**] 置通风、干燥处,防潮,防虫蛀。

[**功效**] 性寒,味苦、甘。清热解毒,消肿散结,利尿通淋。用于疔疮肿毒,乳痈,瘰疬,目赤,咽痛,肺痈,肠痈,湿热黄疸,热淋涩痛。

[**用法用量**] 10～15 g;外用适量,捣敷或煎汤熏洗患处。

[**方例**] 五味消毒饮(《医宗金鉴》):蒲公英,紫花地丁,野菊花,金银花,紫背天葵。功能清热解毒,消散疔疮;主治各种疔毒,痈疮疖肿。

[**论注**] 同属的如下植物,在不同地区当蒲公英使用。

(1)异苞蒲公英 *Taraxacum heterolepis* Nakai:叶羽状深裂,顶端裂片三角形,侧裂片三角形或线形。总苞片3层,先端稍有短角状突起。瘦果仅上部有刺或瘤状突起。分布东北地区。

(2)高山蒲公英 *Taraxacum Platypecidum* Diels:叶片长倒披针形;外层总苞片的背部中央具暗色的带,边缘阔,膜质;瘦果仅上部有刺状突起,顶端喙较长。分布东北、华北及四川等省。

# 灯盏细辛

ERIGERONTIS HERBA

本品始载于《滇南本草》,原名灯盏花。《滇南本草》载:"灯盏花,性寒,味苦,治小儿脓耳,捣汁滴入耳内。"在云南民间使用历史悠久。

[**别名**] 灯盏花。

[**来源**] 为菊科植物短葶飞蓬 *Erigeron breviscapus*(Vant.)Hand.-Mazz.的干燥全草。

[**植物形态**] 多年生草本,高20～30 cm,全株密被柔毛。主根短缩;须根多数。茎直立,单一,绿色或基部和上部带紫红色,下部具纵

棱，上部无棱。基生叶有柄，密集成莲座状，匙形或匙状倒披针形，先端短尖，基部渐狭下延成短柄，带红色，全缘；茎生叶互生，形同基生叶但较基生叶小，最上面的叶片线形，无柄，抱茎，两面均被白色短毛。头状花序单生枝顶；总苞杯状，总苞片3列，条状披针形；外围为舌状花，蓝色至紫蓝色，2～3层，略反卷，中央花黄色，两性，管状。瘦果扁平，有白色冠毛2层。花期7—8月。（图11-44-1）

生于海拔750～2 200 m的山中和开阔山地疏林下、草丛和向阳坡地。

［**产地**］ 主产于云南省。

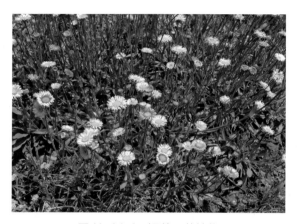

图11-44-1　短葶飞蓬植物

［**采收加工**］ 夏、秋二季采挖全草，洗净，切断，晒干。

［**药材鉴别**］ 性状鉴别　全草长15～25 cm。细根多，表面淡褐色或黄褐色。根茎粗短，表面不平整，易折断。茎圆柱形，直径0.1～0.2 cm，黄绿色或淡棕色，具细纵棱线，被白色短柔毛；质脆，断面黄白色，有髓或中空。基生叶多数，丛生，叶片呈匙状倒披针形或匙形，长1.5～9 cm，宽0.5～1.3 cm，被白色短柔毛，无明显叶柄，常带紫红色；茎生叶互生，匙状倒披针形。花多数已凋落，仅见残存的花序托及部分苞片，偶见完整的花序，花冠黄白色。气芳香，味辛，嚼之有砂粒感。（图11-44-2）

［**成分**］ 全草含焦炔康酸（pyromeconic acid）、飞蓬苷（erigeroside）和黄酮等。所含黄酮类的混合结晶，称为灯盏花素，其

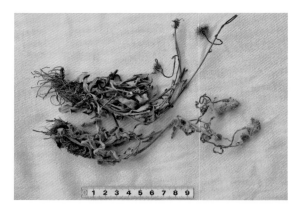

图11-44-2　灯盏细辛药材

中一种为灯盏乙素经鉴定为野黄芩苷（scutellareinglucuronide）。尚含内酯酸等。

［**功效**］ 性温，味辛、微苦。祛风散寒，活血活络，止痛。用于感冒，瘫痪，风湿痹痛，跌打损伤，胃痛；外治牙痛，疔毒，疥疮。

［**用法用量**］ 9～15 g，水煎；外用适量捣敷。

［**论注**］ 灯盏花素为灯盏花甲素和灯盏花乙素的混合物。现已制成冻干粉制剂，为心脑血管扩张剂，对血栓及后遗症、冠心病及心绞痛有较好的疗效。

# 淡竹叶

LOPHATHERI HERBA

本品始载于《本草纲目》湿草类。李时珍曰："处处原野有之。春生苗，高数寸，细茎绿叶，俨如竹米落地所生细竹之茎叶。其根一窠数十须，须上结子与麦门冬一样，但坚硬尔。随时采之。八九月抽茎，结小长穗。"并释名曰："竹叶，象形也。"

［**别名**］ 竹叶，碎骨子，山鸡米。

［**来源**］ 为禾本科植物淡竹叶 *Lophatherum gracile* Brongn.的干燥茎叶。

［**植物形态**］ 多年生草本。地下有木质缩短的根茎，须根中部常膨大为纺锤形，似麦冬状。秆直立，常丛生。叶2列式互生，披针形，基部狭缩成短柄，先端渐尖，全缘，两面光滑，平行脉多条并具有明显的小横脉，呈小长方格

状。花绿色，顶生圆锥状穗状花序，小穗条状披针形，具极短的柄，排列稍偏于一侧；不育外稃互相紧包并渐狭小，其顶端具短芒成束。花期7—9月，果期10月。（图11-45-1）

生于林下或沟边阴湿等处。

[**产地**] 我国长江流域至南部各省均产。

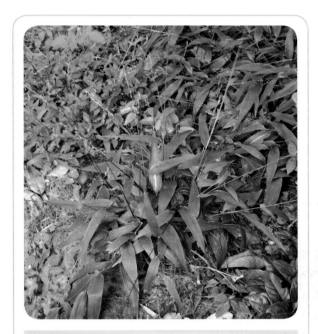

A. 植物

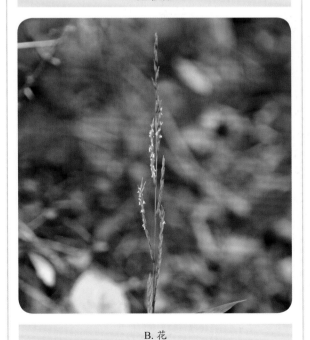

B. 花

图11-45-1 淡竹叶植物

[**采收加工**] 6—7月，花未开放时割取地上部分，晒至七八成干时，扎成把，继续晒干。

[**药材鉴别**] *性状鉴别* 为带叶的茎枝，全长25～75 cm。茎圆柱形，有节，上部浅绿色，下部黄白色；质轻而柔弱，断面中空。叶鞘抱茎，叶片披针形，皱缩卷曲，浅绿色或黄绿色，叶脉平行。无臭，味淡。（图11-45-2）

以叶大、梗小、不带根及花穗者为佳。

[**成分**] 含芦竹素（arundoin）、白茅素（cylindrin）、无羁醇（friedelin）、蒲公英甾醇、β-谷甾醇、菜油甾醇、豆甾醇等三萜类和甾醇类化合物。此外尚含酚性成分、氨基酸、有机酸及糖类成分。

[**贮藏保管**] 用竹片压捆包装，置干燥处。

[**功效**] 性寒，味甘、淡。清热泻火，除烦止渴，利尿通淋。用于热病烦渴，小便赤涩

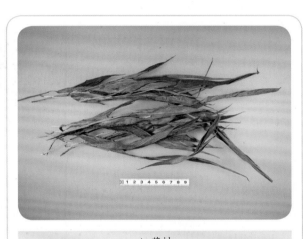

A. 药材

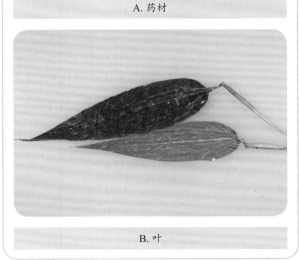

B. 叶

图11-45-2 淡竹叶药材

淋痛，口舌生疮。

[**用法用量**] 6～10 g。

[**方例**] 竹叶石膏汤（《伤寒论》）：竹叶，石膏，半夏，人参，麦冬，甘草，糯米。功能清热生津，益气和胃；主治热病之后，余热未清，气阴两伤。

[**论注**] 淡竹叶的块根形似麦冬。华东地区有称之为"竹叶麦冬"者，但并非麦冬，应注意鉴别。（图11-45-3、图11-45-4）

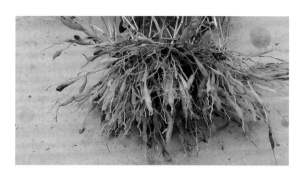

图11-45-3 淡竹叶块根（新鲜）

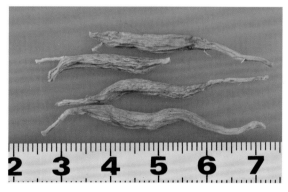

图11-45-4 竹叶麦冬

# 谷精草

ERIOCAULI FLOS

本品又名戴星，始载于《开宝本草》。马志曰："白花似星，故有戴星诸名。"苏颂曰："处处有之。春生于谷田中，叶茎俱青，根花并白色。二月、三月采花用，花白小圆似星。"李时珍曰："此草收谷后，荒田中生之，江湖南北多有。一科丛生，叶似嫩谷秧。抽细茎，高四五寸。茎头有小白花，点点如乱星。九月采花，阴干。"并释名曰："谷田余气所生，故曰谷精。"

[**别名**] 谷精珠。

[**来源**] 为谷精草科植物谷精草 *Eriocaulon buergerianum* Koern.带花茎的干燥头状花序。

[**植物形态**] 密丛生小草本，长6～20 cm。叶基生，长披针枝条形，叶片有明显横格。花茎多数，长短不一。头状花序近球形，直径4～6 mm；总苞片倒卵形，花苞片倒卵形，顶端骤尖，密生短毛；花托有柔毛。蒴果3裂，种子有毛茸，长椭圆形。花、果期6—11月。（图11-46-1）

野生于几无水的稻田中、田边、田埂或浅泽边等潮湿处。

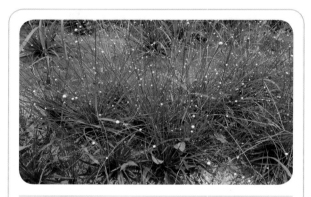

A. 生境

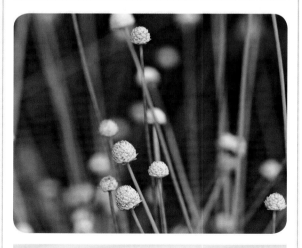

B. 花序

图11-46-1 谷精草植物

［产地］ 主产于江苏、浙江、安徽、江西、湖南、广东、广西等省区。

［采收加工］ 秋季采收，将花序连同花茎拔出，晒干。

［药材鉴别］ 性状鉴别 头状花序半球形，直径4～5 mm，底部有苞片层层排列。小花30～40朵，表面淡绿色，有光泽，上部边缘密生白毛；花序顶部灰白色。揉碎花序，可见多数黑色花药及细小黄绿色未成熟的种子。花茎纤细，长短不一，淡黄绿色。质柔软。无臭，味淡。（图11-46-2）

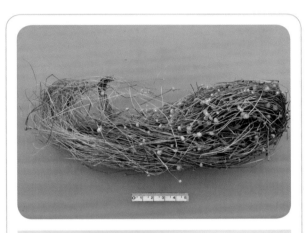

A. 药材

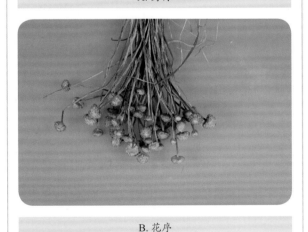

B. 花序

图11-46-2 谷精草药材

以珠大而紧、色灰白、花茎淡黄色者为佳。

［成分］ 含谷精草素及约含1.5%的酚性成分、黄酮、挥发油。含黄酮类如槲皮万寿菊素（quercetaqetin）、万寿菊素（patuletin）等。

［贮藏保管］ 置通风、干燥处。

［功效］ 性平，味辛、甘。疏散风热，明目退翳。用于风热目赤，肿痛羞明，角膜云翳。

［用法用量］ 5～10 g。

［方例］ 谷精龙胆散（《证治准绳》）：谷精草，龙胆草，生地，红花，荆芥，甘草，赤芍，牛蒡子，茯苓，木通。功能清肝祛火；主治目赤翳障，头风齿痛。

［论注］ 同属植物尚有下列3种，在不同地区亦供药用。

（1）赛谷精草（白药谷精草）*Eriocaulon Sieboldianum* Sieb. et Zucc. 带花茎的花序。主要特征：植株较矮小，花茎较叶为长；叶狭线形，长2～8 cm；花序较小，直径2～4 mm，总苞片膜质。分布于长江流域及华南、西南等地。

（2）华南谷精草 *Eriocaulon Sexangulare* L.。植株较大，叶宽线形，长6～35 cm，宽5～10 mm；花茎较粗而硬，头状花序直径可达7 mm，叶及花茎无毛。仅花序入药，药材称"谷精珠"。分布于福建、广东、广西等省区。（图11-46-3）

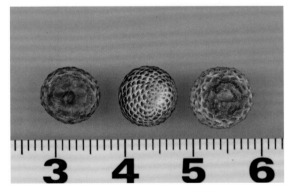

图11-46-3 谷精珠药材

（3）毛谷精草 *Eriocaulon australe* R. Br. 的头状花序。其叶及花茎有长柔毛。分布于广东、广西、云南等省区。

# 浮 萍

SPIRODELAE HERBA

本品原名水萍，始载于《神农本草经》，列

为中品。《名医别录》载曰："水萍生雷泽池泽。三月采，暴干。"李时珍曰："本草所用水萍，乃小浮萍，非大萍也……浮萍处处池泽止水中甚多，季春始生……一叶经宿即生数叶。叶下有微须，即其根也。一种背面皆绿者。一种面青背赤若血者，谓之紫萍，入药为良，七月采之。"

[别名] 水萍，紫萍，紫背浮萍。

[来源] 为浮萍科植物紫萍 *Spirodela polyrrhiza*（L.）Schleid. 的干燥全草。

[植物形态] 多年生浮水草本。植物体扁平，叶状，倒卵形至圆形，上表面绿色，有光泽；下表面紫红色，常3～4片相连，每个叶状体下着生多数细根。花单性，雌雄同株，佛焰苞短小，唇形，花序由2个雄花及1个雌花组成；雄花花药2室，花丝纤细；雌花子房1室，具2直立胚珠，花柱短。果圆形。花期夏季。（图11-47-1）

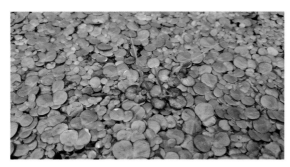

图11-47-1 紫萍植物

生于浅水池塘、水田及水泽中。

[产地] 全国各地均有产。

[采收加工] 6—9月从水中捞取，洗净，除去杂质，晒干。

[药材鉴别] 性状鉴别 呈扁平鳞片状卵形或卵圆形，常3～4片集成折叠状。上表面淡绿色至灰绿色，偏侧有1小凹陷，边缘整齐或微卷曲；下表面紫棕色至紫绿色，着生数条须根。体轻，质脆，手捻易碎。气微，味淡。（图11-47-2）

以表面绿而背紫者为佳。

[成分] 含黄酮类化合物荭草素（orientin）、木犀草素-7-单糖苷（luteolin-7-mono-glycoside）、牡荆素（vitexin）、芹菜素-7-单糖苷（apigenin-

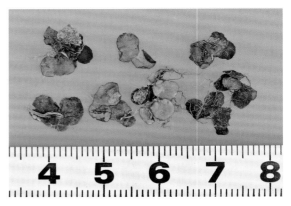

图11-47-2 浮萍药材

7-monoglycoside）。此外，尚含β-胡萝卜烃（β-carotene）、叶黄素、醋酸钾、氯化钾及脂类化合物及脂肪酸；脂肪酸中有亚麻酸、棕榈酸、亚油酸等。

[贮藏保管] 置通风、干燥处，防潮。

[功效] 性寒，味辛。疏散风热，透疹，利尿。用于麻疹不透，风疹瘙痒，水肿，尿少。

[用法用量] 3～9g；外用适量。

[方例] 浮萍丸（《沈氏尊生方》）：浮萍，防风，黄芩，羌活，当归，葛根，麻黄，甘草。治疹痘无汗，不易透达。

[论注] 同科植物青萍 *Lemna minor* L. 的全草也入药用，其主要特征为：每个叶状体下只具细长的根1条，植物体两面均为绿色。与浮萍功效类似。

# 石 斛

DENDROBII HERBA

本品始载于《神农本草经》，列为上品。陶弘景曰："今用石斛，出始兴。生石上，细实，以桑灰汤沃之，色如金，形如蚱蜢髀者佳。"苏颂曰："多在山谷中。五月生苗，茎似小竹节，节间出碎叶。七月开花，十月结实。其根细长，黄色。惟生石上者为胜。"李时珍曰："石斛丛生石上。其根纠结甚繁，干则白软。其茎叶生皆青色，干则黄色。开红花。节上自生根须。人亦折下，以砂石栽之，或以物盛挂屋下，频浇以水，经年不死，俗称为千年润。石斛短而中实，木斛长而中虚，甚易分别。处处有之，以蜀中者为胜。"并释名曰："其茎状如金钗之股，故古有金钗石斛之称。"

[别名] 金钗石斛，黄草，小草。

[来源] 为兰科植物金钗石斛 *Dendrobium nobile* Lindl.、鼓槌石斛 *Dendrobium chrysotoxum* Lindl.、流苏石斛 *Dendrobium fimbriatum* Hook. 或铁皮石斛 *Dendrobium officinale* Kimura et Migo 的栽培品及其同属植物近似种的新鲜或干燥茎。

[植物形态] **金钗石斛** 多年生附生草本。茎丛生，直立，常高 30～50 cm，粗达 1.3 cm，黄绿色，上部稍扁略呈微波状弯曲，多节。叶近革质，矩圆形，叶鞘抱茎。总状花序基部被鞘状总苞片 1 对，有花 1～4 朵；具卵状苞片，花大，直径 6～8 cm，下垂，白色带淡红或淡紫色；花萼矩圆形，顶端略钝；花瓣椭圆形，与萼片等大，顶端钝；唇瓣卵圆形，边缘微波状，基部有 1 深紫色斑块，两侧有紫色条纹。蒴果。花期 5—8 月。（图 11-48-1）

**鼓槌石斛** 茎纺锤形，长达 30 cm，中部径 1.5～5 cm，具多数圆钝条棱。近顶端具 2～5 叶，叶革质，长圆形，先端尖，基部不下延为抱茎鞘。花序近茎端发出，疏生多花；花质厚，金黄色；花瓣倒卵形，先端近圆；唇瓣色较深，近肾状圆形，较花瓣大，先端 2 浅裂，基部两侧具少数红色条纹，边缘波状，唇盘有时具 "U" 形栗色斑块。花期 3—5 月。

**流苏石斛** 茎圆柱形或长纺锤形，灰黄色，高 37～150 cm，直径可达 2 cm，节间较长。叶革质，长圆形或长圆状披针形，基部具抱茎鞘。总状花序，花质薄，金黄色；唇瓣广卵形，边缘分裂成复流苏状，中央有紫红斑块，基部两侧有紫红色条纹，边缘具复式短流苏，唇盘具横半月形深紫色斑块。花期 4—6 月。

**铁皮石斛** 茎丛生，圆柱形，长 20～35 cm，直径 2～4 mm，节间较长，鲜时红棕色，干后黑色，习称"黑节草"。叶纸质，披针形，边缘和中脉淡紫色，叶鞘具紫色斑。总状花序常具花 2～5 朵，花被片黄绿色；唇瓣卵状披针形，近上部中间具 1 枚紫红色大斑块，下部两侧具紫红色条纹。花期 3—6 月。（图 11-48-2）

附生于高山岩石或森林中的树干上。喜阴

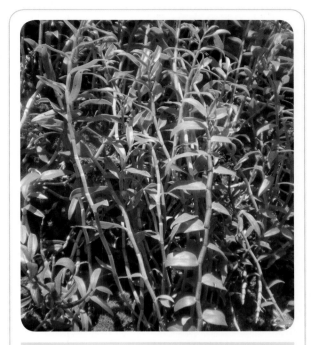

A. 植物

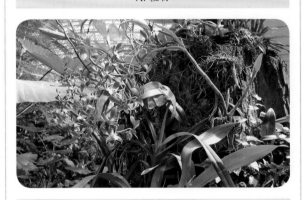

B. 花

图 11-48-1 金钗石斛植物

凉湿润环境，附生处多苔藓植物。野生或栽培。

[产地] 金钗石斛主产于广西、贵州、广东、云南、安徽等省区，广西靖西产者称为"靖西石斛"，安徽霍山产者称为"霍山石斛"。鼓槌石斛主产于云南南部至西部。流苏石斛主产于广西、云南、贵州等省区。铁皮石斛主产于浙江、安徽、福建、云南、广西等省区。

[采收加工] 全年均可采收，以春末夏初和秋季采者为佳。栽培者栽 2～3 年后即可采收，采收时用刀切下株丛的一半左右，留余继续生长。药用有鲜石斛和干石斛 2 类：鲜石斛，

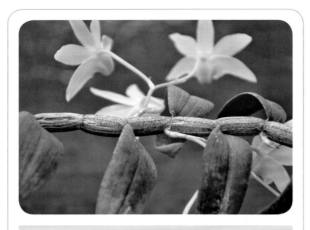

A. 茎

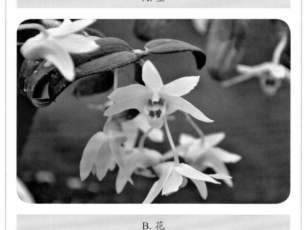

B. 花

图 11-48-2　铁皮石斛植物

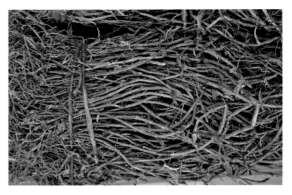

图 11-48-3　金钗石斛鲜药材

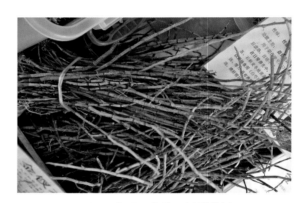

图 11-48-4　黄草石斛鲜药材

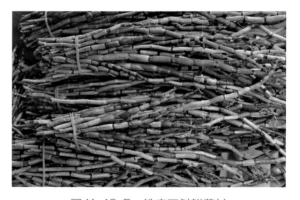

图 11-48-5　铁皮石斛鲜药材

挖回后以湿沙贮存，也可平放在竹筐内，上盖蒲席，注意空气流通，随用随取；干石斛则于采收后，去净根、叶，蒸透或烤软后反复搓去叶鞘，晾干。

[**药材鉴别**]　*性状鉴别*　鲜石斛：呈圆柱或扁圆柱形，长约 30 cm，直径 4～12 mm。表面黄绿色，光滑或有纵纹，节明显，色较深，节上有膜质叶鞘。质肥嫩多汁，易折断。气微，味微苦而回甜，嚼之有黏性。（图 11-48-3～图 11-48-5）

金钗石斛：呈扁圆柱形，略呈微波状弯曲，或为螺旋弹簧状，长 20～40 cm，直径 4～6 mm。表面金黄色而带绿，有光泽，具纵沟纹，节棕色而稍膨大，节上有灰白色膜质叶鞘。质韧，折断面疏松，黄白色，显纤维性。气微，味微苦而回甜，嚼之有黏性。（图 11-48-6）

鼓槌石斛：呈粗纺锤形，中部直径 1～3 cm，具 3～7 节。表面光滑，金黄色，有明显凸起的棱。质轻而松脆，断面海绵状。气微，味淡，嚼之有黏性。

流苏石斛：呈长圆柱形，长 20～150 cm，直径 4～12 mm，节明显，节间长 2～6 cm。表面黄色至暗黄色，有深纵槽。质疏松，断面呈纤维性。气微，味淡或微苦，嚼之有黏性。

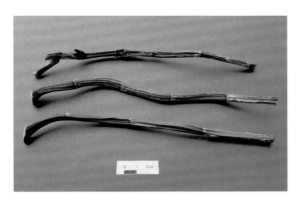

图11-48-6 金钗石斛药材

铁皮石斛：螺旋弹簧状，表面金黄色，具细密纵皱纹。质坚，易折断，断面平坦。气微，味淡，嚼之有黏性。（图11-48-7）

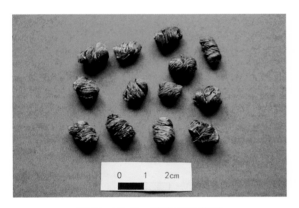

图11-48-7 铁皮石斛药材

干品以色金黄、有光泽、质柔韧者为佳。

**传统鉴别** 金钗石斛：主产于云南、广西、贵州。呈扁条状，体形略扁，金黄色，有光泽，形似金钗，质坚硬，断面黄白色，显粉性的纤维状。嚼之黏性，微苦。

大石斛：多种石斛的干燥茎，长圆柱形，暗黄色，纵皱纹深，质轻松，断面黄白色，具纤维性。

枫斗石斛（又称"耳环石斛"）：① 主产于广西百色、靖西，云南文山、思茅，湖北老河口。用2～3年铁皮石斛（有"百年人参，三年石斛"之谚）加工成螺旋状，2～3环，黄绿色（青灰色），一端粗，习称"龙头"；另一端稍细，习称"凤尾"。嚼之黏性重。品质最优。② 主产于安徽霍山，扭曲成螺旋或弹簧状，又称"霍山石斛"，有"龙头""凤尾"，黄绿色。品质极佳。（图11-48-8）

市场上以多种石斛加工成"枫斗"，表面粗糙，烟熏成黑褐色，无"龙头""凤尾"，嚼之无黏性。应注意鉴别。

黄草石斛：主产于广西、云南。细圆柱形，长可达15～50 cm，直径2～6 mm，表面金黄色，微带绿色，商品药材常分为大黄草、中黄草、小黄草。条细、质微柔软为优，条粗、质疏松为次。（图11-48-9）

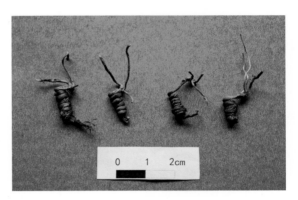

图11-48-8 霍山石斛药材

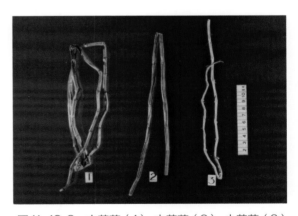

图11-48-9 大黄草（1）、中黄草（2）、小黄草（3）

**显微鉴别** 金钗石斛横切面：① 表皮为1列细小扁平细胞，外被厚的角质层，黄色，易与细胞分离。② 皮层为6～8列类圆形薄壁细胞。③ 中柱宽广，散有多数有限外韧型维管束，韧皮部为数个细胞组成，外侧有维管束鞘纤维束，呈半环状，壁甚厚，木质部导管1～3个，壁较薄，有木纤维，有时木质部内侧也有纤维束。④ 维管束周围的薄壁细胞有时木化，并具壁孔。⑤ 有少数黏液细胞，内含草酸钙针晶束，针晶长50～60（～150）μm。

金钗石斛粉末：黄绿色。① 表皮细胞表面观呈长多角形，垂周壁呈念珠状增厚；侧面观为类长方形，外壁角质层明显。② 束鞘纤维多成束，无色或淡黄色；细胞长梭形，末端长尖，边缘微呈波状；周围薄壁细胞含硅质块，直径3～15μm。③ 导管多为网纹或梯纹导管，少螺纹导管，直径10～45μm。④ 木纤维多成束，无色或黄色，常与导管及木薄壁细胞连结。⑤ 木薄壁细胞长条状，末端尖或钝圆，直径10～30μm。⑥ 薄壁细胞较大，直径20～55μm，壁上具圆形纹孔，腔内常含草酸钙针晶束。⑦ 草酸钙针晶长17～55μm。（图11-48-10）

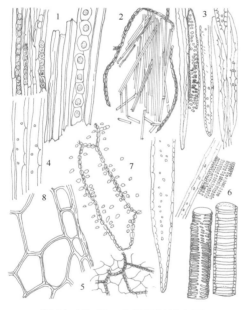

图11-48-10　金钗石斛粉末图

1. 束鞘纤维及含硅质块细胞　2. 草酸钙针晶
3. 木薄壁细胞　4. 木纤维　5. 表皮细胞表面观
6. 导管　7. 薄壁细胞　8. 表皮细胞横断面

［**成分**］ 金钗石斛茎含生物碱约0.3%，主要为石斛碱（dendrobine）、石斛次碱（nobilonine）、6-羟基石斛碱（6-hydroxydendrobine）、石斛醚碱（dendroxine）及次甲基石斛碱（nobimethylene）等；尚含N-甲基石斛季铵碱溴化物（N-methyldendrobinium iodide）、N-异戊烯基石斛季铵碱溴化物（N-isopentenyl-dendrobinium bromide）、N-氧石斛碱（dendrobine N-oxide）、N-异戊烯基石斛季铵醚碱氯化物（N-isopen-tenyldendroxinium chloride）、N-异戊烯基-6-羟基石斛季铵醚碱氯化物（N-isopentenyl-6-hydroxyden-droxinium chloride）等5种季铵生物碱，及倍半萜类成分次甲基石斛素（nobilomethyene）。另含黏液质及多糖等物质。新鲜茎含挥发油，主要成分为柏泪醇（manool），尚含单萜、倍半萜及其衍生物。

［**贮藏保管**］ 干品置通风干燥处，防潮，防霉；鲜品置阴凉潮湿处，防冻。

［**功效**］ 性微寒，味甘。滋阴清热，益胃生津。用于阴伤津亏，口干烦渴，食少干呕，病后虚热，目暗不明。

［**用法用量**］ 6～12 g；鲜品15～30 g。

［**方例**］ 清热保津方（《时病论》）：鲜石斛，连翘，天花粉，鲜生地，麦冬，桑叶。治湿热有汗，风热化火，热伤津液，舌苔变黑。

［**论注**］（1）石斛品种极复杂，常见的有如下品种。

1）环草石斛（美花石斛）Dendrobium loddigesii Rolfe：茎细圆柱状（干燥茎常弯曲或盘绕成团），高10～15 cm，粗达5～7 mm。叶长圆状披针形或舌形，肉质。花期有叶，花单生，粉红色，唇瓣近圆形，黄色，有多而细的粉红色线纹，边缘流苏状。多加工成"小黄草"（细黄草）。

2）黄草石斛（束花石斛）Dendrobium chrysanthum Wall.：茎圆柱形，高50～200 cm，粗5～15 mm。叶鞘膜质，干后常具鳞秕状斑点，花期无叶，伞形花序，具2～4（～6）花，花的唇瓣扁圆形，边缘具短流苏。多加工成"小黄草"。

3）霍山石斛 Dendrobium huoshanense C. Z. Tang et S. J. Cheng：始载于《本草纲目拾遗》，主产于安徽霍山，为我国特有。植物矮小，茎上粗下细，唇瓣近菱形，花黄绿色。茎数十条丛生，长1～3 cm，中部直径5 mm，黏液丰富，脂膏浓厚，养阴力强。常加工为"枫斗"，是石斛优质品种药材。

4）钩状石斛 Dendrobium aduncum Wall. ex Lindl.：茎直立，较细。总状花序较短，花

1～6朵，白色。鲜用称"鲜铁皮"；亦加工成"枫斗"，习称"西枫斗"。

5）广东石斛 *Dendrobium wilsonii* Rolfe：其茎细圆柱形，基部膨大呈蛇头状，叶先端偏斜为2圆裂。花通常1～2朵并生，花较大，花白色，开后渐变黄色，总花梗不明显。加工成"中黄草"。

6）细茎石斛 *Dendrobium moniliforme*（L.）Sweet：植株矮小，花较小，白色或微带粉红。加工成"小黄草"。

7）黄花石斛 *Dendrobium lohohense* Tang et Wang：茎圆锥形，常有分枝，叶先端急尖，花单朵，蜡黄色。加工成"中黄草"。

以上石斛主要分布在广东、广西、云南、四川、贵州等省区。

（2）市场存在以下伪品。

1）有瓜石斛，为兰科金石斛属 *Flickingeria* 多种植物的全草。具长的匍匐根茎，茎呈假单轴分枝，每一分枝顶端膨大成扁纺锤形的假鳞茎（习称"瓜"），故称"有瓜石斛"。

2）麦斛，始载于《新修本草》，为兰科石豆兰属伏生石豆兰 *Bulbophyllum reptans*（Lindl.）Lindl.的全草。茎匍匐横走，质硬，须根丝状，假鳞茎似小桃状（习称"石仙桃"），卵圆形，有皱沟。叶1枚，着生于假鳞茎顶端。

# 青天葵

NERVILIAE HERBA

本品始载于《岭南采药录》。现为南方广东、广西常用中草药。

[**别名**] 独叶莲。

[**来源**] 为兰科植物芋兰 *Nervilia fordii*（Hance）Schltr.的干燥全草。

[**植物形态**] 为多年生宿根小草本，高10～30 cm。地下茎作不规则球状，直径约1 cm。茎极短。叶根生，多为1片，2片罕见，呈圆形，先端短尖，基部心脏形，全缘或略呈波状，叶脉明显，自基部向叶缘伸出，数约20，侧脉纵横交错而呈网状；叶柄圆柱形，长约8 cm，粗约0.3 cm，接近地面青紫色。花梗长20～30 cm；总状花序；花冠下垂，不整齐，白色，有紫红色脉纹。果实椭圆形。花期春季。（图11-49-1）

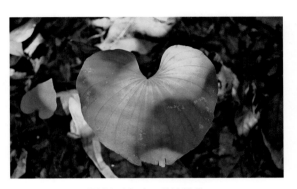

图11-49-1 芋兰植物

生于阴湿石山疏林下或田边。

[**产地**] 主产于广东、广西等省区。

[**采收加工**] 6—9月，挖取全株，除去根茎，洗净，晒干，将叶包裹球茎，搓成团球状，晒至足干。

[**药材鉴别**] 性状鉴别 干燥叶呈灰绿色，卷成团状，完整的叶呈圆形，长4.5～6 cm，宽约8 cm；叶柄长约8 cm，粗约3 mm。叶中裹有块茎，肉质，呈不规则球形，灰白色，直径约1 cm。微有香气，味甘、淡。（图11-49-2）

[**贮藏保管**] 置干燥处。

[**功效**] 性凉，味甘。清热，润肺，散瘀，解毒。治痰火咳血，瘰疬，肿毒，跌打损伤。

[**用法用量**] 10～15 g；外用鲜品捣烂敷患处。

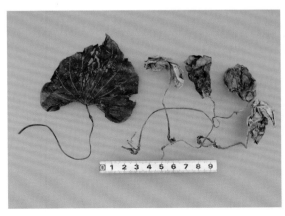

图11-49-2 青天葵药材

# 第十二章

# 植物类中药：藻、菌、地衣类

## 海 藻

SARGASSUM

本品始载于《神农本草经》，列为中品。陶弘景曰："海藻生海岛上。黑色如乱发而大少许，叶大都似藻叶。"陈藏器曰："海藻，有马尾者，大而有叶者，《本经》及注，海藻功状不分。马尾藻生浅水，如短马尾，细、黑色，用之当浸去咸。大叶藻生深海中及新罗，叶如水藻而大。"

[别名] 落首。

[来源] 为马尾藻科植物海蒿子 *Sargassum pallidum*（Turn.） C. Ag. 或羊栖菜 *Sargassum fusiforme*（Harv.）Setch. 的干燥藻体。前者习称"大叶海藻"，后者习称"小叶海藻"。

[植物形态] 海蒿子 多年生褐藻，干后变黑，高30～60 cm，固着器盘状。主轴圆柱形，两侧有羽状分枝及腋生小枝，幼时其上生有许多短小的刺状突起。叶状突起（藻叶）的形状、大小差异很大，有中肋及多数毛窝斑点，边缘有疏锯齿，这种叶状突起生长不久即凋落；次生叶状体线形、披针形或羽状分裂，丝状侧枝腋生，并有狭披针形或线形的三生叶，生殖托和生殖枝即从丝状侧枝腋间生出，生殖托单生或总状排列于生殖枝上，圆柱形，长3～15 mm或更长，直径约1 mm。气囊生于最终分枝腋间，有柄，成熟时球形或椭圆形，表面有稀疏毛窝斑点。

羊栖菜 与海蒿子的主要区别点为：藻体黄褐色，高7～40 cm，固着器假须根状。主轴直立，从周围长出分枝和叶状突起，分枝很短，叶状突起棍棒状、全缘，先端有时膨大成圆球形气泡，其腋部有球形、纺锤形或梨形的单生气囊和长椭圆形的成丛生殖托。

均生于低潮线下海水激荡处的岩石上。

[产地] 大叶海藻主产于辽宁、山东，小叶海藻主产于福建、浙江、广东。

[采收加工] 夏、秋二季由水中捞出或割取，用淡水漂洗，去净盐砂，晒干。

[药材鉴别] 性状鉴别 大叶海藻：皱缩卷曲，黑褐色，有的被白霜，长30～60 cm。主干呈圆柱形，具圆锥形突起，主枝自主干两侧生出，侧枝自主枝叶腋生出，具短小的刺状突起。初生叶披针形或倒卵形，长5～7 cm，宽约1 cm，全缘或具粗锯齿；次生叶条形或披针形，叶腋间有着生条状叶的小枝。气囊黑褐色，球形或卵圆形，有的具柄，顶端钝圆，有的具细短尖。质脆，潮润时柔软；水浸后膨胀肉质，黏滑。气腥，味微咸。（图12-1-1）

小叶海藻：形体小，长15～40 cm。分枝互生，无刺状突起。叶条形或细匙形，先端稍膨大，中空。气囊腋生，纺锤形或球形，囊柄较长。质较硬。（图12-1-2）

均以色黑褐、白霜少者为佳。

[成分] 海蒿子含藻胶酸（alginic acid）、粗蛋白、甘露醇、钾、碘及马尾藻多糖（sargassan）。另含磷脂酰乙醇胺、马尾藻多糖、抗坏血酸、多肽等。

羊栖菜含藻胶酸、粗蛋白、甘露醇、钾、

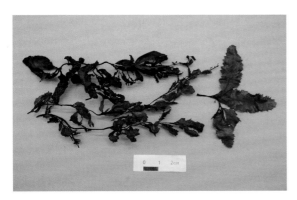

图12-1-1 大叶海藻药材

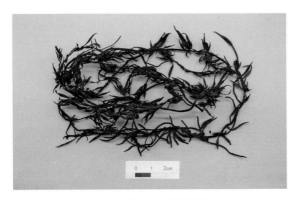

图12-1-2 小叶海藻药材

碘及黏液质、马尾藻多糖、ATP-硫酸化酶等。据报道，还分得具有抗肉毒菌素中毒的有效成分——多糖类化合物。

[贮藏保管] 置干燥处。

[功效] 性寒，味苦、咸。消痰软坚散结，利水消肿。用于瘰疬，瘿瘤，积聚，水肿，脚气，睾丸肿痛。

[用法用量] 6～12 g。

[方例] 海藻玉壶汤（《医宗金鉴》）：海藻，昆布，海带，半夏，陈皮，青皮，连翘，贝母，当归，川芎，独活。功能化痰软坚，理气散结；主治瘿瘤。

[论注] 同属植物三角藻 *Sargassum tortile* C. Ag 及马尾藻 *Sargassum enerve* C. Ag 的干燥全草在不同地区也作海藻入药。

三角藻 叶状体大，长达 1 m，叶状突起披针形、倒披针形、倒卵形或条形，先端不膨大成气泡，气囊球形或近球形。分布于辽宁、河北沿海地区。

马尾藻 叶状体长不及 20 cm，枝三棱形，叶状突起通常披针形，气囊如小豆状。分布于我国由北到南沿海地区。本品含碘、铁、蛋白质、脂肪、糖类及黏液质等。

# 昆 布

LAMINARIAE THALLUS ECKLONIAE THALLUS

本品始载于《名医别录》，列为中品，并曰："今惟出高丽，绳把索之如卷麻，色黄黑，柔韧可食。"李时珍曰："昆布生登、莱者，搓如绳索之状，出闽、浙者，大叶似菜。"

[别名] 纶布，海昆布。

[来源] 为海带科植物海带 *Laminaria japonica* Aresch. 或翅藻科植物昆布 *Ecklonia kurome* Okam. 的干燥叶状体。

[植物形态] 海带 多年生大型褐藻，成熟时呈带状，长达 6 m 以上，可明显地分为片部、柄和根状固着器三部分。片部幼时为长卵形，后渐伸长成长带状，长 2～6 m，宽 20～50 cm，中部较厚，边缘较薄而成波状，厚革质，表面有时具孢子囊群；柄为杆状，长 5～15 cm，上部扁圆，下部圆柱状；根状固着器圆锥状，有叉状分枝。

生于低潮线下 2～3 m 深处的岩礁上。

昆布 多年生大型褐藻。根状固着器由树枝状的叉状假根组成，数轮重叠成圆锥状，直径 1～15 cm；柄部圆柱状或略扁圆形，长 8～100 cm，直径 10～15 mm，叶状体扁平，革质，厚 2～3 mm；一至二回羽状深裂，两侧裂片长舌状，边缘常有粗锯齿，孢子囊群在表面形成。

生于低潮线附近的岩石上。

[产地] 海带主产于山东、辽宁等省，昆布主产于福建、浙江等省。

[采收加工] 夏、秋二季采捞，晒干。

[药材鉴别] 性状鉴别 海带：卷曲折叠成团状或缠结成把。全体黑褐色或绿褐色，表面附有白霜，用水浸软则膨胀成扁平长带状，长 50～150 cm，宽 10～40 cm，中部较厚，

边缘较薄而成波状。类革质，残存柄部扁圆柱状。气腥，味咸。（图12-2-1）

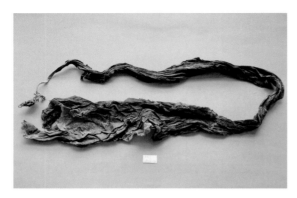

图12-2-1 海带药材

昆布：卷曲皱缩成不规则团块。全体呈黑色，较薄，用水浸软则膨胀呈扁平的叶状，长、宽均为16～26 cm，厚约1.6 mm；两侧呈羽状深裂，裂片呈长舌状，边缘有小齿或全缘。质柔滑。（图12-2-2）

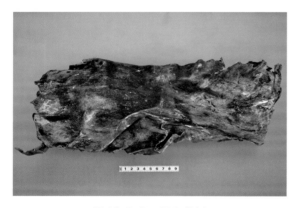

图12-2-2 昆布药材

均以色黑褐、体厚者为佳。以水浸泡即膨胀，表面黏滑，附着透明黏液质。手捻不分层者为海带，分层者为昆布。

[**成分**] 海带含藻胶酸（alginic acid）、昆布素（laminarin）、甘露醇、钾、碘、钙、钴、氟，尚含胡萝卜素、核黄素、维生素C、蛋白质、脯氨酸、海带氨酸（laminine）等。

昆布含藻胶酸、粗蛋白、甘露醇、钾、碘。

[**贮藏保管**] 置干燥处。

[**功效**] 性寒，味咸。消痰软坚散结，利水消肿。用于瘰疬，瘿瘤，噎膈，水肿，睾丸肿痛，带下。

[**用法用量**] 6～12 g。

[**方例**] 昆布丸（《外台秘要》）：昆布，通草，羊靥，海蛤壳，海藻。治瘿气，胸膈满塞，咽喉颈项渐粗。

[**论注**] 浙江、江苏、安徽及广东、福建尚用翅藻科植物裙带菜 *Undaria pinnatifida*（Harv.）Suring、石莼科植物石莼 *Ulva lactuca* L.和孔石莼 *Ulva pertusa* Kjellm.用作昆布入药，应注意鉴别。

# 冬虫夏草

## CORDYCEPS

本品始载于《本草从新》：“冬虫夏草，甘平，保肺益肾止血，化痰已劳嗽。四川嘉定府所产者最佳。云南贵州所出者次之。冬在土中，身活如老蚕。有毛能动。至夏则毛出土上，连身俱化为草。”《本草纲目拾遗》称之为夏草冬虫，赵学敏谓：“出四川江油县化林坪，夏为草，冬为虫，长三寸许。”

[**别名**] 虫草。

[**来源**] 为麦角菌科真菌冬虫草菌 *Cordyceps sinensis*（Berk.）Sacc.寄生在蝙蝠蛾科昆虫蝙蝠蛾 *Hepialus armoricanus* Oberthur幼虫上的子座（子实体）与幼虫尸体的干燥复合体。

[**植物形态**] 冬季冬虫草菌菌丝侵入蛰居于土中的幼虫体内，吸取养分，使虫体充满菌丝而死亡。冬虫草菌夏季发育，从寄主头部长出子座，露出地面，如棒球棍状，长4～11 cm，柄部长3～8 cm，圆柱形，初时淡棕色，后变为深褐色，由许多菌丝组成；头部稍膨大，紫褐色，外皮粗糙，具许多突起的子囊壳，壳内有多数长条状线形子囊，每一子囊内有8个具有隔膜的子囊孢子。（图12-3-1、图12-3-2）

一般生长在海拔3 000 m以上的高山草甸中。

[**产地**] 主产于四川、青海、西藏等省区，甘肃、云南、贵州等省亦产。

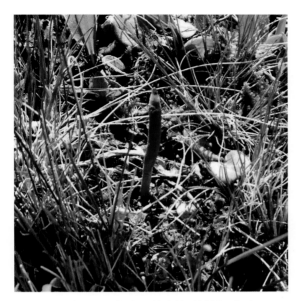

图12-3-1　冬虫夏草生境（涂健　摄）

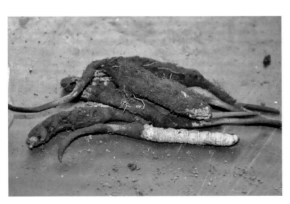

图12-3-2　冬虫夏草（新鲜）

［**采收加工**］　夏初子实体出土，但孢子未发散前挖取，晒至六七成干时再除去附着物及泥土，继续晒干，称为"毛货"。将毛货稍喷黄酒，使其体软，整理平直，用红线扎成小把，每把7～8条，再将小把捆成长方形，习称"封庄虫草"，每封100 g。

［**药材鉴别**］　性状鉴别　为虫体及冬虫夏草菌的子实体相连而成。虫体形似蚕，长3～5 cm，粗3～8 mm；土黄色至黄棕色，少棕褐色，粗糙，共有20～30条明显环纹；全身有脚8对（近头部3，中部4，近尾部1），以中部4对明显；头部黄红色；质脆，断面略平坦，白色略黄。虫草菌之子实体生于虫之头上，棒状而弯曲，深棕色至棕褐色，长4～8 cm，

粗约3 mm，表面有细皱纹；质柔韧，断面纤维状，黄白色。气微腥，味淡。（图12-3-3）

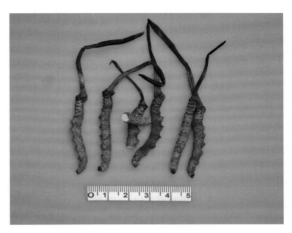

图12-3-3　冬虫夏草药材

传统鉴别　子座长棒状，不分枝，上端膨大，较粗糙；柄部具细纵纹。虫体头部黄红色，腹面足8对，中部4对明显；中部横切面可见"V"字形灰黑细纹。

［**贮藏保管**］　多采用纸箱或木箱装，防重压；置干燥处。本品易受潮、发霉、虫蛀，要经常检查，发现问题及时处理。

［**成分**］　含粗蛋白（25%～30%），其水解所得的氨基酸有天冬氨酸、谷氨酸、丝氨酸、组氨酸、甘氨酸、苏氨酸、精氨酸、酪氨酸、丙氨酸、色氨酸、甲硫氨酸、缬氨酸、苯丙氨酸、异亮氨酸、亮氨酸、鸟氨酸、赖氨酸。还含脂肪8.45%，其中含饱和脂肪酸（硬脂酸）13.0%，不饱和脂肪酸（油酸占31.69%，β-亚油酸占68.13%）82.2%。又含虫草酸（即D-甘露醇）、维生素A/C/B$_{12}$、烟酸、烟酚胺、麦角甾醇、尿嘧啶、腺嘌呤、腺嘌呤核苷、麦角甾醇过氧化物、胆甾醇软脂酸酯及水溶性多糖（即半乳甘露聚糖系由D-半乳糖与D-甘露糖各1 mol所组成）。还含多种微量元素，以磷的含量最高，其次是钠、钾、钙、镁、铝、锰、铁、铜、锌、硼、镍等。从子座部分除分得大量氨基酸和甘露醇外，还分得次黄嘌呤核苷、胸腺嘧啶、尿嘧啶，及含有少量鸟嘌呤的次黄嘌呤混合物；从虫体除分得大量氨基酸和甘露醇外，还分得次黄嘌呤、鸟嘌呤、腺嘌呤和腺苷。

腺苷、虫草酸和虫草素是冬虫夏草的主要活性成分。

[**功效**]　性平，味甘。补肾益肝，止咳化痰。用于久咳虚喘，咯血，阳痿遗精，腰膝酸痛。

[**用法用量**]　3～9 g。

[**论注**]　冬虫夏草的类似品有多种。

（1）北虫草为虫草属植物蛹草 *Cordyceps militaris* (L.) Link. 的子座及虫体。其子座头部椭圆形，顶端钝圆，橙黄色或橙红色，寄主夜蛾科幼虫能发育成蛹后才死，所以虫体呈椭圆形的蛹。产于吉林、河北、陕西、安徽等省。

（2）亚香棒虫草为同属植物亚香棒虫草 *Cordyceps hawkesii* Gray 寄生在蝙蝠蛾科幼虫上的子座及虫尸体的复合体。虫体似蚕体，头部棕黑色，外表类暗棕黑色，除去菌膜现褐色或栗色角皮；8 对足，后 4 对明显的足，中部横切面可见"一"字形灰黑色细纹；子实体灰白色或灰褐色，单生或 2～3 分枝，上端膨大，较光滑；子囊壳单层排列，埋生于座中。经氨基酸纸层析及紫外吸收光谱、氨基酸自动分析仪分析，其醇浸出物、蛋白质、水分、灰分等含量等均与冬虫夏草近似。产于湖南、安徽、江西等省，江西吉安地区茶树林中有分布。

（3）香棒虫草为同属植物香棒虫草 *Cordyceps barnesii* Thwates 的子座及虫体。经分析香棒虫草与冬虫夏草在 D-甘露醇、氨基酸、甾醇类物质等活性有机成分上基本一致，在无机成分上也很相似。主产于山西省。

（4）凉山虫草为同属植物凉山虫草 *Cordyceps liangshanensis* Zang Liu et Hu 寄生于鳞翅目昆虫幼虫的子座及幼虫尸体。虫体 3～6 cm，直径 5～10 mm，外表棕黑色，被棕褐色绒毛，头部红褐色，腹部足 10 对；子座细长，可达 20～30 cm，直径 1～2 mm，上部膨大部分，子囊壳突出表面；气微腥，味淡甜，有味精味。民间做虫草用，功效与冬虫夏草类似，成分分析含有甘露醇、麦角甾醇、氨基酸、有机酸、生物碱、硬脂酸等，与冬虫夏草基本一致。分布于四川、云南省，主产于四川凉州。

（5）草木王系江西虫草 *Cordyceps jiangxiensis* Z.Q. Liang, A. Y. Liu et Y. CH. Jiang 寄生在中华

广肩步行虫 *Calosoma madema chinese* Rirby 昆虫幼虫的子座和尸体的复合体。由虫体和头部长出的真菌子实体相连组合而成。虫体长扁圆形，似蜈蚣；头部红棕色，有眼睛 1 对，触须两根；胸部有 3 节，腹部 8 节，尾部呈钳形；背部具棕药色及棕黄色相互间开的横纹 10～12 个；质脆，易折断，断面略不平坦，淡棕黄色。子座从虫体头部抽出，单生或成丛，呈长圆柱状，不育柄黄白色，能育柄灰棕色略膨大，质柔韧，断面淡黄白色。主产于江西南部的吉安、安福、兴国、瑞金等县市。为江西特产草药之一，主要用于治疗各种毒蛇咬伤。（图 12-3-4）

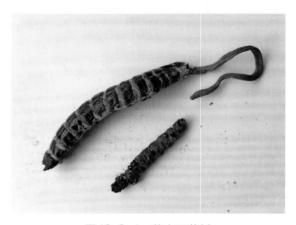

图 12-3-4　草木王药材

# 灵 芝

GANODERMA

芝，始载于《神农本草经》，列为上品，有赤、黑、青、白、黄、紫之分。李时珍曰："芝亦菌属可食者。"现在以赤芝和紫芝分布较广。

[**别名**]　灵芝草。

[**来源**]　为多孔菌科真菌灵芝（赤芝）*Ganoderma lucidum* (Leyss. ex Fr.) Karst. 或紫芝 *Ganoderma sinense* Zhao, Xu et Zhang 的干燥子实体。

[**植物形态**]　灵芝　腐生真菌。子实体伞状，菌盖木栓质，肾形或半圆形，宽 12～20 cm，厚约 2 cm，皮壳坚硬，初黄色，渐变为红褐色，光泽如漆，具环状棱纹和辐射状皱纹，

边缘薄而平截，常稍内卷；菌肉白色至浅棕色，由无数菌管构成。菌柄侧生，长达19 cm，粗达4 cm，红褐色至紫褐色，有光泽。菌管内有多数孢子，褐色，卵形，（8.5～11.5）μm×（5～6）μm，一端平截，外壁光滑，内壁粗糙。（图12-4-1）

生于栎树及其他阔叶树的木桩旁。

**紫芝** 形态与灵芝相似，主要区别点：菌盖与菌柄的皮壳呈紫黑色或黑色；菌肉锈褐色；孢子（10～12.5）μm×（7～8.5）μm，内壁有显著小疣。（图12-4-2）

生于腐朽的木桩旁。

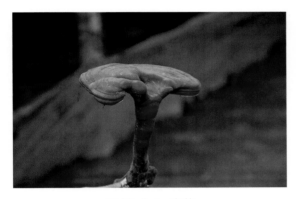

图12-4-1 赤芝

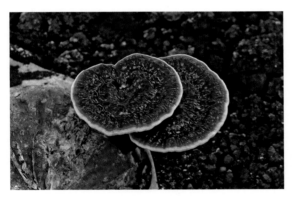

图12-4-2 紫芝

[**产地**] 主产于长江以南各省区。近年来多有人工栽培，全国各地均有产。

[**采收加工**] 全年采收，除去杂质，晒干。

[**药材鉴别**] 性状鉴别 灵芝：略呈伞状。菌盖肾形，宽10～18 cm，厚约2 cm；表面黑褐色、赤褐色或暗紫色，有如漆的光泽，具环

状棱纹和辐射状皱纹，边缘较薄而常稍内卷；质坚硬，断面不平整，浅棕色或淡褐色，有许多细孔（菌管）。菌柄长圆柱形而稍弯曲，长可达19 cm，直径约1.5 cm，表面黑色，也有如漆的光泽；菌柄附生于菌盖的侧方，常成直角。气微香，味苦、涩。（图12-4-3）

**紫芝** 菌盖紫色或黑色，表面环纹少而不甚明显，皱纹较深。（图12-4-3）

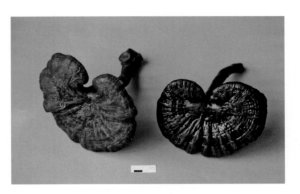

图12-4-3 赤芝（左）与紫芝（右）药材

显微鉴别 粉末：浅棕色、棕褐色至紫褐色。① 菌丝散在或黏结成团，无色或淡棕色，细长，稍弯曲，有分枝，直径2.5～6.5 μm。② 孢子褐色，卵形，顶端平截，外壁无色，内壁有疣状突起，长8～12 μm，宽5～8 μm。

[**成分**] 赤芝含麦角甾醇（0.3%～0.4%）、真菌溶菌酶及酸性蛋白酶，在水提液中含水溶性蛋白质、氨基酸、多肽、生物碱、多种多糖类。含多种苦味的三萜化合物灵芝酸（ganoderic acid）、赤芝酸（lucidenic acid）、灵赤酸（ganolucidic acid）等。含水溶性成分灵芝多糖（$BN_3C_1$、$BN_3C_2$、$BN_3C_3$ 及 $BN_3C_4$）和灵芝多肽（$GPC_1$、$GPC_2$），具抗衰老作用。孢子中除含多种氨基酸外，还含甘露醇、海藻糖等。

紫芝含麦角甾醇（约0.03%）、麦角甾-7,22-二烯-3β-醇、海藻糖、氯化钾、树脂及17种氨基酸和水解氨基酸。含顺蓖麻酸、延胡索酸等有机酸。含葡萄糖胺、甜菜碱等生物碱。还含多糖类，从子实体分离得到的一种水溶性的葡聚糖G-A，有抗肿瘤作用及阻抑由角叉菜胶所诱发的水肿；从菌丝体分离得到的另一种

葡聚糖，称为灵芝多糖，具有降血糖、降血胆甾醇和抗肿瘤作用。

[**贮藏保管**] 置干燥处，防虫蛀。

[**功效**] 性平，味甘。补气安神，止咳平喘。用于头晕，失眠，心神不宁，虚劳，咳嗽，气喘。

[**用法用量**] 6～12 g。

[**论注**]（1）同属植物薄树芝 *Ganderma capense*（Lloyd）Teng 的子实体亦供用，功效与灵芝基本相同。本品菌盖肾形至扇形，厚1～1.5 cm；有侧生短柄或无柄。产于云南、广东等省。

（2）硬孔灵芝 *Ganoderma duropora* Lloyd.，类圆形，中央凹下似漏斗，菌盖表面无轮环，菌盖木栓质，表面紫黑色或深黑色，有光泽，有环棱和放射纵皱纹，边缘稍薄，稍向内卷。菌肉褐色。菌柄中生，圆柱形，漆黑色，有光泽。硬孔灵芝不能作为灵芝入药使用，应注意鉴别。

（3）灵芝孢子是灵芝在生长成熟期，从灵芝菌褶中弹射出来的极其微小的卵形生殖细胞即灵芝的种子。研究发现灵芝孢子具有增强机体免疫力，抑制肿瘤，保护肝损伤，辐射防护等作用，药用价值日益受到重视。

（4）树舌为多孔菌科真菌平盖灵芝 *Ganoderma applanatum*（Pers. ex Wallr.）Pat. 的子实体。呈长圆形、类圆形、半圆形、马蹄形或近扇形，大小不等，菌盖有半圆形环纹，灰白色、灰褐色或棕黑色，有锈状物，略显光泽，有的表面具疣状突起；底面棕褐色或灰白色，菌管明显。质硬，易折断，断面下层呈纤维状，浅棕色，上层棕色，呈软木状。气微，味淡。树舌不能作为灵芝入药使用，应注意鉴别。（图12-4-4）

# 茯 苓

PORIA

本品始载于《神农本草经》，列为上品。陶弘景曰："今出郁州。大者如三四升器，外皮黑而细皱，内坚白。"苏颂曰："今太华、嵩山皆有之。出大松下，附根而生，无苗、叶、花、实，作块如拳在土底，大者至数斤，有赤、白二种。"

[**别名**] 云苓，松苓。

[**来源**] 为多孔菌科真菌茯苓 *Poria cocos*（Schw.）Wolf 的干燥菌核。

[**植物形态**] 寄生或腐寄生。菌核埋于土内，有特异臭气。鲜时质软，干后坚硬。球形、扁球形、长圆形或不规则块状，大小不一。表面淡灰棕色或黑褐色，断面近外皮处带粉红色，内部白色。子实体平伏，伞形，直径0.5～2 mm，生长于菌核表面成一薄层，幼时白色，后逐渐变为淡棕色。菌管单层，孔为多角形，孔缘渐变为齿状，担子棒状，担孢子椭圆形至圆柱形，（7.5～8）μm×3.5 μm。（图12-5-1）

寄生于松科植物赤松或马尾松等树根上，深入地下20～30 cm。现多有栽培。

[**产地**] 主产于湖北、安徽、河南、云南、贵州、四川等省，以云南野生的"云苓"质较优。

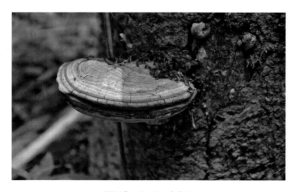

图12-4-4 树舌

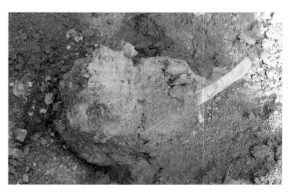

图12-5-1 茯苓生境

[**采收加工**] 采收 野生茯苓常在7月至次年3月到松林中采挖。人工栽培的茯苓一般在接种的第2、3年采收，以立秋后采收的质量最好，过早则影响质量和产量。

加工 茯苓出土后洗净泥土，堆置于不通风处，以稻草垫衬，并将茯苓与稻草逐层铺迭，上盖厚麻袋，使其"发汗"；然后取出擦去水珠，摊放阴凉处，待表面干燥后再行"发汗"；如此反复数次至表面皱缩、皮色变为褐色，再置阴凉干燥处晾干，即为"茯苓个"。或于"发汗"后趁温切制，将茯苓菌核内部的白色部分、皮层下的赤色部分及带有松根的白色部分分别切成薄片或小方块，阴干，即分别称为白茯苓、赤茯苓和茯神，削下的黑色外皮即为茯苓皮。切制后的各种成品，均应阴干，不可炕、晒，以免失去黏性或发生裂隙。（图12-5-2）

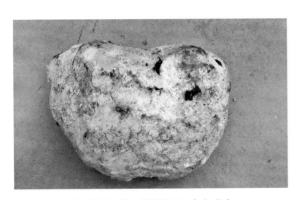

图12-5-2 茯苓加工（去皮）

[**药材鉴别**] 性状鉴别 茯苓个：呈类球形、椭圆形、扁圆形或不规则团块，大小不一。外皮薄而粗糙，棕褐色至黑褐色，有明显的皱缩纹理。体重，质坚实，断面颗粒性，有的具裂隙，外层淡棕色，内部白色，少数淡红色，有的中间抱有松根。气微，味淡，嚼之粘牙。（图12-5-3）

以体重坚实、外皮色棕褐、无裂隙、断面色白细腻、嚼之黏性强者为佳。

白茯苓：为大小不一的方形或长方形块片，长3～4 cm，厚约7 mm，白色，平滑细腻，偶有裂隙。（图12-5-4）

赤茯苓：淡红色或淡棕色的块片，余同白茯苓。

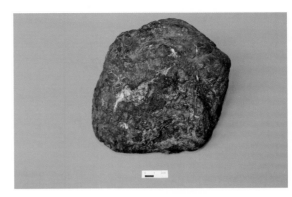

图12-5-3 茯苓个药材

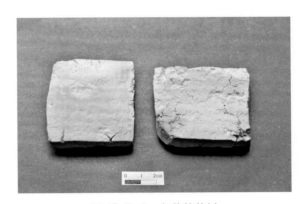

图12-5-4 白茯苓药材

茯神：为一侧带有松根的块片，质坚实，色白。（图12-5-5）

茯苓皮：不规则片状，外面棕褐色至黑褐色，内面白色或淡棕色，体软质松，略具弹性。（图12-5-6）

传统鉴别 云南多为野生。呈圆球形，外棕褐色，皱纹深而粗糙。断面周边粉红色，内

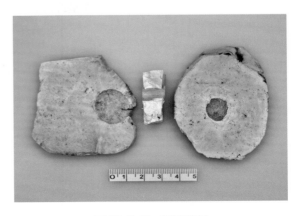

图12-5-5 茯神药材

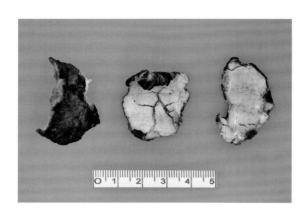

图12-5-6 茯苓皮药材

部色白细腻，切片对光视之有淡灰色水纹，习称"云彩"。嚼之不散，粘牙力强，品质最优。

安徽多为栽培，产量大。栽培品外淡棕色，外皮皱纹较浅，断面粗颗粒性，有的具裂隙，粘牙力亦差。

显微鉴别　粉末：灰白色。① 用斯氏液装片可见无色的不规则颗粒状团块及分枝状团块和细长菌丝；粉末遇水合氯醛液粘化成胶冻状，加热则团块物溶化，露出菌丝。② 菌丝无色或淡棕色，细长，稍弯曲，有分枝，直径3～8μm，少数至16μm，偶见横壁。

[成分]　含β-茯苓聚糖（β-pachyman）、茯苓酸（pachymic acid）、块苓酸（tumulosic acid）、齿孔酸（e-buricoic acid）、松苓酸（pinicolic acid）、松苓新酸[3β-hydroxylanosta-7,9（11），24-trien-21-oicacid]、7,9（11）-去氢茯苓酸、7,9（11）-去氢块苓酸、多孔菌酸（polyporenic acid）C、麦角甾醇（ergosterol）、组氨酸、腺嘌呤、胆碱、脂肪、脂肪酸、卵磷脂、蛋白质、葡萄糖、β-茯苓聚糖酶、蛋白酶、脂肪酶、树胶、甲壳质等。

[贮藏保管]　置干燥处，防潮。

[功效]　性平，味甘、淡。利水渗湿，健脾，宁心。用于痰饮，水肿，小便不利，泄泻，心悸，眩晕。白茯苓渗湿，健脾，宁心；赤茯苓清热利湿；茯神宁心安神；茯苓皮利水消肿。

[用法用量]　10～15g。

[方例]　五苓散《伤寒论》：茯苓，猪苓，白术，泽泻，桂枝。功能利水渗湿，温阳化气；主治头痛发热，口燥咽干，烦渴饮水，水入即吐，小便不利。

# 猪　苓

POLYPORUS

本品始载于《神农本草经》，列为中品。陶弘景曰："其块黑似猪屎，故以名之。"又曰："是枫树苓，其皮黑色、肉白而实者佳，削去皮用。"李时珍曰："他木皆有，枫木为多耳。"

[别名]　豕零，豭猪屎。

[来源]　为多孔菌科真菌猪苓*Polyporus umbellatus*（Pers.）Fries的干燥菌核。

[植物形态]　菌核埋于土中，呈长方形块状或不规则块状，表面凹凸不平，有皱纹及瘤状突起，棕褐色或黑褐色，断面白色或淡褐色，半木质化，较轻。子实体从地下菌核内生出，常多数合生，菌柄基部相连或多分枝，形成1丛菌盖，伞形或伞状半圆形，俗称"猪苓花""千层蘑菇"，总直径达15 cm以上；菌盖肉质，干后硬而脆，圆形，直径1～3 cm，中央凹陷呈脐状，表面浅褐色至红褐色。菌肉薄，白色，菌管与菌柄呈延生，管口微小，呈多角形。担子短棒状，18.9 μm×7.6 μm，顶生4个孢子，孢子卵圆形，（6.6～7.6）μm×3.8 μm。

生于山林中柞树、枫树、桦树、槭树、橡树的根上。现已有人工栽培。

[产地]　主产于陕西、云南等省。河南、甘肃、山西、吉林、四川等省亦产。以陕西产者质量最佳。

[采收加工]　春、秋二季采挖，除去泥沙，晒干。

[药材鉴别]　性状鉴别　呈条形、类圆形或扁块状，长5～25 cm，直径2～6 cm。表面黑色、灰黑色或棕黑色，皱缩或有瘤状突起。体轻，质硬，断面类白色或黄白色，略呈颗粒状。气微，味淡。（图12-6-1）

以个大、外皮色黑、断面色白、体较重者为佳。

显微鉴别　粉末：灰黄白色。① 用斯氏液装片观察，可见散在菌丝及黏结的菌丝团

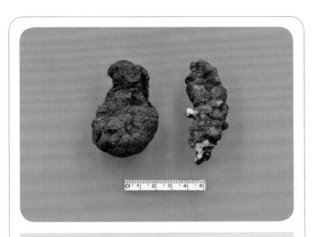

A. 药材

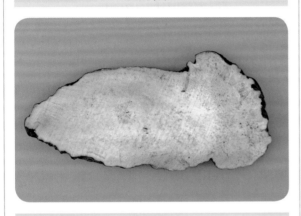

B. 切面

图 12-6-1 猪苓药材

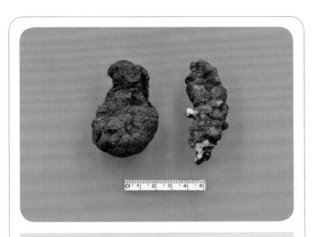

块，大多无色，少数黄棕色或暗棕色。② 粉末遇水合氯醛液黏化成胶浆状，加热后菌丝团块部分溶解，露出菌丝，菌丝细长，弯曲，有分枝，粗细不一，直径 1.5 ~ 6 μm，稀至 13 μm，棕色菌丝较粗，横壁不明显。③ 草酸钙方晶极多，大多呈正方八面体或规则的双锥八面体，也有呈不规则多面形，直径 3 ~ 60 μm，长至 68 μm，有时可见数个结晶集合。

[成分] 含水溶性多聚糖化合物猪苓聚糖Ⅰ（gu-Ⅰ）、麦角甾醇（ergosterol）、α-羟基二十四碳酸（α-hydrbxy-tetracosanoic acid）、生物素（维生素H，biotin）、粗蛋白等。

[贮藏保管] 置通风、干燥处。

[功效] 性平，味甘、淡。利水渗湿。用于小便不利，水肿，泄泻，尿路感染，白带。

[用法用量] 6 ~ 12 g。

[方例] 猪苓汤（《伤寒论》）：猪苓，茯苓，泽泻，滑石，阿胶。功能利湿泻热，滋阴利水，祛痰；主治水热互结证，小便不利。

# 雷 丸

OMPHALIA

本品始载于《神农本草经》，列为下品。苏敬曰：“雷丸，竹之苓也。无有苗蔓，皆零，无相连者。”李时珍曰：“此物生土中，无苗叶而杀虫逐邪，犹雷之丸也。”“雷丸大小如栗，状如猪苓而圆，皮黑肉白，甚坚实。”

[别名] 雷矢，雷实，竹苓，竹铃芝。

[来源] 为白蘑科真菌雷丸 *Omphalia lapidescens* Schroet.的干燥菌核。

[植物形态] 菌核埋生于地下，呈不规则球形或块状，直径 1 ~ 3.5 cm，表面紫褐色至暗黑色，具细密纵纹，有时在凹处具1束菌索；内面为紧密交织的菌丝体，白色至灰白色，有时呈橙褐色。薄切片呈半透明状，略带黏性。越冬后由菌核体发生新的子实体，一般不易见到。

多寄生于病竹根部或老竹兜下，有时生于棕榈、桐或某些腐树根下。

[产地] 主产于四川、贵州、云南、湖北、广西、陕西等省区。浙江、湖南、广东、安徽、福建等省亦产。

[采收加工] 春、秋、冬三季皆可采挖，以秋季选枝叶枯黄的病竹挖取根部菌核，洗净，晒干。

[药材鉴别] 性状鉴别 呈类球形或不规则团块状，直径 1 ~ 3 cm。表面黑褐色或灰褐色，有略隆起的网状细纹。质坚实，不易破裂，断面不平坦，白色或浅灰黄色，似粉状或颗粒状，常有黄棕色大理石样纹理。气微，味微苦，嚼之有颗粒感，微带黏性，久嚼无渣。（图12-7-1）

以个大、断面色白粉状者为佳。断面色褐呈角质样者，不可供药用。

显微鉴别 粉末：淡灰色。① 用斯氏液装

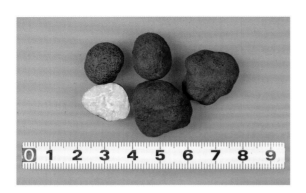

图12-7-1 雷丸药材

片观察，可见大小不一的不规则形菌丝团块及菌丝碎片，大多无色，少数黄棕色或棕红色。② 粉末遇水合氯醛液黏化成胶冻状，加热后菌丝团块部分溶解，露出菌丝，菌丝较短，有分枝，直径4～6 μm，横壁不明显。③ 草酸钙方晶较少，细小，直径约至10 μm。

[成分] 含蛋白分解酶（雷丸素）及钙、铝、镁等。

[贮藏保管] 置阴凉、干燥处。

[功效] 性寒，味微苦。杀虫消积。用于绦虫病，钩虫病，蛔虫病。

[用法用量] 15～21 g，研粉后温开水调服。

[注意] 不宜入煎剂。

[方例] 追虫丸（《证治准绳》）：雷丸，槟榔，牵牛子，木香。治一切虫积。

# 马 勃

LASIOSPHAERA SEU CALVATIA

本品始载于《名医别录》。陶弘景曰："俗呼马气勃是也。紫色虚软，状如狗肺，弹之粉出。"寇宗奭曰："生湿地及腐木上，夏秋采之。有大如斗者，小下如升杓。"

[别名] 灰菇，灰包菌，地烟。

[来源] 为灰包科真菌脱皮马勃 *Lasiosphaera fenzlii* Reich.、大马勃 *Calvatia gigantea*（Batsch ex Pers.）Lloyd 或紫色马勃 *Calvatia lilacina*（Mont. et Berk.）Lloyd 的干燥子实体。

[植物形态] 脱皮马勃 子实体近球形至长圆形，直径15～20 cm，无不育柄。包被薄，易消失，外包被成块地与内包被脱离，内包被纸状，浅烟色，成熟后全部消失，遗留成团的孢体随风滚动。孢体紧密，有弹性，灰褐色，渐退成浅烟色，由孢丝及孢子组成。孢丝长，分枝，相互交织，浅褐色，直径2～4.5 μm。孢子褐色，球形，有小刺，直径4.5～5 μm。

生于山地腐殖质丰富之地。

大马勃 子实体球形或近球形，直径15～20 cm或更大，几无不育柄。包被白色，后变成浅黄色或淡青黄色，由膜状外包被和较厚的内包被所组成；质脆，成熟后开裂成块而脱落，露出浅青褐色的孢体。孢丝长，淡青黄色，稍分枝，有稀少横隔，直径2.5～6 μm。孢子粉状，淡青黄色，球形，直径3.5～5 μm，光滑或有时具细微小疣。（图12-8-1）

生于林地和竹林间。

紫色马勃 子实体陀螺形，直径5～12 cm，基部有小柄（故又称"有柄马勃"）。包被薄，2层，上部常裂成小块，逐渐脱落，内部紫色，当孢子及孢丝散失后遗留的不育柄呈杯状。孢丝很长，分枝，有横隔，直径2～5 μm。孢子粉状，球形，直径4～5.5 μm，上有小刺。

生于旷野草地上。

[产地] 脱皮马勃主产于内蒙古、河北、陕西、甘肃、江苏、湖北等省区。大马勃主产于青海省。紫色马勃主产于江苏、湖北、广西等省区。

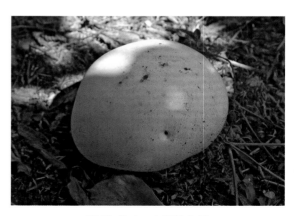

图12-8-1 大马勃生境

［**采收加工**］ 夏、秋二季子实体成熟时及时采收，未破裂前为最佳采收期。拔起后除去泥沙，干燥。

［**药材鉴别**］ 性状鉴别 脱皮马勃：呈扁球形或类球形，无不育柄，直径15～20 cm。包被灰棕色至黄褐色，纸质，常破碎呈块片状或已全部脱落。孢体灰褐色或浅褐色，紧密，有弹性，用手撕之，内有灰褐色棉絮状的丝状物，触之则孢子呈尘土样飞扬，手捻有细腻感。气似尘土，无味。（图12-8-2）

大马勃：几无不育柄。残留的包被由黄棕色的膜状外包被和较厚的灰黄色内包被所组成，光滑；质硬而脆，成块脱落。孢体浅青褐色，手捻有润滑感。

紫色马勃：呈陀螺形，或已压扁呈扁圆形，直径5～12 cm，有发达的不育柄。包被薄，2层，紫褐色，粗皱，有圆形凹陷，外翻，上部常裂成小块或已部分脱落。孢体紫色。

均以个大、皮薄、饱满、松泡有弹性者为佳。

显微鉴别 脱皮马勃粉末：灰褐色。① 孢丝长，淡褐色，有分枝，相互交织，直径2～4.5 μm，壁厚。② 孢子褐色，球形，直径4.5～5 μm，有小刺，刺长1.5～3 μm。

大马勃不同点：① 粉末淡青褐色。② 孢丝稍分枝，有稀少横隔，直径2.5～6 μm。③ 孢子淡青黄色，光滑或有时具微细疣点，直径3.5～5 μm。

紫色马勃不同点：① 粉末灰紫色。② 孢丝分枝，有横隔，直径2～5 μm，壁厚。③ 孢子直径4～5.5 μm，有小刺。

［**成分**］ 脱皮马勃含亮氨酸（leucine）、酪氨酸（tyrosine）、尿素（urea）、麦角甾醇、类脂质、马勃素（gemmatein）及磷酸钠、铝、镁、矽酸等。

大马勃含秃马勃素（calvavin），这是一种抗癌成分。尚含类脂化合物、过氧化酶、氨基酸、磷酸盐等。

紫色马勃含马勃酸（calvatic acid）、氨基酸及磷酸盐。

［**贮藏保管**］ 置干燥处，防尘。

［**功效**］ 性平，味辛。清肺、利咽、止血。用于咽喉肿痛，咳嗽，音哑；外治鼻衄，外伤出血。

［**用法用量**］ 2～6 g；外用适量，敷患处。

［**方例**］ 清咽消毒饮（《疫喉浅论方》）：马勃，银花，犀角，连翘，板蓝根，人中黄，黄连，山栀，牛蒡，玄参，薄荷，绿豆衣。治疫喉腐烂。

［**论注**］ 作为马勃入药的还有同科植物大口静灰球 *Bovistella sinensis* Lloyd 及长根静灰球 *Bovistella radicata*（Mont.）Pat. 的干燥子实体。

大口静灰球呈扁球形，直径3～7 cm，基端具短柄；孢体顶端口较大；体轻，内部紫褐色或黄褐色，絮状，柔软，具弹性，呈粉末状以孢子散出附于表面。气味微弱。

长根静灰球与上种主要区别点：呈卵形或杯形，柄较长，约占全体1/3，顶端开口较小。

# 石 耳

UMBILICARIAE LICHEN

本品之名始载于《日用本草》。《粤志》载曰："韶阳诸洞多石耳，其生必于青石。当大雪后，石滋润，微见日色，则生石耳，大者成片，如苔藓，碧色，望之如烟，亦微有蒂，大小朵朵如花。"

［**别名**］ 石木耳，地耳，石壁花。

［**来源**］ 为石耳科真菌石耳 *Umbilicaria esculenta*（Miyoshi）Minks 的干燥地衣体。

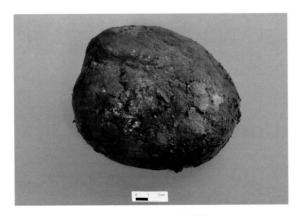

图12-8-2 马勃药材

［**植物形态**］ 子实体厚膜质，直径5～15 cm，干燥后脆而易碎；幼小时近于圆形，边缘分裂极浅，长大后常呈椭圆形，不规则波状起伏，边缘有浅裂，裂片不规则形；上表面微灰棕色至灰棕色或浅棕色，平滑或有剥落的麸屑状小片；下表面灰棕黑色至黑色；中央有1脐突状短柄，青灰色，杂有黑色，直径4～10 mm。体上常有大小穿孔，假根由孔中伸向上表面；假根黑色，珊瑚状分枝，组成浓密的绒毡层或结成团块状，覆盖于子实体下表面。子囊盘约数十个，黑色，圆形、三角形至椭圆形，无柄。（图12-9-1）

生于悬崖及岩壁上的向阳面。

［**产地**］ 主产于江西省。浙江、安徽等省亦产。

［**采收加工**］ 全年可采，采后除去杂质，晒干。

［**药材鉴别**］ 性状鉴别 呈不规则的椭圆形，宽3～15 cm，多皱缩。外表灰褐色或褐色，内面灰色。质脆易碎，折断面可见明显的黑、白2层。气微，味淡。（图12-9-2）

以片大而完整者为佳。

［**成分**］ 含石耳酸（gyrophoric acid）及红粉苔酸（lecanoric acid）等。

［**贮藏保管**］ 置通风、干燥处，防压，防潮。

［**功效**］ 性平，味甘。养血明目，清热利尿，止血，降血压。用于肠风下血，痔漏，脱

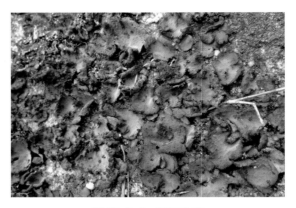

图12-9-1 石耳生境

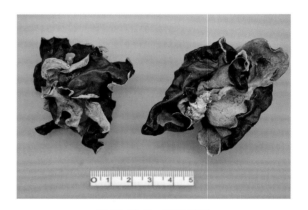

图12-9-2 石耳药材

肛，劳咳吐血，支气管炎；外治毒蛇咬伤，烧烫伤。

［**用法用量**］ 9～15 g；外用适量，研末调敷患处。

# 第十三章

# 植物类中药：其他类

## 琥 珀

SUCCINUM

本品始见于《雷公炮炙论》。陶弘景曰："旧说松脂沦入地千年所化。今烧之亦作松气……惟以手心摩热拾芥为真。"韩保升曰："枫脂入地千年变为琥珀，不独松脂变也。大抵木脂入地千年皆化，但不及枫，松有脂而多经年岁尔。"

[**别名**] 虎珀，琥魄。

[**来源**] 为古代松科松属（*Pinus*）植物的树脂，埋藏地下经年久转化而成。从地下挖出称"琥珀"，或从煤中选出称"煤珀"。

[**产地**] 琥珀主产于广西、云南等省区，煤珀主产于辽宁抚顺。

[**采收加工**] 全年均可采收，从地下挖出或从煤中选出，除净煤屑、砂石、泥土等杂质。

[**药材鉴别**] 性状鉴别 琥珀：呈不规则块状、颗粒状或多角形，大小不一，表面黄棕色、血红色及黑棕色，有的具光泽，透明至微透明。质硬而脆，易碎，断面光亮。无臭，味淡，嚼之无砂砾感。（图13-1-1）

本品硬度2～2.5，比重1.05～1.09。摩擦带电，可吸灯草或薄纸。手捻有涩感。

以色红、质脆、断面光亮者为佳。

煤珀：呈不规则多角形块状、颗粒状，少数呈滴乳状，大小不一，表面淡黄色、红褐色及黑褐色，有光泽。质坚硬，不易碎，断面有玻璃样光泽。（图13-1-2）

以色黄棕、断面有玻璃样光泽者为佳。

*传统鉴别* 松脂埋入土中，凝结而成。谚云："千年松香成琥珀。"各地开垦时掘出。半透明红褐色、朱红色、淡黄色、黑褐色，不规则块状，质脆。破碎面有松香样光泽，以手摩擦发热，能黏附纸屑。琥珀火燃之易熔，稍冒黑烟，刚熄灭时冒白烟，微有松香气；煤珀

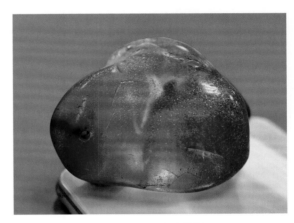

图 13-1-1　琥珀药材

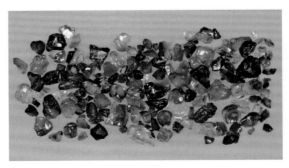

图13-1-2　煤珀药材

火燃之冒黑烟，刚熄灭时冒白烟，有似煤油的臭气。

云珀：产于云南西部中缅交界处，色深红，透明，质坚脆。捏之能粉碎，无黏性，最优。

广西珀：产于广西平南、贵县。河南珀，产河南伏牛山区。色红而带黄，质松脆，能捏成粉末，燃之有松香气味。品质尚可。

抚顺煤珀：产于辽宁抚顺，挖煤矿时拣出，色黑带黄，质坚硬，不易捏碎。燃烧发黑烟，并有煤烟气味。

[**成分**] 主含二松香醇酸（diabietinolc acid）的聚酯化合物。此外，尚含镁、钙、铁等无机盐。

[**贮藏保管**] 一般采用木箱内衬厚纸包装。拆装后宜用瓷缸装，置阴凉、干燥处。

[**功效**] 性平，味甘。镇惊安神，利小便，散瘀血。用于心悸失眠，惊风抽搐，癫痫，小便不利，尿血，尿痛。

[**用法用量**] 1～2g，研末吞服或入丸散服。

[**方例**] 琥珀抱龙丸（《活幼心书》）：琥珀，天竺黄，雄黄，朱砂，金箔，人参，檀香，茯苓，甘草，枳壳，枳实，山药，胆南星。功能祛风化痰，镇心清热；主治小儿四时感冒，痰嗽气急，急慢惊风，烦躁不宁及疮疹欲出发搐者。

[**论注**]（1）过去因琥珀主产于云南，其色橙红，透明有光泽，质坚脆，品质最佳，而有"云珀""血琥珀""苏云珀"之称。

（2）1960年代曾发现从云南思茅、西双版纳等地调出的琥珀产品，外形、颜色、光泽、透明度、质地均较差，性状与琥珀有异，经云南省有关部门调查，实为橄榄属植物的树脂，使用时应注意鉴别。

# 藤 黄

GUTTI COMBOGIA

本品始载于《海药本草》。李时珍曰："今画家所用藤黄，皆经煎炼成者，舐之麻人。按周达观《真腊记》云，国有画黄，乃树脂，以刀砍树枝滴下，次年收之。"

[**别名**] 玉黄，月黄。

[**来源**] 为藤黄科植物藤黄 *Garcinia hanburyi* Hook.f. 的胶质树脂。

[**植物形态**] 常绿乔木，高约18 m，小枝四棱形。叶对生，薄革质，椭圆状卵形至卵状披针形，长10～15 cm，先端钝，基部楔形，全缘；叶柄长8 mm。花单性，腋生，黄色，无柄；花萼、花瓣均4片，圆形覆瓦状排列；雄花2～3朵，簇生，雄蕊多数，集合成1亚球状肉质体，花药1室，横裂，花丝短；雌花单生，较大，具退化雄蕊约12枚，基部合生，柱头盾形，子房4室，平滑无毛。浆果亚球形，直径约2 cm；种子4枚。花期11月，果期翌年2—3月。

生于热带地区。

[**产地**] 产于印度及泰国。

[**采收加工**] 8—9月开花前，于离地约3 m处将茎干的皮部作螺旋状的割伤，伤口内插一竹筒，盛受流出的树脂，加热蒸干，用刀劈开刮下，即为藤黄。

[**药材鉴别**] 性状鉴别 为管状或不规则的块状物，直径3～5 cm，红黄色或橙棕色，外被黄绿色粉霜，有纵条纹。质脆易碎，断面平滑，呈贝壳状或有空腔，具黄褐色而带蜡样的光泽。气微，味辛辣。（图13-2-1）

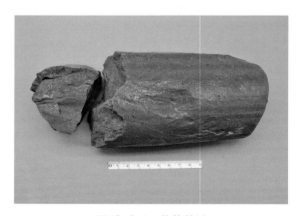

图13-2-1 藤黄药材

本品用水研磨则呈黄色乳剂；投火中则燃烧。

以半透明、红黄色者为佳。

[**成分**] 含 α/β-藤黄素（α/β-guttiferin）、异藤黄酸（isomorellic acid）及藤黄双黄酮

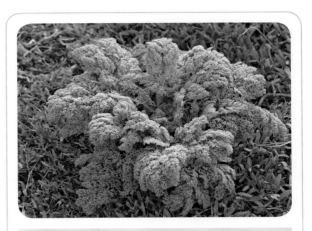

A.植物

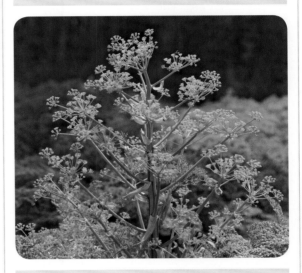

B.花

图13-3-1 阜康阿魏植物

（morellofavone）等。

[**贮藏保管**] 用瓷罐盛装，贮于30℃以下的阴凉处。

[**功效**] 味酸、涩；有毒。消肿化毒，止血，杀虫。用于痈疽肿毒，顽癣，创伤出血。

[**用法用量**] 0.03～0.06 g，多入丸剂服用；外用适量，研末调敷、磨汁涂或熬膏涂。

# 阿　魏

FERULAE RESINA

本品始载于《唐本草》。苏敬曰："阿魏生西番及昆仑。苗叶根茎酷似白芷。捣根汁，曰：煎作饼者为上。截根穿暴干者为次。体性极臭而能止臭。"李时珍曰："夷人自称曰阿，此物极臭，阿之所畏也。"

[**来源**] 为伞形科植物新疆阿魏*Ferula sinkiangensis* K. M. Shen或阜康阿魏*Ferula fukanensis* K. M. Shen的树脂。

[**植物形态**] 新疆阿魏　多年生草本植物，全株有强烈的大蒜样特异臭气。根粗大，纺锤形或圆锥形。茎粗壮，有毛，带紫红色。枝下部叶互生，上部叶轮生，叶片呈三角状广椭圆形，三出三回羽状全裂，裂片广椭圆形，长1 cm，基部下延，上部具齿或浅裂；基生叶有短柄，叶柄基部鞘状；茎生叶较小。复伞形花序着生于茎枝的顶端，伞幅有密毛，小伞形花序有脱落的小总苞片，具花10～20朵；花萼有齿；花瓣黄色。果实椭圆形，长1～2 cm，与果柄等长或短于果柄；果棱突起，油管在棱槽间3～4个，在合生面上12～14个。花期4—5月，果期7—9月。

生于河谷地，带砾石的黏质土壤中和石质干山坡上。

阜康阿魏　与新疆阿魏的主要区别点：茎近无毛；叶片三出二回羽状全裂，裂片长2 cm；伞幅近无毛；成熟果实长1.2～1.6 cm，长于果柄。（图13-3-1）

生长于沙漠边缘地区，海拔约700 m有黏质土壤的冲沟边。

[**产地**] 主产于我国新疆，及伊朗、阿富汗、印度等国。

[**采收加工**] 割取法　于5—6月植物抽茎后至初花期，由茎上部往下斜割，每次待树脂流尽后再割下一刀，一般割3～5次，将收集物放入容器中，置通风干燥处以除去水分。

榨取法　于春季挖出根部，洗去泥沙，切碎，压取汁液，置容器中，放通风处干燥以除去水分。

[**药材鉴别**] 性状鉴别　呈不规则块状、泪滴状和脂膏状物，偶有半流体状，颜色深浅不一，灰白色、蜡黄色或浅棕黄色。块状物硬似白蜡，质轻，断面稍现孔隙，新鲜切面色较浅，放置颜色渐深。脂膏状者黏稠，灰白色，

久贮色泽渐深。具强烈持久的蒜样臭气，味微苦、辛辣如蒜，嚼之粘牙，对舌有较强的刺激性和烧灼感。（图13-3-2）

本品纯净而无杂质。加水研磨则成白色乳状液。

以块状、蒜气强烈、断面乳白或稍带微红色、无杂质者为佳。

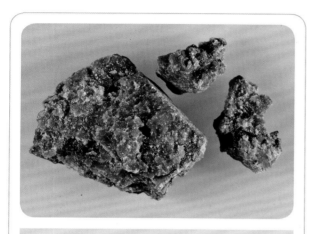

A. 块状

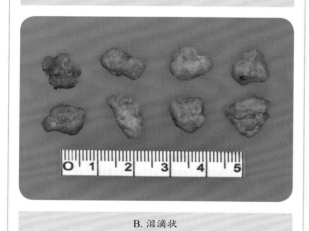

B. 泪滴状

图13-3-2　阿魏药材

［成分］　含挥发油、树脂及树胶等。质优的阿魏树脂的含量约24.4%、醇溶性物约51%、挥发油3%～19.5%、树胶25%、游离阿魏酸1.28%及微量的香甲兰醛。挥发油为无色或淡黄色澄明液体，具强烈蒜臭，主成分为莰烯及多种二硫化物（其中仲丁基丙烯基二硫化物是本品具特殊蒜臭的原因）。树脂中主含阿魏树脂鞣醇（asaresinotannol）、阿魏酸（ferulicacid），

两者形成阿魏内酯（farnesiferol）A/B/C，水解后产生伞形花内酯（umbelliferone）。

［贮藏保管］　用铁盒或瓷罐盛装，密闭，单独存于30℃以下的阴凉、干燥处。

［功效］　性微温，味苦、辛。消积，化癥，散痞，杀虫。用于肉食积滞，瘀血癥瘕，腹中痞块，虫积腹痛。

［用法用量］　1～1.5 g，多入丸散和外用膏药。

［方例］　阿魏化痞散（《张氏医通》）：阿魏，当归，川芎，白术，红花，赤茯苓，鳖甲，大黄，荞麦面。治疟痞积聚。

［论注］　（1）国产新疆阿魏尚有同属数种植物均能切割生产油胶树脂，如圆锥茎阿魏 *Ferula conocaula* Korov.。主要区别点：茎粗，基部可达15 cm；叶的裂片大，宽不少于3 cm；复伞形花序着生茎枝顶端，在其基部或下部着生侧生花序。所含树脂功用相同。

（2）进口阿魏系同属植物胶阿魏草 *Ferula assafoetida* L.的油胶树脂。产于伊朗、阿富汗及印度等国。商品药材呈卵圆形颗粒，直径0.5～4 cm，多为凝聚成不规则团块；表面灰白色至棕黄色，陈久者则变红棕色；质坚硬或稍软，略有黏性，加温则软化；新鲜切面类黄色或乳白色而带浑浊，逐渐变为粉红色或红色，很少保持白色不变的，加水研磨呈白色乳状液，具强烈而持久的蒜样臭气，味苦辣而有刺激性。油胶树脂中含挥发油5.8%～20%，油中亦含多量有机硫化物，占挥发油的主要成分，是阿魏的特臭成分。树脂含量9.35%～65.12%，其中主要含阿魏树脂鞣醇（asarensinotannol），除部分游离外，大部分与阿魏酸（ferulic acid）结合成酯。树胶含量12%～48%，其中阿魏内酯A/B/C水解产生伞形花内酯，显蓝色荧光。功用同新疆阿魏。

# 苏合香

STYRAX

本品始载于《名医别录》。李时珍曰："按《寰宇志》云：苏合油出安南、三佛齐诸国。树

生膏，可为药，以浓而无滓者为上。"又谓："苏合香气窜，能通诸窍脏腑，故其功能辟一切不正之气。"

[**别名**] 苏合油，流动苏合香。

[**来源**] 为金缕梅科植物苏合香树 *Liquidambar orientalis* Mill.树皮受伤后渗出的香树脂经加工精制而成。

[**植物形态**] 乔木，高10～15 m。叶互生，叶片掌状，多为3～5裂，裂片卵形或长方卵形，先端急尖，基部心形，边缘有锯齿；具长柄。花单性，雌雄花序常并生于叶腋，小花多数集成圆头状花序，黄绿色；雄花的圆头状花序成总状排列，花有小苞片，无花被，雄蕊多数，花丝短；雌花序单生，总花梗下垂，花被细小，雄蕊退化，雌蕊由2心皮合成，子房半下位，2室。果序球形，直径约2.5 cm，由多数蒴果聚生，蒴果先端喙状，熟时顶端开裂；种子1或2粒。

常生于湿润肥沃土壤上，为阳性树种。

[**产地**] 原产于欧、亚、非交界的土耳其、叙利亚、埃及、索马里和波斯湾附近各国。现我国广西、云南有引种。

[**采收加工**] 初夏将树皮击伤或割破至木部，使产生香树脂，掺入树皮内；于秋季割下树皮，榨取香树脂，残渣加水煮后再压榨，榨出的香树脂即为普通苏合香；再将其溶解于酒精中，滤过，滤液蒸去酒精，则成精制苏合香。（图13-4-1）

[**药材鉴别**] 性状鉴别 呈半流动性的浓稠液体，黄色至灰棕色，半透明。质细腻，极

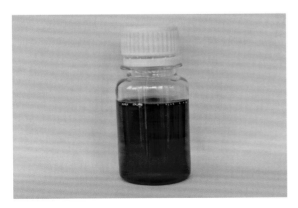

图13-4-1 苏合香药材

黏稠，挑起时则呈胶样，连绵不断。较水为重。气芳香，味苦、辣，嚼之粘牙。

以黏稠似饴糖、质细腻、半透明、挑之成丝、无杂质、香气浓者为佳。

[**成分**] 粗制品含树脂约36%，其余为油状液体。树脂含齐墩果酮酸（oleanonic acid）、苏合香树脂醇等，一部分游离，另一部分与肉桂酸相结合。油状液体中含有苯乙烯（苏合香烯，styrene）、乙酸桂皮酯、桂皮醛、桂皮醇酯（苏合香素，styracin）、肉桂酸苯丙酯（phenypropyl cinmamate）、香荚兰醛（vanillin）及游离桂皮酸等。游离肉桂酸的含量为17%～23%，结合肉桂酸的含量为24%～25%。

[**贮藏保管**] 密闭置阴凉、干燥处，防潮。

[**功效**] 性温，味辛。开窍，辟秽，止痛。用于中风痰厥，猝然昏倒，胸痹心痛，胸腹冷痛，惊痫。

[**用法用量**] 0.3～1 g；宜入丸散服，不入煎剂。

[**方例**] 苏合香丸（《和剂局方》）：苏合香，朱砂，青木香，诃子，荜茇，乳香，沉香，香附，麝香，犀角，檀香，丁香，冰片，白术，安息香。功能芳香开窍，行气止痛；主治中风昏迷，痧气昏厥，舌苔厚腻，痰浊内盛。

# 乳 香

## OLIBANUM

本品始载于《名医别录》，称为薰陆香。寇宗奭曰："薰陆即乳香，为其垂滴如乳头也。熔塌在地者为塌香。"李时珍曰："按叶廷珪《香录》云：乳香一名薰陆香，出大食国南，其树类松。以斧斫树，脂溢于外，结而成香，聚而成块。上品为拣香，圆大为乳头，透明，俗呼滴乳。次曰明乳，其色亚于拣香。又次为瓶香，以瓶收者。又次曰袋香，言收时只置袋中。次为乳塌，杂沙石者。次为黑塌，色黑，次为水湿塌，水渍色败气变者，次为斫削，杂碎不堪。次为缠末，播扬为尘者。观此则乳有自流出者，有斫树溢出者。"

［**别名**］ 滴乳香，薰陆香。

［**来源**］ 为橄榄科植物乳香树 *Boswellia carterii* Birdw. 及同属植物鲍达乳香树 *Boswellia bhaw-dajiana* Birdw. 树皮渗出的树脂。

［**植物形态**］ 乳香树 矮小乔木，高 4～5 m；树干粗壮，树皮光滑。叶互生，密集形成叶簇，单数羽状复叶，小叶 7～10 对，小叶片长卵形，基部最小，向上渐大，边缘具不规则的圆齿裂；无柄。总状花序稀疏，花小，淡黄色。核果小，长约 lcm，倒卵形，有 3 棱，肉质肥厚，折生成 3～4 瓣膜，每室具种子 1 粒。（图 13-5-1）

生长于山地及石灰岩山地。

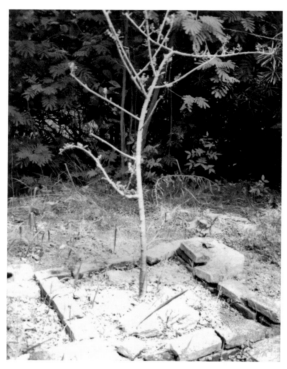

图 13-5-1　乳香树植物

［**产地**］ 主产于索马里、埃塞俄比亚及阿拉伯半岛南部。土耳其、利比亚、苏丹、埃及亦产。

［**采收加工**］ 乳香树干的皮部有离生树脂道，通常以春季为盛产期。采收时，于树干的皮部由下向上顺序切伤，开一狭沟，使树脂从伤口渗出，流入沟中，数天后凝成硬块，即可采取，落于地面者常黏附砂土杂质，品质较次。

［**药材鉴别**］ 性状鉴别　呈小型乳头状、泪滴状或不规则小块，长 0.5～2 cm，有时粘连成团块。表面淡黄色，有时微带绿色或棕红色，半透明，有的表面无光泽并常带有 1 层类白色粉尘。质坚脆，断面蜡样，无光泽，亦有少数呈玻璃样光泽。气微芳香，味微苦，嚼时开始碎成小块，迅即软化成胶块样，黏附牙齿，唾液成乳白色，并微有香辣感。（图 13-5-2）

本品遇热变软，烧之微有香气（但不应有松香气），冒黑烟，并遗留黑色残渣。与少量水共研，能形成白色或黄白色乳状液。

以色淡黄、颗粒状、半透明、无杂质、气芳香者为佳。

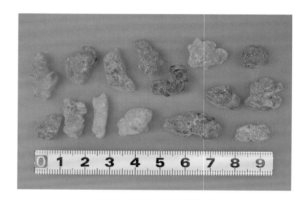

图 13-5-2　乳香药材

［**成分**］ 含树脂 60%～70%、树胶 27%～35%、挥发油 3%～8%。树脂的酸性部分主要含 α/β-乳香酸（α/β-boswellic acid）及其衍生物；中性部分含 α/β-香树脂素（α/β-amyrin）的衍生物，如 α-香树脂酮（α-amyrone）。树脂尚含绿花白千醇（viridiflorol）、乳香萜烯（insensole）及氧化乳香萜烯（insensoleoxide）。埃塞俄比亚乳香还含有乙酸辛酯（octylacetate）。

树胶主要含多聚糖，分离得多聚糖Ⅰ（平均相对分子质量为 4 400，水解得阿拉伯糖、半乳糖及糖醛酸）、多聚糖Ⅱ（平均分子量为 5 500，水解得糖醛酸及半乳糖）。此外，含西黄芪胶黏素（bassorin）6% 及苦味质等。

挥发油中含 α-蒎烯、α-水芹烯、二戊烯、d-马鞭草烯醇（d-verbenol）及马鞭草烯酮（verbenone）等。

［**贮藏保管**］ 置阴凉、干燥处，防潮，防热。

［**功效**］ 性温，味苦、辛。活血定痛，消肿生肌。用于胸痹心痛，胃脘疼痛，痛经经闭，产后瘀阻，癥瘕腹痛，风湿痹痛，筋脉拘挛，跌打损伤，痈肿疮疡。

［**用法用量**］ 3～5 g；外用适量，研末调敷。

［**方例**］ 海浮散《医学心悟》：乳香，没药。功能祛腐生肌，止痛止血；主治疮疡溃后，脓毒将尽，乳癌溃破等。

# 没 药

MYRRHA

本品始载于《开宝本草》。苏颂曰："今海南诸国及广州或有之。木之根株皆如橄榄，叶青而密。岁久者，则有脂液流滴在地下，凝结成块，或大或小，亦类安息香。采无时。"李时珍曰："按《一统志》云：没药树高大如松，皮厚一二寸，采时掘树下为坎，用斧伐其皮，脂流于坎，旬余方取之。"

［**别名**］ 末药。

［**来源**］ 为橄榄科植物地丁树 *Commiphora myrrha* Engl. 或 哈 地 丁 树 *Commiphora molmol* Engl. 的干燥树脂。分别称为"天然没药""胶质没药"。

［**植物形态**］ 地丁树 灌木或矮乔木，高 3 m。树干粗，具多数不规则尖刺状粗枝；树皮薄，光滑，常有片状剥落，淡棕色至灰色。叶单生或丛生，多为三出复叶；小叶倒长卵形或倒披针形，中央1片较大；叶柄短。总状花序腋生或丛生于短枝上，具雄花、雌花或两性花，萼杯状，宿存；花冠4瓣，白色；雄蕊8；子房3室。核果卵形，棕色；种子1～3枚。花期夏季。（图13-6-1）

哈地丁树 低矮灌木或小乔木，高2～4 m。树皮银灰色，枝条粗壮无尖刺。叶散生或丛生，单叶或三至五出复叶，柄短；小叶倒长卵形，钝头，全缘或于末端稍有锯齿，两面均无毛。树枝顶端偶见白色小花，并分泌少量透

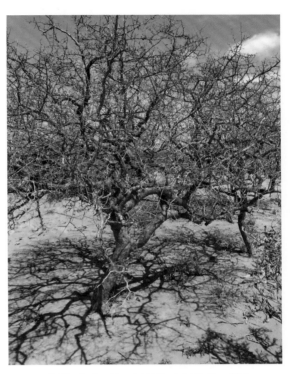

图13-6-1 地丁树植物（刘垒垒 摄）

明黏液。（图13-6-2）

［**产地**］ 主产于非洲东北部的索马里、埃塞俄比亚，阿拉伯半岛南部及印度等地。以索

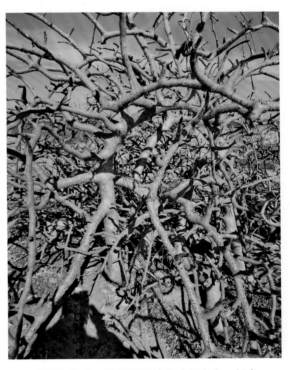

图13-6-2 哈地丁树植物（刘垒垒 摄）

马里所产没药最佳，销世界各地。

[**采收加工**] 11月至次年2月间将树刺伤，树脂由伤口或裂缝口自然渗出（干的韧皮部有多数离生的树脂道，受伤后，附近的细胞逐渐破坏，形成大的溶生树脂腔，内含油胶树脂）。初为淡黄白色液体，在空气中内渐变为红棕色硬块。采后拣去杂质。

[**药材鉴别**] 性状鉴别 天然没药：呈不规则颗粒性团块，大小不等，大者直径长达6 cm以上。表面黄棕色或红棕色，近半透明，部分呈棕黑色，被有黄色粉尘。质坚脆，破碎面不整齐，无光泽。有特异香气，味苦而微辛。（图13-6-3）

以块大、色红棕、半透明、微粘手、香气浓而持久、杂质少者为佳。

胶质没药：呈不规则块状和颗粒，多黏结成大小不等的团块，大者直径长达6 cm以上。表面棕黄色至棕褐色，不透明。质坚实或疏松，有特异香气，味苦而有黏性。（图13-6-4）

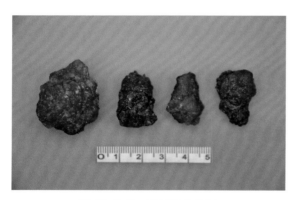

图13-6-3 天然没药药材

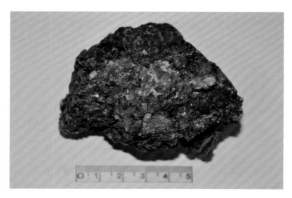

图13-6-4 胶质没药药材

理化鉴别 取本品粉末少量，加香草醛试液数滴，天然没药立即显红色，继而变为红紫色；胶质没药立即显紫红色，继而变为蓝紫色。

[**成分**] 因来源不同而常有差异。一般商品含树脂25%～45%、树胶55%～65%、挥发油3%～9%。尚含少量苦味质、蛋白质、甾体、没药酸（myrrholic acid）、甲酸、乙酸及氧化酶等。挥发油为黄色或黄绿色浓稠液体，具有特殊气味，暴露在空气中易树脂化；油中含丁香油酚、间苯甲基酚（m-cresol）、枯茗醛（cuminaldehyde）、桂皮醛、甲酸酯、乙酸酯等。树胶类似阿拉伯树胶，水解后得阿拉伯糖、木糖、半乳糖等。

[**贮藏保管**] 置阴凉、干燥处，防潮，防热。

[**功效**] 性平，味苦、辛。散瘀定痛，消肿生肌。用于胸痹心痛，胃脘疼痛，痛经经闭，产后瘀阻，癥瘕腹痛，风湿痹痛，跌打损伤，痈肿疮疡。

[**用法用量**] 3～5 g，多入丸散用。

[**方例**] 手拈散（《医学心悟》）：没药，延胡索，香附，五灵脂。治血积心痛。

# 胡桐泪

POPULI EUPHRATICAE RESINA

本品始载于《唐本草》，苏敬曰："胡桐泪，出肃州以西平泽及山谷中，形似黄矾而坚实，有夹烂木香者，云是腹痛树脂沦入土石硷卤地者。其树高大，皮叶似白杨、青桐……故名胡桐木，堪器用。"大明曰："此有二般，木律不中入药，惟用石律，石上采之，形如小石子，黄土色者为佳。"李时珍曰："石泪入地受卤气，故其性寒能除热，其味咸能入骨软坚。"

[**别名**] 胡同律，胡桐碱。

[**来源**] 为杨柳科植物胡杨 *Populus euphratica* Oliv. 的干燥树脂或树脂流入土壤中多年形成的产物。

[**植物形态**] 乔木，高15～30米。萌枝细，圆形，光滑或微有绒毛；成年树小枝泥黄色，有短绒毛或无毛，枝内富含盐分，嘴咬有

咸味。叶形多变化，在长枝或幼树的叶披针形、条状披针形或菱形，长5～12 cm，多数全缘，有短柄；在短枝或老树枝上的叶广卵圆形、肾形，长2.5～5.5 cm，边缘有牙齿，叶柄长；有的在同一树上或一枝条上可见有两者中间形态的叶形。花单性，雌雄异株，柔荑花序；雄花序细圆柱形，长2～3 cm，轴有短绒毛，雄蕊15～25，花药紫红色，花盘膜质，边缘有不规则齿牙，苞片倒披针形，早落；雌花序长约2.5 cm，果期长达9 cm，花序轴有短绒毛或无毛，子房长卵形，子房无柄，柱头6裂，紫红色。蒴果长椭圆形，长8～15 mm。花期5月，果期7—8月。（图13-7-1）

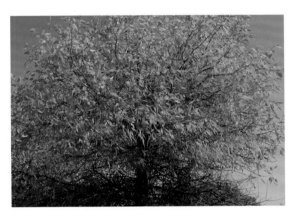

图13-7-1　胡杨植物

[**采收加工**]　一般以秋季采集为好，除去杂质，放置干燥处。

[**产地**]　主产于新疆、青海、内蒙古、甘肃等省区。

[**药材鉴别**]　性状鉴别　为不规则块或颗粒状，大小不一，表面土黄色或黄褐色，半透明或不透明。体轻，质松脆，易碎。具吸湿性。气微，味咸。

年久者表面灰白色或黄白色，不平坦，断面周边灰白色，中间黄褐色，有时有空隙。气微，味咸。

传统鉴别　药材分2种：①入土年月较短，或人工接取汁液，数日后干燥而成者。呈不规则的颗粒小块或小薄片，多相互粘结成疏松的团块，具多数乳头状突起及附着的小颗粒。表面黄棕色至棕色，具角质样光泽。质脆，易碎，

断面颜色稍浅，放置则逐渐变深。气微，味淡。嚼之微粘牙，稍有砂粒感。加热软化熔融，燃之微起泡，呈亮黄棕色火焰，微有芳香气，残渣黑色。②树脂流入土壤中年月较长者，呈大小不一的块状、碎块状或粉末。土黄色，质酥易碎。气微，味咸。（图13-7-2）

以年久、色黄、无杂泥者为佳。

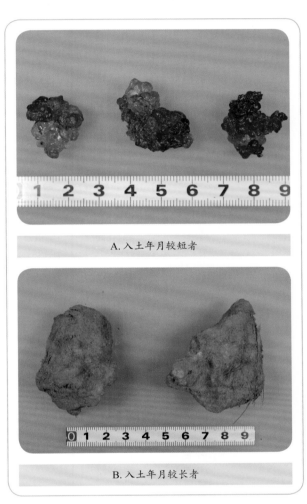

A. 入土年月较短者

B. 入土年月较长者

图13-7-2　胡桐泪药材

[**成分**]　含黄酮类化合物、树脂和水杨酸。

[**贮藏保管**]　置于石灰缸中，储存于阴凉、干燥处，防灰尘。

[**功效**]　性寒，味咸、苦。清热，软坚，化痰。用于瘰疬结核，咽喉肿痛，齿痛，牙疳，骨槽风。

[**用法用量**]　3～6 g，多入散剂；外用适量，煎水含漱或研末撒敷。

# 血竭类

商品药材根据来源不同，分为血竭和龙血竭2种。

# 血 竭

DRACONIS SANGUIS

本品原名骐骥竭，始载于《唐本草》。苏颂曰："今南番诸国及广州皆出之。木高数丈，婆娑可爱。叶似樱桃而有三角。其脂液从木中流出，滴下如胶饴状，久而坚凝，乃成竭，赤作血色。采无时。"李时珍曰："此物如干血，故谓之血竭。"又曰："采法亦于树下掘坎，斧伐其树，脂流于坎，旬日取之。"以上描述的原植物及其附图与现代药用血竭有所不同。

[别名] 血竭花，骐骥竭，麟麟血。

[来源] 为棕榈科植物麒麟竭 *Daemonorops draco* Bl. 果实中渗出的树脂经加工制成。

[植物形态] 为高大藤本。羽状复叶在枝梢互生，基部有时近于对生；叶柄和叶轴均被稀疏小刺，小叶片多数，互生，条形至披针形，长达30 cm，宽1～2 cm。花单性，雌雄异株，肉穗花序形大，具有圆锥状分枝；基部外被长形蓝苞；花黄色，花被片6，排成2轮。果实核果状，阔卵形或近球形，果皮猩红色，表皮密被覆瓦状鳞片，成熟时鳞片缝中流出红色树脂。

生于低湿潮热地区。

[产地] 分布于印度尼西亚的苏门答腊和加里曼丹岛南部，及印度、马来西亚等地。

[采收加工] 采集成熟果实，其外密被硬质小鳞片，由鳞片间分泌的红色树脂，几将鳞片全部遮蔽，充分晒干，加贝壳同入笼中强力振摇，松脆的树脂块即脱落，筛去果实鳞片杂质，用布包起，入热水中使软化成团，取出放冷，即为原装血竭；加入辅料如达玛树脂、原白树脂等，则为加工血竭。

[药材鉴别] 性状鉴别 血竭商品因来源不同而分为以下几种。

（1）进口加工血竭（手牌、皇冠牌）：略呈扁圆四方形，直径6～8 cm，厚约4 cm，重250～280 g。表面暗红色或黑红色，有光泽，常有因摩擦而成的红粉，底部平圆，顶端有包扎成型时所成的纵折纹。体坚，质脆易碎。比重约1.2。破碎面黑红色，光亮，研粉则为血红色。无臭，味淡。（图13-8-1）

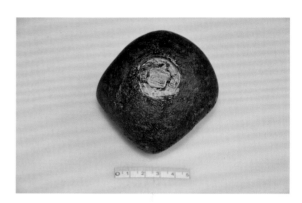

图13-8-1　皇冠牌麒麟血竭

（2）进口原装血竭：呈扁圆形、圆形或不规则块状物。表面红褐色、红色、砖红色。体轻重不一，断面有光泽或粗糙而无光泽，有时可见杂质。无臭，味淡，口嚼不溶。

本品不溶于水，在热水中软化，易溶于乙醇、二硫化碳、三氯甲烷及碱液中。均以外色黑似铁、研粉红似血、火燃呛鼻、有苯甲酸样香气者为佳。如呈红色或灰土色、粉末发黄、杂质多者为次。

[成分] 含红色树脂约57%，红色树脂为血竭树脂鞣醇（dracoresino tannol）与苯甲酸及苯甲酰乙酸的化合物。从中分离出结晶形红色素：血竭红素（dracorubin）和血竭素（dracorhodin）、去甲基血竭红（nordracorubin）、去甲基血竭素（nordracorhodin），（2S）-5-甲氧基-6-甲基黄烷-7-醇［（2S）-5-methoxy-6-methylflavan-7-ol，简称黄烷素］，（2S）-5-甲氧基黄烷-7-醇［（2S）-5-methoxyflavan-7-ol］。另含松脂酸（pimaric acid）、异松脂酸（isopimaric acid）、松香酸（abietic acid）、去氢松香酸（dehydroabietic acid）、山答腊松酸（sandaracopimaric acid）等。此外，尚含黄色血竭树脂烃（dracoresene，约占14%）、紫檀醇（pterocarpol）及三萜类化合物。

[贮藏保管] 置阴凉、干燥处。

［**功效**］ 性平，味甘、咸。活血定痛，化瘀止血，生肌敛疮。用于跌打损伤，心腹瘀痛，外伤出血，疮疡不敛。

［**用法用量**］ 研末，1～2 g，或入丸剂；外用研末撒或入膏药用。

［**方例**］ 血竭散（《沈氏尊生方》）：血竭，大黄，自然铜。治皮骨破折。

［**论注**］ 血竭的伪品有用松香和红色颜料伪造者。外形为扁圆的四方形，表面红褐色至黑红色，附有粉料，明显粘手，破碎面呈玻璃样光泽，偶可见有尚未混匀的红色颜料，灼烧时产生大量黑烟及松节油气味。另有掺赭石的伪血竭。

# 龙血竭

DRANAENAE COCHINCHINENSIS RESINA

［**来源**］ 为百合科植物剑叶龙血树 *Dranaena cochinchinensis*（Lour.）S. C. Chen 的含脂木材经提取而得的树脂。

［**植物形态**］ 乔木，高 3 m 以上，茎不分枝或分枝，树皮带灰褐色，幼枝有密环状叶痕。叶聚生于茎、枝顶端，几乎互相套叠，剑形，薄革质，长达 70 cm，宽 1.5～3 cm，向基部略变窄而后扩大，抱茎，无柄。圆锥花序长达 30 cm 以上，花每 3～7 朵簇生，绿白色或淡黄色；花梗长 5～7 mm，花被片下部合生成短筒；花丝扁平，无红棕色疣点；花柱稍短于子房。浆果直径约 1 cm。花期 7 月。（图 13-9-1）

生于海拔 950～1 100 m 的峻险山坡，悬岩绝壁的石缝间，以石灰岩露头山地的向阳坡和坡脊为多。

［**产地**］ 主产于我国云南、海南。越南、柬埔寨亦有产。

［**采收加工**］ 采集植物木质部含紫红色树脂部分，粉碎后分别用乙醇和乙醚进行提取，浓缩后即得血红色的血竭粗制品，称为"龙血竭"。

［**药材鉴别**］ 性状鉴别 呈不规则块状，大小不一；精制品呈片状。表面红棕色至黑棕色，具光泽，局部有红色粉尘黏附。质脆，易

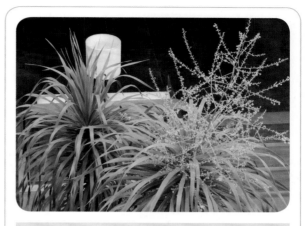

A. 植物

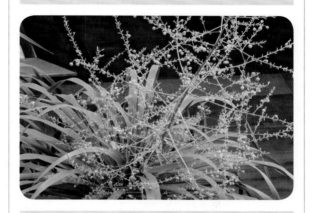

B. 果

图 13-9-1 剑叶龙血树植物

碎，有空隙。气特异，微有香气，味淡、微涩，嚼之有炭粒感并微粘牙。（图 13-9-2）

本品在甲醇、乙醇或稀碱液中溶解，在水、乙醚和稀酸溶液中不溶。

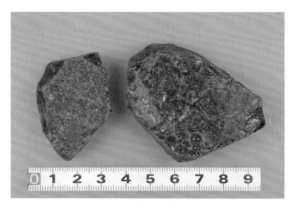

图 13-9-2 龙血竭药材

[**成分**] 含红色树脂80%以上。有挥发油、黄酮、强心苷、酚类、多糖类反应，但无血竭素、血竭红素的特征反应。

[**贮藏保管**] 置阴凉、干燥处。

[**功效**] 性温，味甘、辛、咸。活血散瘀，定痛止血，敛疮生肌。用于跌打损伤，瘀血作痛，妇女气血凝滞，外伤出血，脓疮久不收口。

[**用法用量**] 3～6 g；外用适量。

[**注意**] 孕妇忌服。

[**论注**] （1）百合科植物海南龙血树 *Dranaena camboidian* Pierre ex Gagnep. 含脂木质部提取的树脂，也作血竭用，产于我国海南岛。（图13-9-3）

（2）目前有5种龙血树属植物分布在中国，但只有剑叶龙血树和海南龙血树能分泌树脂。作为名贵中药，其植物来源剑叶龙血树却是我国珍稀濒危的国家二级保护植物，资源十分有限，因此如何合理利用药用植物资源是目前面临的重要问题。

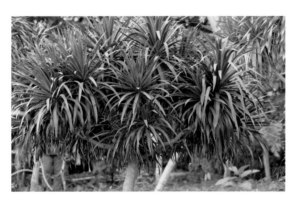

图13-9-3 海南龙血树植物

# 海金沙

LYGODII SPORA

本品始载于《嘉祐本草》。李时珍曰："生山林下。茎细如线，引于竹木上，高尺许。其叶细如圆荽叶而甚薄，背面皆青，上多皱纹，皱处有沙子，状如蒲黄粉，黄赤色。不开花，细根坚强，其沙及草皆可入药。"

[**来源**] 为海金沙科植物海金沙 *Lygodium japonicum*（Thunb.）Sweet的干燥成熟孢子。

[**植物形态**] 多年生攀缘草本，地下茎细长而横走。叶多数，对生于茎上的短枝两侧，2型；不育叶尖三角形，二回羽状复叶，小羽片三角形，小叶阔线形或基部分裂成不规则的小羽片，边缘有不整齐的浅钝齿；能育叶一至二回羽状复叶，羽片卵状三角形，边缘有锯齿或不规则分裂，上部小叶几无柄，羽状或戟状，下部小叶有柄，其背面边缘有成穗状排列的孢子囊2列，孢子囊盖鳞片状，卵形，孢子囊群多在夏秋二季产生，9—11月成熟。（图13-10-1）

生于林下路旁、阴湿浅山沟及乱石隙间，常缠绕其他植物上。

[**产地**] 主产于湖北、湖南、江西、浙江、江苏等省。

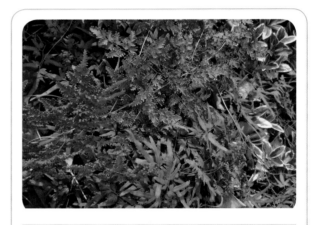

A. 生境

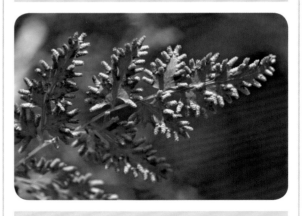

B. 孢子囊群

图13-10-1 海金沙植物

［采收加工］　秋季孢子未脱落时采割藤叶，晒干，搓揉或打下孢子，除去藤叶。

［药材鉴别］　性状鉴别　呈粉末状，黄棕色或淡棕色。质轻，捻之有光滑感，置手中易由指缝滑落。气微，味淡。

本品撒在水中则浮于水面，加热始逐渐下沉。置火中易燃烧发生爆鸣声且有闪光，无灰渣残留。（图13-10-2）

以干燥、色棕黄、质轻、光滑、无泥沙杂质者为佳。

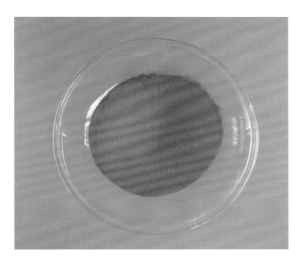

图13-10-2　海金沙药材

显微鉴别　粉末：棕黄色或浅棕黄色。孢子为四面体、三角状圆锥形，顶面观呈三面锥形，可见三叉状裂隙，侧面观呈类三角形，底面观类圆形，直径60～85 μm，孢子边缘波状弯曲，外壁显类圆形或多角形的瘤状纹理。有时可见非腺毛混入。

［成分］　含水溶性成分海金沙素（lygodin）。另含脂肪油，主要脂肪酸为油酸、亚油酸、棕榈酸和肉豆蔻酸等。还含反式-对-香豆酸（trans-p-coumaric acid）和咖啡酸等利胆成分。

［贮藏保管］　一般用布袋或塑料袋盛装，外用纸箱加包。置干燥处，注意防火。

［功效］　性寒，味甘、咸。清利湿热，通淋止痛。用于热淋，石淋，血淋，膏淋，尿道涩痛。

［用法用量］　6～15 g，包煎。

［方例］　海金沙散（《普济方》）：海金沙，石韦，滑石，猪苓，赤茯苓，泽泻，肉桂，白术，芍药，甘草。功能利水通淋；主治五淋涩痛。

［论注］　长叶海金沙（柳叶海金沙）*Lygodium flexuosum*（L.），分布于华南、台湾、贵州南部及云南南部。与海金沙极为相似，但本种的小羽片较宽而长，叶缘有小锯齿，孢子叶不收缩。本品不能作为海金沙入药使用，应注意鉴别。

# 青 黛

INDIGO NATURALIS

《药性论》始收录本品，其后诸家本草多收入。《开宝本草》云："青黛，从波斯国来及太原并庐陵、南康等。"《本草衍义》云："青黛，乃蓝为之。"指出青黛为叫蓝的植物中提制而成，是其叶内的干燥色素。蓝始载于《神农本草经》，列为上品。陶弘景曰："此即今染襟碧所用者，以尖叶者为胜。"李时珍曰："蓝凡五种，各有主治，惟蓝实专取蓼者……菘蓝，叶如白菘。马蓝，叶如苦荬……俗中所谓板蓝者……吴蓝，长茎如蒿而花白，吴人种之。木蓝，长茎如决明。"

［别名］　靛花，靛蓝粉。

［来源］　为豆科植物野青树*Indigo fera suffruticosa* Mill.、木蓝*Indigo fera tinctoria* L.，爵床科植物马蓝*Baphicacanthus cusia*（Nees）Bremek.，十字花科植物菘蓝*Isatis indigotica* Fort.及蓼科植物蓼蓝*Polygonum tinctorium* Ait.的叶或茎叶，经加工而得的干燥粉末（主要为色素）。

［植物形态］　野青树　灌木或半灌木，枝有白色丁字毛。羽状复叶，小叶7～17，长椭圆形或倒披针形，长1.5～4 cm，宽0.5～1.5 cm，先端急尖，基部近圆形，上面近无毛或疏生毛，下面灰白色，有丁字毛；叶柄有丁字毛。总状花序，萼钟状有毛；花冠淡红色，外面有毛。荚果圆柱形，呈镰状弯曲，棕红色，有丁字毛。

木蓝　小灌木，枝有白色丁字毛。羽状复

叶，有小叶9～13个；小叶倒卵状矩圆形或倒卵形，长1～2 cm，宽0.5～1.5 cm，先端钝或微凹，有短尖，基部近圆形，两面有丁字毛；叶柄、叶轴有丁字毛。总状花序腋生，较叶短得多，外面有丁字毛，萼齿三角形；花冠红色，旗瓣背面有毛。荚果圆柱形，棕黑色，有丁字毛，种子多数；种子细小，近方形。

其余植物形态分别见"板蓝根""马蓝叶""蓼大青叶"等项下。

[**采收加工**]　上述植物在叶茂盛时割取叶及基叶，置水池或大木桶中（习称靛桶），加清水浸泡至叶腐烂，并脱落其枝条。捞去枝条及叶渣，加入为原料药材1/10的石灰，充分搅拌，待浸液由绿色转变为紫红色时，捞取液面蓝色泡沫状物，晒干，即为青黛。江西上饶、抚州栽培木蓝，提取蓝靛作染布用；青黛为提取过程中靛桶液面上蓝色泡沫干燥的副产品。（图13-11-1）

[**药材鉴别**]　性状鉴别　为极细的粉末，深蓝色。质轻，易飞扬。有特殊草腥气，味微酸。将粉末置纸上以火点燃，则见紫红色火焰。将之投放水中，则浮于水面，极少量下沉。（图13-11-2）

传统鉴别　以粉细、色鲜蓝、质轻能浮于水面、嚼之无沙感、味酸、置于纸上用火点燃可见紫色火焰者为佳。

[**成分**]　主含靛蓝（indigo，5%～8%）、靛玉红、色胺酮。并含吲哚醌（isatin）、正

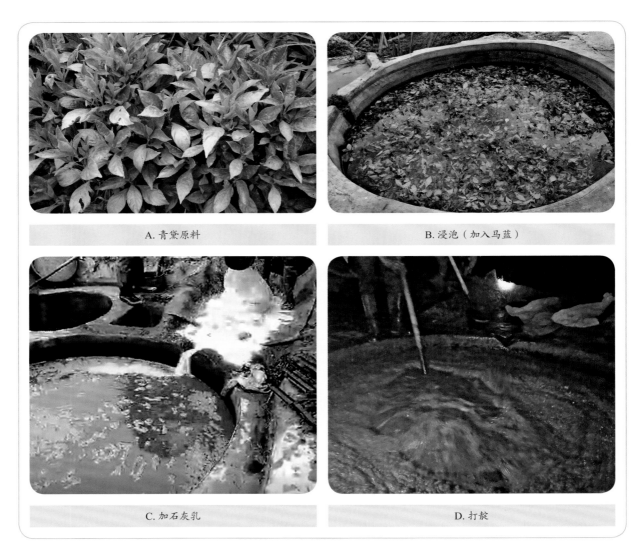

A. 青黛原料　　　　　　　　　　　　　B. 浸泡（加入马蓝）

C. 加石灰乳　　　　　　　　　　　　　D. 打靛

图13-11-1　青黛加工图

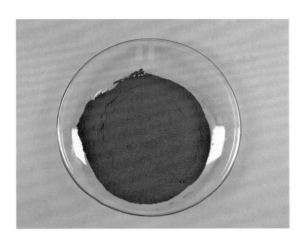

图13-11-2 青黛药材

二十九烷及微量青黛酮（gingdainone）。近年来从青黛中提取的靛玉红（indirubin）治疗慢性粒细胞型白血病有一定疗效。

[贮藏保管] 一般用袋装或盒装，置干燥处。

[功效] 性寒，味咸。清热解毒，凉血消斑，泻火定惊。用于温毒发斑，血热吐衄，胸痛咳血，口疮，痄腮，喉痹，丹毒，小儿惊痫。

[用法用量] 1～3 g，宜入丸散用；外用适量。

[论注] 青黛的特征与显微特征：魏琪等用扫描电子显微镜观察到了青黛是由靛蓝等有效成分依附于$CaCO_3$表面。陈体强等用电子探针显微观察表面时发现，青黛是由粒径为10～100 μm大小不同的颗粒组成。

# 儿 茶
（附：方儿茶）

## CATECHU

本品始载于元《饮膳正要》："去痰热，止渴，利小便，消食下气，清神少睡。"《本草纲目》中名乌爹泥，又名孩儿茶。李时珍谓："出南番爪哇、暹罗、老挝诸国，今云南等地造之。"《本草经疏》云："乌爹泥，今人多用外治，内服甚少。"

[别名] 孩儿茶，乌爹泥。

[来源] 为豆科植物儿茶 Acacia catechu (L.f.) Willd.的去皮枝、干的干燥煎膏。习称"儿茶膏"（黑儿茶）。

[植物形态] 落叶乔木，高6～13 m。二回双数羽状复叶，互生，长6～12 cm，叶轴上着生羽片10～20对，羽片长2～4 cm，每羽片上具小叶片28～50对；小叶线形，长0.5～1 cm，两面被疏毛。总状花序腋生；萼成筒状，上部5裂，有疏毛；花瓣5，黄色或白色；雄蕊多数，伸出花冠外；雌蕊1，子房上位。荚果扁薄，紫褐色，有光泽。花期8—9月，果期10—11月。（图13-12-1）

生于温暖潮湿向阳环境。

[产地] 主产于云南西双版纳傣族自治州。

[采收加工] 一般在12月至次年3月，采集儿茶的树干、树枝，除去树皮，砍成碎块，加水熬煮，过滤，滤液浓缩成糖浆状，冷却，倒入特制的模型内，阴干，打碎成不规则块状。

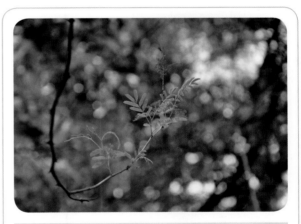

A. 叶

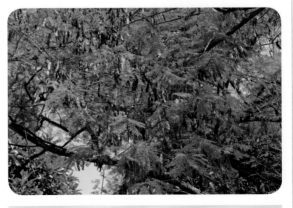

B. 果

图13-12-1 儿茶植物

据实验证明：刀砍成的碎片，每100 kg可熬10～12 kg的儿茶膏；刨木机刨成的刨花，每100 kg可熬16～18 kg。加工时宜采后者，煮的时间亦可减少。

[**药材鉴别**] 性状鉴别 呈方块状或不规则块状，大小不一。表面黑褐色（故称"黑儿茶"），平滑而具光泽，有时可见裂纹。质硬易碎，断面不整齐，具光泽，有细孔。无臭，味涩、苦，略回甜。（图13-12-2、图13-12-3）

以黑色略带红色、不糊不碎、尝之收涩性强者为佳。

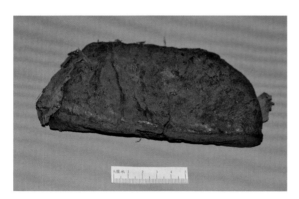

图13-12-2 儿茶药材

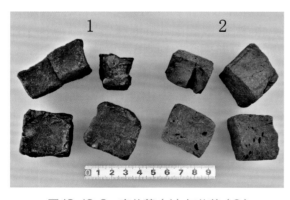

图13-12-3 方儿茶（1）与儿茶（2）

理化鉴别 （1）取粉末以水装片，显微镜下观察，可见大量针晶束及黄棕色块状物。

（2）取粉末约0.5 g溶于25 ml水中，滤过，在滤液中加三氯化铁溶液后，呈蓝绿色。（检查鞣质）

（3）将火柴杆浸于本品水浸出液中，使轻微着色，待火柴杆干后，再浸入浓盐酸中，立即取出，于火焰附近热之，杆上发生深红色。（检查儿茶素）

（4）取本品约0.2 g，如水50 ml溶解，加浓盐酸5 ml与甲醛试液10 ml，水浴上加热，有黄棕色沉淀，放冷，滤过，滤液中加三氯化铁试液数滴与固体醋酸钠5 g，下部应呈棕红色，不得呈蓝色（防止其他鞣质混入儿茶中，如儿茶鞣质反应呈棕红色，没食子鞣质反应呈蓝色）。

（5）取本品粉末少许于乙醇中，滤过，于滤液中加少许氢氧化钠试液，振摇后，加石油醚数毫升，石油醚层显亮绿色荧光（检查儿茶荧光素）。方儿茶有此反应，儿茶膏无此反应。

（6）分别取粉末少许溶于95%乙醇约5 ml中，各取溶液1至数滴于滤纸片上，烘干，置紫外荧光分析仪下（365 nm）观察荧光，儿茶膏呈蛋黄色荧光，方儿茶呈红黄色荧光。

[**成分**] 含儿茶鞣质20%～50%，儿茶素（d-catechin）2%～20%，还含表儿茶素（epicatechin）、儿茶鞣红（catachu red）、槲皮素、树胶、低聚糖等，不含儿茶荧光素（gambirfluorescein）及儿茶酚（catechol）。

[**贮藏保管**] 置干燥处，防潮。

[**功效**] 性微寒，味苦、涩。活血止痛，止血生肌，收湿敛疮，清肺化痰。用于跌扑伤痛，外伤出血，吐血衄血，疮疡不敛，湿疹、湿疮，肺热咳嗽。

[**用法用量**] 1～3 g，包煎；多入丸散服；外用适量。

[**方例**] 龙骨儿茶散（《医宗金鉴》）：龙骨，儿茶，轻粉，冰片，为末外用。治皮肤破烂，湿疮。

# 附：方儿茶

UNCARIAE EXTRACTUM

[**来源**] 为茜草科植物钩藤儿茶 *Uncaria gambier* Roxb. 的带叶嫩枝的干燥煎膏。习称"方儿茶"（棕儿茶）。

[**植物形态**] 常绿木质藤本。叶对生，有柄；叶片革质，卵形或矩椭圆形，具大型托叶2片，早落。叶腋具钩。头状花序腋生；花白

色或淡红色，花冠稍漏斗形。蒴果棕色。

[**产地**]　主产于缅甸及印度。

[**采收加工**]　割取带叶小枝，放入铜锅中，加水煮沸6～8小时，并经常搅拌，使叶破碎，待叶变黄色时，取出枝叶，将药液滤过，浓缩成糖浆状，倒入木盘中，冷却后凝固，切成方块状，干燥。

[**药材鉴别**]　性状鉴别　呈方块状，每边长约2 cm，各边均凹缩，棱角多偏斜或破碎。表面暗棕色至黑褐色，故称"棕儿茶"；多平坦无光泽，偶见裂纹。质坚实或较松脆，断面浅棕色。无臭，味苦、涩。（图13-12-3、图13-12-4）

以黑褐色、胶性大、味浓者为佳。

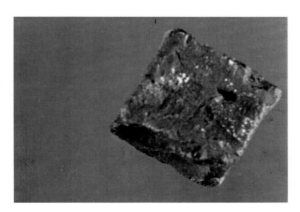

图13-12-4　方儿茶

理化鉴别　见"儿茶"项下。

[**成分**]　含儿茶鞣质约24%，儿茶素30%～35%，及槲皮素（quercetin）、儿茶酚、儿茶荧光素及棕儿茶碱（gambirine）。

[**贮藏保管**]　置干燥处，防潮。

[**功效**] [**用法用量**]　同"儿茶"。

# 艾　片

L-BORNEOLUM

本品始载于《开宝本草》。马志曰："《广志》云：艾纳出西国，似细艾。"

[**别名**]　左旋龙脑，大风艾。

[**来源**]　为菊科植物艾纳香 *Blumea balsamifera*（L.）DC. 的新鲜叶中提取的结晶，习称"艾片"，为天然冰片的一种。

[**植物形态**]　多年生草本或灌木状。茎密被黄褐色柔毛。叶互生，矩圆形或矩圆状披针形，长7～25 cm，宽3～10 cm，上面密生黄褐色硬短毛，下面密被黄褐色绵毛。头状花序多数，排成广展具叶的圆锥花序；总苞片被白色绵毛，4～5层；花全为管状，花冠黄色。瘦果5棱，矩圆形，冠毛淡褐色。花期3—5月，果期9—10月。（图13-13-1）

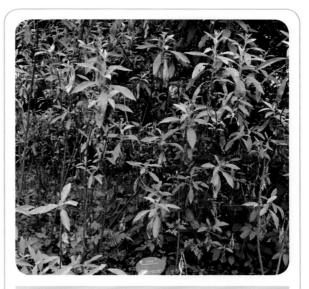

A. 植物

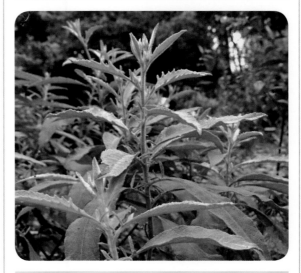

B. 叶

图13-13-1　艾纳香植物

［产地］ 主产于广东、广西、云南、贵州、台湾等省区。

［采收加工］ 9—10月采收树叶，经水蒸气蒸馏，冷却，收取结晶。

［药材鉴别］ 性状鉴别 呈半透明状结晶，直径2～8 mm，厚2～3 mm，白色。气清香，味辛凉浓烈。经升华后，形成半透明块状、片状结晶。燃之有浓黑烟。（图13-13-2）

传统鉴别 多角形片状，间有颗粒，色白透明，折之无声，芳香气淡而不持久，辛凉味不如龙脑冰片。品质次于龙脑冰片。

以片大而薄、洁白、松脆、清香气浓者为佳。

［成分］ 主含左旋龙脑（l-borneol），并含少量桉油精（cineole）、左旋樟脑、倍半萜醇等。

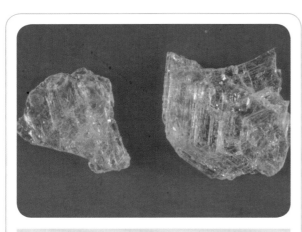

A. 块状

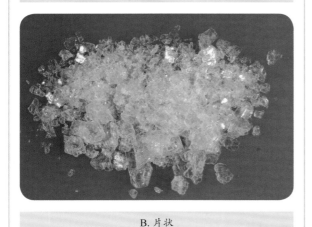

B. 片状

图13-13-2 艾片药材

［贮藏保管］ 一般用塑料袋封装，外用木箱或硬纸箱加固防压，置阴凉处存放。拆装后一般用磨砂口瓷器瓶盛装，密闭防止香气走散，宜于30℃以下阴凉处存放。

［功效］ 性凉，味辛、苦。开窍醒神，清热止痛。用于热病神昏，惊厥，中风痰厥，气郁暴厥，中恶昏迷，目赤，口疮，咽喉肿痛。

［用法用量］ 0.3～0.9 g，入丸散用；外用研粉点敷患处。

［方例］ 冰硼散（《外科正宗》）：冰片，硼砂，朱砂，玄明粉。功能清热解毒，祛腐生肌；主治喉癣，喉痹，乳蛾，重舌，木舌，紫舌，口舌生疮，兼治牙痛。

［论注］ 除艾纳香制取的冰片外，中药冰片尚有如下品种。

（1）龙脑香科植物龙脑树 *Dryobalanops aromatic* Gaertn. f.树脂的加工品，习称"龙脑片"或"梅片"。主产于印度尼西亚苏门答腊的东巴地区。马来西亚沙巴州山打根亦产。为常绿乔木，高达5 m。树干皮创裂，凝结成固状灰白色的冰片；也可用带叶树枝砍下，切碎，水蒸气蒸馏，冷却得白色结晶。进口后商品多加工，劈成片状，过筛，习称"梅片"；按大小片分为大梅（顶梅）、二梅、三梅，其中二梅居多。梅片色泽玉润，白中透微红（棕）色，形似落瓣梅花，故称"梅片"。质坚硬，折之有声，芳香幽郁，品质最佳，为冰片中之珍品。成分主为右旋龙脑（d-borneol）。（图13-13-3）

龙脑香冰片，商品规格及性状如表13-13-1。

（2）樟科植物樟 *Cinnamomum camphora* (L.) Presl：为江西吉安地区发现的一种含龙脑的化学变型新资源植物。采用新鲜枝、叶经过提取加工制成的结晶，获得"右旋龙脑"，称为天然冰片。为白色结晶性粉末或片状结晶。气清香，味辛、凉。熔点为204～209℃。《中国药典》2015年版规定本品含右旋龙脑（$C_{10}H_{18}O$）不得少于96.0%。（图13-13-4）

（3）国产冰片主要为人工合成，又名机制冰片，《中国药典》2015年版定名为 Borneolum Syntheticum，是用樟脑、松节油等经化学方法合成的。为半透明薄片状结晶，直径5～

表13-13-1 龙脑香冰片鉴别

| 商品规格 | 外　　形 | 质地 | 气味 | 直径，厚 |
|---|---|---|---|---|
| 大梅（顶梅） | 为灰白色或类白色半透明状结晶，少数呈透明状，块状或片状，多角形或不规则形，边缘棱角多圆钝，表面不平整，有的可见多层叠合，具裂纹。常附着有木组织的碎片或木屑，有的嵌入结晶中 | 质地较紧密而脆，手捻可粉碎 | 气芳香，清凉味较弱 | 直径6～18 mm，少数更大或更小，厚1.5～7 mm |
| 二梅 | 与顶梅外形类似，块状或片状，裂纹少见 | 同大梅 | 同大梅 | 直径3～7 mm |
| 三梅 | 小块片状、长条状或粗砂粒状，裂纹少见 | 同大梅 | 同大梅 | 直径1～4.5 mm，厚0.5～2 mm |
| 小三梅 | 粗砂粒状、小块片状或细颗粒状 | 同大梅 | 同大梅 | 直径1.5 mm以下，厚1.2 mm以下 |

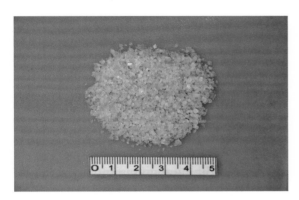

图13-13-3 三梅

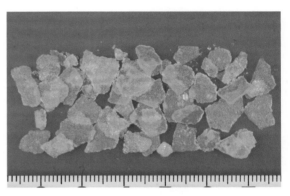

图13-13-5 机制冰片

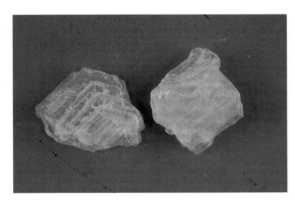

图13-13-4 天然冰片

15 mm，厚2～3 mm，白色，表面有如冰的裂纹；质松脆有层，可剥离成薄片，手捻即粉碎；气清香，味辛凉。品质次于龙脑冰片

和艾片2种天然冰片。成分主为消旋龙脑（dl-borneol）。（图13-13-5）

# 樟　脑

CAMPHORA

本品始载于《本草品汇精要》。李时珍曰："樟脑，出韶州、漳州，状似龙脑，白色如雪，樟树脂膏也。胡演《升炼方》云，煎樟脑法，用樟木新者切片，以井水浸三日三夜，入锅煎之，柳木频搅，待汁减半，柳上有白霜，即滤去渣，倾汁入瓦盆内，经宿自然结成块也。"

[别名] 韶脑，潮脑，脑子，油脑，树脑。

[来源] 为樟科植物樟 *Cinnamomum camphora*

（L.）Presl 的新鲜根、干、枝、叶，经提炼而制成的颗粒状结晶。

[**植物形态**]　常绿乔木，高达 30 m，全株有樟脑香气。树皮灰褐色或黄褐色，有不规则纵裂。叶互生，卵形至卵状椭圆形，长 6 ～ 12 cm，宽 3 ～ 6 cm，先端长尖，基部广楔形，全缘或微波状，有离基三出脉，脉腋有腺点，上面绿色，有光泽，下面灰绿色或粉白色，无毛。花腋生，黄绿色或绿白色，圆锥花序；花被片 6 片，能育雄蕊 9 个，3 轮，花药 4 室，第 3 轮雄蕊花药外向瓣裂，第 4 轮为箭状退化雄蕊；子房球形，无毛。果实球形，直径 6 ～ 8 mm，熟时紫黑色，有膨大的浅杯状花托包围基部。花期 4—6 月，果期 8—11 月。（图 13-14-1）

野生于丘陵、山区及山谷溪边。栽培于庭园或山坡路旁。

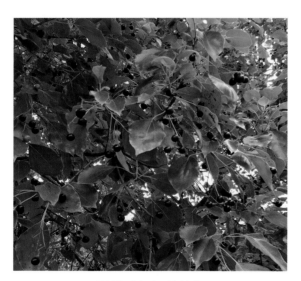

图 13-14-1　樟植物

[**产地**]　主产于台湾、江西、福建、四川、贵州、广西。广东、浙江、安徽、湖南亦产。以台湾、江西产量大，质量优。江西有"无樟不成村"之谚语。

[**采收加工**]　一般在 9—12 月砍伐老树，取其树根、树干、树枝，锯劈成碎片（树叶亦可用），置蒸馏器中进行蒸馏，蒸馏液冷却后，即得粗制樟脑。粗制樟脑再经升华精制，制得精制樟脑粉。将樟脑粉入模型中压榨，则成透明的樟脑块。

[**药材鉴别**]　性状鉴别　为雪白的结晶性粉末或无色透明的块状，有光亮，在常温下容易挥发，点火能发出多烟而有光的火焰。气芳香浓烈刺鼻，味辛辣而清凉。（图 13-14-2）

以洁白、纯净、透明、干爽无杂质者为佳。

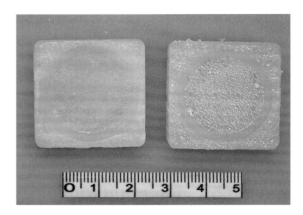

图 13-14-2　樟脑块

[**成分**]　为右旋樟脑（d-camphor）。

[**贮藏保管**]　置密闭瓷器中，置干燥处。

[**功效**]　性温，味辛。通窍辟秽，温中止痛，利湿杀虫。用于霍乱，腹痛，神智昏迷，热病中暑，疮疡疥癣，跌打损伤，风湿脚气。

[**用法用量**]　0.3 ～ 0.6 g；外用适量，研末撒或调敷。

# 芦　荟

ALOE

本品原名卢荟，始载于《海药本草》。李珣曰："卢荟生波斯国，状如黑锡，乃树脂也。"《开宝本草》称之为芦荟，苏颂谓："今惟广州有来者，其木生山野中，滴脂泪而成，采之不拘时月。"李时珍曰："芦荟原在草部，药谱及图经所状，皆言是木脂，而《一统志》云，爪哇、三佛齐诸国所出者，乃草属，状如鲨尾，采之以玉器捣成膏……岂亦木质草形乎。"

[**别名**]　奴荟。

[**来源**]　为百合科植物库拉索芦荟 *Aloe barbadensis* Miller、好望角芦荟 *Aloe ferox* Miller 或其他同属植物叶的液汁浓缩干燥物。前者习

称"老芦荟"，后者习称"新芦荟"。

[**植物形态**] 库拉索芦荟 为多年生肉质草本，茎高30～60 cm。叶簇生于茎端呈莲座状，叶肥厚多汁；叶片呈狭披针形，长15～36 cm，宽2～6 cm，先端长渐尖，边缘有齿状尖刺，表面蓝绿色，幼时被白粉。花茎圆柱状，穗状花序顶生，长60～90 cm，花黄色有赤色斑点。蒴果，三角形。花期2—3月。（图13-15-1）

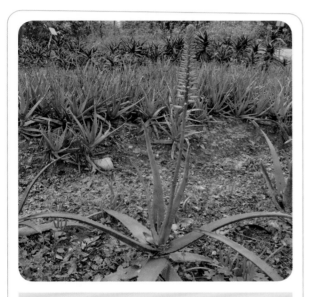

A. 植物

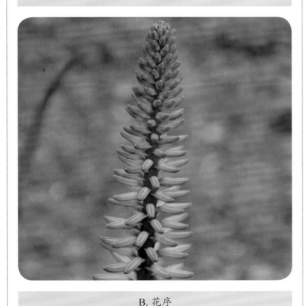

B. 花序

图13-15-1 库拉索芦荟植物

好望角芦荟 与库拉索芦荟的主要区别点为：花茎较高，可达3～6 m；叶片表面及叶缘均有较多的刺；花序较短，长约60 cm；花淡红色至黄绿色。

[**产地**] 前者主产于南美洲及非洲的库拉索、阿律巴、博内尔等小岛，我国南方部分省区有引种。后者主产于非洲南部。

[**采收加工**] 1年左右芦荟，全年可采，每年可采4～5次。一般从植株下面割取成熟叶片，采收时叶鞘处轻划一刀，然后顺势剥下。将叶片切口向下，排列在"V"字形木槽两侧，使叶汁流入木槽，收集流出的汁液于容器中，蒸发浓缩至适当的浓度，冷却凝固，即得。

[**药材鉴别**] 性状鉴别 老芦荟：呈不规则块状，常破裂为多角形，大小不一，表面暗红褐色或深褐色，无光泽。体轻，质硬，不易破碎，断面粗糙或显麻纹。富吸湿性。有特殊臭气，味极苦。（图13-15-2）

新芦荟：表面呈褐色，略显绿色，有光泽。体轻，质松，易碎，断面玻璃样而有层纹。具不愉快的臭气，味极苦。（图13-15-3）

以色黑绿或棕黑、质脆、有光泽、气味浓者为佳。

显微鉴别 用乳酸酚装片观察，老芦荟团块状表面有细小针状结晶聚集成团；新芦荟呈棕色多角形块状，而无结晶。

[**成分**] 老芦荟含芦荟总苷约25%，其中以芦荟苷（barbalo in）为主。此外，还有少量异芦荟苷（isobarbaloin）和芦荟大黄素（aloeemodin）。含树脂约12%，为芦荟树脂鞣

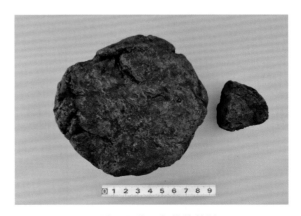

图13-15-2 老芦荟药材

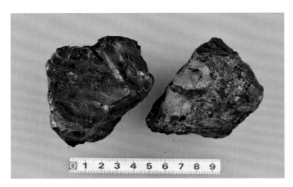

图13-15-3　新芦荟药材

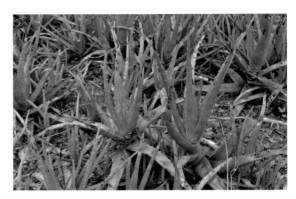

图13-15-4　中华芦荟植物

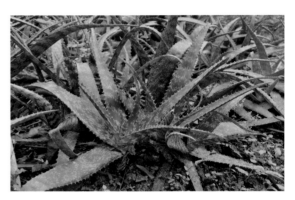

图13-15-5　皂质芦荟植物

酚（aloeresitannol）与桂皮酸结合的酯。另含多糖混合物以及芦荟多糖（aloeferan）等。

新芦荟含芦荟苷约9%以及芦荟树脂等成分，而异芦荟苷含量甚微，或基本不含。新芦荟中还分离到黄酮碳苷（Aloeresin H）。

[贮藏保管]　置阴凉、干燥处，防潮。

[功效]　性寒，味苦。泻下通便，清肝泻火，杀虫疗疳。用于热结便秘，惊痫抽搐，小儿疳积；外治癣疮。

[用法用量]　2～5 g，宜入丸散；外用适量，研末敷患处。

[注意]　孕妇慎用。

[方例]　更衣丸（《医学广笔记》）：芦荟，朱砂。功能泻火，通便，安神；主治肝火上炎，肠热便秘，目赤易怒，头晕心烦，睡眠不安。

[论注]　除以上2种芦荟，研究较多的还有以下几种。

（1）中华芦荟 Aloe vera L.var. chinensis（Haw.）Berg.：我国广东、海南、广西、福建、四川等地有栽培，叶背面有斑纹，又名"斑纹芦荟"。叶含芦荟苷、芦荟苦素、芦荟宁（aloenin）、月桂酸等，还含芦荟多糖。叶片分生能力很强，生长速度快；与库拉索芦荟相比，株体小，叶片较薄，每片叶含叶肉量也少，而且株体老化速度快。（图13-15-4）

（2）皂质芦荟 Aloe saponaria Haw：含有皂质。无茎，叶簇生于基部，呈螺旋状排列，叶呈半直立或平行状。其叶汁如肥皂水，十分滑腻。皂质芦荟叶片薄，新鲜叶汁有护肤作用。但所含黏性叶汁不如库拉索芦荟丰富。（图13-15-5）

（3）木立芦荟 Aloe arboescens Mill：我国叫鹿角芦荟，又称直立芦荟、木本芦荟或大芦荟，目前在日本广为种植和加工生产。茎短或明显，叶肉质，呈莲座状簇生或有时2列着生，先端锐尖，边缘常有硬齿或刺。（图13-15-6）

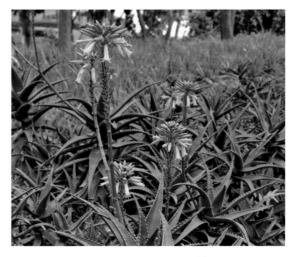

图13-15-6　木立芦荟植物

# 五倍子

GALLA CHINENSIS

本品始载于《开宝本草》。李时珍曰："此木生丛林处者，五六月有小虫如蚁，食其汁，老则遗种，结小球于叶间……初起甚小，渐渐长坚，其大如拳，或小如菱，形状圆长不等。初时青绿，久则细黄，缀于枝叶，宛若结成。其壳坚脆，其中空虚，有细虫如蠛蠓，山人霜降前采取，蒸杀货之，否则虫必穿坏，而壳薄且腐矣。皮工造为百药煎，以染皂色，大为时用。"

[**别名**] 五棓子，百虫仓。

[**来源**] 为五倍子蚜 *Melaphis chinensis* (Bell) Baker寄生于漆树科植物盐肤木 *Rhus chinensis* Mill.叶翅上，或倍蛋蚜 *Melaphis peitan* Tsai et Tang寄生于青麸杨 *Rhus potaninii* Maxim.小叶背上，或蛋铁倍蚜 *Kaburagia ovogallis* Tsai et Tang寄生于红麸杨 *Rhus punjabensis* Stew. var. *sinica* (Diels) Rehd. et Wils.小叶背上所形成的干燥虫瘿。

[**植物形态**] **盐肤木** 为灌木或小乔木，高3～8 m，小枝、叶柄及花序都密生褐色柔毛。单数羽状复叶互生，叶轴及叶柄常有翅；小叶7～13片，卵状椭圆形或长卵形，长5～14 cm，宽2.5～9 cm，先端渐尖，基部圆或楔形，边缘具圆粗锯齿，上面绿色，疏生短柔毛或仅脉上被毛，下面密生灰褐色柔毛；无柄。圆锥花序顶生；花小，杂性，黄白色；雄花较两性花为小；萼片和花瓣均5～6。果序直立，核果近扁圆形，橙红色，直径约5 mm，有灰白色短柔毛并宿存花柱。花期8月，果期10月。生于疏林、灌丛中。（图13-16-1）

**青麸杨** 与盐肤木的主要区别点为：小枝平滑或有微柔毛；叶轴无翅或只在上部有狭翅；小叶5～8片，全缘，具极短而明显的柄，背面仅脉上被短柔毛或几无毛；果序下垂。

**红麸杨** 极似青麸杨，主要区别点为：小枝有短柔毛，小叶7～13片，近于无柄，背面脉上有短柔毛。（图13-16-2）

早春五倍子蚜虫从过冬寄主提灯藓属

（*Mnium*）植物飞至盐肤木类植物上产生有性的无翅雌、雄蚜虫，雌雄蚜虫交配产生无翅单性雌虫干母，干母在幼嫩叶上吸取液汁生活，同

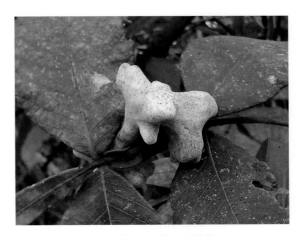

图13-16-1 盐肤木植物

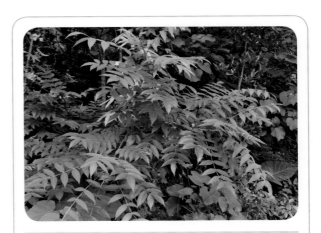

A. 植物

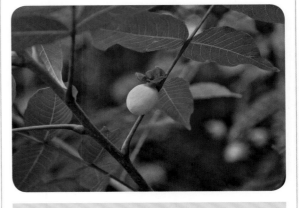

B. 虫瘿

图13-16-2 红麸杨植物

时分泌唾液，使组织的淀粉转为单糖，并刺激细胞增生，逐渐形成外壁绿色的内部中空的囊状虫瘿，至8月间即增大较快，同时，囊中雌虫反复地进行单性生殖，并由无翅蚜虫发育成有翅蚜虫，不再摄取植物液汁。虫瘿外壁此时即渐转为红色，鞣质含量达到最高。若不及时采收，则虫瘿完全成熟，逐渐萎缩以至破裂，影响品质。

由于五倍子蚜虫种类的不同和它的营瘿部位习性不同而形成的五倍子外形各异。

[**产地**] 主产于四川、贵州、云南、陕西、江西、湖北、福建等省。

[**采收加工**] 立秋至白露前由青转成黄褐色时采摘，以五倍子已长成而里面的蚜虫尚未穿过瘿壁时为最佳。此时五倍子形似饱满的橄榄，外表呈棕色或黄色，带有少量灰白色的丝状毛茸，皮壁厚约1 cm，内藏有翅或有翅芽的灰色蚜虫。若不及时采收，其内部水分将逐渐减少，在阳光暴晒下，最后破裂。

摘下后，置沸水中略煮或蒸至外表面变灰以杀死内部的蚜虫。加工时，要火大、水多，水沸腾时投入五倍子，快速浸烫，待五倍子表面由黄褐色转为灰色时，立即捞出，晒干或微火烘干。按外形不同，分为"肚倍"和"角倍"。

[**药材鉴别**] 性状鉴别 肚倍：呈长圆形或纺锤形囊状，长2.5～9 cm，直径1.5～4 cm。表面灰褐色或淡棕色，并被有灰黄色滑软的柔毛。质硬而脆，易破碎，断面角质状，有光泽，壁厚2～3 mm，内壁平滑，内有黑褐色死蚜及灰色粉末状排泄物。气特异，味涩。（图13-16-3）

角倍：呈菱角形，具不规则的角状分枝，表面被灰白色滑软的柔毛，较肚倍明显，壁较薄，其他与肚倍同。（图13-16-4）

均以个大、完整、壁厚、色灰褐者为佳。

显微鉴别 横切面：① 表皮细胞1层，往往分化成1～3（～6）个细胞的非腺毛，长70～140 μm，有时长达350 μm。② 表皮内侧为薄壁组织，薄壁细胞含有淀粉粒，直径约10 μm，多已糊化，并可见少数草酸钙簇晶。③ 内侧的薄壁组织中有外韧型维管束散生，维

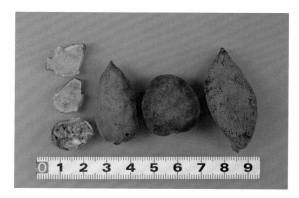

图13-16-3 肚倍药材

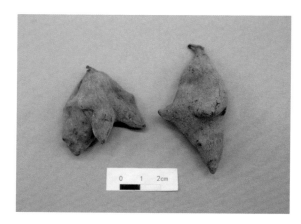

图13-16-4 角倍药材

管束外侧有大型的树脂腔，直径可达270 μm。

[**成分**] 主要有效成分为鞣酸（tannicacid），又叫单宁酸；角倍含量为49.01%，肚倍为64.75%。此外，没食子酸也是五倍子主要成分之一，含量占2%～4%。由于含量小，工业上从五倍子获取的没食子酸主要通过五倍子鞣酸的水解获得。

另含五倍子油（癸酸、月桂酸、肉豆蔻酸、棕榈酸、硬脂酸、油酸、亚油酸、亚麻酸）；多种金属矿物质微量元素（包括铜、锌、铁、镁、钠、钙等化合物）；五倍子多糖；其他成分（2-羟基-6-十五烷基苯甲酸、白果酚、棕榈酸-1,3-二甘油酯、β-谷甾醇、正二十五烷、3-甲氧基-4-羟基-苯甲酸）。

[**贮藏保管**] 置阴凉、干燥处存放，防压，防虫蛀。

[**功效**] 性寒，味酸、涩。敛肺降火，涩肠止泻，敛汗止血，收湿敛疮。用于肺虚久咳，

肺热痰嗽，久泻久痢，自汗盗汗，消渴，便血痔血，外伤出血，痈肿疮毒，皮肤湿烂。

[**用法用量**]　3～6g；外用适量。

[**方例**]　五倍子散（《珍珠囊》）：五倍子，地榆。治小儿脱肛。

[**论注**]　（1）据调查，盐肤木分布较广，结的五倍子多为角倍；青麸杨分布较窄，结的五倍子多为肚倍。药材角倍表面毛多、皮薄，肚倍表面毛少、皮厚；以肚倍为优，但角倍药材产量较大。

（2）百药煎为五倍子同茶叶等经发酵制成的干燥药块。为灰褐色小方块或不规则团块状，表面间有黄白色斑点。以表面白斑多、质坚硬者为佳。炮制方法为：取茶叶煎汁，去渣，加入五倍子粉和米酒，拌匀，置缸内，用稻草盖封，待发酵后，捏成小方块或不规则团块，晒干。具有润肺化痰、生津止渴的功效。（图13-16-5）

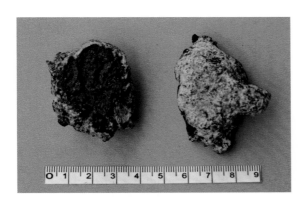

图13-16-5　百药煎

# 没食子

GALLA GALLAE-TINCTORIAE

本品出自《海药本草》。《唐本草》："出西戎。云生沙碛间，树似柽者。"

[**别名**]　墨石子，无食子。

[**来源**]　为没食子蜂科昆虫没食子蜂 *Cynips gallaetin ctoriae* Olivier 的幼虫寄生于壳斗科植物没食子树 *Quercus infectoria* Olivier 的幼枝上所产生的干燥虫瘿。

[**动物形态**]　体小，长约6mm，色黑，头部有复眼1对，单眼3个；触角1对，正直而细长，翅2对，膜质，透明，前翅无缘纹，翅脉亦少，静止时平迭。足3对，发达，腹部呈球形而侧扁，雌虫的腹下有直沟，中藏产卵器。幼虫形如蛆，体极微小。

没食子蜂寄生于没食子树上。当雌虫产卵时，先以产卵器刺伤植物的幼芽，旋即产卵于伤口中；至孵化成幼虫后，能分泌含有酶的液体，使植物细胞中的淀粉迅速转变为糖而刺激植物细胞，促使组织增生。当幼虫周围细胞中的淀粉粒消失后，逐渐收缩而形成虫瘿，幼虫成长后，即穿孔飞出。

[**产地**]　产于希腊、土耳其、伊朗等地。

[**采收加工**]　通常于8—9月间，采集尚未穿孔的虫瘿，晒干。

[**药材鉴别**]　**性状鉴别**　略呈球形，有短柄，直径1～2.5cm，外表灰色或灰褐色，有10～15个疣状突起。质坚硬，断面不平坦，呈黄白色或淡黄色，有光泽，常见有幼蜂的尸体；若虫已飞出者，则中间有1孔道，与表面的小孔相连，内部并遗有虫壳。无臭，味涩而苦。（图13-17-1）

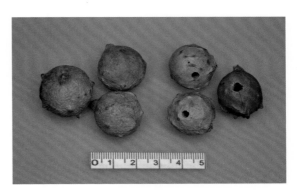

图13-17-1　没食子药材（左为未穿孔，右为已穿孔）

以个大、体重、色灰者为佳；已穿孔者，品质较次。

[**成分**]　含没食子鞣质（turishgallotannin）50%～70%，没食子酸2%～4%，以及树脂等。

[**贮藏保管**]　一般用木箱装，置阴凉、干燥处存放，防压，防虫蛀。

[**功效**]　性温，味苦、涩。固气涩精，敛

肺，止血。用于滑肠遗精，盗汗，吐血，血痢，创伤止血，疮疡久不收口。

[用法用量] 4.5～6 g；外用适量，研末撒或调敷。

[方例] 没食子丸（《和剂局方》）：没食子，地榆，黄檗，黄连，酸石榴皮。治小儿肠虚受热，下痢鲜血，或便赤汁，腹痛后重，昼夜不止，遍数频多。

# 天竺黄

BAMBUSAE CONCRETIO SILICEA

本品始载于《开宝本草》。李时珍曰："按吴僧赞宁云：竹黄生南海镛竹中。此竹极大，又名天竹。其内有黄，可以疗痰。本草作天竺者，非矣。寻竹亦有黄，此说得之。"

[别名] 竹黄，竺黄，广竹黄。

[来源] 为禾本科植物青皮竹 *Bambusa textilis* Mc Clure、华思劳竹 *Schizostachyum chinense* Rendle 等茎秆内的分泌液干燥后的块状物。

一种很小的寄生蜂，每年将卵产于刚刚伸长的笋内。卵在竹筒内经幼虫、蛹，变成蜂，咬洞而出，再行产卵繁殖。由于竹的输导组织被蜂咬破，使竹分泌大量的水液（或称伤流液），随着竹子的老化，水液干涸而成竺黄。

[产地] 主产于云南省。广东、广西等省区亦产。

[采收加工] 秋、冬二季剖取有竺黄的竹子，取出竺黄，晾干。

[药材鉴别] 性状鉴别 呈不规则的片块或颗粒，大小不一。外表灰蓝色、灰黄色或灰白色，偶有洁白半透明或象牙色而略带光泽。质坚脆，易折断，断面灰白色。无臭，味淡，舔之粘舌。置于水中产生气泡，原为象牙色的逐渐变为淡绿色或天蓝色。（图13-18-1）

以片大、色灰白、质细、体轻、吸湿性强者为佳。

理化鉴别 （1）取本品炽灼灰化后的残渣，溶于盐酸与硝酸的等量混合液中，滤过，滤液加入钼酸铵试液，振摇，再加硫酸亚铁试液，即成蓝色（二氧化硅反应）。

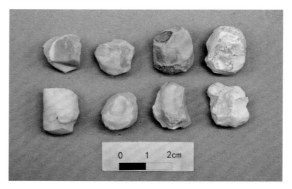

图13-18-1 天竺黄（天然）

（2）水浸液对酚酞指示剂不显红色（天然品不显碱性）。

[成分] 含二氧化硅约90%，另含微量胆碱、甜菜碱、氰苷、核酸酶、尿囊酶、解朊酶、糖化酶、乳化酶以及氧化铅（0.9%）、氢氧化钾（1.1%）、氧化铁（0.9%）、氧化钙等。还含多种氨基酸、有机酸，并有生物碱。

[贮藏保管] 宜用胶袋装，再用硬纸箱加固。置阴凉、干燥处保存，防止重压。

[功效] 性寒，味甘。清热豁痰，凉心定惊。用于热病神昏，中风痰迷，小儿痰热惊痫、抽搐、夜啼。

[用法用量] 3～9 g。

[论注] （1）据云南药物所的调查报告称：产天竺黄的竹子仅少数几种竹类，而且是自然枯死（如开花后或其他原因）的老熟竹子；在鲜竹时已有汁液的节上才有竺黄。故有些文献记载竹受热溢竹沥凝固而成的说法不正确。

（2）人工合成竺黄其形、色及粘舌特点均似天然品，但质坚而重，不易碎，其水浸液加酚酞试液显红色，可与天然竺黄区别。（图13-18-2）

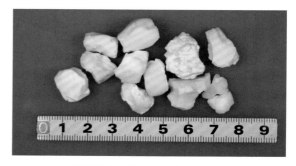

图13-18-2 天竺黄（人工）

# 第十四章

# 动物类中药

## 紫梢花

SPONGILLA

本品始载于《名医别录》，曰："《北梦琐言》云，（紫梢花）粘着木枝，如蒲捶状。其色微青黄，复似灰色，坐汤多用之。"《本草纲目》曰："陈自明《妇人良方》云，紫梢花生湖泽中竹木之上，去木用之。"

[别名] 紫霄花，淡水海绵。

[来源] 为淡水海绵科动物脆弱骨针淡水海绵 *Spongilla fragilis* Lecidy 或刻盘淡水海绵 *Ephydatia muelleri* var. *japonica*（Hilgendorf）的干燥群体入药。

[动物形态] 脆弱骨针淡水海绵 呈棒状群体，表面凹凸不平，出水孔甚多，呈灰色至褐色。体内由海绵质的纵横纤维构成密网，干燥后极脆弱。体骨细长，针状，两端尖锐，表面平滑无刺，长为180～255 μm，直径5～16 μm，无皮质骨，芽球甚多，遍布于全体各层，各为椭圆形或钝三角形的球状体。本种特征为：具多种芽球，除单个者外，还有2～4个芽球组成的群体，各被一共同细胞层所包围。每个芽球表面有分散存在的芽骨，并各有一颇长而稍弯曲的孔管。从细胞层的里面向外突出而开口。芽球直径为250～500 μm。芽骨远小于体骨，呈针状，长68～125 μm，直径3～10 μm，两端尖锐，表面具大小不等的小刺。

刻盘淡水海绵 呈团块状或圆柱状，绿色或灰绿色，质疏松。骨针呈棒状，光滑，长220～360 μm，直径10～16 μm。芽球直径0.4～0.65 mm，呈白色、黄色或褐色。芽球口孔皿状，直径42～70 μm，芽球骨片为两盆状，两盆扁平，缺刻深，有5～12缺刻。

生长于清流或淤水中，附生在石块、树枝或水草等物之上。

[产地] 主产于江苏、河南等省。

[采收加工] 9—12月间，当湖泽水退落后，在岸边拾取，切去两端树枝或杂草，晒干。

[药材鉴别] 性状鉴别 脆弱骨针淡水海绵：呈棒状，形似蒲棒，长短不一，少有分枝，长4～18 cm，直径1～4 cm，中央有水草或树枝。全体灰绿色，质轻脆，多孔呈海绵状，小孔中藏有很多圆形颗粒（芽球）。折断面呈放射网状。无臭，味淡。（图14-1-1）

刻盘淡水海绵：呈灰黄白色，质轻松，多孔，海绵状。

[成分] 含海绵硬蛋白（spongin）和海绵异硬蛋白（spongini），尚含有机物质及磷酸盐、碳酸盐等。

[贮藏保管] 置阴凉、避光处。

[功效] 性温，味甘。补肾助阳，固精缩尿。用于阳痿，遗精，白浊，虚寒带下，小便不禁，阴囊湿痒。

[用法用量] 1.5～4.5 g；外用适量，煎汤温洗局部。

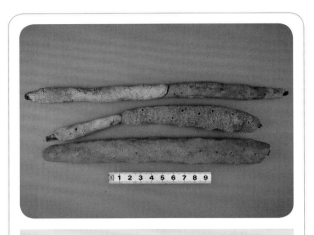

A. 药材

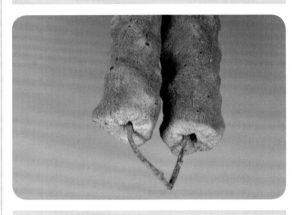

B. 断面

图 14-1-1　紫梢花药材

# 地　龙

PHERETIMA

《神农本草经》载有白颈蚯蚓，列为下品。陶弘景曰："入药用白颈，是其老者。"地龙之名始见于《本草图经》："须破土，盐之肝，方家谓之地龙。"

[别名]　蚯蚓。

[来源]　为钜蚓科动物参环毛蚓 *Pheretima aspergillum*（E.Perrier）、威廉环毛蚓 *Pheretima guillelmi*（Michaelsen）、通俗环毛蚓 *Pheretima vulgaris* Chen 或栉盲环毛蚓 *Pheretima pectinifera* Michaelsen 的干燥体。前1种习称"广地龙"，后3种习称"沪地龙"。

[动物形态]　参环毛蚓　圆筒形，长110～380 mm，直径5～12 mm，头部退化，口在前端。全体由100多体节组成，每节具刚毛1圈；环带位于第14～16节之间；雌雄同体，雌生殖孔1个，在第14节腹面正中；雄生殖孔1对，在第18节腹面两侧；受精孔3对，位于6/7、7/8、8/9间。

威廉环毛蚓　体长96～150 mm，直径5～8 mm。背面青黄色或灰青色，背中线深青色。环带占14～16三节，无刚毛。身体上刚毛较细，前端腹面并不粗而疏。雄生殖孔在18节两侧一浅交配腔内，陷入时呈纵裂缝，内壁有褶皱，褶皱间有刚毛2～3条，在腔底突起上有雄孔，突起前面通常有乳头突。受精囊孔3对，在6/7、7/8、8/9节间。

通俗环毛蚓　与威廉环毛蚓的主要区别点为：受精囊腔较深广，前后缘均隆肿，外面可见腔内大小乳突各一。雄交配腔亦深广，内壁多皱纹，有平顶乳突3个，位置在腔底，有一突为雄孔所在处，能全部翻出，一如阴茎。

栉盲环毛蚓　长100～150 mm，直径5～9 mm，背面及侧面有深紫色或紫红色，刚毛圈不白。环带占3节，无刚毛。身体前部刚毛虽粗，但2～9节并不特别粗。雄生殖孔在1个十字形突的中央，常由一浅囊状皮褶盖住，内侧有1个或多个乳头，其排列变化很大。受精囊孔3对，位于6/7、7/8、8/9节间。

[产地]　广地龙主产于广东、广西，福建、台湾等省区也产。沪地龙主产于上海、浙江、江苏、安徽、山东、河南等省区。

[采收加工]　人工饲养的蚯蚓应适时捕收成蚓。野生蚯蚓一般在5—9月捕收，但以春末夏初为捕收最佳时期。一日之中，以早晨最好。一般从潮湿、腐殖质多的泥土中（如菜园、耕地、沟渠边）采挖；或用鲜辣蓼草捣烂成糊，加入茶卤和清水，倒在蚯蚓多的地方，以诱捕之。

可随采随时加工，以每年5—9月晴天为宜。将捕捉的蚯蚓用草木灰、木屑或米糠拌和，温水浸泡去其体外黏液，及时用刀或剪将其自头至尾剖开，刮去腹内泥土杂物，用清水洗净，将其拉直，贴在木板上或竹片上，及时晒干或低温烘干。（图14-2-1）

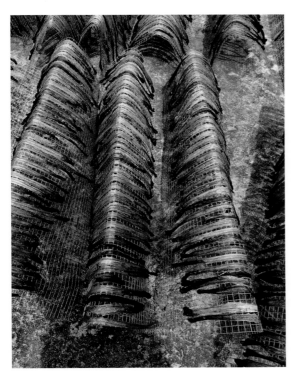

图14-2-1 广地龙加工图（晾晒）

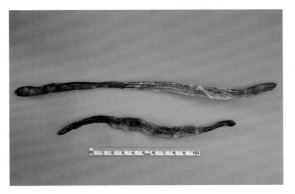

图14-2-2 广地龙药材

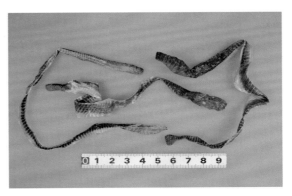

图14-2-3 沪地龙药材

[**药材鉴别**] 性状鉴别 广地龙：呈长条薄片状，弯曲不直，长15～20 cm，宽1～2 cm，全体具环节，有的头尾两端保持原形。体前端稍尖，中央有口，靠前端（14～16环节）有色较浅的环带，习称"白颈"，尾端钝圆。体背红棕色或灰红色，腹部色较淡。雄生殖孔在第18环节腹侧刚毛圈一小孔突上，外缘有数环绕的浅皮褶，内侧刚毛圈隆起，前面两边有横排（1排或2排）小乳突，每边10～20个不等。受精囊孔2对，位于7/8至8/9环节间一椭圆形突起上，约占节周5/11。体轻，略呈革质，不易折断。气腥，味微咸。（图14-2-2）

沪地龙：长8～15 cm，宽0.5～1.5 cm。全体具环节，背部棕褐色至黄褐色，腹部浅黄棕色；第14～16环节为生殖带，较光亮。第18环节有1对雄生殖孔。通俗环毛蚓的雄交配腔能全部翻出，呈花菜状或阴茎状；威廉环毛蚓的雄交配腔孔呈纵向裂缝状；栉盲环毛蚓的雄生殖孔内侧有1或多个小乳突。受精囊孔3对，在6/7至8/9环节间。（图14-2-3）

均以条大、洁净无泥沙、肉厚者为佳。

显微鉴别 粉末：淡灰色或灰黄色。① 斜纹肌纤维无色或淡棕色，肌纤维散在或相互绞结成片状，多稍弯曲，直径4～26 μm，边缘常不平整。② 表皮细胞呈棕黄色，细胞界限不明显，布有暗棕色的色素颗粒。③ 刚毛少见，常碎断散在，淡棕色或黄棕色，直径24～32 μm，先端多钝圆，有的表面可见纵裂纹。

[**成分**] 主含蛋白质，其中含18～20种氨基酸；脂类成分，均含有18种脂肪酸，其中油酸、硬脂酸和花生烯酸的含量最高，占总脂肪酸量的50%左右，品种间各组分含量有显著差异。另含地龙解热碱（lumbrofebrine）、花生四烯酸（arachidonic acid），有解热作用；蚯蚓素（lumbritin），具溶血作用；琥珀酸（amber acid），具平喘、利尿作用；次黄嘌呤（hypoxanthine），具平喘、降压作用；地龙毒素（terrestro-lumbrilysin）为一种毒性物质，能引起痉挛。含微量元素锌、铁、钙、镁、铜等。又从地龙中提取分离出有溶栓作用的蚓激酶、

纤溶酶、地龙溶栓酶。

[贮藏保管] 置通风、干燥处，防潮，防霉，防虫蛀。

[功效] 性寒，味咸。清热定惊，通络，平喘，利尿。用于高热神昏，惊痫抽搐，关节痹痛，肢体麻木，半身不遂，肺热喘咳，尿少水肿，高血压病。

[用法用量] 5～10 g。

[方例] 小活络丹（《和剂局方》）：川乌、草乌、地龙、天南星、乳香、没药。功能祛风通络，散寒止痛；主治寒湿袭经络作痛，肢体不能屈伸。

[论注]（1）据文献记载，作为地龙入药的蚯蚓，除上述4种外，尚有秉氏环毛蚓 *Pheretima carnosa* Goto et Hatui、中材环毛蚓 *Pheretima medioca* Chen et Hsu、湖北环毛蚓 *Pheretima hupeiensis* Michaelsen、环毛蚓 *Pheretima posthuma* L. Vaill、直隶环毛蚓 *Pheretima tschiliensis* Michaelsen、缟蚯蚓 *Allolobophora caliginosa*（Savigny）trapezoids（Ant. Duges）。在不同地区自产自用。

（2）缟蚯蚓的干燥体称"土地龙"。缟蚯蚓体较大，每节有刚毛4对，雌生殖孔1对在第14节，雄生殖孔1对在第15节，受精囊孔2对在第9/10、10/11节间。药材呈弯曲的圆柱形，长5～10 cm，直径3～7 mm；环带位于26～34环节，因与体色近似而不明显；质轻脆，易折断，断面中间有泥土，体壁薄；气腥，味微咸。

（3）蚓激酶：鲜蚯蚓或冷冻鲜蚯蚓在一定温度下恒温自溶，过滤离心后取"自溶液"，分级超滤，收集相对分子质量在15 000～75 000范围溶液，浓缩后，冷冻干燥，得含6个以上成分的酸性复合酶——蚓激酶。其不仅能激活纤维蛋白溶酶原转变为纤维蛋白酶，从而溶解血栓，而且能直接水解纤维蛋白。

# 水 蛭

HIRUDO

本品始载于《神农本草经》，列为下品。苏

敬曰："有水蛭、草蛭，大者长尺许，并能咂牛、马、人血。今俗多取水中小者，用之大效。"大明曰："此物极难修治，须细锉，以微火炒，色黄乃熟。不尔，入腹生子为害。"

[别名] 蚂蟥。

[来源] 为水蛭科动物蚂蟥（宽体金线蛭）*Whitmania pigra* Whitman、柳叶蚂蟥 *Whitmania acranulata* Whitman 或水蛭（日本医蛭）*Hirudo nipponica* Whitman 的干燥体。

[动物形态] 蚂蟥 体型大，长6～13 cm，最长达25 cm，宽1.3～2.2 cm，最宽达4 cm，背面通常暗绿色，有5条由黑色和淡黄色2种斑纹相间排列组成的纵纹；腹面两侧各有1条淡黄色纵纹；其余部分为灰白色，并杂有茶褐色斑点。前吸盘小，颚齿不发达，不吸血；后吸盘不及体宽之一半。体环数107。雄、雌生殖孔各位于33/34、38/39环间。（图14-3-1）

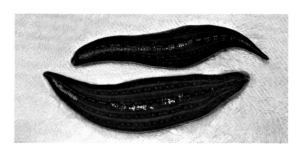

图14-3-1 蚂蟥动物

柳叶蚂蟥 体呈柳叶形，长3～6 cm或达8.6 cm，宽3.5～6 mm或达7 mm。头端细小，当身体向前伸展时，更加细小。背部橄榄色或茶褐色，有5条黄褐色或黄黑色斑纹，中间1条最宽，中纹两侧有成对的黑褐色斑纹，有时相连成波浪状的纵纹。腹面两侧常有不规则的黑褐色斑点。前吸盘不显著，后吸盘圆大。雄、雌生殖孔各位于35、40环的腹面正中。

水蛭 与柳叶蚂蟥主要区别点为：体长3～5 cm，宽4～6 mm。身体向前伸展时，头端并不尖细。背部黄绿或黄褐色，有5条黄白色纵纹，中间1条较宽；纵纹通常由连续4个环上的近乎方形黄白色斑块和1个环上的1个较小的斑块（或1个暗色区域）构成，故纵纹由一节节的棒状纹组成。前后两吸盘均发达。口内有3个颚，颚脊上有1列细齿，嗜吸动物血液。体环数103。雌、雄生殖孔各位于31/32、36/37环间。（图14-3-2）

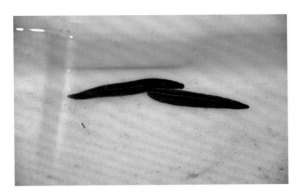

图14-3-2　水蛭动物

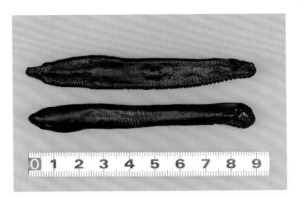

图14-3-3　宽水蛭药材

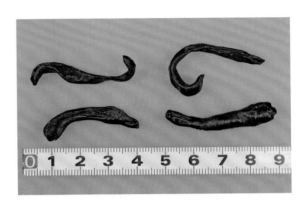

图14-3-4　长条水蛭药材

[**产地**]　全国大部分地区的湖泊、池塘及水田均有产。主产于山东、江苏等省。

[**采收加工**]　1年可采收2次，第1次在6月中下旬，第2次在9月下旬。捕后洗净，用沸水烫死或用石灰、草木灰将其闷死，再加工成药材。蚂蟥晒干或低温烘干，即为"宽水蛭"；柳叶蚂蟥用线或小竹片穿起两端并拉长，挂起晒干或低温烘干，即为"长条水蛭"；水蛭用线从其中段穿起晒干或低温烘干，即为"小水蛭"。

[**药材鉴别**]　性状鉴别　宽水蛭：呈扁平纺锤形，体环节明显，长4～10 cm，宽0.5～2 cm。背部黑褐色或黑棕色，稍隆起；腹面平坦，有多条黑棕色纵列的断续斑点，两侧及腹面为棕黄色。前端略尖，吸盘不显著；后端钝圆，吸盘较大。质脆，易折断，断面胶质状，有光泽。气微腥。（图14-3-3）

长条水蛭：呈狭长而扁平形，体环节不明显，长5～12 cm，宽1～5 mm。两端有因加工而留下的小孔，前吸盘不明显，后吸盘圆大。质脆，易折断，断面无光泽。有土腥气。（图14-3-4）

小水蛭：呈扁长圆柱形，多弯曲扭转，长2.5～5 cm，宽2～3 mm。环节明显。药材通常用线穿起。（图14-3-5）

均以身干、体大、无泥者为佳。

[**成分**]　活水蛭唾液腺中含有1种抗凝血

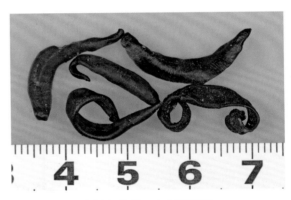

图14-3-5　小水蛭药材

的物质水蛭素（hirudin），系65个氨基酸组成的多肽，相对分子质量为7 000左右，含3个二硫键；在70℃以下可保持活性，在干燥药物中水蛭素已被破坏。此外，尚含肝素（heparin）、抗凝血酶（antithrombin）等抗凝血物质。

[**贮藏保管**]　置干燥处，防霉，防蛀。

[**功效**]　性平，味咸、苦；有毒。破血通

经，逐瘀消癥。用于血瘀经闭，癥瘕痞块，中风偏瘫，跌扑损伤。

[用法用量] 1～3 g。

[方例] 抵当汤（《伤寒论》）：水蛭，虻虫，桃仁，大黄。治伤寒蓄血发狂，少腹满痛。

[注意] 孕妇禁用。

[论注] 有学者认为药用水蛭的基原动物应是丽医蛭 *Hirudo pulchra* Song。文献梳理研究后认为，传统中医使用的中药水蛭是生于水中，体型较小且能吸食人与牛、马血的水蛭，具有这些特性的水蛭品种有丽医蛭、南京牛蛭 *Poecilobdella nanjingensis* sp. Nov.、菲牛蛭 *Hirudinaria manillensis* Lesson 以及湖北牛蛭 *Poecilobdella hubeiensis* Yang 4 个品种。（图14-3-6）

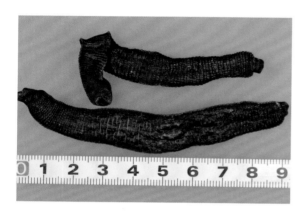

图14-3-6　菲牛蛭

# 石决明

HALIOTIDIS CONCHA

本品始载于《名医别录》。苏颂曰："决明壳大如手，小者如三两指大，可以浸水洗眼，七孔、九孔者良。"《日华子诸家本草》中名为"九孔螺"。

[别名] 九孔石决，真海决，鲍鱼片。

[来源] 为鲍科动物杂色鲍 *Haliotis diversicolor* Reeve、皱纹盘鲍 *Haliotis discus hannai* Ino、羊鲍 *Haliotis ovina* Gmelin、澳洲鲍 *Haliotis ruber*（Leach）、耳鲍 *Haliotis asinina* Linnaeus 或白鲍 *Haliotis laevigata*（Donovan）的贝壳。

[产地] 杂色鲍主产于我国福建以南沿海，越南、印度尼西亚、菲律宾等国均有分布。皱纹盘鲍主产于我国辽宁、山东、江苏等沿海地区，朝鲜、日本亦有分布。羊鲍、耳鲍主产于我国台湾、海南，澳大利亚、印度尼西亚、菲律宾等国亦有分布。澳洲鲍产于澳大利亚、新西兰。白鲍多混在澳洲鲍中，具体产地不详。

[采收加工] 5—9月间，从暖海域的潮间带或低潮线附近或海藻繁茂、海洋潮流畅通的岩石上或石缝间捕捉。捕捉时要迅速，趁其不备时捕捉或用铲将其自岩石上迅速铲下。捕后剥取肉食用，将贝壳洗净，晒干。

[药材鉴别] 性状鉴别　杂色鲍：呈长卵圆形，内面观略呈耳形，长7～9 cm，宽5～6 cm，高约2 cm。表面暗红色，有多数不规则的螺肋和细密生长线，螺旋部小，体螺部大，从螺旋部顶处开始向右排列有20余个疣状突起，末端6～9个开孔，孔口与壳面平。内面光滑，具珍珠样彩色光泽。壳较厚，质坚硬，不易破碎。气微，味微咸。（图14-4-1）

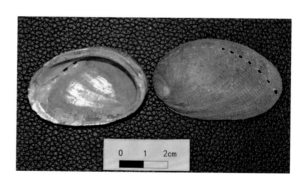

图14-4-1　石决明药材（杂色鲍）

皱纹盘鲍：呈长椭圆形，长8～12 cm，宽6～8 cm，高2～3 cm。表面灰棕色，有多数粗糙而不规则的皱纹，生长线明显，常有苔藓类或石灰虫等附着物，末端4～5个开孔，孔口突出壳面，壳较薄。（图14-4-2）

羊鲍：近圆形，长4～8 cm，宽2.5～6 cm，高0.8～2 cm。壳顶位于近中部而高于壳面，螺旋部与体螺部各占1/2，从螺旋部边缘有2行整齐的突起，尤以上部较为明显，末端4～5个开孔，呈管状。（图14-4-3）

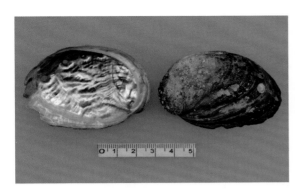

图14-4-2 石决明药材（皱纹盘鲍）

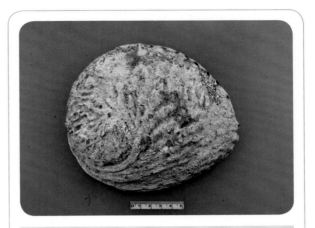

A. 表面

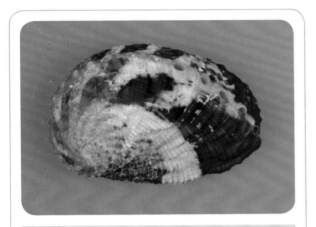

A. 表面

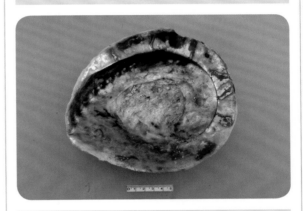

B. 内面

图14-4-4 石决明药材（澳洲鲍）

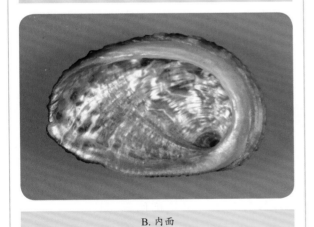

B. 内面

图14-4-3 石决明药材（羊鲍）

澳洲鲍：呈扁平卵圆形，长13～17 cm，宽11～14 cm，高3.5～6 cm。表面砖红色，螺旋部约为壳面的1/2，螺肋和生长线呈波状隆起，疣状突起30余个，末端7～9个开孔，孔口突出壳面。（图14-4-4）

耳鲍：狭长，略扭曲，呈耳状，长5～8 cm，宽2.5～3.5 cm，高约1 cm。表面光滑，具翠绿色、紫色及褐色等多种颜色形成的斑纹，螺旋部小，体螺部大，末端5～7个开孔，孔口与壳平，多为椭圆形，壳薄，质较脆。

白鲍：呈卵圆形，长11～14 cm，宽8.5～11 cm，高3～6.5 cm。表面砖红色，光滑，壳顶高于壳面，生长线颇为明显，螺旋部约为壳面的1/3，疣状突起30余个，末端9个开孔，孔口与壳平。（图14-4-5）

均以壳厚、内面光彩鲜艳者为佳。

[成分] 主含碳酸钙、壳角质（conchiolin）、胆素及多种氨基酸。

[贮藏保管] 置干燥处。

[功效] 性微寒，味咸。平肝潜阳，清肝明目。用于头痛眩晕，目赤翳障，视物昏花，

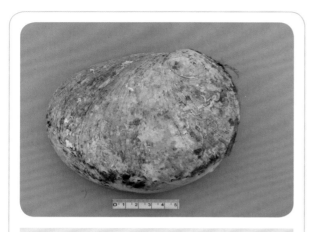

A. 表面

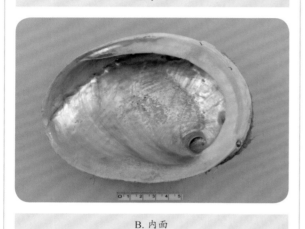

B. 内面

图14-4-5　石决明药材（白鲍）

青盲雀目。

[**用法用量**]　6～20 g，先煎。

[**方例**]　石决明散（《证治准绳》）：石决明，枸杞子，木贼草，荆芥，桑叶，谷精草，甘草，金沸草，蛇蜕，苍术，菊花。治目生翳障。

# 瓦楞子

ARCAE CONCHA

本品始载于《名医别录》，列为上品。原名魁蛤。陈藏器曰："蚶生海中，壳如瓦屋。"李时珍曰："按郭璞《尔雅》注云：魁陆即今蚶也。状如小蛤而圆厚。《临海异物志》云：蚶之大者径四寸。背上沟文似瓦屋之垄，肉味

极佳。"

[**别名**]　蚶壳，瓦垄子。

[**来源**]　为蚶科动物毛蚶 *Arca suberenata* Lischke、泥蚶 *Arca granosa* L. 或魁蚶 *Arca inflata* Reeve 的贝壳。（图14-5-1～图14-5-3）

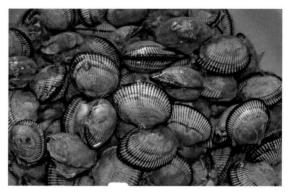

图14-5-1　毛蚶动物

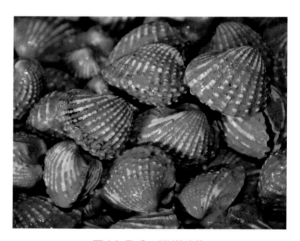

图14-5-2　泥蚶动物

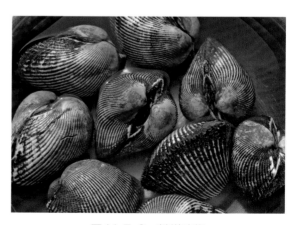

图14-5-3　魁蚶动物

[**产地**] 主产于广东、福建、浙江、江苏、山东、辽宁等省沿海地区。

[**采收加工**] 春、秋二季从浅海泥沙中拾取后，以沸水略煮，去肉（供食用）取壳，晒干。

[**药材鉴别**] 性状鉴别 毛蚶：略呈三角形或扇形，长4～5 cm，高3～4 cm。壳外面隆起，有棕褐色茸毛或已脱落；壳顶突出，向内卷曲；自壳顶至腹面有延伸的放射肋30～34条。壳内面平滑，白色，壳缘有与壳外面直楞相对应的凹陷，铰合部具小齿1列。质坚。气微，味淡。（图14-5-4）

泥蚶：长2.5～4 cm，高2～3 cm。壳外面无棕褐色茸毛，放射肋18～21条，肋上有颗粒状突起。（图14-5-5）

魁蚶：长7～9 cm，高6～8 cm。壳外面放射肋42～48条。（图14-5-6）

[**成分**] 主含碳酸钙、磷酸钙。

[**贮藏保管**] 用竹篓或草袋装贮于干燥处。

[**功效**] 性平，味咸。消痰化瘀，软坚散

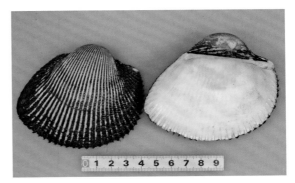

图14-5-6 瓦楞子药材（魁蚶）

结，制酸止痛。用于顽痰积结，黏稠难咯，瘿瘤，瘰疬痞块，胃痛泛酸。

[**用法用量**] 9～15 g，宜先煎。

[**方例**] 瓦楞子丸（《万氏族妙方》）：煅瓦楞子、醋淬，为丸。治一切血癥瘕、消痰。

# 牡 蛎

OSTREAE CONCHA

本品始载于《神农本草经》，列为上品。苏颂曰："今海旁皆有之，而通、泰及南海、闽中尤多。皆附石而生，魂礌相连如房，呼为蛎房。"寇宗奭曰："凡用，须泥固烧为粉。亦有生用者。"

[**别名**] 牡蛎壳，左牡蛎。

[**来源**] 为牡蛎科动物长牡蛎 *Ostrea gigas* Thunb.、大连湾牡蛎 *Ostrea talienwhanensis* Crosse 或近江牡蛎 *Ostrea rivularis* Gould 的贝壳。

[**产地**] 牡蛎属动物在我国沿海分布较广。长牡蛎主产于山东至东北沿海；大连湾牡蛎主产于辽宁、河北、山东等省沿海；近江牡蛎分布甚广，北起东北，南至海南沿海均产。

[**采收加工**] 全年均可捕捞。从海中岩石上取下或落潮时从海滩上拾取。人工养殖的则由木筏上取下，除去供食用之肉后，将壳洗净晒干。

[**药材鉴别**] 性状鉴别 长牡蛎：贝壳大型，长片状，背腹缘几平行，长10～50 cm，宽4～15 cm。右壳鳞片坚厚，层状或层纹状排列，壳外面平坦或具数个凹陷，淡紫色、灰

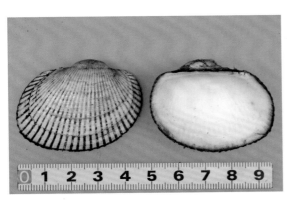

图14-5-4 瓦楞子药材（毛蚶）

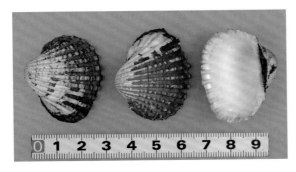

图14-5-5 瓦楞子药材（泥蚶）

白色或黄褐色，内面瓷白色，壳顶两侧无小齿。左壳凹下很深，鳞片较右壳粗大，壳顶附着面小。质硬，断面层状，洁白。无臭，味微咸。（图14-6-1）

大连湾牡蛎：呈类三角形，背腹呈"八"字形。右壳表面淡黄色，具疏松的同心鳞片，鳞片起伏成波浪状，内面白色。左壳同心鳞片坚厚，自壳顶部有明显放射肋数个，内面凹下呈盒状，铰合面小。（图14-6-2）

近江牡蛎：体形多变化，有圆形、卵圆形或三角形。右壳较小，壳面稍不平，有灰、紫、棕、黄等色，环生同心鳞片；幼体的鳞片薄而脆，多年生长后，鳞片层层相叠，内面白色，边缘有时淡紫色。左壳较右壳坚硬、厚、大。（图14-6-3）

均以质坚、内面光洁、色白者为佳。

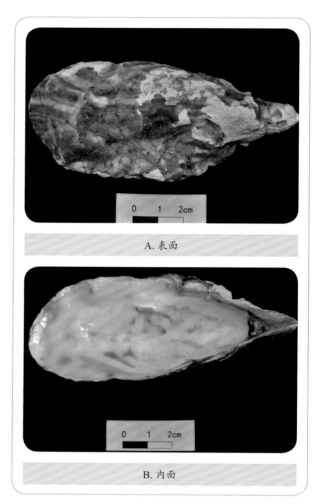

A. 表面

B. 内面

图14-6-2 牡蛎药材（大连湾牡蛎）

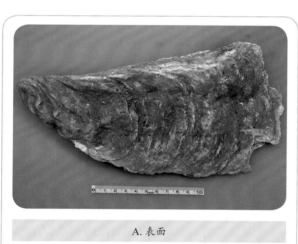

A. 表面

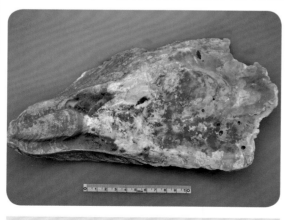

B. 内面

图14-6-1 牡蛎药材（长牡蛎）

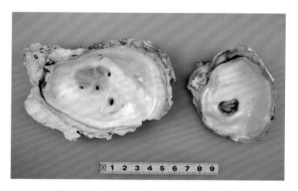

图14-6-3 牡蛎药材（近江牡蛎）

［成分］ 主含碳酸钙约90%以上，含多种氨基酸，并含少量磷酸钙、硫酸钙、氧化铁、硅、铝、镁等。

［贮藏保管］ 置干燥处。

［功效］ 性微寒，味咸。重镇安神，潜阳

补阴，软坚散结。用于惊悸失眠，眩晕耳鸣，瘰疬痰核，癥瘕痞块，自汗盗汗，遗精崩带，胃痛泛酸。

[**用法用量**]　9～30g，先煎。

[**方例**]　清带汤（《医学衷中参西录》）：牡蛎，龙骨，山药，乌贼骨，茜草。治赤白带下。

[**论注**]　（1）粉末置紫外光灯下观察：大连湾牡蛎显浅灰色荧光，近江牡蛎显灰色荧光。

（2）除上述3种常用者外，同属动物还有密鳞牡蛎Ostrea denselamellosa Lischke、褶牡蛎Ostrea plicatula Gmelin、覆瓦牡蛎Ostrea imbricata Lam.及牡蛎Ostrea cucullata Borm的贝壳。

密鳞牡蛎的贝壳大而坚厚，圆形或卵圆形。两壳顶前后常有耳。右壳较平坦，顶部较光滑，其他部分密、薄而脆，呈覆瓦状的鳞片。左壳壳顶不规则，腹缘环生坚厚的同心鳞片。

褶牡蛎的贝壳形似大连湾牡蛎，但较小，仅3～6cm。右壳表面有同心环状鳞片多层，鳞片层末端边缘常伸出许多舌状片或尖形棘；右壳顶部固着面大，表面有粗壮的放射肋。

覆瓦牡蛎的贝壳小型，近圆形，壳面具巨大的圆管状棘刺。有放射肋。

牡蛎的贝壳小型，常呈三角形，长3～6cm，薄脆。铰合部两侧无小齿。前凹陷深，左壳的放射肋不凸出壳缘。

# 珍　珠
## （附：珍珠母）

MARGARITA

本品始载于《开宝本草》，又名真珠。李珣曰："真珠出南海，石决明产也。蜀中西路女瓜出者是蚌蛤产，光白甚好，不及舶上采耀。"又曰："凡用，以新完未经钻缀者研如粉，方堪服食。不细则伤人脏腑。"苏颂曰："今出廉州，北海亦有之。生于珠牡（亦曰珠母），蚌类也。"李时珍曰："今南珠色红，西洋珠色白，北海珠色微青，各随方色也。"

[**别名**]　真珠。

[**来源**]　为珍珠贝科动物马氏珍珠贝*Pteria martensii*（Dunker）或蚌科动物三角帆蚌*Hyriopsis*

*cumingii*（Lea）及褶纹冠蚌*Cristaria plicata*（Leach）等双壳类动物体内的外套膜受刺激而形成的珍珠。前者系暖海中动物产生的，称"海水珠"，根据生产途径可分为"天然珍珠"和"海水养珠"；后2种为淡水中动物产生的，为"淡水养珠"，系人工养殖。（图14-7-1、图14-7-2）

[**产地**]　海水珠主产于广东、广西、台湾等省区；淡水珠主产于浙江、安徽、江西及上海等省市。

[**采收加工**]　全年均可采收，常以12月较多。从珠母贝中取出，及时洗净，干燥。肉可供食用，贝壳也可入药，称为"珍珠母"。

[**药材鉴别**]　**性状鉴别**　天然珍珠：呈圆球形、椭圆形、不规则球形或长圆形，直径1～8mm。表面平滑细腻，具半透明状类白色、黄白色、浅粉红色、浅蓝色等特有的彩霞

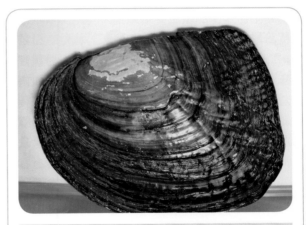

A. 表面

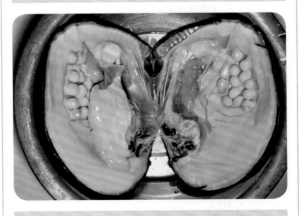

B. 内面

图14-7-1　三角帆蚌动物

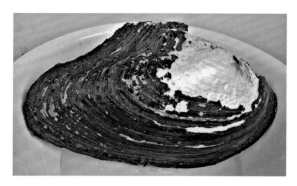

图14-7-2　褶纹冠蚌动物

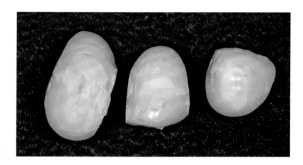

图14-7-5　珍珠断面

光泽。质坚硬，难破碎，破碎面现同心层纹。无臭，味微咸。用火烧时有爆裂声。

淡水养珠、海水养珠：形状大体似天然珍珠，但圆球形者较少，表面光泽较弱（淡水养珠又较海水养珠弱）；破碎面中央有砂粒或石决等插核，珍珠层较薄。以纯净、质坚、富彩光者为佳。（图14-7-3～图14-7-5）

显微鉴别　粉末：类白色。不规则碎块，半透明，具彩虹样光泽；表面显颗粒性，由数

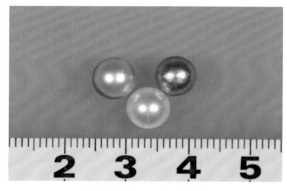

图14-7-3　海水珠药材

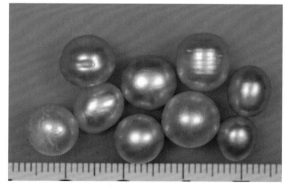

图14-7-4　淡水珠药材

至十数薄层重叠，片层结构排列紧密，可见致密的成层线条或极细密的微波状纹理。

磨片：可见粗、细2种类型的同心环层纹。粗层纹较明显，连续成环形或断续环形，层纹间距不等，在60～500 μm间；细层纹在有些部位较明显，多数不甚明显，少数不明显，间距不足32 μm。中心部分大多实心，无特异结构。大多数磨片在暗视野中，还可见珍珠特有的彩光。

［成分］　主含碳酸钙，并含牛磺酸、亮氨酸、甘氨酸及半胱氨酸等氨基酸。

［贮藏保管］　用布包好贮于铁盒中。若加工成珍珠粉则用玻璃瓶装，密闭置干燥处保存。

［功效］　性寒，味甘、咸。安神定惊，明目消翳，解毒生肌，润肤祛斑。用于惊悸失眠，惊风癫痫，目生云翳，疮疡不敛。

［用法用量］　0.1～0.3 g，多入丸散用；外用适量。

［方例］　真珠散（《圣济总录》）：真珠，丹砂，贝齿，干姜。治肝虚，眼目迎风流泪。

［论注］　天然珍珠较人工养珠为好，天然珍珠又以"白龙珠"最佳（主产广西钦州湾的合浦县，古名廉州镇，故又称"廉珠"），驰名中外。多呈圆珠形，圆润光洁，色白如玉，莹光夺目，内外色泽一致，晶莹透澈。质坚，层密，用火烧之爆裂有声，炸为无数极薄小层片，变为银色后仍有莹光闪耀。

# 附：珍珠母

MARGARITIFERA CONCHA

［来源］　为蚌科动物三角帆蚌 *Hyriopsis*

cumingii（Lea）、褶纹冠蚌 Cristaria plicata（Leach）或珍珠贝科动物马氏珍珠贝 Pteria martensii（Dunker）的贝壳。

［产地］ 马氏珍珠贝主产于广东、广西等省区。河蚌类珍珠母主产于江苏、浙江、湖北、安徽等省。

［采收加工］ 全年皆产。取出珍珠后的贝壳，洗净，干燥。

［药材鉴别］ 性状鉴别 三角帆蚌：个体较大、扁平、珍珠层厚实，是当前优良的淡水育珠的母贝，产量很高。这种贝壳制成的珍珠母杂质（指棱柱层）少，质量好，又便于加工，是当前药材珍珠母的主流品种。（图14-7-6）

褶纹冠蚌：呈不等边三角形。后背缘向上伸展成大型的冠。壳内面外套痕略明显；前闭壳肌痕大呈楔形，后壳肌痕呈不规则卵圆形，在后侧齿下方有与壳面相对应的纵肋和凹沟。左、右壳均具1枚短而略粗后侧齿和1枚细弱的前侧齿，均无拟主齿。（图14-7-7）

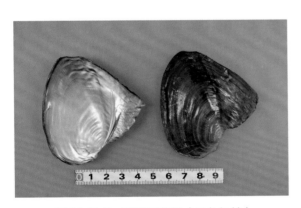

图14-7-6 珍珠母药材（三角帆蚌）

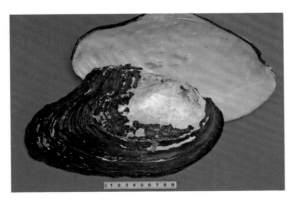

图14-7-7 珍珠母药材（褶纹冠蚌）

马氏珍珠贝：呈斜四方形，后耳大，前耳小，背缘平直，腹缘圆，生长线极细密，成片状。闭壳肌痕大，长圆形。具1凸起的长形主齿。（图14-7-8）

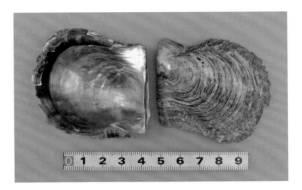

图14-7-8 珍珠母药材（马氏珍珠贝）

［成分］ 含碳酸钙、贝壳硬蛋白及壳角质（conchiolin）。

［贮藏保管］ 用木箱加盖贮存于干燥处，防灰尘。

［功效］ 性寒，味咸。平肝潜阳，定神定惊，明目退翳。用于头痛眩晕，烦躁失眠，肝热目赤，肝虚目昏。

［用法用量］ 10～25 g，先煎。

［论注］ 传统使用的珍珠母需刮去外面黑色的角质层。呈不规则片块状，多破碎，大小、厚薄不一。一面浅粉红色，有彩色光泽（习称"珠光"），有的有瘤状突起，偶有黑色外皮残留；另一面乳白色，平滑，有光泽。制纽扣废料加工而成的，常具圆形或半圆形孔洞。质松脆，易碎成片状或可层层剥离。气微腥，味淡。

# 蛤 壳

MERETRICIS CONCHA CYCLINAE CONCHA

本品始载于《神农本草经》，列为上品。陶弘景曰："小大皆有紫斑。"李时珍曰："按沈存中《笔谈》云：文蛤即今吴人所食花蛤也。其形一头小，一头大，壳有花斑的便是。"

［别名］ 海蛤壳，文蛤。

［来源］ 为帘蛤科动物文蛤 Meretrix meretrix

L.或青蛤 *Cyclina sinensis* Gmel.的贝壳。（图14-8-1、图14-8-2）

［**产地**］ 辽宁至海南岛沿海地区均产。主产于江苏、浙江、广东等省。

［**采收加工**］ 4—10月间从浅海泥滩中拾取，用沸水略煮或置锅中炒至蛤壳自开，剖取肉食用，收集其壳，洗净，晒干。

［**药材鉴别**］ **性状鉴别** 文蛤：扇形或类圆形，背缘略呈三角形，腹缘呈圆弧形，长3～10 cm，高2～8 cm。壳顶突出，位于背面，稍靠前方。壳外面光滑，黄褐色，同心生长纹清晰，通常在背部有锯齿状或波纹状褐色花纹；壳内面白色，边缘无齿纹，前后壳缘有时略带紫色，铰合部较宽，右壳有主齿3个和前侧齿2个；左壳有主齿3个和前侧齿1个。质坚硬，断面有层纹。气微，味淡。（图14-8-3）

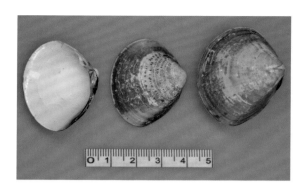

图14-8-3 蛤壳药材（文蛤）

青蛤：类圆形，壳顶突出，位于背侧近中部。壳外面淡黄色或棕红色，同心生长纹凸出壳面略呈环肋状。壳内面白色或淡红色，边缘常带紫色并有整齐的小齿纹，铰合部左右两壳均具主齿3个，无侧齿。（图14-8-4）

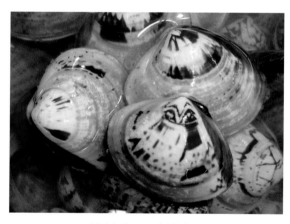

图14-8-1 文蛤动物

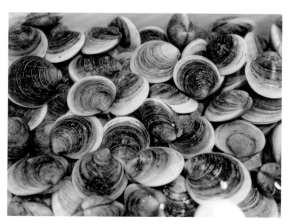

图14-8-2 青蛤动物

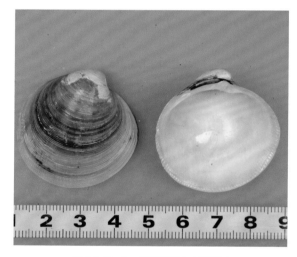

图14-8-4 蛤壳药材（青蛤）

［**成分**］ 含碳酸钙、壳角质（conchiolin）等。

［**贮藏保管**］ 以竹篓或草袋装贮于干燥处。

［**功效**］ 性寒，味苦、咸。清热化痰，软坚散结，制酸止痛；外用收湿敛疮。用于痰火咳嗽，胸胁疼痛，痰中带血，瘰疬瘿瘤，胃痛吞酸；外治湿疹，烫伤。

［**用法用量**］ 6～15 g，宜先煎，蛤粉包煎；外用适量，研极细粉撒或油调外敷患处。

［**方例**］ 海蛤丸（《丹溪心法》）：海蛤，栝楼。治痰饮心痛。

# 紫贝齿

MAURITIAE CONCHA

本品始载于《唐本草》，苏敬曰："紫贝出东、南海中。形似贝子而大二三寸，背有紫斑而骨白。"苏颂曰："画家用以砑物，故名曰砑螺也。"李时珍曰："《南州异物志》云：文贝甚大，质白文素，天姿自然，不假外饰而光彩焕烂，故名。"

[**别名**] 紫贝，文贝。

[**来源**] 为宝贝科动物阿纹绶贝 *Mauritia arabica*（L.）的贝壳。

[**产地**] 主产于广东、福建、台湾等省。

[**采收加工**] 夏季捕捉，除去贝肉，洗净，干燥。

[**药材鉴别**] 性状鉴别 呈卵圆形，长约4.5 cm，宽约2.7 cm，高约2.1 cm。腹面扁平，前端略扁，前后两端均凹入呈圆口状，壳口两唇周缘有多数细齿，壳面平滑，有美丽的光泽，具多数暗紫棕色与白色交错的斑纹或圆形小点。气无，味淡。（图14-9-1）

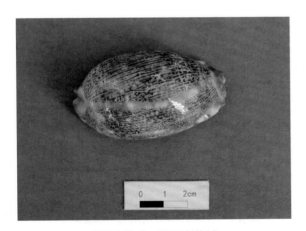

图14-9-1 紫贝齿药材

[**成分**] 含碳酸钙90%以上，有机质约0.47%；尚含少量镁、铁、硅酸盐、硫酸盐、磷酸盐等。

[**贮藏保管**] 置干燥处，防尘。

[**功效**] 性平，味咸。明目，潜阳。用于目赤肿痛，目翳，头胀，眩晕。

[**用法用量**] 9～15 g，先煎。

# 海螵蛸

SEPIAE ENDOCONCHA

乌贼鱼骨始载于《神农本草经》，列为中品。《日华子》称其骨状内壳为海螵蛸。雷敩曰："凡使勿用沙鱼骨，其形真似。但以上文顺者是真，横者是假。"苏颂曰："其背上只有一骨，厚三四分，状如小舟，形轻虚而白。"李时珍曰："两头尖，色白，脆如通草，重重有纹，以指甲可刮为末。"

[**别名**] 乌贼骨，墨鱼骨。

[**来源**] 为乌贼科动物无针乌贼 *Sepiella maindroni* de Rochebrune 或金乌贼 *Sepia esculenta* Hoyle 及同属其他种动物的骨状内壳。

[**动物形态**] 无针乌贼 胴部盾形，约长15 cm，胴背具有很多近椭圆形白花斑。肉鳍前段狭窄，向后部渐宽，位于胸部两侧全缘，末端分离。腕5对，4对长度相近，第4对腕较其他腕长；各腕吸盘大小相近。内壳长椭圆形，长度约为宽度的3倍，角质缘发达，后端无骨针。（图14-10-1）

金乌贼 与无针乌贼的主要区别点为：胴背黄色色素明显。内壳椭圆形，后端有一粗壮骨针。

[**产地**] 无针乌贼主产于浙江、江苏和广东等省。金乌贼主产于辽宁、山东等省。

[**采收加工**] 4—8月间捞拾浮在海边或积于海滩上的乌贼自退之壳，剔除皮肉等杂质，或收集食用乌贼而剥下的乌贼内壳，用淡水漂洗干净，晒干。

[**药材鉴别**] 性状鉴别 无针乌贼：呈扁

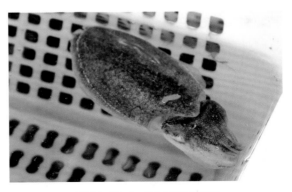

图14-10-1 无针乌贼动物

长椭圆形，中间厚，边缘薄，长9～14 cm，宽2.5～3.5 cm，厚约1.3 cm。背面有磁白色脊状隆起，两侧略显微红色，有不甚明显的细小疣点；腹面白色，自尾端到中部有细密波状横层纹；角质缘半透明，尾部较宽平，无骨针。体轻，质松，易折断，断面粉质，显疏松层纹。气微腥，味微咸。

金乌贼：长13～23 cm，宽约6.5 cm。背面疣点明显，略呈层状排列；腹面的细密波状横层纹占全体大部分，中间有纵向浅槽；尾部角质缘渐宽，向腹面翘起，末端有1骨针，多已断落。（图14-10-2）

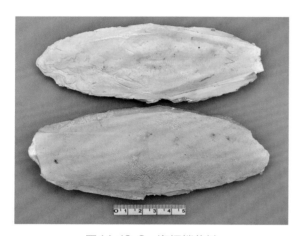

图14-10-2　海螵蛸药材

［成分］　主含碳酸钙。金乌贼内壳含碳酸钙（CaCO₃）80%～85%，甲壳质6%～7%，并含少量氯化钠、磷酸钙及镁盐等。

［贮藏保管］　放箱内或其他较硬的容器内，置干燥处，防压。

［功效］　性温，味咸、涩。收敛止血，涩精止带，制酸止痛，收湿敛疮。用于溃疡病，胃酸过多，吐血衄血，崩漏便血，遗精滑精，赤白带下，胃痛吞酸；外治损伤出血，疮多脓汁。

［用法用量］　5～10 g；外用适量，研末敷患处。

［方例］　固冲汤（《医学衷中参西录》）：乌贼骨，茜草，棕炭，五倍子，龙骨，牡蛎，山萸肉，白术，黄芪，白芍。功能固冲摄血，益气健脾；主治脾肾亏虚，冲脉不固证。

# 全　蝎

## SCORPIO

蝎，始载于《开宝本草》。马志曰："蝎出青州。形紧小者良。"李时珍曰："蝎形如水龟，八角而长尾；有节色青，今捕者多以盐泥食之。"又曰："今入药有全用者，谓之全蝎；有用尾者，谓之蝎梢，其力尤紧。"

［别名］　全虫。

［来源］　为钳蝎科动物东亚钳蝎Buthus martensii Karsch的干燥体。

［动物形态］　体长约6 cm，分头胸部、腹部二部分。头胸部由7节组合而成，有1对强大的脚须成钳状及1对细小的螯肢供助食用；胸足4对，每足7节，末端有爪。腹部较长，由13环节组成，前6节较宽阔称前腹部，后6节细长称后腹部，末端具强大毒刺具毒腺。头胸部及前腹部的背面黑褐色，腹面绿褐黄色，后腹部及步脚带黄色。（图14-11-1）

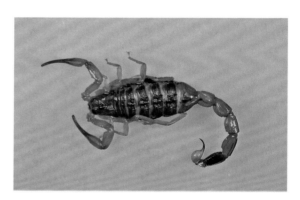

图14-11-1　东亚全蝎动物

［产地］　分布于全国各地，以长江以北尤多，主产于河南、山东省。产于河南的称"南全蝎"；产于山东的称"东全蝎"或"北全蝎"。以山东产量最大。

［采收加工］　春、夏、秋均可采收，以清明至立夏捕捉质较佳。将蝎子放入冷水盆中，洗掉身上泥土，然后再冲洗几遍；洗净后，放入浓度2%的盐水中煮10～20分钟，至全身僵硬，再捞出（取出检查，用手挤压蝎子的后腹部，蝎子不弯曲，背部显出1条沟，腹部瘪陷

时，即可），置通风处阴干。切忌在阳光下暴晒，否则起盐霜。阴干后的咸全蝎在入药时用清水漂洗盐质，以减少食盐的含量，商品通称"盐水蝎"。清水蝎的加工方法基本同盐水蝎，但用盐量小，现在多用。

[药材鉴别] 性状鉴别 头、胸、前腹部呈扁长椭圆形，后腹部呈尾状，全长约6 cm。头胸部呈黑棕色，前面有1对较小的钳肢及1对大螯夹，形似蟹螯，背面覆有梯形背甲，腹面有脚4对，均为7节，末端各具2爪钩；前腹（中身）具环节，背面棕褐色，腹面棕黄色。后腹狭长似尾，棕黄色，亦具环节，节上有纵沟，末端节附有锐状毒刺。前腹部折断而空。微有腥臭，味咸。（图14-11-2、图14-11-3）

以色黄、完整、腹中杂物少者为佳。

[成分] 含蝎毒素（buthotoxin），为毒性蛋白，存在于后腹部末节的毒腺中，类似蛇毒的神经毒素。并含蝎酸（katsu acid）、苦味酸羟胺（hydroxylamine picrate），与蝎毒同存于毒腺中。此外，尚含三甲胺（trimethylamine）、甜菜碱（betaine）、牛磺酸（taurine）、软脂酸、硬脂酸、胆甾醇、卵磷脂（lecithin）等。蝎油中主含棕榈酸、硬脂酸、油酸等脂肪酸，是以饱和脂肪酸为主体的脂类成分。

[贮藏保管] 置干燥处，防潮，防虫蛀；清水蝎应低温保存。

[功效] 性平，味辛；有毒。息风镇痉，攻毒散结，通络止痛。用于小儿惊风，抽搐痉挛，中风口㖞，半身不遂，破伤风症，风湿顽痹，偏正头痛，疮疡，瘰疬。

[用法用量] 3～6 g。

[方例] 撮风散（《证治准绳》）：全蝎，蜈蚣，钩藤，僵蚕，朱砂，麝香。治惊痫，破伤风，抽搐瘈疭，小儿撮口。

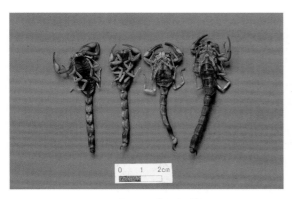

图14-11-2 清水蝎药材

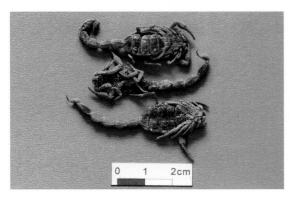

图14-11-3 盐水蝎药材

# 蜈 蚣

SCOLOPENDRA

本品始载于《神农本草经》，列为下品。《名医别录》载："生大吴川谷及江南。头、足赤者良。"雷敩曰："凡使勿用千足虫，其相似，只是头上有白肉，面并嘴尖。"寇宗奭曰："蜈蚣背光，黑绿色，足赤腹黄。"李时珍曰："春出冬蛰，节节有足，双须歧尾。"

[别名] 百脚虫，千足虫，金头蜈蚣。

[来源] 为蜈蚣科动物少棘巨蜈蚣 Scolopendra subspinipes mutilans L. Koch的干燥全体。

[动物形态] 为陆栖多脚类动物。呈扁平长条形，体长6～17 cm，宽3～11 mm。躯体由21个同型环节构成，每节有足1对，脚末端有爪，最后1节之足特长向后如尾，基侧板后端有2尖棘。头部背板略呈心脏形，有1对多节的长触角。躯体第1对脚成镰形的毒颚，伸向头部下方两侧，其末端有毒腺的开口。背面黑绿色，有光泽，并有2条突起的棱线。腹面棕黄色。（图14-12-1）

[产地] 主产于湖北、浙江。湖南、安徽、河南、江苏、陕西等省也产。

[采收加工] 4—6月间捕捉。捕捉方法：

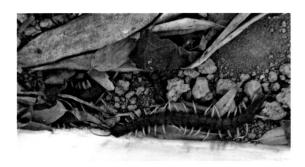

图14-12-1 蜈蚣动物

① 翻动蜈蚣栖息场所，发现后用竹筷或镊子夹取，放入容器内。② 在蜈蚣活动地，挖20～30 cm的深坑，将新鲜的干鸡毛、鸡血、鸡骨及肉渣等诱饵放入坑中，用树枝和砖瓦片盖住深坑，并放些泥土块，夜间蜈蚣活动时受引诱而爬入，翌日清晨检查捕捉。

取蜈蚣长宽相近的竹签，削尖两头，插入腹面头尾两端，使虫体撑直，晒干或烘干。少数地区也有采用先用沸水烫死蜈蚣，再用竹签撑直的加工方法。

[药材鉴别] 性状鉴别 呈长扁平形，大部分腹面留有竹片。长9～15 cm，宽0.5～1 cm。全体由22个圆形的环节组成，最后1节略细小。头部为红褐色，有触角及毒钩各1对，背部黑绿色，光亮，有2条突起的棱线；腹部棕黄色，皱缩，自第2节起每体节有足1对，生于两侧，向后弯曲，黄色或红褐色。质脆，易折断，断面有裂隙或空虚。微腥并有特殊刺鼻的臭气，味辛而微咸。（图14-12-2）

[成分] 含组织胺（histamine）样物质及溶血性蛋白质、多种肽及氨基酸。蜈蚣油中含油酸、亚油酸、亚麻酸、棕榈酸、十六碳-烯酸等脂肪酸。蜈蚣外皮含有硫键的蛋白质及$\delta$-羟基赖氨酸（$\delta$-hydroxylysine）

[贮藏保管] 置干燥处，防潮、防霉、防虫蛀及泛油。

[功效] 性温，味辛；有毒。息风镇痉，攻毒散结，通络止痛。用于小儿惊风，抽搐痉挛，中风口㖞，半身不遂，破伤风症，风湿顽痹，疮疡，瘰疬虫蛇咬伤。

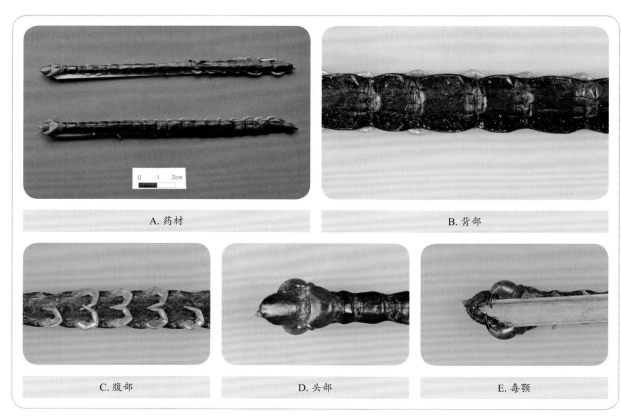

A. 药材

B. 背部

C. 腹部

D. 头部

E. 毒颚

图14-12-2 蜈蚣药材

[**用法用量**]　3～5g。

[**注意**]　本品有毒。孕妇禁服。

[**方例**]　蜈蚣星风散（《医宗金鉴》）：蜈蚣，天南星，防风，鱼鳔。功能搜风发汗；主治破伤风。

[**论注**]　（1）多棘蜈蚣 *Scolopendra subspinipes multidens* L.的干燥全体也入药。其原动物外形似少棘巨蜈蚣，主要区别点：最末步足腹面内侧棘均为2，而少棘巨蜈蚣均为1。成分两者类似。

（2）其他少数地区尚有同属动物哈氏蜈蚣 *Scolopendra dehaani* Brandt（广西、云南、海南）和墨江蜈蚣 *Scolopendra mojiangica* Zhang et Chi（云南思茅）作蜈蚣用。哈氏蜈蚣呈扁平长条状，唯个体较大，长约18 cm，宽1.2 cm；头板与第1背板为暗红色，其他背板呈红褐色，稍有光泽，余同少棘巨蜈蚣。墨江蜈蚣体形较小，长8.5～11.5 cm，宽4～6 cm，头板与第1背板及其他背板均呈墨绿色或绿色，余同少棘巨蜈蚣。

# 土鳖虫

## EUPOLYPHAGA STELEOPHAGA

本品原名䗪虫，始载于《神农本草经》，列为中品。陶弘景曰："形扁如鳖，有甲不能飞，小有臭气。"苏敬曰："此物好生鼠壤土中，及屋壁下。状似鼠妇，而大者寸余，形小似鳖。"

[**别名**]　䗪虫，地鳖，土元。

[**来源**]　为鳖蠊科昆虫地鳖 *Eupolyphaga sinensis* Walk.或冀地鳖 *Steleophaga plancyi*（Bol.）雌虫的干燥体。（图14-13-1）

[**产地**]　全国各地多有野生或饲养。地鳖主产于河南、江苏、安徽、湖北、湖南、四川等省；冀地鳖主产于河北、北京、山东、浙江等省市。

[**采收加工**]　野生者在夏、秋季捕捉，5—8月间到墙脚及墙角阴湿松泡土中挖埋罐，罐中放些炒至焦香的糠，或夜间用灯光诱捕。人工饲养者随时捕捉。捕捉后，去掉杂质，禁食1日，以消耗尽体内的食物；用清水冲洗，除

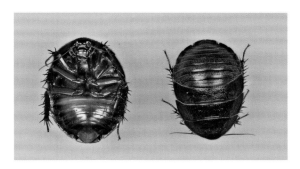

图14-13-1　地鳖动物

去体表的污泥杂质，再把虫体放入开水中烫泡3～5分钟，捞出，用清水洗净，摊放在竹帘或平板上，在阳光下暴晒3～5日；或烫死，冲洗干净的虫体用文火烘干，温度控制在50～60℃，待虫体干燥后即可。

[**药材鉴别**]　**性状鉴别**　地鳖：呈卵圆形而扁，长1.3～3 cm，宽1.2～2.4 cm。头部较小，位于前胸背板之下，有丝状触角1对，常脱落。背紫褐色，有光泽，呈甲壳状，上前胸背板3节和腹背板9节，呈覆瓦状排列而成。腹面红棕色，胸部有具毛和刺的脚3对，腹部有横环节。质松脆，易碎，腹内呈灰黑色。气腥臭，味微咸。（图14-13-2）

冀地鳖：与上者不同点在于，长2.2～4 cm，宽1.4～2.5 cm；背部黑棕色，通常边缘带有淡黄褐色斑块及黑色小点。（图14-13-3）

均以完整、色紫褐者为佳。

**显微鉴别**　地鳖粉末：灰棕色。① 体壁碎片深棕色或黄色，表面有不规则纹理，其上着生短粗或细长刚毛，常可见刚毛脱落后的圆

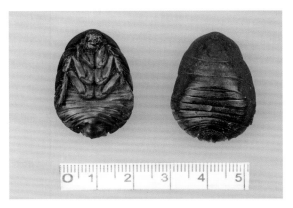

图14-13-2　土鳖虫药材（地鳖）

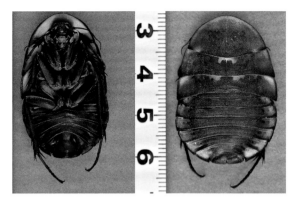

图14-13-3　土鳖虫药材（冀地鳖）

形毛窝，直径5～32 μm。②刚毛棕黄色或黄色，先端锐尖或钝圆，长12～270 μm，直径10～32 μm，有的具纵直纹理。③横纹肌纤维无色或淡黄色，常碎断，有细密横纹，平直或呈微波状，明带较暗带为宽。④气管壁碎片由明暗明显的横纹肌纤维组成，明带略突出，暗带下陷成沟形。

冀地鳖粉末：与上者不同点在于为深棕色，体壁碎片表面有尖刺状或点簇状凸起，并着生有刚毛。

[成分]　主含十八烷醇、β-谷甾醇、十八烷基甘油醚（鲨肝醇）、尿嘧啶和尿囊素。鲨肝醇具有解毒作用；尿囊素具有镇静作用，且外用能促进皮肤溃疡面和伤口愈合，具生肌作用。从挥发油中已鉴定出20个组分，其主要成分为樟脑、正己醛等多种脂肪醛和芳香醛。另含谷氨酸等17种氨基酸。

[贮藏保管]　置干燥处，防潮、霉、虫蛀。

[功效]　性寒，味咸；有小毒。破血逐瘀，续筋接骨。用于跌打损伤，筋伤骨折，血瘀经闭，产后瘀阻腹痛，癥瘕痞块。

[用法用量]　3～10 g。

[注意]　孕妇禁服。

[方例]　大黄䗪虫丸《金匮要略》：大黄，䗪虫，水蛭，虻虫，蛴螬，桃仁，干漆，干地黄，芍药，甘草，黄芩，杏仁，芒硝。功能活血破瘀，通经消痞；主治瘀血内停，腹部肿块，肌肤甲错，形体羸瘦，目眶黯黑，潮热，食欲不振等。

[论注]　（1）金边土鳖系姬蠊科昆虫赤边水䗪Opisthoplatia orientalis（Burm.）的干燥雌虫全体，为土鳖虫的混淆品。主产于广东、福建和湖北等省。本品呈扁平椭圆形，长约3 cm，宽约2 cm；背部黑棕色，腹面红棕色，前胸背板前缘黄色。（图14-13-4）

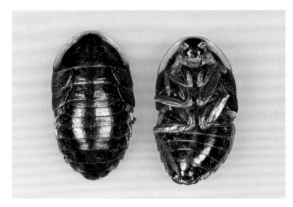

图14-13-4　金边土鳖

（2）龙虱（水鳖虫）系龙虱科昆虫东方潜龙虱Cybister tripunctatus orientalis Gschw.的干燥全体。主产于江苏、湖南、广东等省。本品呈长卵圆形，长2～3 cm，宽1～1.5 cm；背面黑绿色，有1对较厚的鞘翅，鞘翅边缘有棕黄色狭边，去鞘翅，可见浅色膜质翅2对；腹面棕褐色或黑褐色，胸部有足3对，后1对较大，腹部有横纹。质松脆。气腥，味微咸。龙虱能补肾，缩尿，治小孩遗尿。有些地区曾作土鳖虫入药，现多纠正。

（3）从药材性状上区别，地鳖（雌虫）背面全部为棕黑色；而冀地鳖较之稍大，体背周缘有橘黄色斑块，因采食量大而整体显饱满；金边地鳖前胸背板前缘有金黄色镶边，背面特显光泽，质地较轻；东方潜龙虱具翅鞘及翅。

（4）从显微镜下观察，冀地鳖比地鳖粉末总体颜色较深，毛窝稍大，边缘增厚更明显；金边地鳖颜色最淡，毛窝较小，边缘几乎不增厚；东方潜龙虱毛窝小、面少，除了刚毛尚可见绒毛状物。

（5）土鳖虫已大量人工饲养，有人为了增重，捕捉前大量喂精饲料后烫死。据反映，这样可使其腹内容物增加整个体重的30%～60%。而正常腹内容物含量为14.4%～33.8%。应注意鉴别。

# 桑螵蛸

MANTIDIS OÖTHECA

本品始载于《神农本草经》，列为上品。《名医别录》载："桑螵蛸生桑枝上，螳螂子也。二月、三月采，蒸过火炙用。"韩保升曰："螵蛸在处有之，螳螂卵也。多在小桑树上，丛荆棘间。三四月中，一枝出小螳螂数百枚。"

[**别名**] 螳螂窠。

[**来源**] 为螳螂科昆虫大刀螂 Tenodera sinensis Saussure、小刀螂 Statilia maculata（Thunberg）或巨斧螳螂 Hierodula patellifera（Serville）的干燥卵鞘。分别称"团螵蛸""长螵蛸"和"黑螵蛸"。

[**动物形态**] **大刀螂** 体形较大，长约8 cm。全体淡褐色或暗黄绿色。前胸细长，前胸背后板、肩部较发达。前翅革质，前缘带绿色，末端有较明显褐色翅脉；后翅比前翅稍长，散布黑褐色斑点。前胸足粗大，呈镰刀状；中足和后足细长。

**小刀螂** 体形中等，长5～6.5 cm。灰褐色至棕褐色，散布黑褐色不规则斑纹。头部稍大，呈三角形。前胸背细长，侧缘细齿明显。前翅革质，末端钝圆，黄褐色或红褐色，有污黄色斑点；后翅翅脉为暗褐色。前胸足腿节内侧基部及胫节内侧中部各有1大型黑色斑纹。

**巨斧螳螂** 体形较小，长4.5～6 cm。体绿色至黄绿色。前胸背板较宽，呈菱形。两侧有明显小齿。前翅革质，狭长如叶片状，外缘及基部青绿色，中部透明，外缘中间有淡黄色斑块；后翅膜质。前足呈镰刀状，基节内侧有3个短齿；中足和后足细长。

[**产地**] 全国大部分地区均产。团螵蛸主产于广西、云南、湖北、湖南、河北、辽宁、河南、山东、江苏、内蒙古、四川等省区；长螵蛸主产于浙江、江苏、安徽、山东、湖北等省；黑螵蛸主产于河北、山东、山西等省。

[**采收加工**] 深秋至翌年春季均可从树枝上采收。采摘后，除去树枝和尘土，置蒸笼内蒸半小时以上，以便杀死卵鞘中之虫卵，然后晒干或烘干。

[**药材鉴别**] 性状鉴别 团螵蛸：略呈圆柱形或半圆形，长2.5～4 cm，宽2～3 cm，厚1.5～2 cm，由多数薄膜状层叠成。表面浅黄色或黄褐色，上面带状隆起不很明显，底面平坦或有凹沟。体轻，质松而韧，断面可见外层为海绵状，内层为许多放射状排列的小室，室内各有1椭圆形的卵，深棕色，有光泽。气微腥，味淡或微咸。（图14-14-1）

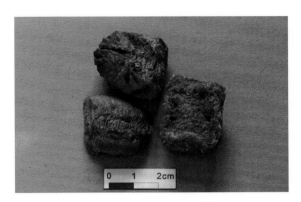

图14-14-1 团螵蛸药材

长螵蛸：略呈长条形，一端较细，长2.5～5 cm，宽1～1.5 cm，厚约1 cm。表面灰黄色，上面有1带状隆起，带的两侧各有1条暗棕色浅沟及斜向纹理，底面平坦或凹入。质轻而脆，断面各室中的卵呈黄棕色，有光泽。气微腥。（图14-14-2）

黑螵蛸：略呈平行四边形，近尾端微向上翘，长2～4 cm，宽1.5～2 cm，厚1～1.5 cm。表面灰褐色，上面有1带状隆起，两侧有斜向纹理。质坚韧。（图14-14-3）

以完整、无树枝、色黄、类圆形、体轻而

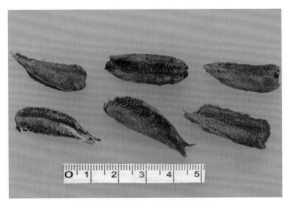

图14-14-2 长螵蛸药材

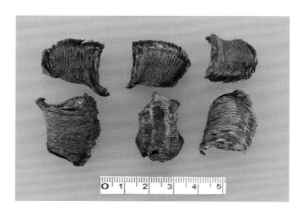

图14-14-3　黑螵蛸药材

带韧性者（称为"软桑蛸"）为优。长扁圆形、质硬脆者（称为"硬桑蛸"）次之。

[成分]　3种桑螵蛸中均含有较多的磷脂类物质，如溶血磷脂酰胆碱、磷脂酰胆碱、磷脂酰乙醇胺等7种，以后两者为主，约占总磷脂的78%；总磷脂含量次序为团螵蛸＞长螵蛸＞黑螵蛸。游离氨基酸18种，其中含量较高的是酪氨酸（67.98%）、脯氨酸和色氨酸。据报道，团螵蛸药材外层（海绵状）中氨基酸含量高于内层（卵室）；脂类含量，内层是外层的16倍。

[贮藏保管]　置干燥、通风处，防霉，防虫蛀。

[功效]　性平，味甘、咸。固精缩尿，补肾助阳。用于遗精滑精，遗尿尿频，小便白浊。

[用法用量]　5～10 g。

[方例]　桑螵蛸散（《本草衍义》）：桑螵蛸，远志，龙骨，石菖蒲，人参，茯苓，龟板，当归。功能调补心肾，涩精止遗；主治心肾两虚证。

# 蝉　蜕

CICADAE PERIOSTRACUM

蝉蜕之名见于《药性论》。本品原名蝉壳，载于《名医别录》，名"枯蝉"，又名"腹蜟"。苏颂曰："医方多用蝉壳。"寇宗奭曰："蚱蝉，夏月身与声俱大，始终一般声。乘昏夜，出土中，升高处，拆背壳而出。"王好古曰："蝉蜕，去翳膜，取其蜕义也。"李时珍曰："古人用蝉身，后人用蝉蜕。"

[别名]　虫退，蝉衣，蝉壳。

[来源]　为蝉科昆虫黑蚱（蝉）*Cryptotympana pustulata* Fabr.的若虫羽化时脱落的皮壳，习称"土蝉衣"。

[动物形态]　体大，黑色有光泽，被金黄色细毛。雄蝉长4.4～4.8 cm，翅展约12.5 cm；雌蝉稍短。复眼1对，单眼3只，三角形排列。触角1对。足3对。翅2对，膜质。腹部分7节，雄蝉腹部第1节间有特殊的发音器官；雌蝉同一部位有听器。（图14-15-1）

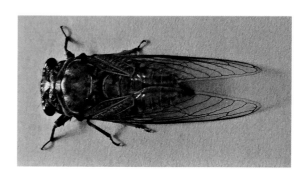

图14-15-1　蝉动物

[产地]　全国大部分地区有产。主产于山东、江苏、河北、湖北、四川等省。

[采收加工]　夏初自树枝上、树下或篱旁采收，除尽泥沙，晒干。

[药材鉴别]　性状鉴别　形似蝉而中空，长约3.5 cm，宽约2 cm。表面黄棕色，半透明，有光泽。头部1对丝状触角，多已脱落；复眼1对横生，略突出，透明。额部先端突出，上唇宽短，下唇延长呈管状。脊背呈十字形裂开，裂口内卷。胸部背面两旁具翅芽2对，腹面有足3对。腹部圆而丰满有曲纹，尾部钝尖，由腹部至尾端共9节。体轻，易碎。无臭，味淡。（图14-15-2）

以体轻、完整、色黄而亮者为佳。

[成分]　主含角蛋白甲壳质及多种氨基酸，如天门冬氨酸、苏氨酸、谷氨酸、丝氨酸、甘氨酸、丙氨酸等。

[贮藏保管]　用木箱装，置干燥处，防压碎。

[功效]　性寒，味甘。疏散风热，利咽，

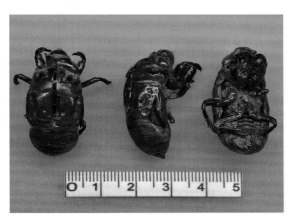

图14-15-2　蝉蜕药材

透疹，明目退翳，解痉。用于风热感冒，咽痛音哑，麻疹不透，风疹瘙痒，目赤翳障，惊风抽搐，破伤风。

[用法用量]　3～6 g。

[方例]　蝉蜕散（《沈氏尊生方》）：蝉蜕，薄荷。治风热感冒，皮肤瘙痒等。

[论注]　（1）蝉之雄虫（能以"蚱"声鸣者）的干燥全体入药称之为"雄蝉"。有清热解毒、止惊、催乳等功效。

（2）商品中还有一种称"金蝉衣"，其来源于同科昆虫山蝉 Cicada flammata Dist. 若虫羽化时脱落的皮壳。主产于浙江。体稍细瘦，长4.5～5.3 cm，宽1.5～1.8 cm，亮棕黄色。背部裂口也呈十字形开裂。腹狭长，上端缩窄而呈蜂腰状，从腹部至尾端共7节，环节单线，尾端有长约1 mm的小刺。（图14-15-3）

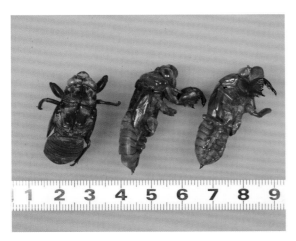

图14-15-3　金蝉衣

# 九香虫

## ASPONGOPUS

本品始载于《本草纲目》，李时珍曰："九香虫，产于贵州永宁卫赤水河中。大如小指头，状如水黾，身青黑色。至冬伏于石下，土人多取之，以充人事。至惊蛰后即飞出，不可用矣。"

[别名]　蝽蟓虫，打屁虫。

[来源]　为蝽科昆虫九香虫 Aspongonpus chinensis Dallas 的干燥虫体。

[动物形态]　呈长卵圆形，体长1.7～2.2 cm，宽1～1.2 cm。表面褐色带紫红色。头部狭尖；触角5节，前4节黑色，第5节除基部外为红黄色，第2节长于第3节。前胸背板前狭后阔，前缘凹进，后缘略拱出，中部横直，侧角显著。表面密布细刻点，并杂有黑皱纹，小盾片大。翅2对。腹面密布细刻及皱纹，后胸腹板近前缘区有2个臭孔。

10月中下旬以成虫在土块、石块下及石缝中越冬，翌年3月上旬出现。稍有群集性，喜食瓜类等作物。

[产地]　分布于长江以南各省区。主产于四川、贵州、云南、安徽等省。

[采收加工]　11月至次年3月前捕捉，放于罐内，用少量酒将其闷死，阴干；或放袋中入沸水中烫死，取出晒干或微火烘干。

[药材鉴别]　性状鉴别　呈六角状椭圆形而扁平，长1.6～2 cm，宽约1 cm，表面棕褐色或棕黑色，略有光泽。头部小，略呈三角形，有1对具5节的触角，多已脱落，有凸出的小眼1对。胸背面有膜质半透明的翅2对，上面1对基部较硬，内部1对膜质，透明，去翅可见背部棕黄色；胸部有足3对，多已脱落。腹部棕红色至棕黑色，有5～6个环节。质脆，折断面腹内有浅棕色的内含物。有特异臭气，味微咸。（图14-16-1）

以个完整均匀、色棕褐、发亮者为佳。

[成分]　含脂肪、蛋白质及甲壳质，脂肪中含硬脂酸、棕榈酸及油酸。

[贮藏保管]　用木箱内衬油纸包装。置阴

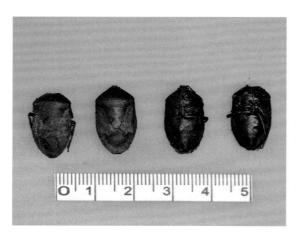

图14-16-1　九香虫药材

凉、干燥处，防霉，防虫蛀。

[功效]　性温，味咸。理气止痛，温中助阳。用于胃寒胀痛，肝胃气痛，肾虚阳痿，腰膝酸痛。

[用法用量]　3～9 g。

[方例]　乌龙丸（《摄生方》）：九香虫，车前子，橘皮，白术，杜仲。功能壮元阳，和肝脾；主治肝肾亏损，脾胃虚弱及肝脾不调的泄渴，胸脘痞闷胀疼，腹痛溺涩。

[论注]　小九香虫系同科昆虫小皱蝽 *Cyclopelta perva* Distana 的干燥虫体，是九香虫的误用品。与九香虫的主要区别点：呈椭圆形，较小，长1～1.3 cm，宽5～8 mm；头略呈半圆形，触角4节；除去翅后可见背部红黑色或黑棕色；腹部棕黑色。

# 僵　蚕

BOMBYX BATRYTICATUS

本品始载于《神农本草经》，列为中品。《名医别录》载："生颍川平泽，四月取自死者。"苏敬曰："蚕自僵死，其色自白。"苏颂曰："所有养蚕处有之。不拘早晚，但用色白而条直、食桑叶者佳。"寇宗奭曰："蚕有两三番，惟头番僵蚕最佳，大而无蛆。"李时珍曰："蚕病风死，其色自白，故曰白僵蚕。"

[别名]　白僵虫，僵虫。

[来源]　为蚕蛾科昆虫家蚕 *Bombyx mori*

Linnaeus 4～5龄的幼虫因感染（或人工接种）白僵菌 *Beauveria bassiana*（Bals.）Vuillant 而致死的干燥虫体。

白僵菌的分生孢子附着于蚕体表皮上，经过6～8小时发芽，芽管浸入到蚕体液内，菌丝形成多数圆筒形孢子，充满在体液中，吸取养分，蚕逐渐衰弱而死亡，并形成干燥状态，菌丝分泌草酸钙，形成晶体，充堆在尸体内，使之硬化而僵直，便为僵蚕。

[动物形态]　为完全变态昆虫，一生经过卵、幼虫、蛹、成虫4个形态上和生理功能上完全不同的发育阶段。幼虫呈长圆筒形，由头、胸、腹三部分构成。头部外包灰褐色骨质头壳，胸部3个环节各有1对胸足；腹部10个环节有4对腹足和1对尾足，第8腹节背面中央有1个尾角；第1胸节和第1至第8腹节体侧各有1对气门。生长到5龄时，可按特征区分雌雄：雌蚕在第8和第9腹节腹面各有1对乳白色圆点，称石渡氏腺；雄蚕在第9腹节腹面前缘中央有1乳白色囊状体，称赫氏腺。（图14-17-1）

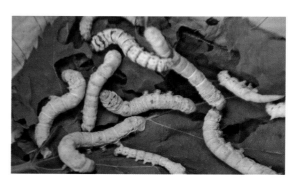

图14-17-1　家蚕动物

[产地]　主产于江苏、浙江、四川、广东等省。

[采收加工]　多于春、夏、秋三季生产。过去僵蚕均为自然死亡，近年来进行人工接种培养。在蚕4次蜕皮后接种白僵菌，蚕陆续发病死亡，及时拣出被白僵菌感染的蚕体。初死时蚕体柔软，逐渐硬化，5～7日后蚕体表面可见白色菌丝，待菌丝长满，手摸有白色粉霜沾手时，收集晒干或低温烘干。

[药材鉴别]　性状鉴别　略呈圆柱形，稍

弯曲而皱缩，长2～5 cm，直径5～7 mm。表面灰白色或黄白色，被有白色粉霜（气生菌丝和分生孢子）。头及体节清晰可辨，头部较圆，两侧具单眼1对；体腹面两侧共有呈突起状短足8对；尾部略成二歧状。质硬而脆，易折断，断面平坦，外层白色，显粉性，中间棕黑色，多光亮（习称"胶口镜面"），内有4个亮圈（丝腺环）。微有腥气，味微咸。（图14-17-2）

以条粗、色白、质坚、断面光亮者为佳。表面无白色粉霜或断面中空者不可入药。

显微鉴别 粉末：灰棕色或灰褐色。① 菌丝体近无色，细长卷曲缠结在体壁中。② 气管壁碎片略弯曲或呈弧状，具棕色或深棕色的螺旋丝。③ 表皮组织表面具网格样皱缩纹理以及

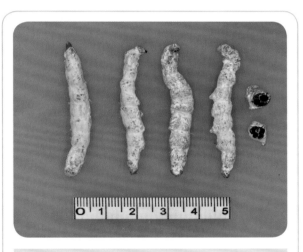

A. 药材

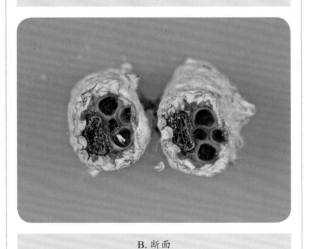

B. 断面

图14-17-2 僵蚕药材

纹理突起形成的小尖突，有圆形毛窝，边缘黄色；刚毛黄色或黄棕色，表面光滑，壁稍厚。④ 未消化的桑叶组织中大多含草酸钙簇晶或方晶。

［成分］ 含蛋白质67.44%，脂肪4.38%；此蛋白质有刺激肾上腺皮质的作用。体表白粉霜中含草酸铵，是其主要药理成分，具有抗惊厥和抗凝血的作用。从白僵菌中分离得到白僵菌黄白素（bassianins）、环脂肽类白僵菌素（beauvericin）及高分子昆虫毒素、甾醇类成分等。此外，蚕体中含羟基促蜕皮甾酮（crustedysone）及色素3-羟基犬尿素（3-hydroxykynurenine）。

［贮藏保管］ 用木箱装置干燥处，防霉、虫蛀。

［功效］ 性平，味咸、辛。息风止痉，祛风止痛，化痰散结。用于惊风抽搐，咽喉肿痛，风疹，瘰疬。

［用法用量］ 5～10 g。

［方例］ 白僵蚕散（《证治准绳》）：僵蚕，旋覆花，木贼草，细辛，桑叶，荆芥，甘草。治风热头痛，迎风泪出。

［论注］ （1）蚕蜕为蚕蛾科昆虫家蚕Bombyx mori L.幼虫的蜕皮。功能祛风止血，退翳明目。

（2）蚕沙为蚕蛾科昆虫家蚕Bombyx mori Linnaeus幼虫的干燥粪便。功能祛风除湿，活血定痛。

（3）蚕蛹为蚕蛾科昆虫家蚕Bombyx mori Linnaeus的蛹。功能杀虫疗疳，生津止渴。

（4）白僵蛹系蚕蛹经用白僵菌Beauveria bussiana（Bals）Vuillant发酵制作的干燥品，为僵蚕的代用品。呈不规则块状而呈现蚕蛹形；表面黄白色；体轻质脆，手掰易碎；气腥并有霉菌味。含白僵菌素、蛋白质、脂肪、多种氨基酸、胆甾醇、麦角甾醇、植物甾醇及维生素 $A_1$/$B_2$/D等。从僵蚕和白僵蛹蛋白中检出相同的氨基酸有16种，但色氨酸只在僵蚕蛋白中检出。

（5）伪品僵蚕为其他真菌感染致死的蚕（如绿僵蚕、褐僵蚕、黑僵蚕等），其虫体表面无白色粉霜，而往往用石灰拌之充僵蚕入药。应注意鉴别。

# 虻 虫

## TABANUS

本品原名蜚虻，始载于《神农本草经》，列为中品。《名医别录》载："蜚虻生江夏川谷。五月取，腹有血者良。"陶弘景曰："此即方家所用虻虫，啖牛马血者。伺其腹满，掩取干之。"

[别名] 牛虻，牛苍蝇。

[来源] 为虻科昆虫复带虻 *Tabanus bivitatus* Matsum.、中华虻 *Tabanus mandarinus* Schi. 及同属多种昆虫的干燥雌体。

[产地] 全国各地均有分布。主产于广西、四川、安徽、江苏、山东、河南、陕西、新疆、山西等省区。

[采收加工] 6—8月，戴手套捕捉吸食牛、马、驴等家畜血液的雌虻（雄虻不吸血，只食植物汁液，常居于草丛及树林中）。捕捉时用手捏住头部，以防腹内之血流失而降低质量；捏死后晒干。或用蝇拍击打，收集晒干。

[药材鉴别] 性状鉴别 呈长椭圆形，长 1.5～2 cm，宽 0.4～0.8 cm。头部呈黑褐色而有光泽，复眼 1 对，大而凸出（商品中头部多脱落）。背面呈壳状而光亮，两侧生有 2 对透明薄膜状翅，翅超过尾部；胸部下面突出，黑棕色，具足 3 对；腹部棕黄色，具 6 个体节。质松而脆，易破碎。有臭气，味苦、咸。（图 14-18-1）

以个大、去头、腹部不破者为佳。

[贮藏保管] 密闭保存，防潮，防虫蛀。

[功效] 性微寒，味苦；有小毒。逐瘀，破积，通经。用于癥瘕积聚，少腹蓄血，血滞经闭，扑损瘀血。

[用法用量] 1.5～3 g。

[注意] 孕妇忌用。

[方例] 地黄通经丸（《妇人良方》）：熟地，水蛭，虻虫，桃仁。治月经不利，或产后恶露不尽，脐腹作痛。

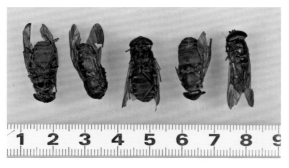

图 14-18-1 虻虫药材

# 斑 蝥

## MYLABRIS

本品原名斑猫，始载于《神农本草经》，列为下品。韩保升曰："斑猫所在有之，七八月大豆叶上甲虫也。长五六分，黄黑斑纹，乌腹尖喙。就叶上采取，阴干用。"李时珍曰："斑言其色，蝥刺言有毒……俗讹为斑猫。"《大明本草》载："入药须去翅、足，糯米炒熟，不可生用。"

[别名] 斑猫。

[来源] 为芫菁科昆虫南方大斑蝥 *Mylabris phalerata* Pallas 或黄黑小斑蝥 *Mylabris cichorii* L. 的干燥全体。（图 14-19-1、图 14-19-2）

[产地] 全国大部分地区均有产。主产于河南、安徽、江苏、湖南、贵州、广西等省区。

[采收加工] 5—10月均可捕捉，以 6—8月最盛。多在清晨露水未干、斑蝥翅湿不易起飞时捕捉。日出后可用纱兜捕捉。因为本品对皮肤有刺激性，捕捉时应戴手套或用工具，不可直接用手接触。将捕捉到的斑蝥闷死或用沸

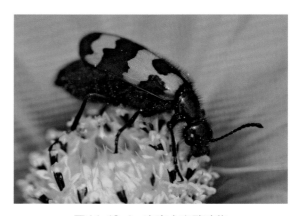

图 14-19-1 南方大斑蝥动物

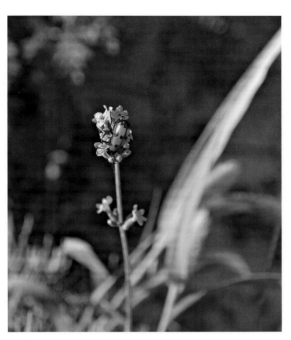

图14-19-2　黄黑小斑蝥动物

水烫死，取出晒干或低温烘干。

[**药材鉴别**]　**性状鉴别**　南方大斑蝥：呈长圆形，长 1.5～2.5 cm，宽 0.5～1 cm。头略呈三角形，黑色，下垂；复眼较大，略呈肾形；触角鞭状，末端数节膨大，末节基部稍狭于前节，多已脱落。背部有革质鞘翅 1 对，黑色，各鞘翅有 3 条明显的淡棕色横纹，鞘翅下方有 1 对褐色透明的膜质内翅。胸腹部棕黑色，有光泽；胸部有足 3 对；腹部呈环节状，有黑色绒毛。有特殊的臭气，味初辛后苦。刺激性强，不宜口尝。（图14-19-3）

黄黑小斑蝥：与上者主要区别点在于形体

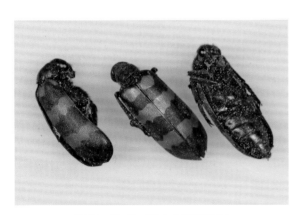

图14-19-3　南方大斑蝥药材

小，长 1～1.5 cm，触角末节基部与前节等宽。（图14-19-4）

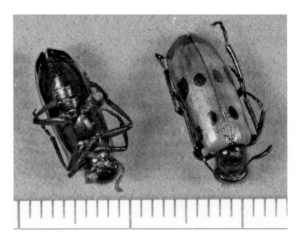

图14-19-4　黄黑小斑蝥药材

均以个大、完整、颜色鲜明、无败油气味者为佳。

[**成分**]　南方大斑蝥含斑蝥素（cantharidin）0.427%～1.452%；此外，尚含羟基斑蝥素、脂肪油（12%）、树脂、蚁酸、色素等。黄黑小斑蝥含斑蝥素为 0.564%～2.163%。两种斑蝥均含钾、镁、钙、铁、锌、铜、锰、锶等元素，以钾含量最高。斑蝥素即斑蝥酸酐，是抗癌有效成分，呈油状物，大约在 110℃ 可升华；毒性大，临床用其半合成品羟基斑蝥胺（hydroxylcatharamine），疗效类似而毒性只有斑蝥素的 1/500。

斑蝥素具强臭及发泡性，一部分游离，一部分以镁盐形式存在；主要分布在生殖腺、血液和内脏中，以胸腹部含量最高，二头、翅、足含量较低；是芫菁科动物特有的防御或攻击物质。

[**贮藏保管**]　用木箱内衬纸包装。贮存时宜用瓷缸装，置干燥处，防虫蛀、霉、走油。有毒，需妥善保管。

[**功效**]　性热，味辛；有大毒。破血逐瘀，散结消癥，攻毒蚀疮。用于癥瘕，经闭，顽癣，瘰疬，赘疣，痈疽不溃，恶疮死肌。

[**用法用量**]　0.03～0.06 g，炮制后煎服，或入丸散用；外用适量，研末或浸酒醋，或制油膏涂敷患处，不宜大面积用。

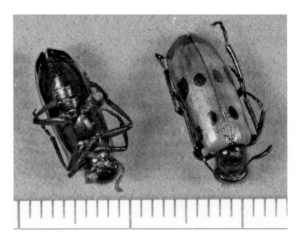

［**注意**］　本品有大毒，内服慎用，孕妇禁用。心脏、肾脏功能不全者忌服。

# 青娘子

LYTTA

本品原名芫青，始载于《名医别录》，列为下品。陶弘景曰："二月、三月在芫花上，花时取之，青黑色。"苏颂曰："处处有之。形似斑蝥，但色纯青绿，背上一道黄文，尖喙。"

［**别名**］　青虫，相思虫。

［**来源**］　为芫菁科昆虫绿芫菁 *Lytta caraganae* Pallas 的干燥虫体。

［**产地**］　主产于江苏、浙江等省。

［**采收加工**］　7—8月，清晨露水未干，青娘子翅湿不能起飞时，戴手套捕捉（以免刺激皮肤）或用蝇拍打落，用竹筷夹入容器，放入沸水中烫死，取出晒干。

［**药材鉴别**］　**性状鉴别**　呈长圆形，长1～2 cm，宽0.4～0.5 cm。全体呈亮绿色、蓝紫色或红紫色，具美丽的光泽。头略呈三角形，眼小，额前端复眼之间有3个小凹陷横列，额中央具1小红圆斑。触角11节，多已脱落。鞘翅淡棕色，有3条不甚明显的纵脊纹。前胸横阔，腹部分节呈环纹状，腹面具短绒毛。足3对，细长。气微臭。（图14-20-1）

［**成分**］　含斑蝥素（catharidin）、脂肪及甲壳质。

［**贮藏保管**］　置通风、干燥处，防虫蛀。

［**功效**］　性温，味辛；有毒。攻毒逐瘀。用于瘰疬，狂犬咬伤。

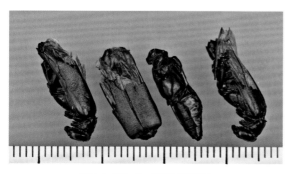

图14-20-1　青娘子药材

［**用法用量**］　0.03～0.06 g，或入丸散用。

［**注意**］　本品有剧毒，内服宜慎；孕妇禁用。

# 红娘子

HUECHYS

本品原名"樗鸡"，始载于《本草纲目》。《本草崇原》："樗鸡出梁州、岐州、汴洛诸界尤多。生樗树上，形类蚕蛾而腹大，六足、重翼，外一重灰黄有斑点，内一重深红，五色相间。有一种头翅皆赤者，名红娘子。今樗鸡未之用也，而红娘子间有用者。"

［**别名**］　红娘，红女。

［**来源**］　为蝉科昆虫黑翅红娘子 *Huechys sanguinea* De Geer. 或褐翅红娘子 *Huechys philaemata* Fabricius 的干燥虫体。

［**产地**］　主产于湖南、河南、湖北、江苏等省。

［**采收加工**］　夏、秋二季在早晨露水未干时捕捉，放入容器内闷死、烫死或蒸死后晒干。因活成虫能发出一种类似巴豆粉的气味，有毒，故在捕捉时须戴手套和口罩以免刺激皮肤和黏膜。

［**药材鉴别**］　**性状鉴别**　黑翅红娘子：全形如蝉而瘦小，长1.5～2.5 cm，宽0.5～0.7 cm。头部及胸部均呈黑色，嘴红色向下，复眼大而突出，额部及胸部背面两侧有朱红色斑，腹部朱红色。翅2对，前翅黑色，后翅褐色，均有明显的细纹，有光泽。足多已脱落。气微臭，味苦。（图14-21-1）

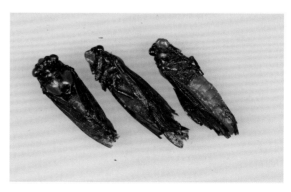

图14-21-1　红娘子药材

褐翅红娘子：与上种的不同点在于前翅为褐色，后翅淡褐色，半透明。

[**成分**] 红娘子不含斑蝥素。

[**贮藏保管**] 置通风、干燥处。

[**功效**] 性平，味苦；有毒。攻毒，逐瘀，破积。用于瘀阻，经闭，狂犬病；外用于瘰疬恶疮。

[**用法用量**] 0.15 ～ 0.3 g；外用适量。

# 蜂 蜜
（附：蜂房，蜂蜡，蜂胶）

MEL

本品原名石蜜，始载于《神农本草经》，列为上品。苏敬曰："此蜜既蜂作，宜去石字。"苏颂曰："雍、洛间有梨花蜜，白如凝脂。亳州大清宫有桧花蜜，色小赤。柘城县有何首乌蜜，色更赤。并蜂采其花作之，各随花性之温凉也。"

[**别名**] 蜜，蜜糖。

[**来源**] 为蜜蜂科昆虫中华蜜蜂 *Apis cerana* Fabr. 或意大利蜂 *Apis mellifera* L. 所酿的蜜。

[**动物形态**] 中华蜜蜂 ① 工蜂：体长 10 ～ 13 mm，前翅长 7.5 ～ 9 mm。体色为灰黄色。头部呈三角形，上唇基具黄色三角斑；触角柄节黄色。足及腹部第 3 ～ 4 节背板红黄色，各节背板端缘均具黑色环带。后翅中脉分叉。② 蜂王：体长 13 ～ 16 mm，前翅长 9.5 ～ 10 mm。体色为黑色或枣红色，被黑色及深黄色混杂的绒毛。③ 雄蜂：体长 11 ～ 13 mm，前翅长 10 ～ 12 mm。体色为黑色或棕黑色。

意大利蜂 与中华蜜蜂的主要区别为：① 工蜂：体长 12 ～ 13 mm，体色为淡黄色。上唇基黑色，不具黄色三角斑。后翅中脉不分叉。② 蜂王：体长 16 ～ 17 mm。体色为橘黄色至淡棕色。③ 雄蜂：体长 14 ～ 16 mm。体色为金黄色，有黑斑。

[**产地**] 全国各地均有人工养殖生产。以湖北、广东、云南、四川、江苏、江西、浙江、福建等省产量最大。

[**采收加工**] 春、夏、秋三季采收。采收时，将蜂巢板整个放入离心机摇出蜜（此法可保持蜂巢不被破坏，放回蜂箱以供再用，可提高蜜的产量），或将蜂巢割成小块置于布袋中将蜜挤出（或放离心机中摇出），过滤去杂质。

[**药材鉴别**] 性状鉴别 为半透明、带光泽的稠厚液体，白色至淡黄色（白蜜），或橘黄色至琥珀（黄蜜）。久置或遇冷渐不透明且有白色颗粒（葡萄糖结晶）析出。气芳香，味极甜。

以含水分少，有油性，稠如凝脂，用木棒挑起时，蜜丝不断，下落之处成叠状，味甜而纯正，无异臭及杂质者为佳。

[**成分**] 主含葡萄糖及果糖，约70%。另含少量蔗糖、有机酸、维生素类、酶类（为淀粉酶、过氧化酶、转化酶、脂酶等）、乙酰胆碱、无机元素（镁、硫、磷、钙、钾、钠、碘等）及花粉、蜡质等。

[**贮藏保管**] 包装或贮藏均需用专一容器加盖防尘；原装系用特制铁桶装，少量可用瓷罐盛；置30℃以下存放，防止温度过高而引起变质发酸。

[**功效**] 性平，味甘。补中，润燥，止痛，解毒。用于脘腹虚痛，肺燥干咳，肠燥便秘；外治疮疡不敛，水火烫伤。

[**用法用量**] 15 ～ 30 g。

[**论注**] （1）有毒蜂蜜大多有苦、麻、涩的异味，不可药用。检查蜂蜜中花粉粒的形态特征，如发现乌头、雷公藤或烟草等有毒植物的花粉粒存在，为避免人食中毒，应作蜂蜜毒性试验。据分析，在有毒蜂蜜中，有的含雷公碱（wilforine）。

（2）蜂乳为 5 ～ 15 日龄的工蜂（雌蜂）咽腺分泌液和花蜜所酿成的白色胶状物质，供蜂王食用，故又称"蜂王浆"。具有特殊香气，微甜、酸涩、辛辣。此为一种滋补剂，又能作为神经症、心血管功能不全、关节炎等慢性疾病的辅助治疗剂。含蛋白质45%，转化酶约20%，脂肪约14%，以及B族维生素、多种氨基酸、多种酶及促性腺样物质。

（3）蜂毒是工蜂毒腺和副腺分泌出的一种浅黄色透明毒液，具有特殊的芳香气味，味苦，呈酸性反应，pH值为5.0 ～ 5.5，相对密度1.131 3。多肽类物质是蜂毒的主要成分，约占干蜂毒的75%；其中蜂毒肽（melittin，约占干蜂毒的50%）为主要活性成分，蜂毒明肽为神经毒素，MCD-肽有降压作用，还含心脏肽等多种成分。蜂毒用于治疗类风湿关节炎、风湿性关节炎、神经痛、支气管哮喘、面部神经麻痹、体癣等疗效显著。

# 附：蜂房

## VESPAE NIDUS

本品始载于《神农本草经》，列为中品。陶弘景曰："蜂房多在树腹中及地中。今日露蜂房，当用人家屋间及树枝间苞裹者。"韩保升曰："《图经》云：露蜂房，树上大黄蜂巢也，大者如瓮，小者如桶，十一月、十二月采。"

[别名]　露蜂房，野蜂窝，野蜂房，马蜂窝。

[来源]　为胡蜂科昆虫果马蜂 *Poliste olivaceous*（De Geer）、日本长脚胡蜂 *Polistes japonicus* Saussure 或异腹胡蜂 *Parapolybia varia* Fabricius 的巢。

[产地]　全国大部分地区均有产。主产于河北、四川、内蒙古、新疆、河南、广西、湖北、吉林等省区。

[采收加工]　全年可采，但一般在10—12月间为多；采下后微蒸，再晒干或以火烘干，倒出死蜂即可。

[药材鉴别]　性状鉴别　呈圆盘状或不规则的扁块状，有的似莲房状，大小不一，表面灰白色或灰褐色。腹面有多数整齐的六角形房孔，孔径3～4 mm或6～8 mm；背面有1个或数个黑色短柄。体轻，质韧，略有弹性。气微，味辛、淡。（图14-22-1）

[成分]　含挥发油（即蜂房油），为1种有毒成分，并含蜂蜡、树脂、蛋白质等。

[贮藏保管]　用木箱装，置通风、干燥处，防压，防虫蛀。

[功效]　性平，味甘。攻毒杀虫，祛风止痛。用于疮疡肿毒、乳痈、瘰疬、皮肤顽癣、鹅掌风、牙痛、风湿痹痛。

[用法用量]　3～6 g，煎服或烧灰存性研末服；外用适量，研末油调敷或煎水漱口，洗

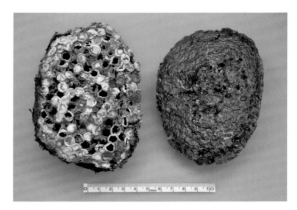

图14-22-1　蜂房药材

患处。

[方例]　蜂房膏（《证治准绳》）：露蜂房，蛇蜕，玄参，蛇床子，黄芪，杏仁，头发，铅丹，蜡。治瘰疬。

# 附：蜂蜡

## CERA FLAVA

本品原名蜜蜡，始载于《神农本草经》，列为上品。陶弘景曰："生于蜜中，故谓蜜蜡。"李时珍曰："蜡乃蜜脾底也。取蜜后炼过，滤入水中，候凝取之，色黄者俗名黄蜡，煎炼极净色白者为白蜡，非新则白而久则黄也。与今时所用虫造白蜡不同。"

[来源]　为蜜蜂科昆虫中华蜜蜂 *Apis cerana* Fabr. 或意大利蜂 *Apis mellifera* L. 分泌的蜡。

[产地]　全国各地均有生产。

[采收加工]　将蜂巢置水中加热，使蜡质浮于水面，放冷，取上层蜡块于容器内再加热熔化，并保温放置，使其中杂质沉淀，滤取上层蜡液，冷凝即得黄蜂蜡。如经漂白，则为白蜂蜡。

[药材鉴别]　性状鉴别　呈不规则、大小不等的团块，黄色、淡黄色或黄白色，不透明或微透明，表面光滑。体较轻，断面砂粒状，手搓捏能软化。有蜂蜜之香气，味微甘。（图14-22-2）

[成分]　含酶类、游离酸类、游离醇类

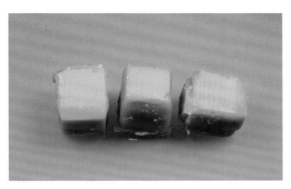

图14-22-2 蜂蜡药材

类、酸类、醇类化合物和多种微量元素。

[贮藏保管] 置-4℃贮存。

[功效] 性寒，味苦、辛。补虚弱，化浊脂，止消渴；外用解毒消肿，收敛生肌。用于体虚早衰，高脂血症，消渴；外治皮肤皲裂，烧烫伤。

[用法用量] 0.2～0.6 g。外用适量。多入丸散用，或加蜂蜜适量冲服。过敏体质者慎用。

及烃类。酯类中含软脂酸蜂花酯（myricyl palmitate）约80%（为蜂蜡的主要成分），游离酸类中的蜡酸（cerotic acid）约15%，少量的游离醇类。另含芳香性有机物质虫蜡素（cerolein）约4%。

[贮藏保管] 置阴凉处，防热。

[功效] 性微温，味甘。收涩，解毒敛疮，生肌，止痛。用于下痢脓血；外用于溃疡不敛，诸疮糜烂，外伤破溃，烧烫伤。

[用法用量] 0.9～1.8 g，入丸剂用；外用适量，调油膏敷患处。

# 附：蜂胶

## PROPOLIS

[来源] 为蜜蜂科昆虫意大利蜂 *Apis mellifera* L. 工蜂采集的植物树脂与其上颚腺、蜡腺等分泌物混合形成的具有黏性的固体胶状物。

[产地] 全国各地均有生产。

[采收加工] 多为夏、秋二季自蜂箱中收集，除去杂质。

[药材鉴别] 性状鉴别 为团块状或不规则碎块，呈青绿色、棕黄色、棕红色、棕褐色或深褐色，表面或断面有光泽。20℃以下逐渐变硬、脆，20～40℃逐渐变软，有黏性和可塑性。气芳香，味微苦、略涩，有微麻感和辛辣感。

[成分] 含树脂50%～55%、蜂蜡30%、挥发油8%～10%，以及少量的维生素、黄酮

# 鱼鳔胶

## JCCTHYOCOLLA

本品原名鳔鳔，始载于《本草拾遗》，陈藏器曰："鳔鳔乃鱼白也。"李时珍曰："鳔鳔音逐夷，其音题者，鲇鱼也……鳔即诸鱼之白脬，其中空如泡，故曰鳔。可冶为胶……而海渔多以石首鳔作之，名江鳔，谓江鱼之鳔也。"

[别名] 鱼胶，鱼肚，江鳔。

[来源] 为石首鱼科动物大黄鱼 *Pseudosciaena crocea*（Richardson）、小黄鱼 *Pseudosciaena polyactis* Bleeker或鲟科动物中华鲟 *Acipenser sinensis* Gray、鳇鱼 *Huso dauricus* Georgi等的鱼鳔。

[动物形态] 大黄鱼 体侧扁，一般体长为40～50 cm，大者长达75 cm。头较大，具发达黏液腔。吻钝尖，有4个吻孔。眼中大，侧上位，眼间隔圆凸。口前位，宽阔而斜，下颌稍突出牙细尖，上颚牙多行，外行牙稍扩大；下颌牙2行，内行牙较大。颏部具4个不明显小孔。前鳃盖骨边缘有细锯齿，鳃盖骨后端有1扁棘，鳃孔大。头部和体的前部被圆鳞；后部被栉鳞。侧线鳞56～58。背鳍鳍条部及臀鳍鳍膜上被小圆鳞。体侧下部各鳞片均有1金黄色皮腺体；背鳍Ⅷ～Ⅸ，Ⅰ-31～34，连续，起点在胸鳍基部上方；臀鳍Ⅱ-8，第2鳍棘较长。胸鳍15～17，尾鳍楔形。鳔大，前端圆形，两侧具侧枝31～33对，每一侧枝最后分出的前后两小枝等长，且互相平行。耳石梨形。体背面和上侧面黄褐色，唇橘红色。各鳍黄色或灰黄色。腹面金黄色。（图14-23-1）

小黄鱼 体侧扁，一般体长23～26 cm，

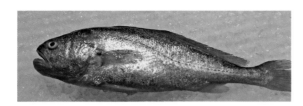

图14-23-1　大黄鱼动物

大者可长达50 cm。外形与大黄鱼近似。主要区别点：鳃耙10+（8～20）。侧线鳞50～62。背鳍Ⅸ～Ⅹ，Ⅰ-31～36。臀鳍Ⅱ-9～10。鳔大，前部圆，两侧具侧枝26～32对，每一侧枝最后分出的前、后两小枝不等长；后小枝短，前小枝细长。耳石梨形，较小。体黄褐色，唇橘色，各鳍灰黄色，腹面金黄色。

**中华鲟**　体型长，可达2 m以上，背部略弯而腹面平直。吻近犁形，基部宽厚，顶端尖，略向上翘。头部被有光滑骨板。口下位，成一横裂，上下唇不发达，有细小乳突，吻部腹面中央有吻须2对，等长，平行排列。眼小，鳃孔大，鳃耙薄而尖，约22枚。两侧凳部各有1块骨板。体被骨板5行，纵列，背部正中一行较大，在背鳍前有8～14块；后有1～2块，体、腹侧面各2行，体侧骨板24～37块；腹侧骨板8～15块。另在臀鳍前后各有1～2块，尾鳍上叶有棘状骨板1行。其他部分光滑无鳞。背鳍54～66，位于臀鳍上方。胸鳍发达，着生于腹面，臀鳍32～41。尾鳍歪形，上叶发达。体背、头部、鳍均为青灰色，腹面白色。（图14-23-2）

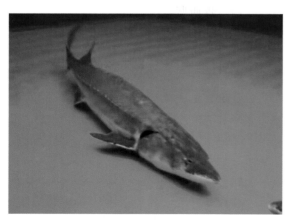

图14-23-2　中华鲟动物

**鳇鱼**　体长梭形，一般体长2 m以上，大者可达3 m，前部平扁，后部稍侧扁。头长超过体长的一半。吻突出如长匙形，特别延长，前端狭而平扁，基部阔且肥厚，两侧具柔软的皮膜。口大，弧形，下位，能伸缩，上下凳均具细尖齿，口前具短须1对。眼小，鳃孔大。体裸露光滑，或仅有已退化的小鳞状痕迹，在尾鳍上叶具8个棱形鳞板。侧线后延至尾鳍上叶。背鳍起点在腹鳍之后，鳍条46～61。臀鳍50～55。尾鳍歪形，上叶长于下叶。体背灰绿色，头部和尾鳍均为暗灰色，腹部白色。

［**产地**］　主产于浙江、福建、上海以及长江、松花江等地。

［**采收加工**］　取得鱼鳔后，剖开，压扁或制成一定形状，晒干。

［**药材鉴别**］　性状鉴别　呈小方块状，黄白色角质样，半透明。质韧。气微腥，味淡。以质韧、加水膨胀、煮之全溶者为佳。（图14-23-3）

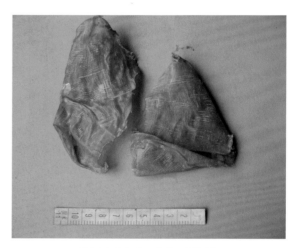

图14-23-3　鱼鳔胶药材

［**贮藏保管**］　置干燥处，防潮，防虫蛀。

［**功效**］　性平，味甘、咸。补肾益精，滋养筋脉，止血，散瘀，消肿。用于肾虚滑精，产后风痉，破伤风症，吐血，血崩，创伤出血，痔疮。

［**用法用量**］　9～15 g，多入丸散用；外用适量，溶化涂患处。

# 海 马

HIPPOCAMPUS

本品始载于《本草拾遗》。陈藏器曰："海马出南海。形如马，长五六寸，虾类也。"寇宗奭曰："其首如马，其身如虾，其背伛偻，有竹节纹，长二三寸。"

[别名] 对海马，水马，马头鱼。

[来源] 为海龙科动物线纹海马（克氏海马）*Hippocampus kelloggi* Jordan et Snyder、刺海马 *Hippocampus histrix* Kaup、大海马 *Hippocampus kuda* Bleeker、三斑海马 *Hippocampus trimaculatus* Leach 或小海马（海蛆）*Hippocampus japonicus* Kaup 的干燥体。

[动物形态] 为海栖鱼类。头似马头，与体轴成90℃左右角度，头前方吻呈管状。体无鳞而有明显体节，腹部明显弧状凸起，尾渐细。雄体尾部腹面有育儿囊，雌体送入成熟卵，在此受精，发育并孵化成幼小海马。（图14-24-1）

以上5种海马之动物外形特征主要区别点如下。

**线纹海马** 体长30～33 cm。背鳍18～19，胸鳍18，体环11+39～40。体上有线状斑点或呈虫纹状。吻长稍长于眼眶后头之长度。

**刺海马** 体长20～24 cm。背鳍18，胸鳍18，体环11+35～36。体上棘特别发达。吻部有棕色环纹，吻长长于或等于眼眶后头之长度。

**大海马** 体长20～30 cm。背鳍17，胸鳍16，体环11+35～36。体上无发达的棘。吻长恰等于眼眶后头之长度。

**三斑海马** 体长10～18 cm。背鳍20～21，胸鳍17～18，体环11+40～41。体侧方第1、4、7体环的小棘基部各具1大黑色圆斑。吻长不及头长的1/2。

**小海马** 体长7～10 cm。背鳍16～17，胸鳍13，体环11+37～38。躯干第1、4、7、11和尾部5、9、10、12体环棱棘特别发达。吻长约为头长的1/3。

多见于沿海内湾有泥沙底质和水生植物繁茂及海藻丛生、岩礁多的海区。

[产地] 养殖或野生。主产于广东、海南、福建、台湾、山东等省沿海地区。

[采收加工] 全年皆产，以8—9月产量最大。一般在捕鱼的同时一起捕获，捕后洗净晒干或除去外部灰黑色皮膜及内脏晒干。再选择大小、形态相似者，用红线扎成对，故有"对海马"之称。

[药材鉴别] 性状鉴别 线纹海马：呈扁长形而弯曲，体长约30 cm，表面黄白色，头略似马头，有冠状突起，具管状长吻，口小，无牙，两眼深陷。躯干部七棱形，尾部四棱形，渐细渐卷曲，体上有瓦楞形的节纹并具短棘。体轻，骨质坚硬。气微腥，味微咸。（图14-24-2）

刺海马：体长15～20 cm。头部及体上环节间的棘细而尖。（图14-24-3）

大海马：体长20～30 cm。黑色。（图14-24-4）

三斑海马：体侧背部第1、4、7节的短棘基部各有1黑斑。（图14-24-5）

小海马（海蛆）：短棘，细小。体形小，长7～10 cm。黑褐色节纹和短棘均较细小。（图14-24-6）

均以个大坚硬饱满、头尾齐全者为佳。

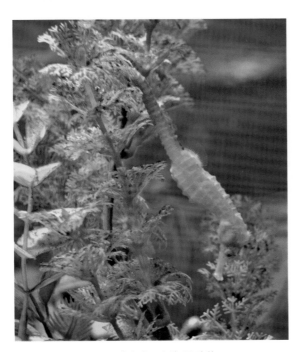

图14-24-1 大海马动物

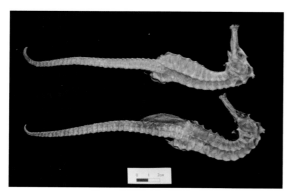

图14-24-2 线纹海马药材

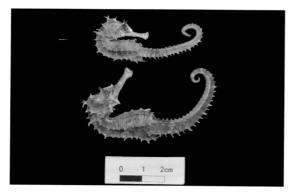

图14-24-3 刺海马药材

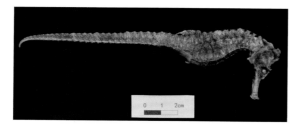

图14-24-4 大海马药材

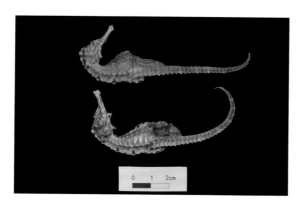

图14-24-5 三斑海马药材

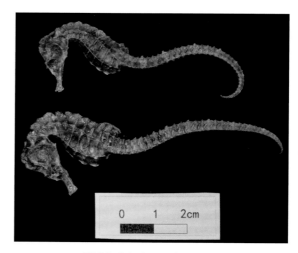

图14-24-6 小海马药材

传统鉴别 以"马头、蛇尾、瓦楞身"来概述其外形特征。品质以线纹、大海马较好，其次为三斑海马和刺海马，而小海马（海蛆）则价廉质逊。均以个头越大越好。

[成分] 含多种氨基酸，主要为牛磺酸、精氨酸、门冬氨酸、谷氨酸等。并含蛋白质、脂肪、γ-胡萝卜素、虾青素、蝲蛄素（astacene）、黑色素（melanin）。还含乙酰胆碱酯酶、蛋白酶等。

[贮藏保管] 用内衬纸包装，贮藏时多用铁盒装，置阴凉、干燥处，且放少许花椒防虫蛀，再将铁盒放入石灰缸中，防潮、防霉。

[功效] 性温，味甘、咸。温肾壮阳，散结消肿。用于阳痿，遗尿，肾虚作喘，癥瘕积聚，跌打损伤；外治痈肿疔疮。

[用法用量] 3～9g；外用适量，研末敷患处。

[论注]（1）商品药材中的"海蛆"（小海马）为线纹海马、刺海马、大海马、三斑海马4种海马的幼体干燥品。形与海马相似，但较小，体长5～7cm。东北地区使用的海蛆主要来源于小海马 *Hippocampus japonicus* Kaup 的幼体干燥品，体也小，长4.5～9.5cm，有数个较长的棘。

商品中发现海马的掺伪品，主要是海马腹中或育儿囊内人为填充鱼粉、水泥、石蜡或泥沙等物，以增加重量。

（2）4种海马区别如表14-24-1所示。

表14-24-1　4种海马鉴别表

| 品　种 | 体　长 | 吻 | 身体特征 | 颜　色 |
|---|---|---|---|---|
| 大海马 | 体形较大，长20～24 cm，腹宽2～2.5 cm | 吻管长 | 体1、4、7节发达，环节上刺突不明显；体上瓦楞节纹显著 | 黄白色或黑褐色 |
| 三斑海马 | 长10～18 cm | 吻管短 | 体侧方1、4、7节各有黑色圆斑 | 黄褐色或黑褐色 |
| 刺海马 | 长15～20 cm | | 各环节棱处棘刺特别发达，第一节两个棘刺更明显；头顶有4～5个小刺，排成星状 | 黄白色 |
| 线纹海马 | 长约30 cm | 吻管长 | 环节棱处有短棘刺，体侧有线状斑纹 | 黄白色 |

# 海　龙

SYNGNATHUS

　　本品始载于《本草纲目拾遗》。赵学敏引《赤嵌集》曰："海龙产澎湖澳，冬日双跃海滩，渔人获之，号为珍物。首尾似龙，无牙爪，大者尺余，入药。"

　　[别名]　杨枝鱼。

　　[来源]　为海龙科动物刁海龙Solenognathus hardwickii（Gray）、拟海龙Syngnathoides biaculeathus（Bloch）或尖海龙Syngnathus acus Linnaeus的干燥全体。

　　[动物形态]　刁海龙　为海栖鱼类。体形狭长而侧扁，体高大于宽，全长37～50 cm。头与体轴在同一水平线上或成一大钝角；管状吻特别长，约为眶后头长的2倍。躯干部五棱形，尾部前方六棱形，后方渐变细，为四棱形，尾端卷曲。背鳍41～42，臀鳍4，胸鳍23，无尾鳍，体环25～26+56～57。鳞为骨片状，成环状覆盖全体。雄体在尾部前方腹面有育儿囊。

　　拟海龙　与刁海龙的主要区别点为：体宽大于体高，全长20～22 cm。头与体轴在同一水平线上。躯干近四棱形（横断呈梯形）。背鳍40～41，臀鳍5～6，胸鳍20～22，体环16～17+51～53。无鳞，完全包于骨环中。（图14-25-1）

　　尖海龙　体细长呈鞭状，全长11～20 cm，

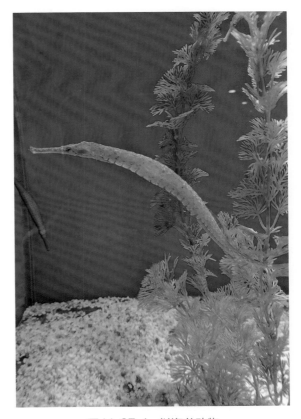

图14-25-1　拟海龙动物

体高及宽近相等。躯干部七棱形，尾部四棱形，尾后方渐细，不卷曲。头长而细尖。吻长超过头长的1/2。骨环体部19，尾部36～41。

背鳍较长，39～45，始于最末体环，止于第9尾环。臀鳍4，短小。胸鳍12～13，扇形，位低。尾鳍9～10，后缘圆形。体黄绿色，腹侧淡黄，体上具多数不规则暗色横带。背鳍、臀鳍及胸鳍淡色，尾鳍黑褐色。

［**产地**］ 刁海龙主产于广东省，称"海龙"；拟海龙主产于福建、广东等省，称"海钻"；尖海龙主产于山东省，称"小海蛇"。

［**采收加工**］ 全年皆产。捕后除去皮膜及内脏，洗净，晒干。

［**药材鉴别**］ 性状鉴别 刁海龙：体狭长侧扁，全长30～50 cm，躯干宽约3 cm，表面黄白色或灰褐色。头部前方具1管状长嘴，口小，无牙，眼大而圆，眼眶突出，头与体轴在同一水平上或略呈钝角。躯干部呈五棱形，尾部前方六棱形，后方渐细，四棱形，尾端卷曲。背棱两侧各有1列灰黑色斑点状色带。全体被以具花纹的骨环及细横纹，各骨环内有突起粒状棘。背鳍较长，有的不明显，胸鳍短宽，无尾鳍。体轻，骨质，坚硬。气微腥，味微咸。（图14-25-2）

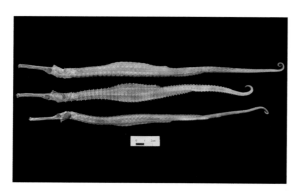

图14-25-2　刁海龙药材

拟海龙（海钻）：与上者主要区别在于，体长扁平形，长20～22 cm，躯干宽约2 cm。四棱形，折断面呈上窄下宽的梯形。表面灰黄色；头与体轴在同一水平线上。（图14-25-3）

尖海龙（小海蛇）：体细长，呈鞭状，全长10～30 cm，未去皮膜。表面黄褐色。有的腹面可见育儿囊，有尾鳍。质较脆弱，易撕裂。（图14-25-4）

一般分为大条、中条、小条等规格。均以

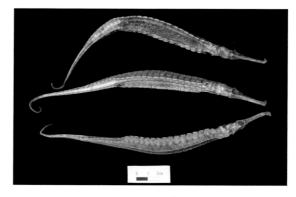

图14-25-3　拟海龙药材

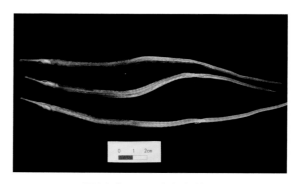

图14-25-4　尖海龙药材

体长、头尾齐全者为佳。

［**成分**］ 3种海龙均含16种氨基酸，其中甘氨酸和谷氨酸含量最高。另除含钙、镁、钠、钾外，尚含磷、硅、铝、锰、铜、锡、铅等无机元素；拟海龙和尖海龙还含有重金属元素钡。

［**贮藏保管**］ 同"海马"。

［**功效**］ 性温，味咸、甘。温肾壮阳，散结消肿。用于阳痿遗精，癥瘕积聚，瘰疬痰核，跌打损伤；外治痈肿疔疮。

［**用法用量**］ 3～9 g；外用适量，研末敷患处。

［**论注**］ （1）海蛇为海龙科动物粗吻海龙 *Trachyrhamphus serratus*（Temminck et Schlegel）的干燥全体。为细长方柱形，长22～28 cm，直径0.5～0.8 cm；表面灰棕色，背部色较深，全体有10多个色泽较深的扇形花斑；嘴短，背面中央线有1行细齿；躯干部为7棱形，尾长约为躯干的2倍；尾鳍小。市场上有将海蛇混充海龙，应注意鉴别。

（2）3种海龙区别如表14-25-1所示。

表14-25-1　3种海龙鉴别表

| 品　种 | 长　度 | 特　征 |
|---|---|---|
| 刁海龙 | 长20～5 cm，直径2～2.5 cm | 长条形侧扁，尖嘴管状，头与体平行，略呈钝三角形；躯干7条纵棱，尾前部6条纵棱，有胸鳍、背鳍、臀鳍，无尾鳍；骨环（躯干25～26，尾56～57）；呈黄白色；具"雪花样"纹理 |
| 拟海龙 | 长20 cm，直径2 cm | 长棱柱形（4棱），头嘴管状，头与体平行；尾前部6条纵棱，有胸鳍、背鳍、臀鳍；无尾鳍，骨环（躯干16～17，尾51～53）；呈灰白色或灰棕色；具细条花纹 |
| 尖海龙 | 长20 cm，直径0.4～0.5 cm | 长棱柱形，头嘴管状，头与体平行；躯干7条纵棱，尾前部4条纵棱，有胸鳍、背鳍、臀鳍、尾鳍；骨环（躯干19，尾36～41）；背部灰褐色；每环节上有扇形花纹 |

# 蟾　酥

## BUFONIS VENENUM

　　蟾蜍始载于《名医别录》。陶弘景曰："此是腹大，皮上多痱磊者。其皮汁甚有毒，犬啮之，口皆肿。"蟾酥一名见于《本草衍义》，寇宗奭曰："眉间白汁，谓之蟾酥。以油单纸裹眉裂之，酥出纸上，阴干用。"李时珍曰："取蟾酥不一，或以手捏眉棱，取白汁于油纸上，插背阴处，一宿即自干白，安置竹筒内盛之。真者轻浮，入口味甜也……其汁不可入目，令人赤、肿、盲。或以紫草汁洗点，即消。"

　　[别名]　蟾蜍眉脂，癞蛤蟆浆，癞蛤蟆酥。

　　[来源]　为蟾蜍科动物中华大蟾蜍 *Bufo bufo gargarizans* Cantor 或黑眶蟾蜍 *Bufo melanostictus* Schneider 耳后腺及皮肤所分泌的白色浆液，收集并加工而成的干燥品。

　　[动物形态]　中华大蟾蜍　外形如蛙，体粗壮，雄性体长约9.5 cm，雌性体长一般在10 cm以上。头宽大于头长，头顶部光滑，吻端圆厚，吻棱明显，口阔，上下颌均无齿，雄性无声囊；鼻孔近吻端；眼大凸出，眼间距大于鼻间；鼓膜明显，眼和鼓膜后方两侧有大而长的耳后膜。躯干粗短，皮肤极粗糙，布满大小不等的圆形疣粒，腹部有小疣粒；颜色差异颇大，生殖季节雄性背面多为黑绿色，体侧有浅色的斑纹；雌性背面色较浅，疣粒乳黄色，腹面乳黄色，有棕色或黑色的花斑。前肢有4指，指侧微有缘膜而无蹼，指长顺序3、1、4、2，雄性内侧3指基部有黑色婚垫；后肢长约为体长的2倍，足趾5，胫跗关节前达耳腺的中位，趾侧有缘膜，蹼常发达。

　　黑眶蟾蜍　体长7～10 cm。头部沿吻棱、眼眶上缘、鼓膜前缘及上下颌缘有十分明显的黑色骨质棱或黑色线。背部一般为黄棕色略具棕红色斑纹。疣粒上有明显的黑点或角质刺；腹面乳黄色，有灰色斑纹。雄性第1、2指基部内侧有黑色婚垫，有声囊。（图14-26-1）

　　[产地]　主产于河北、山东、江苏、浙江、四川、湖南等省。此外，江西、辽宁、湖北、新疆等省区亦产。

　　[采收加工]　多于夏、秋二季夜晚光照行捕，一般以秋季捕捉为好，既可保证药材质量，又可保护药源。捕获后将其体表洗净，晾干体表水分，然后用一只手捉住，另一只手持铜镊或镀铬镊子或竹刀挤压其耳后腺及背上隆起之

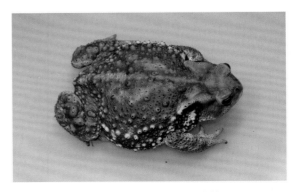

图14-26-1　黑眶蟾蜍动物

皮肤腺，将分泌液挤到瓷盘或瓷罐中（切忌铁器，以免变黑），过滤除去泥沙及杂质，取纯浆放入一定规格的圆形模型中晒干，即成"团酥"（山东、河北多加工此规格）；若涂于玻璃板或竹箬上晒干即为"片酥"（江苏、浙江多加工此规格）。

加工时勿令浆汁进入眼睛，以免中毒。如已入眼，则用紫草汁洗涤，可以消肿。

[**药材鉴别**] 性状鉴别 团酥：近圆形或扁圆形之饼状，直径3～7 cm，厚约5 mm，边缘稍薄，中间略厚，上面微凹，下面平或微凹。表面光滑，棕褐色或紫红色。质坚硬，不易折断，断面棕褐色或紫红色，胶质状。滴水至其表面即呈白色乳状液。气微腥，味初甜后有持久的麻辣感，粉末嗅之作嚏。（图14-26-2）

片酥：呈不规则片状，大小不一，厚约2 mm。一面较粗糙，另一面光滑或有光滑的纵条纹。质脆易折断。其他与团酥相似。（图14-26-3）

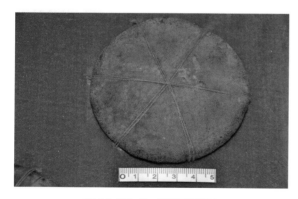

图14-26-2　团蟾酥药材

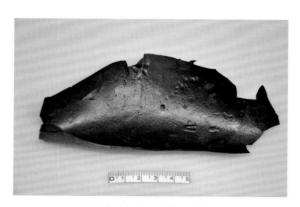

图14-26-3　片蟾酥药材

均以红棕色、断面角质状、半透明、有光泽、沾水即泛白色者为佳。

显微鉴别　粉末：淡棕色。① 用甘油水装片观察，呈半透明或淡黄色不规则形碎块，并附有沙粒状固体。② 用水合氯醛液装置，并加热，不规则碎块透明并渐溶化。③ 用浓硫酸装片观察，显橙黄色或橙红色，碎块四周逐渐溶解缩小而呈透明的类圆形小块，表面显龟裂状纹理，放置稍久渐溶解消失。④ 水装片加碘试液观察，不应含有淀粉粒。

[ **成分** ] 含强心甾类化合物：① 蟾毒配基类（bufogenins）化合物。结构类似强心苷元而有毒性，已知有约20种，大多为蟾酥加工过程中的分解产物；如华蟾酥毒基（cinobufagin）约5.0%，脂蟾毒配基（resibufogenin）约3.4%，蟾毒灵（bufalin）约1.8%，羟基华蟾毒基（hydroxycinobufagin）约1.6%，蟾毒配基（bufotalin）约1.5%，远华蟾毒基（telocinobufagin）约1.4%，及海蟾毒精（marinobufagin）等；另含洋地黄毒苷元、沙门苷元等。② 蟾毒素类（bufotoxins）。上述蟾毒配基类$C_3$-OH与辛二酰精氨酸（suberoylarginine）、庚二酰精氨酸（pimeloylarginine）、丁二酰精氨酸（succinoylarginine）、辛二酸及硫酸等结合的酯类，多存在于新鲜的蟾蜍分泌物中。

含吲哚类生物碱，主要有蟾酥碱（bufotenine）、蟾酥甲碱（bufotenidine）、去氢蟾酥碱（dehydrobufotenine）、蟾酥硫碱（bufothionine）、5-羟色胺（5-hydroxytryptamine）等。此外，还含有胆甾醇、麦角甾醇、7α-羟基胆甾醇、油菜甾醇、多糖类、吗啡、肾上腺素、肽类及有机酸等成分。

[**贮藏保管**] 置干燥处，防潮。如发现有吸湿发霉现象，可用纱布沾麻油等食用油少许擦去霉点，再晒干。

[**功效**] 性温，味辛；有毒。解毒、止痛，开窍醒神。用于痈疽疔疮，咽喉肿痛，中暑腹泻、腹痛，神昏，以及手术麻醉。

[**用法用量**] 0.015～0.03 g，多入丸散用；外用适量。

[**方例**] 蟾酥丸（《外科正宗》）：蟾酥，雄黄，轻粉，铜绿，枯矾，寒水石，胆矾，乳香，

没药，麝香，朱砂，蜗牛。治疗毒初起及诸恶疮。

[论注] 干蟾为上述动物的干燥体或除去内脏的干燥体，又称"蟾蜍皮"。因地区用药习惯不同，加工方法也不同。有的地区蟾蜍皮是在蟾蜍刮浆后剖腹除尽内脏而制成的。有小毒；具消肿解毒、止痛、利尿等功效。（图14-26-4）

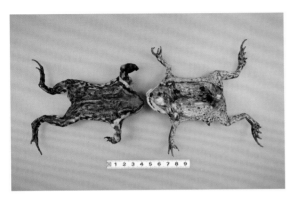

图14-26-4 干蟾皮药材

# 蛤蟆油

RANAE OVIDUCTUS

本品为少用中药，历代本草均未收载。

[别名] 蛤士蟆油，田鸡油。

[来源] 为蛙科动物中国林蛙 *Rana temporaria chensinensis* David 雌蛙的干燥输卵管全体。

[动物形态] 卵生两栖动物。体较长大，头较扁平，吻端钝圆，吻棱较明显，鼻孔位于吻眼之间。表皮有细小痣粒，鼓膜部位有黑色三角斑。后肢发达，约为身躯长的1.5倍，趾间有宽蹼。雄蛙前肢较粗壮，第1指上灰色婚垫极发达；有1对咽侧下内声囊；腹部无明显的朱红色斑点。（图14-27-1）

平常多栖息于陆地草丛及浅水中，天冷时聚居在深水砂石下冬眠。

[产地] 主产于吉林、黑龙江、辽宁等省。

[采收加工] 一般以9—10月（林蛙移居水边准备冬眠）捕捉。捕后选择肥大雌体，用麻绳从口部穿过，每串200～300只，将绳的

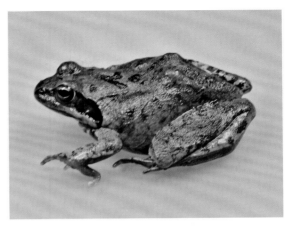

图14-27-1 中国林蛙动物

两端拴在木桩上，风干，阴天和夜晚收入室内，以免受潮，影响品质。剥油前，将干燥的蛤士蟆用热水浸一下，立即捞出放入麻袋中闷润过夜，次日剖开腹部，轻轻将输卵管取出，去尽卵子及其他黏附之内脏，按油色及品质分开，放置通风处阴干。或鲜剖，取输卵管放在玻璃板或玉米壳（佛焰苞片）上晾干。

[药材鉴别] 性状鉴别 呈不规则弯曲、相互重叠的厚块状，长1.5～2 cm，宽1.5～2 cm，厚0.15～0.5 cm，或散成小块由膜质纤维连结。外表淡黄色或黄白色，具脂肪样光泽，手摸有滑腻感。遇水可膨胀至10～15倍。气特殊，味微甘，嚼之黏滑。（图14-27-2）

以块大、肥厚、质干、色白、有光泽、无皮膜者为佳。

显微鉴别 横切面：① 小叶1列径向排列

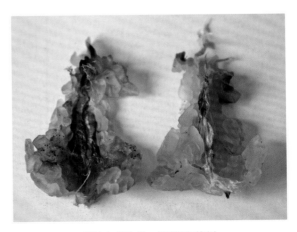

图14-27-2 蛤蟆油药材

于管腔周围，呈长条形，长约2 mm，直径约150 μm。② 小叶内腺体细胞多为6～8个，呈方椭圆形，排列较整齐，内含深色块状晶粒。③ 细胞核椭圆形，多而明显。

[成分] 含雌酮（estrone）、17β-雌二醇（17β-estradiol）、17β-羟甾醇脱氢酶（17β-hydroxy-steroid dehydrogenase）、胆固醇、胆甾醇、维生素A及少量类胡萝卜素（carotinoid）。此外尚含氨基酸43.56%，其中主要有赖氨酸、亮氨酸、缬氨酸、异亮氨酸、苏氨酸、甘氨酸、天门冬氨酸、酪氨酸、脯氨酸等10余种氨基酸及粗蛋白、粗脂肪。并含钾、钙、镁、铁、锰、硒、磷等多种无机元素。

[贮藏保管] 宜存于阴凉、干燥处（30℃以下），防霉，防虫蛀，防泛油。

[功效] 性平，味甘、咸。补肾益精，润肺养阴。用于病后、产后虚弱，肺痨咳嗽，吐血，盗汗。

[用法用量] 5～15 g；蒸汤或入丸剂用。

[论注]（1）雌雄蛙之区别：雌蛙腹部肥满；雄蛙则形体瘦小，腹部瘪，下部尖形，前足第1趾有灰色婚垫。

（2）蛤士蟆为中国林蛙的干燥全体。亦有滋补强壮作用。

（3）市场上有将中华大蟾蜍*Bufo bufo gargarizdns* Cantor的雌蛙输卵管伪充。形似鸡肠或盘卷成串，由白色纤维状结缔组织相连，宽约8 mm，厚约1 mm；表面淡黄色或褐色，无光泽，不透明。质硬脆，难折断。手摸无滑腻感。水浸后膨胀3～5倍。

# 龟 甲
## （附：龟甲胶）

TESTUDINIS CARAPAX ET PLASTRUM

本品始载于《神农本草经》，列为中品。陶弘景曰："此用水中神龟，长一尺二寸者为善。厣可供卜，壳可入药……采无时。"韩保升曰："骨白而厚，其色分明，供卜，入药最良。"《大明》曰："卜龟小而腹下曾钻十遍者，名败龟版，入药良。"李时珍曰："陶言厣可供卡，壳可入药。则古者上下甲皆用之。至《日华子》始用龟版，而后人遂主之矣。"远在商代，龟甲为甲骨文刻字载体之一。

[别名] 乌龟板，龟板，下甲。

[来源] 为龟科动物乌龟*Chinemys reevesii*（Gray）的背甲及腹甲。

[动物形态] 体呈长椭圆形，背甲稍隆起，有3条纵棱，脊棱明显。腹甲平坦，后端具缺刻。头顶黑橄榄色，前部皮肤光滑，后部具细鳞，头、颈侧面有黄色线状斑纹；颈部、四肢及裸露皮肤部分为灰黑色或黑橄榄色。雄性体型较小，背甲为黑色或全身黑色，尾长；雌性背甲由浅褐色到深褐色，腹甲棕黑色，尾较短。（图14-28-1）

[产地] 主产于江苏、浙江、安徽、湖北、湖南等省。武汉为其集散地，习称"汉板"。上

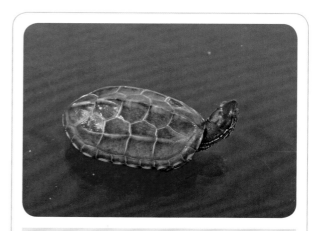

A. 背面

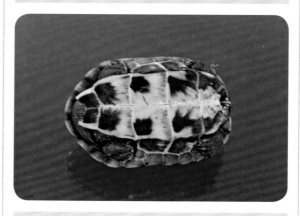

B. 腹面

图14-28-1 乌龟动物

海及东北地区饲养成功。

[**采收加工**] 全年均产，尤以8—12月为多。捕捉后杀死，取其腹板，刮净筋肉，晒干，称为"血板"；若将乌龟用热水煮死，取腹板，去净筋肉晒干，称为"烫板"。

[**药材鉴别**] 性状鉴别 背甲：呈长椭圆形拱状，长7.5～22 cm，宽6～18 cm；外表面棕褐色或黑褐色，脊棱3条；颈盾1块，前窄后宽；椎盾5块，第1椎盾长大于宽或近相等，第2～4椎盾宽大于长；肋盾两侧对称，各4块；缘盾每侧11块；臀盾2块。

腹甲：呈近长方椭圆形的板片状，长10～20 cm。宽5～10 cm，肋鳞板附于两侧，略呈翼状。外表面淡黄色至棕色，具紫褐色放射状纹理或大部紫褐色；内表面黄白色或灰白色。腹板由12块鳞甲对称嵌合而成，鳞甲间呈锯齿状嵌合；前端较宽，呈圆形或截形，后端较狭且呈"∧"形内陷；肋鳞板由4对鳞甲合成。若表面光滑，外表皮尚存，有时略带血迹为"血板"；若表面无光泽，皮已脱活或有脱皮痕迹者为"烫板"。质坚硬，可从骨板缝处断裂。气微腥，味微咸。（图14-28-2、图14-28-3）

以质干、板上有血斑、块大无残肉的血板为佳。

传统鉴别 胸盾、腹盾、股盾大小均衡；外表面具明显紫褐色放射状纹理；后端具三角形缺刻。

[**成分**] 含蛋白质约32%，从中已分得天门冬氨酸、谷氨酸、组氨酸、苏氨酸、甲硫氨酸、苯丙氨酸、亮氨酸等18种氨基酸。含碳酸钙约50%。还含胆固醇成分。

[**贮藏保管**] 置干燥处，防虫蛀。

[**功效**] 性微寒，味甘、咸。滋阴潜阳，益肾强骨，养血补心，固经止崩。用于阴虚潮热，骨蒸盗汗，头晕目眩，虚风内动，筋骨痿软，心虚健忘，崩漏经多。

[**用法用量**] 9～24 g；入汤剂宜先煎。

[**方例**] 大补阴丸（《丹溪心法》）：制龟板，熟地，黄柏，知母，猪脊髓。功能滋阴降火；主治阴虚火旺，骨蒸潮热，烦热易饥，足热疼痛，舌红少苔。

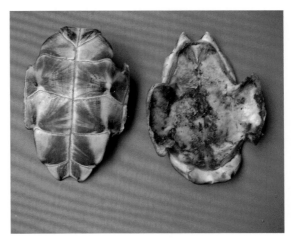

图14-28-2 "血板"药材

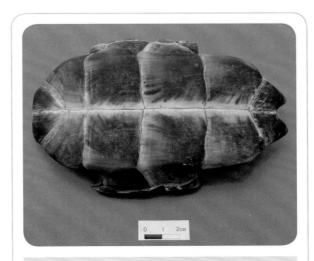

A. 外表面

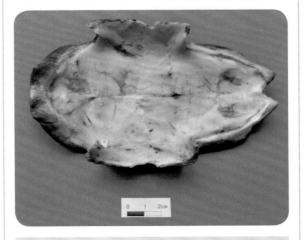

B. 内表面

图14-28-3 "烫板"药材

# 附：龟甲胶

TESTUDINIS CARAPACIS ET
PLASTRI COLLA

[来源] 为龟科动物乌龟 *Chinemys reevesii* （Gray）的龟甲经熬煎、浓缩而成的固体胶块。

[采收加工] 于5—8月间将龟甲浸入水中，使残肉腐烂，骨甲分离，表面的膜脱落，然后洗净，用清水漂浸至无气味，晒干。再放于锅中煎熬数次，至龟甲完全变酥（手捏即碎）时为止；合并煎液，过滤，滤液再加白矾少量，搅拌，静置，取上清液，以小火浓缩，并加适量黄酒、冰糖、豆油，熬至稠膏状，入模中冷却，切方片，阴干。

[药材鉴别] 性状鉴别 呈整齐四方形，长约2.6 cm，宽约2.5 cm，厚约0.8 cm。表面褐色略微带绿色，上面有老黄色，略有似猪鬃之纹理，俗称为"油头"。对光视之，透明、洁净，如琥珀。质坚硬而脆，断面光亮。气微腥，味淡。

以松脆、透明者为佳。

[贮藏保管] 密闭，防潮，防热。

[功效] 性凉，味甘、咸。滋阴，养血，止血。用于阴虚潮热，骨蒸盗汗，腰膝酸软，血虚萎黄，崩漏带下。

[用法用量] 3～9 g，烊化兑服。

# 鳖 甲

TRIONYCIS CARAPAX

本品始载于《神农本草经》，列为中品。陶弘景曰："采得，生取甲，剔去肉者，为好。"雷敩曰："凡使，要绿色、九肋、多裙、重七两者为上。若治癥块定心药，用头醋……炙干用。若治劳热药，不用醋，用童子便煎……取用，力有万倍也。"苏颂曰："九肋者为胜。入药以醋炙黄用。"

[别名] 脚鱼壳，甲鱼壳，团鱼壳。

[来源] 为鳖科动物鳖 *Trionyx sinensis* Wiegmann 的背甲。

[动物形态] 体呈椭圆形，背面中央凸起，边缘凹入。腹背均有甲。头尖，颈粗长，吻突出，吻端有1对鼻孔。眼小，瞳孔圆形。颈基部无颗粒状疣；头颈可完全缩入甲内。背腹甲均无角质板而被有软皮。背面橄榄绿色或黑棕色，上有表皮形成的小疣，呈纵行排列；边缘柔软，俗称裙边。腹面黄白色，有淡绿色斑。背、腹骨板间无缘板接连。前肢5指，仅内侧3指有爪；后肢趾亦同。指、趾间具蹼。雄性体较扁，尾较长，末端露出于甲边；雌性相反。（图14-29-1）

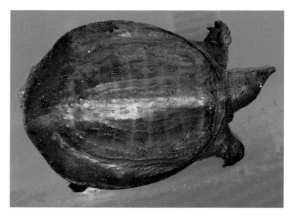

图14-29-1 鳖动物

[产地] 除宁夏、新疆、青海、西藏等省区未见报道外，全国各省区均有分布，以江苏、安徽、湖北、江西、浙江及河南等省产量较大。

[采收加工] 全年均可捕捉，尤以5—8月为多。捕捉应充分利用其生活规律，如"春天发水走上滩，夏季炎热树荫潜，秋天凉了入石洞，冬季寒冷钻深潭"；并采用适当方法，如江湖捕捉方法：晚上南风北岸找，白天湖中用钩钓，水退沙滩掀白土，入冬深水使钗撩。捕后，割下头部（晒干为药材"鳖头"）后入沸水中烫2分钟左右。取出洗净体表膜状物，再入锅煮15～30分钟，取出剥下背甲（肉供食用）。去净残肉并洗净，晒干。活杀不煮所取下之背甲，晒干则质更佳。

[药材鉴别] 性状鉴别 呈卵圆形或椭圆形，背面隆起，长10～15 cm，宽9～14 cm。背面灰褐色，略有光泽，具细网状皱纹及灰黄色或灰白色斑点，中间有1条纵棱，两侧有左

右对称的横凹纹8条，于甲缘聚集成齿状；外皮脱落后，可见锯齿状嵌接缝。内表面类白色，中部有突起的脊椎骨，颈骨向内卷曲，两侧各有肋骨8条，伸出边缘。质坚硬，但骨块间嵌接缝处较易断开。气微腥，味淡。（图14-29-2）

以身干、个大、无腐臭者为佳。

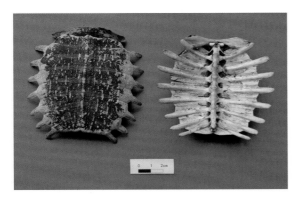

图14-29-2　鳖甲药材

显微鉴定　①外层密质骨厚约160 μm，为片层状结构。②外板表面被覆一薄层骨膜，厚约12 μm。③骨板和骨间板的部位有大小不等的空洞，极少数空洞周围有骨细胞围绕呈同心圆排列成骨板层，形成第一代骨单位。④中间层为松质骨，其厚500～600 μm，呈立体网眼结构，由骨纤维形成的骨小梁构成，骨细胞、骨陷窝不明显，其网眼即为肉眼不可见的不规则形骨髓腔。⑤内层密质骨为1层透明的纤维絮层网状结构。

[成分]　含骨胶原（collagen），尚含碳酸钙、磷酸钙。据报道，还含天冬氨酸、苏氨酸、丝氨酸、谷氨酸、甘氨酸、丙氨酸、胱氨酸、缬氨酸、甲硫氨酸、异亮氨酸、酪氨酸、苯丙氨酸、赖氨酸、组氨酸、精氨酸、脯氨酸等氨基酸，以及铬、锌、锰、铜、磷、镁、铁、钾、钙、铝、钠等多种微量无机元素。

[贮藏保管]　置干燥处，防虫蛀。

[功效]　性微寒，味咸。滋阴潜阳，退热除蒸，软坚散结。用于阴虚发热，虚风内动，骨蒸劳热，经闭，癥瘕，久疟。

[用法用量]　9～24 g，先煎。

[方例]　鳖甲散（《沈氏尊生方》）：鳖甲，柴胡，知母，秦艽，当归，青蒿，乌梅，地骨皮。治骨蒸。

[论注]　鳖甲胶为鳖甲煎熬后浓缩制成的固体胶块。能滋阴退热，补血。用于阴虚发热及血虚等症。

# 蛤　蚧

GECKO

本品始载于《开宝本草》。马志曰："生岭南山谷，及城墙或大树间。形如大守宫，身长四五寸，尾与身等。最惜其尾，见人取之，多自啮断其尾而去。药力在尾，尾不全者不效。"掌禹锡引《岭表录异》曰："蛤蚧首如蛤蟆，背有细鳞，如蚕子，土黄色，身短尾长，多栖于榕树上。雌雄相随，旦暮则鸣。"李时珍曰："蛤蚧因声而名，仙蟾因形而名。"《出产辨》载："以广西龙州为多……雄者鸣声为蛤，雌者鸣声为蚧。"

[别名]　仙蟾。

[来源]　为壁虎科动物蛤蚧 *Gekko gecko* Linnaeus除去内脏的干燥全体。

[动物形态]　为陆栖爬行动物。形如壁虎而大，全长20～30 cm，体尾等长。头呈三角形，眼大，无活动眼睑；上唇有1宽吻鳞，不达及鼻孔。头及背面均具粒状细鳞，并散有大的疣鳞；腹面鳞较大，覆瓦状排列；指趾间具蹼，指趾端显著膨大，底部具单行劈褶皮瓣，第1指特别短且无爪。尾部有深浅相间的7条环纹，易断，有再生能力。有咬物至死不放之特点。（图14-30-1）

多栖息在悬崖峭壁的洞隙、树洞内，土山、坟墓及石缝中。喜温，昼伏夜出，常于夜幕降临后外出活动、寻食，性情机警，喜在夜间鸣叫。

[产地]　为国家二类保护动物。分布于广西、广东、云南、贵州、福建、台湾等省区。主产于广西、广东、云南等省区。广西、江苏等地已有人工养殖。

[采收加工]　全年均可捕捉，多于5—9月

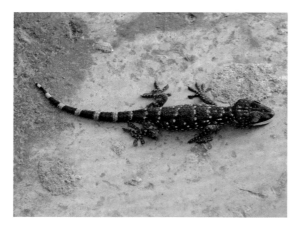

图14-30-1 蛤蚧动物图（马俊、张泽华 摄）

间行捕。捕后从其肛门向上至咽部割开，取出内脏，将血液抹干净，不可水洗。再用细竹片撑开，使其身体及四脚顺直，然后用小火烤干。将大小相同的两只合成1对，颈部用细绳扎牢，尾部用韧纸包卷加以保护。

[**药材鉴别**] 性状鉴别 为4足头尾撑直之扁平片状，头部及躯干长10～15 cm，尾长10～14 cm，腹背宽6～10 cm。头大稍扁，略呈三角形，约为躯干的1/3，两眼凹陷成穹窿，两颌缘密生细齿，无大牙，上唇端吻鳞不达及鼻孔。全体被圆形、多角形微有光泽细鳞，脊柱骨及两侧肋骨突起；背部散有灰白色及褐色较大疣鳞，刮之易脱落；腹部鳞片较大，多镶嵌状排列。4足均有5趾，趾端扩大，趾间有蹼迹，趾底具单行瓣状吸盘，第1指特别短且无爪。尾渐细，显骨节，可见7个银灰色深浅相间的环带。气腥，味微咸。（图14-30-2）

[**成分**] 含肌肽（carnoside）；胆碱、肉毒碱（carnitine）；鸟嘌呤（guanine）；5种磷脂类成分，含量达1.19%以上，其中磷脂酰

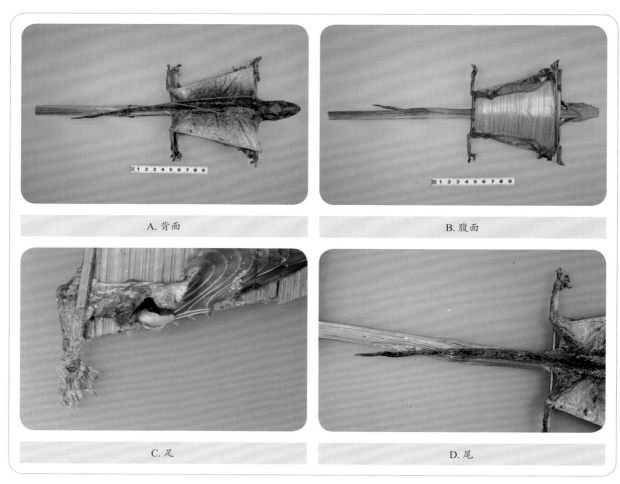

A. 背面　　　　　　　　　　　　B. 腹面

C. 足　　　　　　　　　　　　D. 尾

图14-30-2 蛤蚧药材

乙醇胺含量达70%以上，其次为磷脂酸、溶血磷脂酰胆碱、神经鞘磷脂和磷脂酰胆碱；蛋白质；脂肪酸9种，其中不饱和脂肪酸达75%，如亚麻酸和人亚油酸等；18种氨基酸，以甘氨酸为主（15.4%），其次为脯氨酸、谷氨酸等；钙、磷、镁、锶、铁、钡等18种无机元素，其中以钙的含量最高。蛤蚧尾部锌的含量比体部含量高42倍以上；氨基酸含量尾中也高于体部。

[**贮藏保管**]　置阴凉、干燥处，防虫蛀。

[**功效**]　性平，味咸。补肺益肾，纳气定喘，助阳益精。用于虚喘气促，劳嗽咳血，阳痿，遗精。

[**用法用量**]　3～6g，多入丸散或酒剂。

[**方例**]　人参蛤蚧散（《卫生宝鉴》）：蛤蚧，人参，杏仁，甘草，茯苓，知母，贝母，桑白皮。主治久病气喘，咯唾脓血，满面生疮，遍身黄肿。

[**论注**]　目前多有以同科同属的数种动物（俗均称"壁虎"）或其他科属爬行动物，如喜山鬣蜥、山溪鲵、疣螈等充蛤蚧混入市场。其他科属的数种爬行动物之干燥全体，可依据眼睑、指（趾）、背腹鳞片、尾部等特征鉴别之。如以同科属动物壁虎充幼小蛤蚧，则可据吻鳞达及鼻孔、鳞较小、体背具多数不规则疣鳞、腹鳞覆瓦状排列等特征鉴别之。

# 乌梢蛇

## ZAOCYS

乌蛇始载于《开宝本草》。马志曰："背有三棱，乌黑如漆。性善，不噬物。"苏颂曰："此蛇不食生命，亦不害人……其身乌而光，头圆尾尖，眼有赤光。"寇宗奭曰："乌蛇脊高，世称剑脊乌梢。尾细长……"《本草纲目》称之乌梢蛇，并谓"剑脊细尾者为上"。

[**别名**]　乌蛇，乌风蛇，青蛇。

[**来源**]　为游蛇科动物乌梢蛇 *Zaocys dhumnades*（Cantor）除去内脏的干燥全体。

[**动物形态**]　为陆栖卵生无毒蛇。全长1～2m。头椭圆形，与颈无明显分界；吻鳞从背面看不到，下额前缘正中有1颏鳞与吻鳞相对应。体背青灰色，前段背脊两侧有2条黑褐色纵纹，至体中段逐渐不显而趋于消失；幼体背脊鲜绿色，有4条黑色纵纹贯穿全身。背鳞呈双行（前段16，后段14），背鳞中央的鳞片起棱，从颈的后部起由2行渐增至4行；腹鳞灰白色，186～205；肛鳞2裂；尾下鳞101～128对。尾渐细。（图14-31-1）

生活于平原、丘陵或低山，常于田野及庭园附近。行动极敏捷，稍有惊动就迅速逃窜。主要以蛙类为食，偶也捕食鱼类及蜥蜴。

[**产地**]　主产于浙江、江西、安徽、四川等省。

[**采收加工**]　4—11月间用具有铁钩的长竿捕捉。捕后即刻摔死，剖腹去内脏，以头

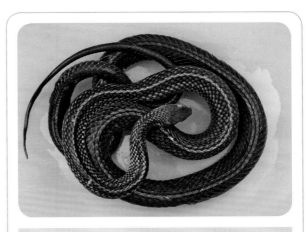

A. 动物

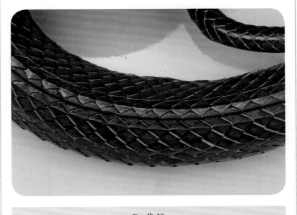

B. 背鳞

图14-31-1　乌梢蛇动物

为中心盘成圆形，尾插入外缘腹腔内，置铁丝拧成的格架上以柴火熏干，经常翻动，至色发黑，但切勿熏焦，再烘或晒干，即为"乌蛇干"。

[药材鉴别] 性状鉴别 呈圆盘形，盘径约 16 cm。头扁圆形，略似龟头，盘于中央，口内有多数刺状小牙，眼大不陷而有光泽。全体黑褐色，密被菱形背鳞，前段 16 行，后段 14 行，无光泽。脊棱高耸成屋脊状，俗称"剑脊"。腹剖开，边缘向内卷曲，脊肌肉厚，黄白色或淡棕色，或熏成灰黑色，肋骨排列整齐。尾渐细而长，插入外缘腹腔内，尾下鳞双行。质坚韧。气腥，味淡。（图 14-31-2）

以头尾齐全、皮黑褐色、肉黄白色、体坚实者为佳。

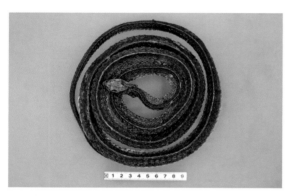

图 14-31-2　乌梢蛇药材

显微鉴别 背鳞外表面：鳞片呈黄棕色，具纵直条纹，条纹间距 13.7 ～ 27.4 μm，沿鳞片基部至先端方向径向排列，内含色素斑。此特征为本品粉末鉴别的重要依据。

背鳞横切面：内、外表皮均较平直，真皮不向外突起，真皮中色素较多。

[成分] 含蛋白质约 22.1%，脂肪约 1.7%。含大量钙、磷、镁等常量元素，铁、锌、锶等微量元素含量也较高；钡含量达 109.168 μg/g，是 10 种药用蛇中含量较高的，应引起注意。

[贮藏保管] 用木箱装，防压碎；贮藏时可放花椒少许防虫蛀，并可存于石灰缸中防潮，防霉。

[功效] 性平，味甘。祛风，通络，止痉。用于风湿痹痛，麻木拘挛，抽搐痉挛，中风口眼㖞斜，半身不遂，破伤风症，麻风疥癣，瘰疬恶疮。

[用法用量] 6 ～ 12 g，多入丸及酒剂用。

[方例] 乌蛇丸《圣惠方》：乌蛇，天南星，干蝎，白附子，白僵蚕，桂心，羌活，麻黄，防风。主治风痹，手足缓弱，不能举伸。

[论注]（1）市售乌梢蛇，尚用黑眉锦蛇、红点锦蛇、黑头剑蛇、眼镜蛇等其他蛇种加工制成混淆品，且多已熏黑，以至色斑纹不易识别。在鉴别中应注意如下几点：① 背鳞行数为偶数（前 16，后 14）。② 仅背脊中央 2 ～ 4 行起棱，且甚强。③ 各背鳞较大，略呈菱形且前后两端棱角不为圆钝者为正品。

（2）蛇蜕（龙衣）为游蛇科动物黑眉锦蛇 Elaphe taeniurus Cope、锦蛇 Elaphe carinata（Guenther）或乌梢蛇等蜕下的表皮膜。春末夏初或冬初采集，除去泥沙，干燥而得。呈圆筒形，多压扁并皱缩，完整者形似蛇，长达 1 m 以上；背部银灰色或淡灰棕色，有光泽，具菱形或椭圆形鳞迹，鳞迹衔接处呈白色，略抽皱或凹下；腹部乳白色或略显黄色，鳞迹长方形，呈覆瓦状排列；体极轻，质微韧，捏之有滑润感和弹性，轻轻搓揉，沙沙作响；气微腥，味淡或微咸。以完整、具光泽者为佳。有祛风、止痒、退翳、定惊等作用。应置干燥处，防虫蛀。

（3）蛇胆汁为眼镜蛇科、游蛇科或蝰科多种蛇的胆汁。多于蛇类活动季节捕捉；捕后将蛇处死，剖腹取出蛇胆，置含醇量 50% 以上的白酒中，蛇胆与白酒比例为 1:1（g/g）。用时除去胆衣，以净胆汁的白酒溶液入药。在收购或检测成药时，可用已知的真品蛇胆汁或去氧胆酸、胆固醇、石胆酸等标准品进行薄层分析。据报道，各种蛇胆汁薄层结果大致一样，少数蛇如眼镜蛇 Naja naja atra（Cantor）、眼镜王蛇 Ophiophagus hannah（Cantor）较其他蛇多 2 个斑点，过树榕蛇 Ptyas korro（Sehlegel）较其他蛇少 2 个斑点；且蛇胆均含牛磺胆酸、牛磺去氧胆酸、牛磺鹅去氧胆酸，所有蛇胆均不含去氧胆酸、胆固醇及石胆酸。对于完整蛇胆也可结合性状进行鉴别。

# 金钱白花蛇

BUNGARUS PARVUS

白花蛇一名始载于《开宝本草》。马志曰："白花蛇生南地，及蜀郡诸山中。九月、十月采捕，火干。白花者良。"此后历代本草多有记载，然而多是指五步蛇。现代以银环蛇幼体加工而成，药材形若古钱币而得名。

[别名] 小白花蛇。

[来源] 为眼镜蛇科动物银环蛇 *Bungarus multicinctus* Blyth 的幼小蛇除去内脏的干燥全体。

[动物形态] 为陆栖卵生爬行动物。体长 30～160 cm。头椭圆形，稍大于颈，表面覆以许多不同形状的鳞片。体背面具黑白相间环纹 37～61，黑色环宽 3～3.5 鳞，白色环宽约 1 鳞；背鳞 15 行，中央 1 行为"脊鳞"，大而呈六角形；腹面白色，略有灰黑色小斑点，正中 1 行腹鳞 198～218 片，其宽超过相邻的背鳞 3 倍，肛鳞 1 片；尾下鳞单行 40～53 片。尾细长而尖，其上黑环纹有时相连成整环。（图 14-32-1）

习栖于平原、丘陵或山脚近处。傍晚或夜间多于田边、路旁、坟地、菜畦等处活动，捕食泥鳅、鳝鱼及蛙类等。每年 5—8 月易见，每雌蛇产卵 5～15 枚，15 日左右可孵出小蛇，3 年后达性成熟。

[产地] 主产于广东、广西等省区。东南各省亦产。现已有人工养殖。

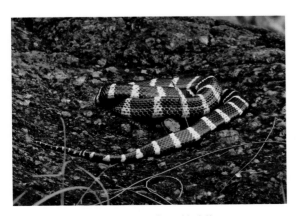

图 14-32-1　银环蛇动物

[采收加工] 5—8 月采挖蛇卵孵化，取孵出 7 日左右的幼蛇，剖腹去内脏，擦净血迹，以头位于中心卷成圆盘状，用 2 根竹片交叉穿过圆盘使之固定，并将蛇尾放入蛇口中，用木炭小火烘干。或于 5—8 月间行捕（行捕时可用泥沙撒于蛇体，蛇即不动）幼蛇进行加工。

此蛇毒对人体神经有毒害作用，捕捉时要注意安全。

[药材鉴别]　性状鉴别　呈圆盘状，盘径 3～6 cm，蛇体颇小，直径 0.2～0.4 cm。头在中央，尾细，纳于口内。背黑色或灰黑色，有数 45～58 个宽约 1 鳞的白色环纹，相间黑色环纹 3～5 鳞；脊棱处的 1 列鳞片较大，呈六角形，其他背鳞鳞片细密，有光泽。腹部黄白色，鳞片稍大。内表面黄白色或淡黄色。尾下鳞呈单行。气微腥，味微咸。（图 14-32-2）

以头尾齐全、肉色黄白、盘径小者为佳。

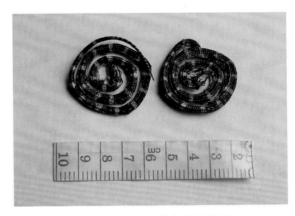

图 14-32-2　金钱白花蛇药材

显微鉴别　背鳞外表面：鳞片呈黄白色，具众多细密沿鳞片基部至先端方向径向排列的纵直条纹，条纹间距 1.1～1.7 μm。（图 14-32-3）

背鳞横切面：内、外表皮均较平直，真皮不向外方突出，真皮中色素较少。（图 14-32-3）

[成分]　主含蛋白质、脂肪及鸟嘌呤核苷（guanoside）。头部毒腺中含多种酶，如三磷酸腺苷酶、磷脂酶等，另含 α-环蛇毒、β-环蛇毒、γ-环蛇毒（强烈的神经性毒素）及神经生长因子。

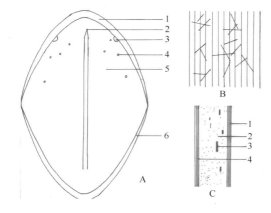

图14-32-3　金钱白花蛇背鳞示意图

A.背鳞外表面（1.游离端　2.脊棱　3.端窝
4.色素斑　5.条纹　6.基部）
B.背鳞外表面条纹放大
C.背鳞横切面（1.外表皮　2.真皮　3.色素　4.内表皮）

［**贮藏保管**］　用木箱装，防压碎；贮藏时可放花椒少许防虫蛀，并存于石灰缸中防潮，防霉。

［**功效**］　性温，味甘、咸；有毒。祛风，通络，止痉。用于风湿顽痹，麻木拘挛，中风口喎，半身不遂，抽搐痉挛，破伤风症，麻风疥癣，瘰疬恶疮。

［**用法用量**］　2～5 g；研粉吞服，1～1.5 g。

［**方例**］　白花蛇酒（《频湖集简方》）：白花蛇，全蝎，当归，防风，羌活，白芷，天麻，赤芍，甘草，升麻。治诸风顽痹，筋脉挛急。

［**论注**］（1）本品偶有以其他有环纹的蛇种如金环蛇、白环蛇、赤链蛇、眼镜蛇等混充入药，捕捉及收购时均应注意观察，识别真伪。它们的白色横纹特征虽与银环蛇相似，但银环蛇脊鳞扩大成六角形、肛鳞1片、尾下鳞为单行等特征可供鉴别之。

（2）大白花蛇为蝰科蝮蛇亚科动物五步蛇（蕲蛇）*Agkistrodon acutus* Güenther 去内脏之干燥全体；华北、华中部分省作白花蛇用，称为"大白花蛇"。详见"蕲蛇"项下。

（3）百花锦蛇为游蛇科动物百花锦蛇 *Elaphe moellendorffi*（Boettger）除去内脏之干燥全体。两广及湖南等省区作白花蛇用。头位于中央的圆盘形，盘径12～22 cm，蛇头呈长方圆形，先端较窄，头顶棕紫红色；蛇体背面

灰黑色，鳞片均为菱形，具30余个排成3行略呈六角形的红褐色斑块。自尾端向前有10多个橙红色的横斑，宽2～4鳞；气微腥。

# 蕲　蛇

## AGKISTRODON

《开宝本草》载有白花蛇，按马志所言，似指白花者。然按苏颂、寇宗奭、李时珍等人所言，皆系指五步蛇。苏颂曰："今黔中及蕲州、邓州皆有之。其纹方胜白花，喜螫人足。"寇宗奭曰："诸蛇鼻下，独此鼻向上，背有方胜花纹，以此得名。"李时珍曰："花蛇，湖蜀皆有，今惟以蕲蛇擅名……市肆所货、官司所取者，皆自江南兴国州诸山中来。其蛇龙头虎口，黑质白花，胁有二十个方胜纹，腹有念珠斑，口有四长牙，尾有佛指甲……。"

［**别名**］　祈蛇，五步蛇，棋盘蛇，大白花蛇。

［**来源**］　为蝰科动物五步蛇 *Agkistrodon acutus*（Güenther）除去内脏后的干燥全体。

［**动物形态**］　为陆栖卵生爬行动物。体长1～2 m。头大，呈扁平三角形；吻鳞与鼻间鳞延长并上翘，使致吻端翘起。体背面灰褐色，两侧有暗褐色"︿"形大斑纹24个，其顶点常在背中线上相连，将背面隔成菱形斑纹。背鳞21～23行，并有显著起棱；腹面黄白色，两侧有直径约2鳞的黑色圆斑，腹鳞157～171片；肛鳞1片；尾下鳞40～60对。尾短而尖，末端有1枚尖长侧扁的鳞片。（图14-33-1）

生活于山区或丘陵林木茂盛的地方，常见于溪边石上或路旁，行动迟缓。平时盘成圆形，头枕于中央，吻尖朝上，遇惊扰辄转头注视发生声响的方向；晚上有扑明火现象。喜食蟾蜍、蛙类、鸟类及鼠类等动物。

［**产地**］　主产于浙江、江西、广东、广西、湖北等省区。

［**采收加工**］　夏、秋二季捕捉。捕后剖腹去内脏，洗净，将肋骨近脊柱处折断，使蛇体展开摊平，以头为中心盘成扁平薄饼状，用竹片支撑固定，并将尾部折盘内圈蛇体上，以炭

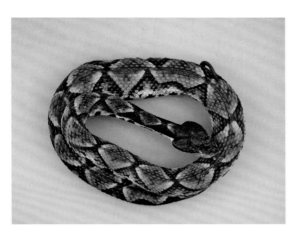

图14-33-1　五步蛇动物

火烘干或晒干，称为"蕲蛇鲞"。如去内脏后，不用竹片支撑开蛇腹部，原条盘好的烘晒干制品，则称"蕲蛇棍"。

[**药材鉴别**]　性状鉴别　蕲蛇鲞：为扁薄圆盘形，盘径17～34 cm。头呈扁平三角形，位于中央，稍向上，吻端向上翘起，习称"翘鼻头"或"龙头虎口"。背部棕褐色，具24个浅棕色菱形斑纹（习称"方胜纹"），纹排成1行。背鳞强烈起棱。腹部灰白色，鳞片较大，有黑色类圆形斑块，习称"连珠斑"；腹撑开，内壁黄白色，可见脊椎骨及两侧肋骨。尾部骤细，尾下鳞单行，末端有1枚三角形角质鳞片，尖长侧扁，习称"佛指甲"。气腥，味微咸。（图14-33-2）

蕲蛇棍：呈较厚的圆盘形，腹部不撑开。其他同蕲蛇鲞。

均以头尾齐全、条大、腹腔内壁洁净、花纹明显者为佳。

显微鉴别　背鳞外表面：呈深棕色或黄棕色，密布类三角、类卵状或不规则形的乳头状突起，内含颗粒状色素。（图14-33-3）

背鳞横切面：部分真皮和外表呈波状或乳头状突起，使外表面呈波浪状，突起的真皮部分含较多色素。内表面较平直，无乳头状突起。（图14-33-3）

[**成分**]　主含蛋白质及脂肪。头部毒腺中含多量出血性毒素，少量神经性毒素，微量溶血性成分及促进血液凝固成分。

[**贮藏保管**]　同"金钱白花蛇"。

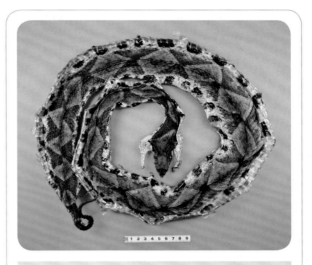

A. 外表面

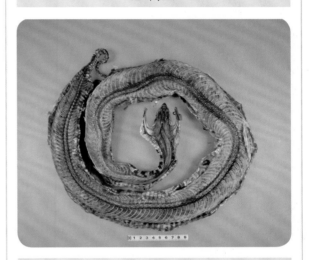

B. 内表面

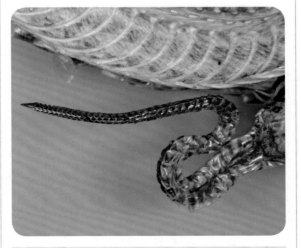

C. 佛指甲

图14-33-2　蕲蛇药材

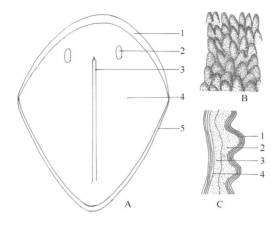

图14-33-3　蕲蛇背鳞示意图

A.背鳞外表面简图（1.游离端　2.端窝
3.背纹　4.乳突　5.基部）
B.背鳞外表面乳突放大
C.背鳞横切面简图（1.外表皮　2.色素
3.真皮　4.内表皮）

［功效］　性温，味甘、咸；有毒。祛风，通络，止痉，攻毒。用于风湿痹痛，麻木拘挛，骨节疼痛，中风口眼㖞斜，半身不遂，抽搐痉挛，破伤风症，麻风疥癣。

［用法用量］　3～9g；研末吞服1～1.5g。

# 燕　窝

COLLOCALIAE NIDUS

本品始载于《本草逢源》。赵学敏曰："一名燕蔬菜……有乌、白、红三色，乌色品最下，红者最难得，能益小儿痘疹。白色能愈痰疾。"《泉南杂志》："闽之远海近番处，有燕名金丝者，首尾似燕而甚小，毛如金丝。临卵育子时，群飞近沙沙泥有石处，啄蚕螺食之。蚕螺背上肉有两筋，如枫蚕丝，坚洁而白，食之可补虚损，已痢劳症。此燕食之，肉化而筋不化，并津液呕出，结为小窝，附石上，久之与小雏鼓翼而飞。海人依时拾之，故曰燕窝也。"

［别名］　燕窝菜，燕蔬菜。

［来源］　为雨燕科动物金丝燕Collocalia esculenta L.及同属多种动物用唾液与绒羽等混合凝结所筑成的干燥巢窝。

［动物形态］　体长约9cm。嘴暗褐色，形短，稍带弯曲，基部宽阔，背褐黑色，略有光泽；腰部较淡，腹部灰白色或赤褐色。翅长而尖，合翅时，翼端远超过尾端。尾短，尾羽略呈方形。脚极细弱，4趾均向前。

多见于热带沿海地区，通常于岛屿险峻的岩洞深暗处筑巢聚居。孵雏多于海岸岩石的峭壁上作窝。现多通过建造燕屋来吸进金丝燕聚居筑巢，收集燕窝。

［产地］　产于印度尼西亚、泰国、缅甸、马来西亚、日本等地。我国福建、广东、台湾等地也产。

［采收加工］　本品依附于海岸岩石峭壁上，可于2、4、8月间至此采集，一般于产卵前或小燕出巢后采收为好。产卵前采可促大燕再次作窝，而且质量较好；小燕出巢后采，则有利其繁殖。

［药材鉴别］　性状鉴别　多呈不整齐的半月凹陷下兜状，一般长6.5～10cm，宽3～5cm。附着岩石的面较平坦，外面微隆起，黏液凝成层排列较整齐；窝内面较粗糙，呈丝瓜络样。质硬而脆，断面微角质状，有镜样光泽。入水则柔软，并可膨大。气微，味甘。（图14-34-1）

以宽大、完整、色洁净者为佳。商品药材尚有白燕、毛燕、血燕之分。白燕又名官燕，色洁白，偶带有少数绒羽；毛燕色灰，内有较多灰黑色羽毛；血燕，橙红或灰红色。传统认为以白燕的品质最佳。

［成分］　含氮物质约57.4%，无氮提取物约22%，水分约10.4%，纤维约1.4%，灰分约8.7%及微量脂肪。去净毛的燕窝灰分约2.52%，可完全溶于盐酸，内约有磷0.035%、硫1.1%；水解后得还原糖至少17.36%（以葡萄糖计）。尚含精氨酸、胱氨酸、组氨酸、赖氨酸等。此外尚含氨基己糖（hexosamine）、类似黏蛋白（mucin）物质及钙、磷、钾、硫为主的无机元素。

研究表明，燕窝主要营养成分含有水溶性蛋白质、碳水化合物、矿物质及对人体起重要作用的氨基酸，其中唾液酸为最有价值的成分之一。

［贮藏保管］　用罐装，置干燥处，防霉。

［功效］　性平，味甘。养阴润燥，益气补

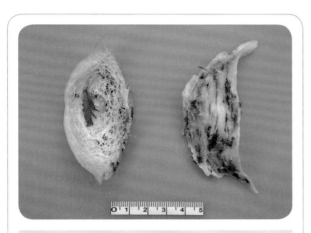

A. 药材

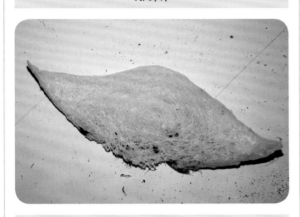

B. 窝内面

图 14-34-1 燕窝药材（毛燕）

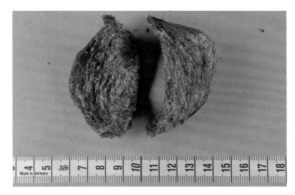

图 14-34-2 血燕伪品

# 鸡内金
（附：凤凰衣）

GALLI GIGERII ENDOTHELIUM CORNEUM

本品又名胵胵里黄皮，始载于《神农本草经》丹雄鸡条下。李时珍曰："胵胵（音脾鸥），鸡肫也。近人讳之，呼肫内黄皮为鸡内金。"

[别名] 鸡肫皮。

[来源] 为雉科动物家鸡 *Gallus gallus domesticus* Brisson 胃的干燥内壁。

[动物形态] 家禽。嘴短而坚，略呈圆锥状，上嘴稍弯曲。鼻孔裂状，被有鳞状瓣。眼有瞬膜。头上有肉冠，喉部两侧有肉垂，通常呈褐红色；肉冠以雄者为高大，雌者低小；肉垂亦以雄者为大。翼短；羽色雌、雄不同，雄者羽色较美，有长而鲜丽的尾羽；雌者尾羽甚短。足健壮，跗、跖及趾均被有鳞板；趾4，前3趾，后1趾，后趾短小，位略高，雄者跗跖部后方有距。（图14-35-1）

[产地] 全国各地均有产。

[采收加工] 全年均可收集。杀鸡后，将鸡肫取出剖开，不要水洗，趁热立即剥下内壁，洗净，晒干。

[药材鉴别] 性状鉴别 为不规则卷片状，完整者长约3.5 cm，宽约3 cm，厚约2 mm，养殖鸡生长期短，厚不及2 mm。表面黄色、黄绿色或黄褐色，薄且半透明，具明显纵皱纹。质脆，易碎，断面角质状，有光泽。气微腥，味微苦。（图14-35-2）

以个大、色黄、完整少破碎、净洁者为佳。

中。用于虚损痨瘵，咳嗽痰喘，咯血吐血，久痢，久疟、噎膈反胃。

[用法用量] 5～10 g。

[论注] 据考察，只有洞燕才能出产血燕。血燕巢色的成因主要有3个：① 金丝燕食用海边藻类、深山昆虫飞蚁等食物，故其唾液含矿物质较多，燕巢容易氧化成红色。② 万年岩壁所含的矿物质经由巢与岩壁的接触面，慢慢渗透到巢内，加上石洞里的天然矿水滴入燕窝而产生颜色上的变化。③ 石洞里面的空气非常闷热，越深入洞腹越是闷热，含有矿物质的燕窝受到闷热的空气氧化而转变成灰红或橙红的颜色。因血燕稀少，价格较高，市场上出现一些染色燕窝冒充，颜色鲜亮且很均匀，清水浸泡后变红色，应注意鉴别。（图14-34-2）

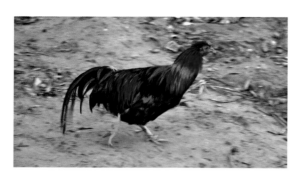

图14-35-1 家鸡动物

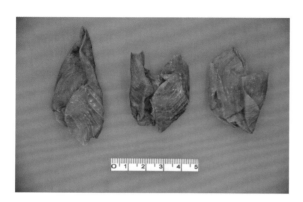

图14-35-2 鸡内金药材

[成分] 含胃蛋白酶，淀粉酶，类角蛋白，黄色素及精氨酸、天门冬氨酸、缬氨酸等18种氨基酸。并含维生素$B_1$、维生素$B_2$、烟酸、抗坏血酸及锶、钼、钙、铁、镁、铜、锌等无机元素。

[贮藏保管] 用木箱装，置干燥处，防压，防虫蛀。

[功效] 性平，味甘。健胃消食，涩精止遗，通淋化石。用于食积不化，呕吐泻痢，小儿疳积，遗尿，遗精。

[用法用量] 3～10 g。

[方例] 益脾饼（《医学衷中参西录》）：鸡内金，白术，干姜，大枣；主治脾胃湿寒，饮食减少，长作泄泻，完谷不化。

[论注] （1）有的地区将鸭科动物家鸭 Anas platyrhynchos domestica（L.）的干燥胃内壁与鸡内金混用。其与鸡内金主要区别点：呈碟形片状，较鸡内金小，但较厚；表面黑绿色、黑褐色或紫黑色，皱纹细小；质硬脆，断面角质样。

（2）鸭内金、鹅（Arser domestica Geese）内金均含淀粉酶，其活力均高于鸡内金；均含蛋白酶，酶活力以鸭内金最高，分别是鹅内金、鸡内金的3倍；均含相同组分的氨基酸，其中鸭内金、鹅内金赖氨酸、谷氨酸含量均高于鸡内金；三者均含类似的微量元素，均不含汞、镉、砷。

# 附：凤凰衣

FOLLICUL ARIS OVI MEMBRANA

本品名出自《医学入门·本草》，原名卵中白皮，始载于《名医别录》，并谓："主久咳结气，得麻黄、紫菀和服之立已。"

[来源] 为雉科动物家鸡 Gallus galus domesticus Brisson 的蛋孵出小鸡后壳内的干燥软膜。

[药材鉴别] 性状鉴别 呈皱褶状薄膜，大小不等，边缘不整齐。表面白色，不透明，内面淡黄白色，并附有血丝。质薄如纸且轻，略有韧性。无臭，味微甘。（图14-35-3）

以色白、不破碎者为佳。

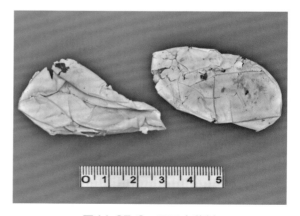

图14-35-3 凤凰衣药材

[成分] 主含角蛋白（ceratin），其中尚含少量黏蛋白纤维（mucin fibers）。

[贮藏保管] 置干燥处，防霉，防虫蛀。

[功效] 性平，味甘。润肺止咳。用于久咳，声音嘶哑，瘰疬结核，溃疡不敛。

[用法用量] 1～3 g。

# 乌骨鸡

GALLUS NIGROSCEUS

《名医别录》《食疗本草》《开宝本草》都有乌鸡肉补虚的记载。乌骨鸡一名见于《本草纲目》，李时珍曰："乌骨鸡，有白毛乌骨者，黑毛乌骨者，斑毛乌骨者，有骨肉俱乌者，肉白乌骨；但观鸡舌黑者，则肉骨俱乌，入药更良。"

[别名]　武山鸡，泰和乌骨鸡，药鸡，白毛乌骨鸡。

[来源]　为雉科动物乌骨鸡 *Gallus gallus domesticus* Brisson 的骨肉。

[动物形态]　体躯较矮小。头小，颈短，具黑色尖嘴；鸡冠暗红色；耳叶墨绿色，稍带紫蓝色。遍体毛羽白色或黑色，除两翅毛为羽毛外，全为绒丝状毛；头上有1撮细丝毛隆起，下颌及两颊均有较多丝状短毛。翅较短，主翼羽毛呈分裂状；脚也被毛，5爪，前3后2，后2基部常联成叉状，其生长位置高于其他3爪；跖毛多而密。皮乌，肉乌，骨乌，舌暗红色，内脏及肠系膜、脂肪等均带黑色。（图14-36-1）

江西泰和县武山产地民间归纳本品种具有十大特征：凤冠、绿耳、双缨、胡须、丝毛、五爪、毛腿、乌皮、乌骨、乌肉。

[产地]　原产于江西泰和县。

[成分]　含有氨基酸、微量元素、维生素、

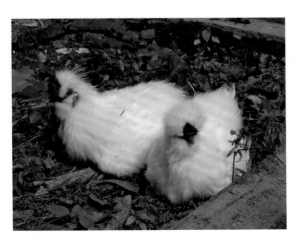

图14-36-1　乌骨鸡动物

黑色素、激素、酶等。所含的27种微量元素，以镁、锌、硅、铁含量较高，对生命活动有重要价值的锶和钼在乌鸡中含量亦甚高。

[功效]　性平，味甘。养阴退热，补气益血，调经止带。用于骨蒸羸瘦，烦热消渴，脾虚滑泄，遗精久痢，崩中带下。

[用法用量]　煮食或入丸、散。

[方例]　乌鸡白凤丸（《寿世保元》）：乌骨鸡，鹿角胶，鳖甲，牡蛎，桑螵蛸，人参，黄芪，当归，白芍，香附，天门冬，甘草，生地黄，熟地黄，川芎，银柴胡，丹参，山药，芡实，鹿角霜。功能补气养血，调经止带；主治气血两虚，身体羸弱，腰膝酸软，月经不调，崩漏带下。

# 穿山甲

MANITIS SQUAMA

鲮鲤始载于《名医别录》。陶弘景曰："形似鼍而短小，又似鲤而有四足，黑色，能陆能水，日中出岸，张开鳞甲如死状，诱蚁入甲，即闭而入水，开甲蚁皆浮出，因接而食之。"苏颂曰："鲮鲤即今穿山甲也。生湖广、岭南，及金、商、均、房诸州，深山大谷中皆有之。"李时珍曰："状如鼍而小，背如鲤而阔，首如鼠而无牙，腹无鳞而有毛，长舌尖喙，尾与身等。尾鳞中央厚，有三角，腹内脏俱全，而胃独大，常吐舌诱蚁食之。"并释名曰："其形肖鲤、穴陵而居，故曰鲮鲤，而俗称穿山甲。"

[别名]　山甲，甲片，鲮鲤片。

[来源]　为鲮鲤科动物鲮鲤 *Manis pentadactyla* Linnaeus 的鳞甲。

[动物形态]　为地栖性哺乳动物。体形狭长，身长0.5～1 m，尾长10～30 cm。头小，圆锥状而扁直，吻短而尖，口小，无齿，舌细长，除腹部及四肢内侧外，全身被角质坚硬的鳞片，鳞间有毛，鳞片略成三角形，黑色或黄色。四肢短，趾具爪，前肢第三趾之爪特别长而发达，适于挖掘泥土。雌体有乳头2对。（图14-37-1）

一般多栖于山麓、丘陵或灌木杂树林，小

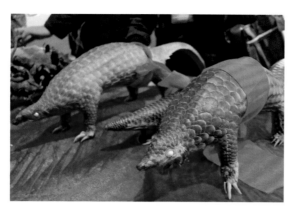

图14-37-1 穿山甲（标本）

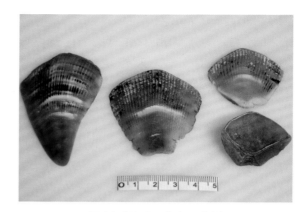

图14-37-2 穿山甲药材

石混杂泥池等较潮湿的地方。白昼多居于洞中，并用泥土堵塞，晚间外出觅食。行动活跃，能爬树，遇敌或受惊时常卷成球状。

[**产地**] 产于长江以南至南方各省区山区或平地，以广西、云南、贵州等省区产量较大。

[**采收加工**] 全年均可捕捉；捕捉时撒泥沙于其身上，或利用狗找其洞穴。鲮鲤见到狗或撒泥沙时，有受惊立刻蜷缩成球状、静止不动的习惯，此时极易捕捉。捕后杀死，置沸水中略烫，取下鳞片，洗净，晒干，即为"甲片"。杀死后除去肉，剥取皮甲晒干，即为"甲张"或称"甲壳"。

[**药材鉴别**] 性状鉴别 甲片因生长部位不同而形状大小不一。一般呈扇形、菱形或盾形，长或宽3～5 cm，中央较厚，边缘较薄。背面青黑色、淡棕色或黑棕色，有纵线纹多条，底部边缘有横线纹数条。腹面色淡且较滑润，中央有1条弓形的横向棱线。角质，微透明，坚韧有弹性，不易折断。气微腥，味咸。（图14-37-2）

[**成分**] 含硬脂酸、胆甾醇、二十三酰丁胺以及C26、C29两个脂肪酰胺，以及L-丝-L-酪环二肽、D-丝-L-酪环二肽。并含赖氨酸、丝氨酸、甘氨酸、丙氨酸、精氨酸、苏氨酸、天门冬氨酸等16种氨基酸及锌、钠、钛、钙、镁、锰、磷等18种微量元素。

[**贮藏保管**] 置干燥处。

[**功效**] 性微寒，味咸。活血消癥，通经下乳，消肿排脓，搜风通络。用于经闭癥瘕，乳汁不通，痈肿疮毒，关节痹痛，麻木拘挛。

[**用法用量**] 5～10 g。

[**注意**] 孕妇慎用。

[**方例**] 穿山甲散（《妇科大全》）：穿山甲、鳖甲、赤芍、大黄、干漆、桂心、川芎、红花、当归。治经闭腹痛。

[**论注**]（1）在进口穿山甲商品中有大甲片和小甲片之分：大甲片灰黄色，习称"铜甲片"，品质较次；小甲片褐色，习称"铁甲片"，品质较优。

（2）穿山甲为国家一级保护动物，国家林业局对穿山甲片的利用进行严格监管。2016年第17届《濒危野生动植物种国际贸易公约》禁止对穿山甲制品的一切国际商业贸易，目前唯一合法来源是国内库存。

# 刺猬皮

ERINACEI SEU HEMIECHINI CORIUM

本品始载于《神农本草经》，列为中品。原名猬皮，《本草原始》称之为刺猬皮。陶弘景曰："处处野中时有此兽。人犯之，便藏头足，毛刺人，不可得捉。"李时珍曰："猬之头，嘴似鼠，刺毛似豪猪，蜷缩形如芡房及栗房，攒毛外刺，尿之即开。"寇宗奭释名曰："猬皮治胃逆，开胃气有功。其字从虫从胃，深有理焉。"

[**别名**] 猬皮，刺鼠皮，刺球子皮。

[**来源**] 为刺猬科动物刺猬 *Erinaceus europaeus* Linnaeus 或短刺猬 *Hemiechinus dauricus*

Sundevall 的干燥外皮。

[**动物形态**] **刺猬** 体躯肥短，长 20 ～ 27 cm，重 0.5 kg 左右。头宽吻长，眼小，耳短，长度不超过周围棘刺之长。四肢短小，具 5 趾，爪较发达，前肢特别锐利，适于掘土造穴。尾粗短。全身被棘刺。棘刺长 1.5 ～ 2.5 cm，多数基部白色，中上部一段为棕褐色，棘尖也为棕褐色，故整个背部呈土褐色；少数为纯白色。脸部、身体腹面及四肢均被细硬的白色长毛，腹部边上有灰褐色软毛。雌体有乳头 5 对。（图 14-38-1）

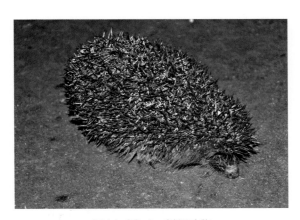

图 14-38-1 刺猬动物

栖于平原、丘陵或山地灌丛中，少见于市郊、村落附近。昼伏夜出，冬季入洞穴冬眠，冬眠期长达半年。

**短刺猬** 外形同刺猬而略小。主要区别点为：耳甚大，长于周围棘刺；躯体棘刺较细短，均为褐色和白色相间，整个背呈浅褐色；全身无白色棘刺；腹毛为土黄色。

栖于我国北部干旱地区草原地带的低洼及半荒漠地区的灌丛中；亦习冬眠。

[**产地**] 刺猬皮全国大多数地区均有产；短刺猬皮产于辽宁、吉林、内蒙古及河北等省区。

[**采收加工**] 全年均可捕捉，于冬眠时更易捕获。捕得后，用刀从腹部纵剖开，剥下皮，用竹片撑开，并撒上 1 层石灰，挂在通风处阴干。

[**药材鉴别**] 性状鉴别 呈多角形板刷状或直条状，有的边缘卷曲成筒状或盘状，长

15 ～ 20 cm。外表具密集排列的棘刺，刺长 1.5 ～ 2 cm，坚硬如针，灰白色、黄色或灰褐色，腹部皮上有灰褐色软毛。内表面灰白色或棕褐色，有筋肉残痕。具特异腥臭气，味淡。（图 14-38-2）

以张大、肉脂刮净、棘刺整洁者为佳。

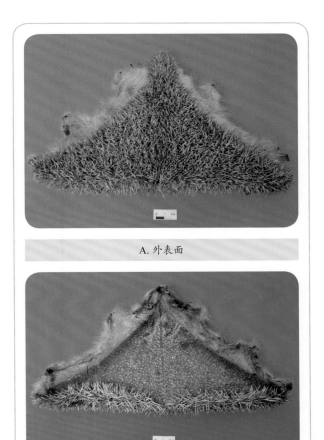

A. 外表面

B. 内表面

图 14-38-2 刺猬皮药材

[**成分**] 棘刺主含角蛋白（kecatin），下层的真皮层主含胶原（collgen）与其他蛋白质类，如弹性硬蛋白（elastin）等，另含脂肪等成分。

[**贮藏保管**] 置干燥容器中贮存，防虫蛀、防霉。

[**功效**] 性平，味苦。降气定痛，凉血止血，固精缩尿。用于反胃吐食，腹痛疝痛，肠风痔漏，遗精，遗尿。

[**用法用量**] 6 ～ 9 g；外用适量，研末调敷。

# 五灵脂

TROGOPTERORI FAECES

本品始载于《开宝本草》。马志曰："五灵脂出北地，寒号虫粪也。"掌禹锡曰："寒号虫四足有肉翅，不能远飞。"李时珍曰："其粪恒集一处，气甚臊恶，粒大如豆。采之有如糊者，有黏块如糖者。人亦以沙石杂而货之。凡用以糖心润泽者为真。"并释名曰："夏月毛盛，冬月裸体，昼夜鸣叫，故曰寒号……其屎名五灵脂，谓状如凝脂而气五行之灵气也。"

[别名] 草灵脂，寒雀粪，寒号虫屎。

[来源] 为鼯鼠科动物复齿鼯鼠（寒号鸟）*Trogopterus xanthipes* Milne-Edwards 的干燥粪便。

[动物形态] 为一种中等鼯鼠。体形似松鼠，身长 30 cm 以上，全身被灰黄褐色柔软的细毛。头部较宽，鼻、吻均较短，眼圆而大，颜脸部灰色；耳壳显著，为黄褐色，耳基部前后方生有黑色细长的簇毛。肢间具皮膜，色与背腹相同，唯边缘呈鲜橙黄色。腹毛色浅，毛基灰白色，毛尖黄棕色。四足棕黄色。尾扁平，略短于体长，毛蓬松，多为灰黄色，尖端有黑褐色的长毛。（图 14-39-1）

生活于长有松柏的高山岩石陡壁的石洞或石缝中。多在清晨或夜间外出活动，善攀爬，能滑翔，以松柏叶为食，尤喜柏树籽。在洞外或窝附近可发现有成堆的黑色粪便。

[产地] 主产于西北及西南，也产东北及华北等地区。

[采收加工] 全年可采，以春秋为多。采集后，拣净砂石、泥土等杂质，按形状分为"灵脂块"和"灵脂米"两类。

[药材鉴别] 性状鉴别 灵脂块（糖灵脂）：为粪尿黏结而成的团块，大小不一，长 5～15 mm，直径 3～6 mm。表面黑棕色、黄棕色、红棕色或灰棕色，显纤维性，凹凸不平，有油润性光泽，常夹杂有长椭圆形粪粒。质较硬，可破碎，断面黄棕色或棕褐色，不平坦，显粪粒形状。气腥臭，味苦。（图 14-39-2）

以色黑棕、有油润光泽、无杂质者为佳。

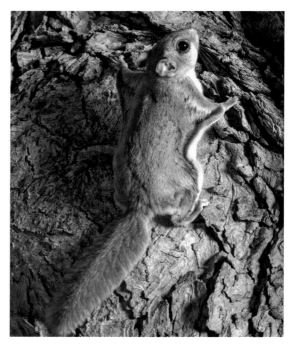

图 14-39-1 复齿鼯鼠动物

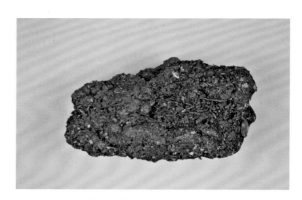

图 14-39-2 灵脂块药材

灵脂米（散灵脂）：呈长椭圆形颗粒，长 5～15 mm，直径 3～6 mm。表面较光滑或粗糙，黑棕色，断面黄绿色或棕褐色，纤维性。具柏树叶样香气，味微苦、咸。（图 14-39-3）

[成分] 含树脂、尿酸、尿素及维生素 A 类物质。据报道，从中尚分得邻苯二酚、3-蒈烯-9,10-二羧酸、原儿茶酸、五灵脂酸（wulingzhic acid）、苯甲酸、间苯基苯甲酸、尿嘧啶、尿囊素、次黄嘌呤、L-酪氨酸，其中前 4 种有不同程度的抑菌作用，前 7 种体外实验有明显抑制血小板凝聚活性；并分得 5-甲氧基香豆精等 2 种结晶性成分。

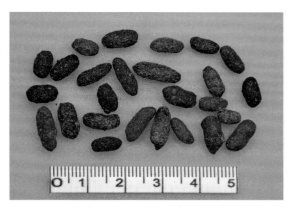

图14-39-3 灵脂米药材

［贮藏保管］ 置通风、干燥处存放，少量可用瓷缸盛贮。

［功效］ 性温，味咸、甘。活血，化瘀，止痛。用于胸胁、脘腹刺痛，痛经，闭经，产后血瘀疼痛，跌扑肿痛，蛇虫咬伤。

［用法用量］ 5～10 g；外用适量。

［注意］ 孕妇慎用；不宜与人参同用。

［方例］ 失笑散（《和剂局方》）：五灵脂，蒲黄。功能活血行瘀，散结止痛；主治瘀血内阻，月经不调，小腹急痛，产后腹痛，恶露不行。

［论注］ （1）鼯鼠科动物飞鼠*Pteromys volans* L.的干燥粪便曾作为五灵脂药用。粪粒长3～4 mm，直径1～2 mm，显纤维性；气腥臭，味苦。

（2）鼠兔科动物藏鼠兔*Ochotona thibetana* Miline-Edwards、达呼尔鼠兔*O. daurica* Pallas及红耳鼠兔*O. erythrotis* Büchner等的粪便，在四川、内蒙古、甘肃及青海等省区也作五灵脂入药。在全国其他部分省市也见市售。其药材多呈圆球形颗粒，直径3～5 mm，或粘结成块；表面灰褐色或棕褐色；体轻，质松，破碎面纤维性；无臭，味淡。

# 熊 胆

SELENARCTI ET URSI FEL

《神农本草经》载有熊脂。《唐本草》在熊脂条下记有熊胆的性味功能。《本草图经》始将熊胆予以分条。苏颂曰："熊胆阴干用。然多伪者，但取一粟许滴水中，一道若线不散者为真。"李时珍曰："按钱乙云：熊胆佳者通明。每以米粒点水中，运转如飞者良。余胆亦转，但缓尔。"

［别名］ 狗熊胆，黑瞎子胆。

［来源］ 为熊科动物黑熊*Selenarctos thibetanus* Cuvier或棕熊*Ursus arctos* Linnaeus的干燥胆。

［动物形态］ 黑熊 为大型林栖兽类。全身被黑毛，成兽胸部有"V"字形的白色斑纹。头部宽，嘴较短，嘴端及鼻上毛为棕黄色，耳大而较圆，颈部的两侧长毛为2个毛丛，其余部分的毛较短而硬。四肢粗壮，前后足均具5趾。前足腕部内垫宽大，和掌部肉垫相连，掌部肉垫与趾垫间有棕色短毛分隔。后足趾肉垫宽大而厚，趾垫内侧无短毛。尾极短。（图14-40-1）

棕熊 体型较上者大，全身被棕色毛，成兽胸部无"V"字形白斑纹。（图14-40-2）

栖息于针叶林、针阔混交林或阔叶林中，夏季在森林深处，冬季有冬眠习惯。善爬树，会游泳，不群居。杂食性，以松子、野葡萄、

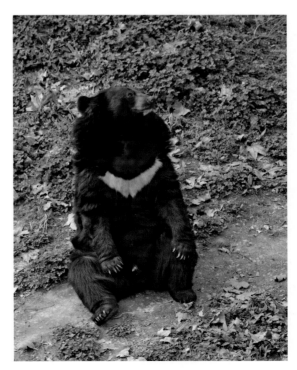

图14-40-1 黑熊动物

金胆（铜胆）：金黄色，有光泽，半透明，质松脆，为优。

菜花胆：黄绿色，有光泽，质脆，为次。（图14-40-3）

墨胆（铁胆）：黑褐色或黑绿色，质硬脆或硬膏状，更次。（图14-40-4）

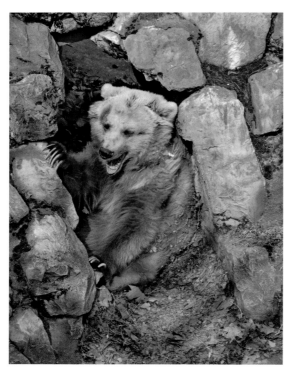

图14-40-2　棕熊动物

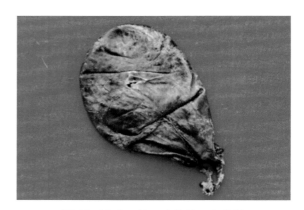

图14-40-3　熊胆（菜花胆）药材

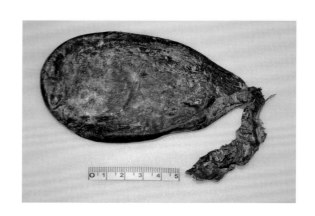

图14-40-4　熊胆（墨胆）药材

蘑菇、菜、谷物、虫、鱼、鸟、兔等小兽为食。饥饿缺食时会袭击家畜、鹿、山羊等大型兽类。棕熊还喜食蜂蜜。

［产地］　主产于云南、贵州、西藏、新疆和东北等地。以云南产的质量好，商品称为"云胆"；东北产量较大，商品称为"东胆"。

［采收加工］　多于冬季猎取。猎获后立即剖腹取胆，用线扎紧囊口以防胆汁流失，剥去油脂，悬挂通风处阴干。或置通风处晾8～10日后，用2块比胆囊大的夹板将胆囊夹扁，阴干或置于石灰缸中干燥。不宜晒、烘，以免腐臭变质。

［药材鉴别］　性状鉴别　呈囊状，上部狭细而中空，下部膨大，长10～20 cm，宽5～10 cm；有的呈扁囊状，厚0.5～1.5 cm。表面灰褐色、黑褐色或棕黄色，有或微有皱褶。囊皮较薄，对光视之，上部呈半透明状。内有干燥胆汁，即"胆仁"，呈不规则的块状或硬膏状。气清香而腥，味极苦，且较持久，清凉回甜，有粘舌感。

传统鉴别　根据胆仁色泽性状等可分成如下3种。

取胆仁少许，投入盛有水的杯中，若为正品则在水面旋转并有黄线下沉而不扩散，猪、牛、羊胆看不到黄线下沉；或取胆仁少许置铁片上以火烧之，熊胆只起泡而无腥气，牛羊胆有明显腥气；用针挑少许于酒精灯上烧，不应出现泪状下垂现象（习称"不吊胆"），而能多次起泡（伪品除牛胆外，其他动物胆均出现"吊胆"现象，燃烧时也很少再起泡）。

以个大、胆仁多、色金黄、半透明、味苦回甜者为佳。

［成分］　主含胆汁酸，其中有效成分为

牛磺熊去氧胆酸（tauroursodesoxycholic acid）约20%［水解后生成牛磺酸（taurine）］及熊去氧胆酸42.26～51.44%，尚含鹅去氧胆酸（chenodesoxycholie acid）7.6%～13.09%及微量胆酸（cholic acid）。并含牛磺酸、甘氨酸、丙氨酸、谷氨酸、天门冬氨酸等16种氨基酸、胆甾醇及胆汁色素。

［**贮藏保管**］　原个或胆仁用绵纸包好，置于盛有吸潮（如炒米）的瓷缸中密封，置干燥处，防潮，防虫蛀，防霉。

［**功效**］　性寒，味苦。清心，凉肝，息风，清热解毒，明目退翳。用于热盛惊风，癫痫，子癫抽搐，痈肿疔毒，痔疮肿痛，目赤翳障。

［**用法用量**］　0.3～1 g，入丸散用；外用适量，研末调敷患处或点眼。

［**方例**］　八宝眼药（《药典方》）：熊胆，炉甘石，冰片，海螵蛸，珍珠，硼砂，朱砂，地粟粉，麝香。功能消肿止痛，明目退翳；主治目赤肿痛，眼缘溃烂，畏光怕风，眼角涩痒。

［**论注**］　（1）熊胆纯真品质脆易粉碎，有光泽，呈晶状多面体颗粒。如有其他动物胆汁掺入，则多呈稠膏状，不易粉碎，且有腥臭气味。

（2）熊胆粉（熊胆干粉）为熊手术引流的胆汁干燥品。该品清香气较弱，口尝先略甘而后极苦，爽口，吸湿性较小，有串舌感。置水面上可产生自旋和周旋现象，溶解速度快，有澄明黄线下垂，不扩散，最后分布于杯底，无不溶物；直接加热起泡而无明显腥气；在365 nm紫外灯下可见黄白色荧光，与天然熊胆一致。其色泽也有金胆、菜花胆及墨胆之分，而且所含的熊去氧胆酸、鹅去氧胆酸和胆酸的含量以金胆最高，菜花胆其次，墨胆最低。与天然熊胆相比，所含成分组分无显著差异，但微量元素及胆红素显著低于天然者；随着引流次数增加，胆红素含量会相应增加，鹅去氧胆酸含量也逐以增加，而熊去氧胆酸则逐渐减少。

（3）黑熊、棕熊均为国家二级保护动物，传统活熊取胆不利于动物的生存、繁殖，且不符合国家法律要求，目前主要采取引流胆汁制成熊胆粉。

# 豹　骨
（附：虎骨）

PARDI OS

豹始载于《名医别录》，列为中品。陶弘景曰："豹至稀有，入用也鲜，惟尾可贵。"苏颂曰："今河洛、唐、郢间或有之。然豹有数种……。"寇宗奭曰："豹毛赤黄，其文黑，如钱而中空，比比相次。又有土豹，毛更无纹，色亦不赤，其形亦小。此各有种，非能变形也，圣人假喻耳。"李时珍曰："豹，辽东及西南诸山时有之，状如虎而小，白面团头，自惜其毛采。其文如钱者，曰金钱豹，宜为裘。如艾叶者，曰艾叶豹，次之。又西域有金钱豹，文如金钱。"并释名曰："豹性暴，故曰豹。"

豹为国家一级保护动物，现仅提供鉴定方法作参考。

［**来源**］　为猫科动物豹*Panthera pardus* Linnaeus的干燥骨骼。

［**动物形态**］　形体似虎而较小，体长1～1.5 m，尾长75～85 cm，体重50 kg左右。头圆，耳短，四肢粗壮。头、背、肢外侧全身皮毛呈橙黄色，满布不规则黑色斑点和黑环，胸腹及四肢内侧、尾端均为白色，尾尖端为黑色。

主要栖居在山区或丘陵地带的树上或森林中，有固定巢穴，善爬树，性凶猛，喜夜间活动。

［**产地**］　主产于四川、云南、贵州。新疆、甘肃、湖北、安徽等地也产；此外黑龙江、吉林、山西、江西、浙江、福建、广东等省也偶有捕获。

［**采收加工**］　全年皆可捕捉，一般冬、春二季较多。捕后杀死，剥去皮肉（留下四脚爪上的皮毛及爪，以便和其他兽类骨骼相区别）。再剔净筋、肉，阴干。

［**药材鉴别**］　*性状鉴别*　头骨呈长圆形，额骨凸起，前额上部无沟槽；吻部较长；颧骨向外突出，眼眶骨肾圆形，眶下孔椭圆形；上颌骨生有牙齿8对：门齿3对，犬齿1对，臼齿4对；下颌骨生有齿7对：门齿3对，犬齿1对，臼齿3对；犬齿较小而直，长2.5 cm左右，色

老多锈。身骨脊椎共24节，尾椎约36节，肋骨13对，近圆柱形，弧形弯曲；肩胛骨2块，锁骨2块；盆骨1具，左右对称。

四肢骨：前肢上节（肱骨）1根，稍呈螺旋形扭转，两侧压扁状，尤以上近1/3处更为侧扁，由上至下渐变为椭圆柱形，上端膨大成圆突，下端较宽呈滑车状，其内上侧有1条形透孔，习称"凤眼"。下节两骨并立，主骨（尺骨）较长，上部较扁宽，有半月形大型凹入，向下渐细；另1根为桡骨，较短，顶端呈圆形微凹的光滑面，下端膨大。

后肢：上节棒骨（股骨）1根，呈圆柱形，上端内侧突出半球形（股骨头），下端前面有长圆形宽大凹槽（髌骨）；膝盖骨（髌骨）呈扁椭圆形，内面光滑，前端厚，后端薄，外面中央隆起，常带有舌状筋；下肢两骨并立，主骨（胫骨）习称"正骨"，近圆柱状，上段近1/4处三棱形，两侧压扁，向下渐细，似方形；另1根为腓骨，习称"邦骨"，细长，骨干呈弧形，中部极为扁平似月形，有楞，两端稍膨大。

肢掌：一般均附存灰黄色的皮毛，并有黑色的圆形斑点；趾爪向内弯曲，钩形较小而长。

全架豹骨色类白，质较薄，长骨的骨腔约占断面的1/2，髓如丝瓜瓢而松散，断面色白。气腥。

均以体重、质坚、浅黄色、无残筋肉者为佳；尤以四肢骨为佳。

[贮藏保管]　置通风、干燥处，防虫蛀。

[功效]　性温，味辛。强筋骨，祛风湿，止痛。用于关节、筋骨疼痛，腰腿软弱无力，惊痫。

[用法用量]　3～6g，入丸剂或浸酒服。

# 附：虎骨

TIGRIS OS

本品始载于《名医别录》。苏颂谓："虎骨用头及胫骨，色黄者佳。凡虎身数物，俱用雄虎者胜。药箭射杀者，不可入药，其毒浸渍骨血肉，能伤人也。"

[来源]　为脊索动物门哺乳纲猫科（Felidae）动物虎 Panthera tigris Linnaeus 的干燥骨骼。

[动物形态]　为猫科中大型猛兽。头部圆，耳短小。齿具门齿、犬齿、臼齿3种，皆尖锐，舌面粗糙，有无数逆钩。躯干略长，全身呈橙黄色，有黑色柳条横纹。腹毛白色，有黑色条纹。眼后角有1块白色毛区。四肢粗壮而有力，趾具钩爪。尾具黑横纹。东北虎体重可达300 kg以上，体长约2 m，尾长约1 m。

栖息于针阔混交林、灌丛、高山草莽处。夜间活动，以晨昏时最为活跃。

[产地]　主产于东北和华南山地。虎属濒危动物，应予保护，不得猎捕。

[采收加工]　将虎剥去皮肉，留下四脚上的皮毛和爪，便于鉴定，阴干。

[药材鉴别]　性状鉴别　头骨较圆。背腹面侧扁，吻部短，额骨平，前额上部有1浅槽，顶骨后面常有1脊棱，颧骨粗大。上颌骨生有门齿3对，犬齿1对，臼齿4对；下颌骨生有门齿3对，犬齿1对，臼齿3对；共有牙齿30个。犬齿粗大而锐利。颈椎7节，胸椎13节，腰椎7节，骶椎7节常愈合成1块，尾椎22～28节，多为双数。肋骨13对。肩胛骨2块，呈扇状半圆形。

前肢上节为肱骨1根，其中段呈筒状，两端膨大而光滑，下端靠近骨环处内侧有1椭圆形内孔，习称"凤眼"。下节两骨并立，尺骨较长，桡骨较短。

后肢上节为肢骨1根（大腿骨，习称"棒骨"），呈圆柱形，上端有1向内侧突出半球形的股骨头，下端有长圆形凹槽，为髌骨（膝盖骨）所在处；膝盖骨习称"虎胫"，略呈圆形，内面光滑，厚而坚重。下节两骨并列，胫骨较粗大，三棱柱形，习称"正骨"；腓骨较细，习称"邦骨"。

前足5趾，后足4趾，趾端均具短爪钩。残留肢掌上的皮毛有黑色横斑。

虎骨表面均呈黄白色，细腻而稍显油润。质坚实而重。横断面：肱骨呈不规则的钝圆四棱形，周围密质骨厚4～9 mm；胫骨呈钝圆三角形，密质骨厚4～5 mm；中心均有骨髓腔，其周围有较薄的松质骨，骨髓腔约占骨直径的1/3，骨髓形成网状，灰黄色。髌骨的断面成椭圆形，长径约3.7 cm，短径约2 cm，无骨髓腔，中间为致密聚集的不规则松质骨，周围有密质骨、软骨组织。气腥。（图14-41-1）

以体重、质坚实、色黄白者为佳。如用毒药杀死，其骨发黑者不可入药。

［**成分**］ 含磷酸钙及蛋白质等。

［**功效**］ 性温，味辛。祛风，健骨，定痛，镇惊。用于关节筋骨疼痛，腰腿软弱无力。

［**论注**］（1）虎为国家一级保护动物，国务院2018年发布的《关于严格管制犀牛和虎及其制品经营利用活动的通知》允许人工繁育虎获取的自然死亡虎骨应用于医学研究或临床救治危重症、疑难杂症。现仅提供鉴定方法作参考。

（2）过去有以熊的四肢骨、黄牛或猪的后肢骨伪充虎骨，应注意鉴别。

熊骨多扭曲不直，关节处多扁宽而偏斜，表面色较黄。其肱骨、胫骨的横断面呈不规则的圆棱形，密质骨厚2～5 mm，骨髓腔较虎骨稍大，约占骨直径的2/5，骨髓网纹不明显。质较轻。

黄牛的胫骨较弯而粗大；腓骨退化近于消失；跖骨1块，极长而扁宽。表面苍黄白色，粗糙。骨髓腔约占骨直径的2/3，骨髓不呈丝络网状。

猪的胫骨、腓骨微弯曲；跖骨4块，中间2块较粗。表面苍黄白色，较光滑细腻。骨髓腔约占骨直径的2/3，骨髓呈丝络网状。

（3）虎骨胶为虎的骨髓煎熬、浓缩制得的固体胶。本品经水解可得甘氨酸、脯氨酸、谷氨酸、丙氨酸、羟脯氨酸、赖氨酸、天门冬氨酸等多种氨基酸。功能补益气血，强筋健骨。

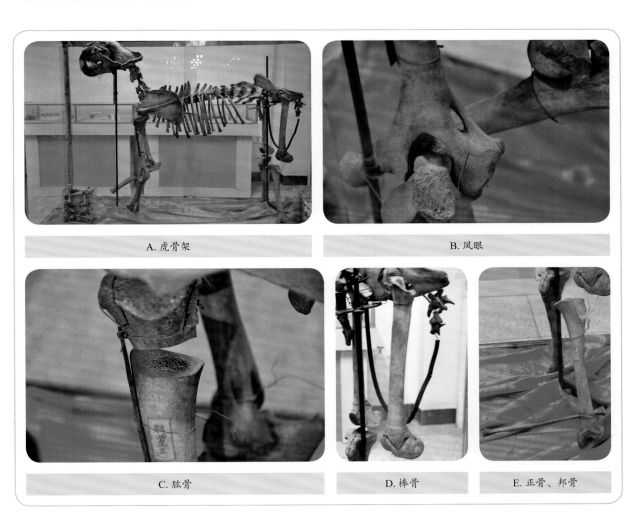

A. 虎骨架

B. 凤眼

C. 肱骨

D. 棒骨

E. 正骨、邦骨

图14-41-1 虎骨标本

# 阿　胶

ASINI CORII COLLA

本品始载于《神农本草经》，列为上品。《名医别录》载曰："阿胶出东平郡东阿县，煮牛皮作。"陶弘景曰："山东阿，故名阿胶。"苏颂曰："其胶以乌驴皮得阿井水煎成乃佳尔。今时方用黄明胶，多是牛皮；《本经》阿胶，亦用牛皮，是二皮可通用。但今牛皮胶制作不甚精，只可胶物，故不堪入药也。"李时珍曰："大抵古方所用多是牛皮，后世乃贵驴皮……当以黄透如琥珀色，或光黑如黳漆者为真。真者不作皮臭，夏日也不湿软。"

[别名]　驴皮胶。

[来源]　为马科动物驴 Equus asinus Linnaeus 的皮经煎熬并浓缩而成的胶块。

[动物形态]　驴，体型比马小，体重一般200 kg左右，毛色分为黑色、栗色或淡灰色。头型较长，眼圆，其上生有1对显眼的长耳。颈部长而宽厚，颈背鬃毛短而稀少。躯体匀称，四肢短粗，蹄质坚硬。尾尖端处生有长毛，腹部及四肢内侧均为白色。中国著名的品种关中驴，体型高大，繁殖力强。（图14-42-1）

[产地]　主产于山东、浙江。上海、北京、沈阳、辽宁、河北、江苏等省市亦产。

[采收加工]　原料处理：将驴皮浸入清水内2～3日，每日换水1～2次，浸软后取出去净毛及污垢，切成2～3寸见方的小块，洗净，放入沸水锅中加碱约煮15分钟，至皮卷成筒状时捞取，洗净。

胶汁煎取：将处理后的原料加入5倍量的清水煎煮3昼夜，并适当加入沸水，每2～3小时搅拌1次；待液汁稠厚、皮块黏软时，即降低火力，微煎10～20小时，至皮块黏化，加沸水搅拌，使之稀释，并过滤。然后滤液中再加适量白矾搅拌，静置数小时，待杂质沉淀。

浓缩收胶：取上清液加热浓缩，并不时除去液面上的泡沫（俗称"打沫"）至半量时，即用小火，随时用铲轻入锅底搅动，以防焦化。至出胶前加入矫臭剂和矫味剂（每100 kg驴皮应加7.5 kg黄酒、7.5 kg冰糖，黄酒要温热加下，冰糖要溶化过滤后加入）。见锅面起大泡时（俗称"发锅"），继续缓缓煎熬，至浓度达到用胶铲挑起少许，断续成片落下（俗称"挂旗"）时，再加香油1.25 kg，立即停火出胶。

切块干燥：用铜制光滑的胶盘（预先涂搽香油以免粘盘）盛胶。待胶凝固后取出，切成长10 cm、宽4～4.5 cm、厚1.6 cm或0.8 cm的小块，置网架上晾干，每隔2～3日翻动1次，以免两面凹凸不平，7～8日后整齐地排入木箱中，密闭闷箱并压平，再待外表回软时取出摊晾，如此数次直到晾干。

在包装前用湿布拭去外膜状物，盖上朱砂印即为成品。

[药材鉴别]　性状鉴别　呈整齐的长方形块状，通常长约8.5 cm，宽约3.7 cm，厚约0.7或1.5 cm。表面棕黑色或乌黑色，平滑，有光泽，对光视之显琥珀白色半透明状。质坚脆，易碎，断面棕黑色或乌黑色，平滑，有光泽。气微弱，味微甜。（图14-42-2）

以色乌黑、光亮、透明、无腥臭气、经夏

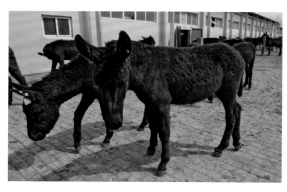

图14-42-1　驴动物

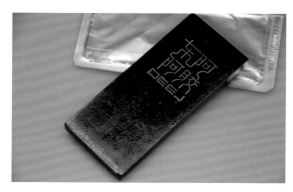

图14-42-2　阿胶药材

不软者为佳。从各地所产的阿胶比较来看，以山东阿胶最佳。

[**成分**] 多由骨胶原（collagen）及其部分水解产物组成，含总氮量约16%，主要为明胶元（glutin）及赖氨酸、精氨酸、组氨酸等18种氨基酸。尚含多种微量元素。

[**贮藏保管**] 用一定规格的纸盒装好，外用木箱加固。拆装后连同纸盒放入石灰缸中或瓷坛中防潮，防热（宜存于30℃以下）。

[**功效**] 性平，味甘。滋阴养血，补肺润燥，止血安胎。用于血虚萎黄，眩晕心悸，肌痿无力，心烦不眠，虚风内动，肺燥咳嗽，劳嗽咯血，吐血尿血，便血崩漏，妊娠胎漏。

[**用法用量**] 3～9 g，烊化兑服。

[**方例**] 补肺阿胶汤（《小儿药证直诀》）：阿胶，马兜铃，牛蒡子，炙甘草，杏仁，糯米。功能养阴补肺，镇咳止血；主治阴虚火旺，咳嗽，气急，痰少而黏或痰中带血，咽干，咽痛，咽红。

[**论注**] 新阿胶为猪皮熬制而成的胶块。呈方块状，表面棕褐色，对光透视不透明，断面不光亮，在水中加热熔化，液面有1层脂肪油，具肉皮气味。

# 麝 香

MOSCHUS

本品始载于《神农本草经》，列为上品。《名医别录》谓："麝生中台山谷，及益州、雍州山中。春分取香，生者益良。"陶弘景曰："麝形似獐而小，黑色，常食柏叶，又啖蛇。其香正在阴茎前皮内，别有膜囊之。"雷敩曰："凡使麝香，用当门子尤妙。"李时珍释其名曰："麝之香气远射，故谓之麝。"

[**别名**] 当门子，香脐子。

[**来源**] 为鹿科动物林麝 *Moschus berezovskii* Flerov、马麝 *Moschus sifanicus* Przewalski 或原麝 *Moschus moschiferus* Linnaeus 的雄体香囊中的干燥分泌物。

[**动物形态**] 林麝 体形小，身长75 cm左右，肩高小于50 cm。头部较小，无角，眼圆而大，吻较短，小于颅全长1/2。全身色暗，呈橄榄褐色并染有橘红色泽。体后部最暗，呈咖啡褐黑色。成体背面无斑点。耳上部暗，褐黑色，下颌、喉部、颈下以至前胸间为界限分明的黄白或橘黄色区。由喉部到前胸有1棕褐色长斑居于中央。颈部有2条明显的浅棕色纵行颈纹。后肢比前肢长，臀部比肩部高，善跳跃。尾短，隐于臀毛内。雄兽上犬齿特别发达，长而尖，露出唇外，向下微弯。成熟雄兽在脐和阴囊之间有麝香腺，呈囊状，即香囊，皮肤外露，外部略隆起，外周被稀疏的短毛，中央有1小孔即香囊口。雌兽犬齿细小，不外露，无香囊。（图14-43-1）

马麝 身长80～95 cm，肩高50～60 cm。吻长，超过颅全长1/2。全身沙黄色或灰褐色，后部棕褐色，成体无斑点。颈背有栗色块斑，上有土黄色或肉桂色毛丛，形成4～6个斑点，排成2行。颈下白色颈纹不明显。耳背端及周缘黄棕色，耳内周缘、耳基部沙黄色或黄棕色。

原麝 身长75～90 cm，肩高50～60 cm。吻显著短。全身棕黄褐色或黑褐色，成兽背面具肉桂黄或土黄色斑点，多排成6行。颈部有2条白色或浅棕色颈纹。耳背、耳尖棕褐或黑褐色，耳内白色，耳基部多为土黄色。

[**产地**] 主产于西藏、四川及云南等省区。陕西、甘肃、青海、新疆、内蒙古及东北等省

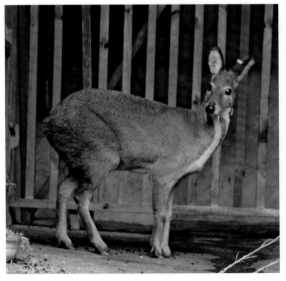

图14-43-1 林麝动物

区亦产。现四川、陕西、安徽等省有饲养繁殖。

[**采收加工**] 野麝多在冬季至次春猎取。猎获后，割取香囊，悬于通风干燥处晾干，即得"毛壳麝香"；除去囊壳，取囊中之干燥分泌物入药，则称"麝香仁"。家养麝直接从活体香囊中取出稠厚的黑褐色软膏状分泌物，阴干或用干燥器闭密干燥（不能晒或火烘）。

[**药材鉴别**] 性状鉴别 毛壳麝香（整麝香）：呈球形、椭圆形或扁圆球形，直径3～7 cm，腹面略扁平，有围绕中心密生的灰白色或棕褐色的细短毛，中央有1直径2～3 mm的小孔（囊口）；去毛后则现出棕褐色的革质皮；另一面为棕褐色略带紫色的皮膜，微皱缩。质柔软，捏之微有弹性。囊内为麝香仁，呈颗粒状或粉末状，颗粒状物习称"当门子"。有特异香气。（图14-43-2）

以饱满、皮薄、有弹性、当门子多、香气浓者为佳。

麝香仁：野生麝的麝香仁呈大小不同的紫黑色颗粒状及棕褐色、棕黄色粉末状物，质柔，油润，疏松，有少量细短毛及棕色内层皮膜（习称"银皮"），颗粒表面富油性，具光泽，微有麻纹，断面深棕色或黄棕色。饲养麝的麝香仁呈颗粒状、短条形或不规则的团块，表面不平，紫黑色或深棕色，显油性，微有光泽，夹有细短毛及银皮。香气浓烈而特异，味稍苦而微辣。

以当门子多、表面紫黑色、粉末棕黄色、质柔油润、香气浓烈者为佳。

传统鉴别 云南麝香：呈扁平球形，直径4～6 cm，厚约2 cm，腹壁被膜，稍平滑，另一腹壁密生灰色粗硬毛，球面中心有1孔，微下凹，即为香囊。鲜时内为稠膏状液体（习称"白吊子"），干燥后呈暗赤色颗粒状固体（习称"当门子"），每囊4～10 g。芳香浓烈，味微苦、辣而钻舌。常销美国。

四川麝香：呈圆球形，直径6～7 cm，重30 g，外腹面孔凹处，被灰白色毛。常销日本，又称"东京麝香"。

显微鉴别 取麝香仁粉末用水合氯醛液装片观察，呈淡黄色或淡棕色团块，由不定形颗粒状物集成，半透明或透明。团块中包埋或

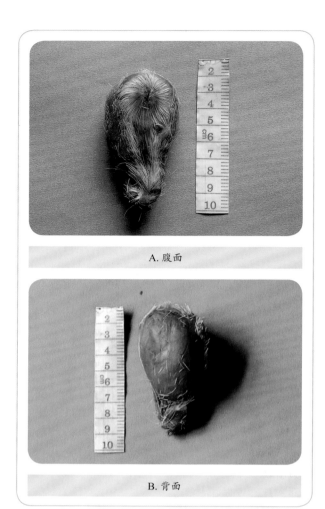

A. 腹面

B. 背面

图14-43-2 毛壳麝香药材

散在有方形、柱形、八面体或不规则的晶体。并可见圆形油滴，偶见毛及脱落的内层皮膜组织。

[**成分**] 麝香仁主含麝香酮（l-muscone）0.5%～5%，并含雄素酮（muscopyridine）及11种甾烷（androstane）类衍生物成分，如雄性酮（androsteone）、表雄酮（epiandrosterone）等。此外尚含5β-雄素酮、胆甾醇类物质、脂肪、蛋白质、蜡及铵、钙等无机盐，以及甘氨酸、丝氨酸、缬氨酸、天门冬氨酸等多种氨基酸，还含多种无机元素。据报道，从中又分离到能增强β-肾上腺素作用的3种微量成分。

[**贮藏保管**] 毛壳麝香用听瓶或磨口瓶装；麝香仁用玻管装，两端封闭。置阴凉、干燥处，避光保存。

［功效］ 性温，味辛。开窍醒神，活血通络，散结止痛。用于热病神昏，中风痰厥，气郁暴厥，中恶昏迷，经闭，癥瘕，难产，死胎，心腹暴痛，痈肿瘰疬，跌打损伤，痹痛麻木。

［用法用量］ 0.03～0.1 g，多入丸散用；外用适量。

［方例］ 至宝丹（《和剂局方》）：麝香，龙脑，安息香，牛黄，犀角，朱砂，雄黄，玳瑁，琥珀，金箔，银箔。功能化浊开窍，清热解毒；主治卒中急风不语，中恶气绝，中诸物毒。

［论注］（1）麝香为贵重药材，常发现有掺假现象。掺假物有动物、植物、矿物3类，如肝脏、血、肌肉、奶渣、羊粪、油脂、荔枝核、青杠子、朽木、淀粉、儿茶、树脂、锁阳、铁粉、铅粒、朱砂、磁石、砂土等。

对上述掺假品，可综合各种方法进行鉴别。

1）铁钎插探 以特制铁钎插入囊内，真麝香无挡针、涩针现象。

2）槽针抽检 以特制槽针从囊孔插入，转动槽针后抽出，真麝香可见麝香仁逐渐高出槽面，此现象俗称"冒槽"。麝香仁子眼清楚、无锐角、疏松自如，油润有光泽，香气浓烈而特异。

3）手搓试验 取麝香仁少许，真麝香置手掌中用指搓磨可成团，揉捏即散，不沾手、染手、顶指、结块，此法俗称"洗香"。

4）灼烧试验 取麝香少许置炽热坩埚中或金属片上灼烧，真麝香初时迸裂，香气四溢，随即熔融膨胀起泡似珠；灰烬灰白色。若为动物性掺假，则起油泡而有焦臭气，灰烬呈紫红色或黑色；若为植物性掺假，则燃烧冒烟，灰烬黑褐色；若为矿物性掺假，则灰烬赭红色。

（2）合成麝香为dl-麝香酮，与天然麝香酮一样具有兴奋中枢神经系统作用，对心绞痛有显著止痛、缓解作用。

（3）灵猫科动物大灵猫 Viverra zibetha L.或小灵猫 Viverra indica Dexmarest 的香囊分泌物称为"灵猫香"，主含香猫酮（civetone），有镇痛作用。

# 鹿 茸

（附：鹿鞭，鹿筋，鹿胎，鹿尾）

## CERVI CORNU PANTOTRICHUM

本品始载于《神农本草经》，列为中品。《名医别录》谓："四月、五月解角时取，阴干，使时燥。"苏颂曰："鹿茸，夏收之，阴干，百不收一，且易臭，惟破之火干大好。"寇宗奭曰："茸，最难得不破及不出却血者。盖其力尽在血中，猎时多有损伤故也。""此以如紫茄者为上，名茄子茸，其取难得耳；然此太嫩，气血未具，其实少力。坚者又老，惟长四五寸，形如分歧马鞍，茸端如玛瑙，破之肌如朽木者最善。"沈括《梦溪笔谈》曰："北方戎狄中有麋、麈、麀、麃。麈极大而色苍，尻黄而无斑，亦鹿之类。角大而有文，莹莹如玉；其茸亦可用。"李时珍曰："鹿，处处山林中有之。马身羊尾，头侧而长，高脚而行速。壮者有角，夏至则解。"《梦溪笔谈》载者为马鹿，李时珍所言者为梅花鹿。

［来源］ 为鹿科动物梅花鹿 Cervus nippon Temminck 或马鹿 Cervus elaphus Linnaeus 雄鹿未骨化密生茸毛的幼角。前一种习称"花鹿茸"，又名"黄毛茸"；后一种习称"马鹿茸"，又名"青毛茸"。

［动物形态］ 梅花鹿 为陆栖食草动物。体长约1.5 m。雄鹿有角，雌鹿无角。鼻端裸露，耳大直立，颈细长，尾短，臀部有明显白色臀斑；四肢细长。生下的雄鹿第2年开始生角，不分叉，骨化角于每年清明前后脱落而生新角，并增生1叉，最多增至4～5叉。鹿茸就是未角化的幼角，内充满血液，外密生细茸毛。全体（除耳内及腹面具白色毛外）具棕色毛，四季有白色斑点，夏季尤为明显。（图14-44-1）

栖于混交林、山地草原和森林附近。冬季多在南坡；春、秋多在旷野；夏季在密林里，有时迁移到高山草原避蚊蝇。存群居性，雄兽平时独居，交配期与雌兽合群。多在晨昏活动，行动轻快。嗅觉、听觉发达，对周围环境敏感易惊。以青草、树叶等为食，夏季常到盐碱地

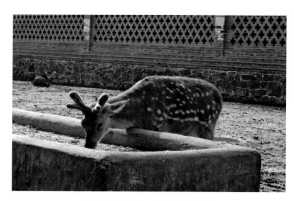

图14-44-1　梅花鹿动物

食盐。

马鹿　与梅花鹿的主要区别点为：体形高大，长约2 m；毛赤褐色，无白斑点；角叉多至6～8叉，第2侧枝起点靠眉叉。（图14-44-2）

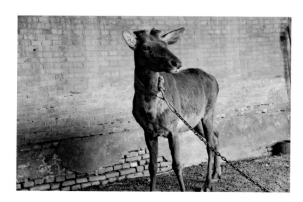

图14-44-2　马鹿动物

栖于混交林、高山的森林草原上。冬季常在温暖向阳的地方；春天到丘陵的南坡或山林凹地处；夏季在高山或山地北斜坡森林繁茂处。

[产地]　花鹿茸主产于吉林、辽宁等省；马鹿茸主产于新疆、吉林、黑龙江、内蒙古、青海及四川等省区。现多为人工饲养。东北产的称"东马茸"，西北产的称"西马茸"。

[采收加工]　分为锯茸及砍茸2种。

锯茸　从生下第3年的鹿开始锯茸。二杠茸每年可锯2次，清明后45～55日锯第1次（为头茬茸）；采后50～60日采第2次（为二茬茸）。锯时应迅速，锯下鹿茸后，锯口敷上止血药。然后将锯下之茸立即倒出血液，入沸水中烫（俗称"炸茸"）。烫茸要求排净瘀血，又不能烫破鹿茸。反复烫至瘀血排净后，再晾干或烘干。

砍茸　仅用于猎捕的野鹿或家养之病残者鹿。一般6—7月砍下鹿头，再将茸连脑盖骨锯下，刮净残肉及膜，绷紧脑皮，然后烫炸，干燥。

[药材鉴别]　性状鉴别　花鹿茸　多为锯茸，砍茸甚少。

（1）锯茸　头茬茸：全体呈圆柱形，多具1～2个侧枝。枝顶钝圆。具1个侧枝者习称"二杠茸"，主枝长17～20 cm，锯口直径4～5 cm；侧枝长9～15 cm，直径较主枝略细；顶端有"捻头"，外皮红棕色或棕色，光润，表面有红黄色或棕黄色致密茸毛，上部密，下部较稀；分叉间（习称"虎口"）饱满，或具1条短的黑色筋脉（习称"虎口封口线"）；皮茸紧贴；下部（习称"底根"）无纵筋；锯口面黄白色，有细蜂窝状小孔，外围无骨质；体轻。具2个侧枝者习称"三岔茸"，主枝长25～33 cm，直径较二杠茸略细，略呈弓形而微扁；分枝较长，先端略尖；下部有纵线及突起小疙瘩；皮红黄色，茸毛较稀而粗。气微腥，味微咸。（图14-44-3）

二茬茸（再生茸）：似头茬茸，但主枝不圆或下粗上细，或粗细长短不等。下部有纵棱筋，虎口凹陷，虎口封口线多延伸至主枝上，线端及两旁色黑，光滑无毛，边缘茸毛紧锁，似针缝状。毛较粗糙。体较重，锯口外围多骨化。（图14-44-3）

（2）砍茸　除带有脑骨和脑皮外，茸形与锯茸同。脑骨前端平齐，后端有1对弧形骨（习称"虎牙"），脑骨洁白，外附脑皮，皮上密生短毛。

均以粗壮、主枝圆、顶端丰满、质嫩、茸毛细密、皮红棕色、有油润光泽者为佳。通常认为东北产的"关茸"为优。

马鹿茸　（1）锯茸　较花鹿茸粗大、分枝更多。侧枝1个的称"单门"，2个的称"莲花"，3个的称"三岔"，4个的称"四岔"或更多。东马茸长25～33 cm，皮灰黑色，毛青灰色或灰黄色；锯口外围骨质，岔越多则越老，

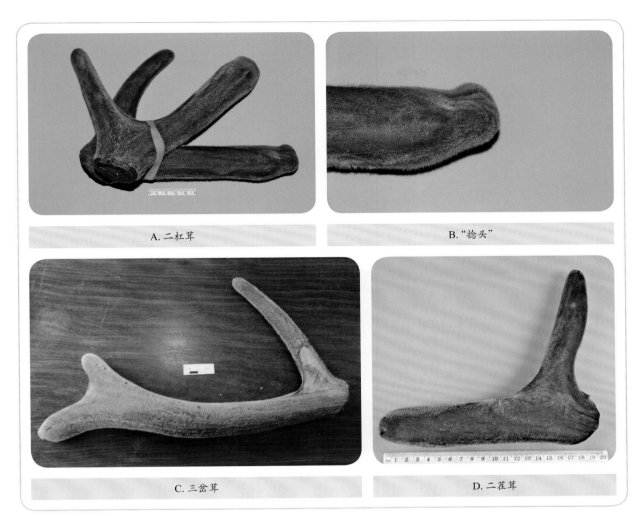

A. 二杠茸

B. "捻头"

C. 三岔茸

D. 二茬茸

图14-44-3 花鹿茸药材

毛则粗而疏；下部显纵棱；稀有腥气，味微咸。西马茸长达90 cm，侧枝较长、弯曲；表面多有棱，多抽缩干瘪，毛灰色或黑灰色且粗长。（图14-44-4）

（2）砍茸 整体似花鹿砍茸，但茸体侧与马鹿锯茸相同。（图14-44-4）

均以饱满、体轻、毛灰褐色、下部无棱线者为佳。茸体大部分毛已脱落，显灰白色，或下部隆起疙瘩状，内部灰白色，体重已骨化的不可作茸入药。

显微鉴别 粉末淡黄色。花鹿茸：① 表皮角质层表面颗粒状，茸毛脱落后的毛窝呈圆洞状。② 毛茸多碎断，毛干中部直径13～50 μm，表面由扁平细胞（鳞片）呈覆瓦状排列的毛小皮包围，细胞的游离缘指向毛尖，皮质有棕色色素，髓质断续或无；毛根常与毛囊相连，基部膨大作撕裂状。③ 骨碎片表面有纵纹及点状孔隙；骨陷窝呈类圆形或类棱形，边缘骨小管呈放射状沟纹；横断面可见大的圆形孔洞，边缘凹凸不平。④ 末骨化骨组织表面具多数不规则的块状突起物。⑤ 角化棱形细胞多散在。

[成分] 花鹿茸含神经酰胺（ceramide）约1.25%，溶血磷脂酰胆碱（lysophosphatidyl choline），次黄嘌呤，尿嘧啶，磷脂类化合物，多胺类物质（精脒、精胺、腐胺），少量雌酮，PGE$_2$等多种前列腺素；鹿茸酸水解液含甘氨酸等17种氨基酸，氨基酸的总量为50.13%，其中含胶原、肽类、多种生长因子（如神经生长因子、表皮生长因子、胰岛素样生长因子、转化

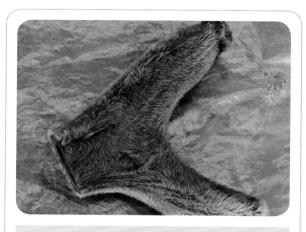

A. 锯茸

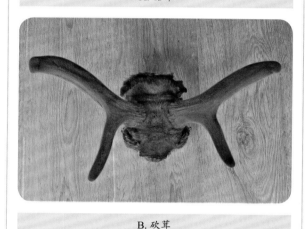

B. 砍茸

图 14-44-4　马鹿茸药材

生长因子）和多种微量元素等。

其中溶血磷脂酰胆碱有降压作用；次黄嘌呤、尿嘧啶、磷脂类化合物有较强的抑制单胺氧化酶（MAO）活性的作用；多胺类化合物是促进核酸和蛋白质合成的有效成分，在鹿茸尖部多胺含量较高；肽类物质有抗炎活性。

［贮藏保管］　置阴凉、干燥处，防虫蛀。

［功效］　性温，味甘、咸。温肾壮阳，生精益血，补髓健骨，调冲任，托疮毒。用于阳痿滑精，宫冷不孕，羸瘦，畏寒，眩晕，耳鸣，耳聋，腰膝冷痛，筋骨痿软，崩漏带下，阴疽不敛。

［用法用量］　1 ～ 2 g，研末冲服。

［方例］　参茸卫生丸（《江西省药品标准》）：鹿茸，人参，肉苁蓉，龙眼，锁阳，何首乌，琥珀，酸枣仁，当归，杜仲。治阳痿，大便溏，遗精，带下，健忘等。

# 附：鹿　鞭

CERVI PENIS ET TESTIS

本品又名鹿肾。始载于《名医别录》，并谓其性"平，主治肾气"。

［别名］　鹿肾，鹿茎筋，鹿阴茎，鹿冲，鹿冲肾。

［来源］　为鹿科动物梅花鹿 *Cervus nippon* Temminck 或马鹿 *Cervus elaphus* Linnaeus 的干燥阴茎及睾丸。

［采收加工］　宰鹿时，割取阴茎及睾丸，除净残肉及油脂，将其顺直固定于木板上风干或不经固定，直接风干。

［药材鉴别］　性状鉴别　呈弯曲不直、稍扁的柱状或条状。梅花鹿鞭长约 15 cm，直径 2 ～ 3 cm；马鹿鞭长 45 ～ 60 cm，直径 4 ～ 5 cm。表面棕褐色，略有光泽，并有不规则纵皱沟。龟头圆锥状，顶部稍圆，经顺直固定干燥者，常可见固定留下的钉子孔，且具 1 ～ 2 条抽沟汇集于钉孔缘；未经固定干燥品先端较圆，尿道口通常呈凹下窝状；包皮翻卷或不翻卷，边缘常有棕色或棕黄色毛；阴茎中下部有 2 枚干瘪的睾丸，椭圆形，稍扁缩。茎质坚韧，切面呈扁圆形。气微腥，味微咸。（图 14-44-5）

以粗壮、条长、无残肉、油脂及异臭气者为佳。

［成分］　均含天门冬氨酸、谷氨酸、甘氨酸、精氨酸、脯氨酸、丙氨酸等 10 多种氨基酸

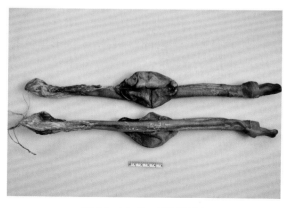

图 14-44-5　鹿鞭药材

及脂肪酸（约10.75%），如月桂酸、棕榈油酸、硬脂酸、油酸、亚油酸、亚麻酸等。此外尚含睾酮、雌二醇及20种无机元素。

［贮藏保管］ 置干燥处，防虫蛀，防霉。

［功效］ 性温，味甘、咸。补肾，壮阳，益精。用于肾虚劳损，腰膝酸痛，耳聋耳鸣，阳痿，宫冷不孕。

［用法用量］ 6～15 g，入丸散或煮食、熬膏。

［论注］ 牛鞭为牛科动物黄牛 *Bos tourus domesticus* Gmelis 或水牛 *Bubalus bubalis* L.的雄性外生殖器。载于《唐本草》，苏敬谓能主治"妇人漏下赤白，无子"。然市售也常以此混充鹿鞭入药，其主要鉴别点为：较鹿鞭细长；表面具明显横向皱纹，褐色，略有透明感，侧面可见1条凹槽；横切面呈"W"形；龟头长锥状，顶部较尖，睾丸较大，气膻。

# 附：鹿 筋

## CERVI LIGANENTUM

本品始载于《唐本草》。苏敬曰："主治劳损续绝。"

［来源］ 为鹿科动物梅花鹿 *Cervus nippon* Temminck 或马鹿 *Cervus elaphus* Linnaeus 四肢的肌腱。

［采收加工］ 全年均可收集。宰鹿时，将鹿四肢割开皮肉，分出腿中肌腱（俗称"筋"），除净残肉，保留蹄部，置通风处阴干。

［药材鉴别］ 性状鉴别 呈细长条状，金黄色或黄棕色，半透明状并有光泽感，长可达60 cm，直径1.5～2 cm。一端有半圆形黑色蹄甲2个，蹄甲基部及蹄甲间有棕色或棕黄色皮毛；另一端常附有未去净的残肉。质极坚韧。气腥。（图14-44-6）

以身干、条粗长、金黄色有光泽者为佳。

［成分］ 含天门冬氨酸、苏氨酸、谷氨酸、甲硫氨酸、异亮氨酸、酪氨酸、苯丙氨酸、赖氨酸、脯氨酸等多种氨基酸。此外尚含睾酮、雌二醇及多种微量无机元素。

［贮藏保管］ 置干燥处，注意防虫蛀、

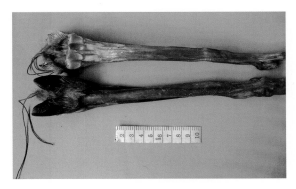

图14-44-6　鹿筋药材

防霉。

［功效］ 性温，味微咸。强筋健骨，祛风湿。用于劳损，风湿关节痛。

［用法用量］ 50～100 g，煎汤或煮食。

# 附：鹿 胎

## CERVI FETUS

本品始载于《本草新编》。陈士铎曰："鹿胎，其嘴、尾、蹄踣与生鹿无异者为真。其色淡形瘦者为鹿胎，若色深形肥者为麋胎。又獐胎与鹿胎相类，但色皎白，且其下唇不若鹿之长于上唇也，其他类兽之胎，与鹿胎总不相似也。"

［来源］ 为鹿科动物梅花鹿 *Cervus nippon* Temminck 或马鹿 *Cervus elaphus* Linnaeus 的胎兽及胎盘。

［采收加工］ 剖开妊娠母鹿腹部，将胎鹿连同胎盘一起取出，除尽残肉及附着外部的油脂后，及时置烤炉内烤至干透。

［药材鉴别］ 性状鉴别 胎鹿大小不等，体弯曲，其特征与幼鹿相同而瘦小，外部通常包有胎盘。质坚硬，不易折断。气微腥。

以幼小无毛、胎胞完整、无异臭者为佳。

［贮藏保管］ 置干燥处，防虫蛀。

［功效］ 性温，味甘、咸。补肾壮阳，疗虚生精。用于肾虚劳损，精血不足，妇人虚寒，崩漏带下。

［用法用量］ 6～15 g；入丸散用。鲜品可煮汁或熬膏服。

# 附：鹿 尾

CERVI CAUDAE

［来源］ 为鹿科动物梅花鹿 *Cervus nippon* Temminck 或马鹿 *Cervus elaphus* Linnaeus 的带毛或不带毛之尾部。

［采收加工］ 全年均可加工。宰鹿时，从鹿尾椎骨处下刀，割下鹿尾，挂于通风处阴干；或将割下的鹿尾，入水中浸泡后取出，除去基部残肉及油脂，再剪去毛，剔去表面老皮，并用海浮石搓磨至光，挂于通风处阴干。

［药材鉴别］ 性状鉴别 为粗短圆柱状，尾端钝圆，基部较宽大，解割面不平整。具毛者长约15 cm，毛棕黄色，少有白色；剔去毛者较短。表面紫红色或紫黑色，较平整，略有光泽，可见少数皱沟。质坚硬。气微腥。（图14-44-7）

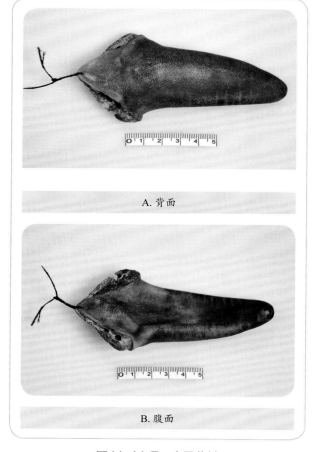

A. 背面

B. 腹面

图14-44-7 鹿尾药材

［贮藏保管］ 置干燥处，防虫蛀，宜多翻晒。

［功效］ 性温，味甘、咸。益肝肾，暖腰膝。用于腰痛，阳痿。

［用法用量］ 6～15 g，煎汤或入丸剂用。

# 鹿 角
（附：鹿角胶，鹿角霜）

CERVI CORNU

本品始载于《神农本草经》，列于中品鹿茸条下。《名医别录》曰："七月取。"雷敩曰："鹿角使之，胜如麋角。其角要黄色紧重尖好者，缘此鹿食灵草，所以异其众鹿。"苏颂曰："七月采角。以鹿年久者，其角更好。煮以为胶，入药弥佳。"

［来源］ 为鹿科动物马鹿 *Cervus elaphus* Linnaeus 或梅花鹿 *Cervus nippon* Temminck 已骨化的角。

［产地］ 主产于西南、东北、华北、西北等地区。

［采收加工］ 多于春季拾取脱角，除去泥沙，风干。

［药材鉴别］ 性状鉴别 呈分枝状，通常3～6分枝，全长50～90 cm。主枝长，稍向后倾斜并略内弯，直径3～6 cm；侧枝多向一面伸展，第1分枝（眉枝）与基部盘状突起（俗称"珍珠盘"）相距较近，第2分枝靠近第1分枝着生，第3分枝与第2分枝相距较远。表面灰褐色或灰黄色，有光泽，角尖平滑，中、下部常具疣状突起（习称"骨钉"），并有纵棱，基部珍珠盘与主枝接合处，常有稀疏的细小孔洞。质坚硬，断面外圈骨质，灰白色或微带淡紫褐色；内部为灰色至灰黑色的蜂窝状孔。无臭或微有腥气，味微咸。（图14-45-1、图14-45-2）

［成分］ 主含胶质、磷酸钙以及碳酸钙，此外尚含磷酸镁、氨基酸及氮化合物等。

［贮藏保管］ 置干燥处，防虫蛀。

［功效］ 性温，味咸。行血，消肿，补阳。用于疮疡肿毒，瘀血作痛，虚劳内伤，腰膝

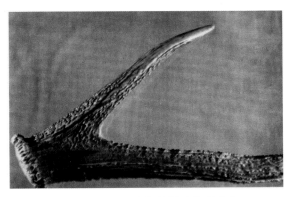

图14-45-1 鹿角药材（梅花鹿）

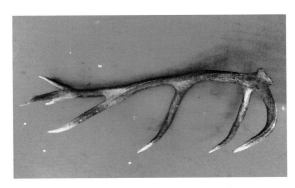

图14-45-2 鹿角药材（马鹿）

酸痛。

［用法用量］ 6～15 g，入丸散用；外用适量，研末调敷或磨汁涂擦患处。

［论注］ 鹿角盘为锯鹿茸之后，留在角柄上剩余鹿茸的骨化物，每年脱掉，形状如盘，故名，也叫鹿角帽、珍珠盘、花盘等。与鹿角实属一物，不同的是鹿角的骨化程度低于角盘而已。（图14-45-3）

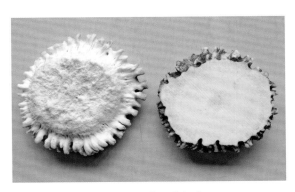

图14-45-3 鹿角盘

# 附：鹿角胶

## CERVI CORNU COLLA

本品始载于《神农本草经》，列为上品。载曰："白胶……名鹿角胶。"《名医别录》曰："白胶生云中，煮鹿角作之。"苏敬曰："鹿角、麋鹿、角，但煮浓汁重煎，即为胶矣。"

［别名］ 白胶，鹿胶。

［来源］ 为鹿科动物梅花鹿Cervus nippon Temminck或马鹿Cervus elaphus Linnaeus等鹿类的角经煎熬后取汁浓缩制成的固体胶。

［采收加工］ 全年均可生产，多于11月至翌年3月间熬制。先将鹿角锯成10～15 cm长的小段，粗大者再纵剖2～4块，用水浸漂，不断搅拌并换水，至水清不浊为度。取出，置锅中反复煎熬、取汁至角酥，触之易碎为止，合并煎汁，静置，过滤（或加入明矾细粉少许）。将过滤后之清胶液用文火浓缩（或加入3%黄酒及5%冰糖）至稠膏状，倾入凝胶模内，待其自然冷却凝结后，取出并切成2～3 cm见方的小块，阴干。

［药材鉴别］ 性状鉴别 呈方块形，宽2～3 cm，厚约5 mm。表面棕黄色或黑棕色，光滑半透明并显红棕色。通常有一面因冷却过程中浮于表面的泡沫存在，以致干燥后有白色多孔性薄层。质坚脆，断面具玻璃状光泽。气弱，味微甘。（图14-45-4）

以切面整齐、平滑、光亮、棕黄色、半透明、质脆、无腥臭气者为佳。

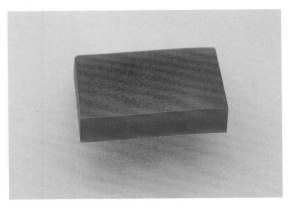

图14-45-4 鹿角胶药材

[贮藏保管] 置容器中，置阴凉、干燥处密闭保存。

[功效] 性温，味甘、咸。温补肝肾，益精养血。用于阳痿滑精，腰膝酸冷，虚劳羸瘦，崩漏下血，便血尿血，阴疽肿痛。

[用法用量] 3～6 g，烊化兑服。

# 附：鹿角霜

## CERVI CORNU DEGELATINATUM

本品始载于《本草品汇精要》。李时珍曰："今人呼煮烂成粉者为鹿角霜，取粉熬成胶，或只以汁熬成膏者为鹿角胶。"并引《卫生方》曰："以米泔浸鹿角七日令软，入急流水中浸七日，以东流水、桑柴火煮七日，旋旋添水，入醋少许，捣成霜用。其汁，加无灰酒，熬成胶用。"

[别名] 鹿角白霜。

[来源] 为鹿科动物梅花鹿 *Cervus nippon* Temminck 或马鹿 *Cervus elaphus* Linnaeus 等鹿的角去胶质后的角块。

[药材鉴别] 性状鉴别 为圆柱形或劈成半圆柱形、1/4圆柱形，或不规则块状。大小、粗细不一。表面灰白色，外层质较致密，内层质疏松，具蜂窝状细孔。气无，味微苦涩，有粘舌感。（图14-45-5）

以色白、体轻、质酥者为佳。

[贮藏保管] 置干燥处，防尘。

[功效] 性温，味咸、涩。温肾助阳，收

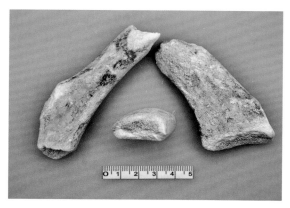

图14-45-5 鹿角霜药材

敛止血。用于脾肾阳虚，食少吐泻，白带，遗尿尿频，崩漏下血，痈疽痰核。

[用法用量] 9～15 g，先煎。

# 牛 黄

## BOVIS CALCULUS

本品始载于《神农本草经》，列为上品。《名医别录》谓："牛黄生陇西及晋地，特牛胆中得之，即阴干百日使燥，无令见日月光。"陶弘景曰："今人多就胆中得之。一子大如鸡子黄，相重叠。药中之类，莫复过此。"苏颂曰："一子如鸡子黄大，重叠可揭折，轻虚而气者佳。然人多伪之，试法但揩摩手甲上，透甲黄者为真。"这种透甲试法一直流传至今。

[别名] 丑宝，犀黄，天然牛黄。

[来源] 为牛科动物黄牛 *Bos taurus domesticus* Gmelin 的干燥胆结石。

[动物形态] 体长1.5～2 m。体格强壮结实，头大额广，鼻阔口大，上唇上部有2个大鼻孔，其间皮肤硬而光滑，无毛，称为鼻镜。眼、耳都较大。头上有角1对，左右分开，角之长短、大小随品种而异，弯曲无分枝，中空，内有骨质角髓。四肢均匀，4趾，均有蹄甲，其后方2趾不着地，称悬蹄。尾较长，尾端具丛毛，毛色大部分为黄色，无杂毛掺混。角较长大而扁，上有很多条纹，颈短，腰腹隆凸。四肢较短，蹄较大。皮厚无汗腺，毛粗而短，体前部较密，后背及胸腹各部较疏。体色大多灰黑色，但亦有黄褐色或白色的。（图14-46-1）

[产地] 主产于北京、天津、内蒙古、辽宁、吉林、陕西、四川等地。产华北地区称"京黄牛"，产东北地区称"东牛黄"，产西北地区称"西牛黄"。国外澳大利亚产者称"澳洲黄"，加拿大、美国产者称"金山牛黄"，印度产者称"印度黄"。

[采收加工] 全年皆可收集加工。牛因胆结石得病，时常作鸣吼，见人恐惧，眼红如血。杀牛时注意，触摸胆囊、胆管及肝管有无硬块（勿重捏），如有则取出，洗去血污后，去净附

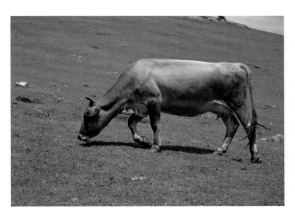

图14-46-1 黄牛动物

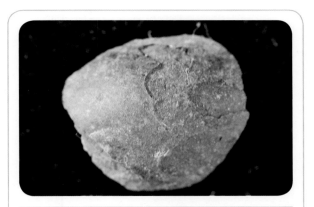

A. "乌金衣"

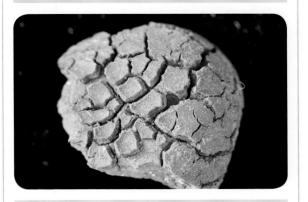

B. 龟裂纹

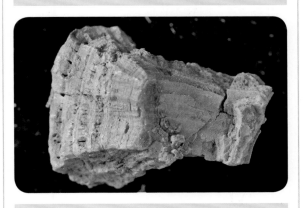

C. 层纹

图14-46-2 牛黄药材

着外部之薄膜状物，放在吸潮纸（卫生纸或滤纸）上稍晾，至表面收干不显水湿为度。再用吸潮纸多层或棉花轻轻包紧，外用布包好，吊于阴凉处晾干，或包好后放入凿有许多小孔的纸盒中，置石灰缸或松花粉、炒米等吸水性强的物品上，慢慢干燥，则完个色泽鲜黄。忌风吹日晒或火烘烤，烘则崩裂呈黑色。

[**药材鉴别**] 性状鉴别 商品牛黄根据形态可分为2种。

胆黄（蛋黄）：多呈卵形、不规则的球形或三角形，直径0.6～3.3 cm。表面棕黄色或金黄色，深浅不一，细腻而稍有光泽，有时外部挂有1层黑色光亮的薄膜（习称"乌金衣"），此种牛黄称之为"乌金黄"；有的表面有龟裂纹，亦有呈麻面而不光亮，形似果者，习称"果黄"。体轻，质松脆，手捏易碎或用小针烧红刺入牛黄中会裂开。断面金黄色或棕黄色，深浅不一，亦显光泽，有排列整齐、层层相叠的同心环状层纹。气清香，味先苦后微甜，嚼之不粘牙，可慢慢溶化。（图14-46-2）

管黄：呈管状，表面不平或有横曲纹；或为破碎小片；长约3 cm，直径1～1.5 cm。表面红棕色或棕褐色，不光滑，有裂纹及小突起。断面也有较少的层纹，有的中空，色较深。质松脆，手捏易碎。有胆汁渗入者色黑；质坚实。如断面似胶状，层纹不明显者质量为次。

以完整的蛋黄、鲜棕黄色、质松脆、断面层纹清晰而细腻者为优。管黄质较次。

传统鉴别 国产牛黄：陕甘产者称"关黄"或"西牛黄"，个大如蛋黄；内色红黄鲜艳，外层黑褐色；质轻松，气清香，味微苦带甜。常以丝线或纸包扎，以防破裂。品质最优。

澳洲黄和金山牛黄：两者相似，有个黄和片黄，呈卵状，常尖形；外层黑色，内层鲜黄；质松脱，香气淡，味亦甜。品质亦优。

印度黄：外色黄褐，质实体重，味微甜带涩。品质略次。

各路牛黄产品均有发现外表粗糙，如荔枝壳状者，称"荔枝黄"，可看其质地和气味来评价优劣。

取牛黄少许加清水润湿后，涂在指甲上，能将指甲染成黄色并经久不退，俗称"挂甲"或"透甲"；若取少许投入装有清水杯中，可见吸水变湿但不变形。（图14-46-3）

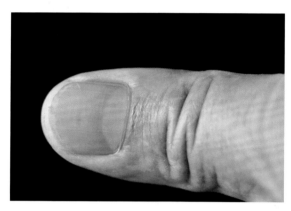

图14-46-3　挂甲

[**成分**]　主含胆红素（bilirubin）10.57%～50%或更高，胆酸（cholic acid）5.57%～10.66%，去氧胆酸（deoxycholic acid）1.96%～2.29%，鹅去氧胆酸0.6%～1.7%及其盐类，胆甾醇0.56%～1.66%；另含麦角甾醇、卵磷脂、维生素D，及钙、铁、铜、锰、镁、锌等无机元素。据报道，尚含天门冬氨酸、苏氨酸、丝氨酸、谷氨酸、甘氨酸、丙氨酸、亮氨酸、精氨酸等氨基酸。

澳大利亚产的牛黄尚含3种类胡萝卜素成分。

[**贮藏保管**]　用玻璃纸包好，再入小盒或玻璃瓶中，密闭置阴凉、干燥处，避光保存，防潮，防压。

[**功效**]　性凉，味甘。清心，豁痰，开窍，凉肝，息风，定惊，解毒。用于热病神昏，中风痰厥，惊痫抽搐，癫痫发狂，咽喉肿痛，口舌生疮，痈肿疔毒。

[**用法用量**]　0.15～0.35 g。多入丸散用；外用适量，研末敷患处。

[**方例**]　牛黄清心丸（《痘疹心法》）：牛黄，黄连，黄芩，山栀，郁金，朱砂。功能清热解毒，开窍醒神；主治心热神昏。

[**论注**]　（1）人工牛黄系人工制造而成。多为土黄色疏松的粉末，也有制成不规则球形或方形的；浅棕黄色或金黄色；质松而轻；亦能"挂甲"；气微清香而略腥，味微甜而苦，入口后无清凉感。

（2）培植牛黄系用手术方法在牛胆囊内植入致黄因子（异核和菌种）使牛胆囊创伤、发炎，经过1～3年而形成的牛黄样物。其所含成分之组分与天然牛黄相似，多数成分低于天然牛黄，但胆酸含量高于天然者，并接近牛胆粉（干燥牛胆汁）。

# 水牛角
（附：犀角）

BUBALI CORNU

本品始载于《名医别录》，载曰："水牛角，治时气寒热头痛。"《日华子诸家本草》谓："煎汁治热毒风及壮热。"李时珍曰："治淋破血。"

[**来源**]　为牛科动物水牛 *Bubalus bubalis* Linnaeus 的角。

[**动物形态**]　体格粗壮，被毛稀疏，多为灰黑色。头大额广，鼻阔，口大，鼻孔大，其间皮肤硬而光滑。皮厚、汗腺不发达。雌雄头上均有角1对，角粗大而稍扁，呈弧形向后方弯曲，上部有较多节纹。（图14-47-1）

[**产地**]　主产于华南、华东地区。

[**采收加工**]　全年均可采收。多从宰杀伤残和冻死之老牛时获得。取下角后，水煮以除

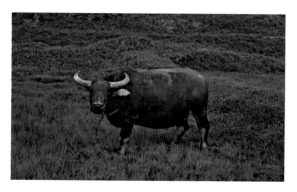

图14-47-1　水牛动物

去角塞，干燥，即可。

[**药材鉴别**] 性状鉴别 呈稍扁而弯曲的锥形，长短不一。表面棕黑或灰黑色，一侧有数条横向的沟槽，另一侧有密集的横向凹陷条纹。上部渐尖，有纵纹，下部略呈方柱形或扁三角柱形，中空。角质坚硬，不易劈开。纵剖面有细纹或不显，角尖断面有明显环纹，镑片灰色或灰黑色并显云影花纹。气微腥，味淡。（图14-47-2）

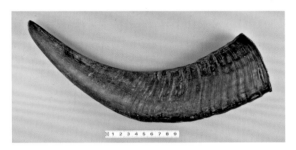

图14-47-2 水牛角药材

[**成分**] 所含成分与犀角有些相似。主含胆甾醇、强心成分及肽类成分，经水解后得谷氨酸、甘氨酸、苏氨酸、天门冬氨酸、光氨酸、丝氨酸、精氨酸、脯氨酸等多种氨基酸。此外尚含钙、钠、锰、镁等多种无机元素。

[**功效**] 性寒，味苦。清热解毒，凉血定惊。用于温病高热，神昏，谵语，发斑发疹，吐血衄血，惊风，癫狂，血淋。

[**用法用量**] 15～30 g，宜先煎。

[**论注**] 水牛角浓缩粉系用水牛角提取而得的粉状物。为淡灰色细粉，味淡而微腥。每日3～6 g，分2次冲服。

# 附：犀 角

RHINOCERI CORNU

本品始载于《神农本草经》，列为中品。陶弘景谓："今出武陵、交州、宁州诸远山。犀有二角，以额上者为胜。"苏颂谓："凡犀入药有黑白二种，以黑者为胜，角尖又胜。"并引郭璞注谓："兕一角，色青，重千斤。"李时珍谓："犀出西番、南番、滇南、交州诸处……并有二

角，鼻角长而额角短。"犀牛为国家保护动物，犀角已禁止入药，现仅提供鉴定方法作参考。

[**来源**] 为脊索动物门哺乳纲犀科（Rhinocerotidae）动物印度犀 *Rhinoceros unicornis* Linnaeus、爪哇犀 *Rhinoceros sondaicus* Desmarest、苏门犀 *Rhinoceros sumatrensis* (Fishcher)、黑犀 *Rhinoceros bicomis* L.或白犀 *Rhinoceros simus* Burchell 的角。前3种通称"暹罗角"或"犀角"；后2种通称"广角"或"天马角"。

[**动物形态**] 印度犀 为陆栖大型兽类。体粗壮，身长3.2～3.5 m，体重仅次于大象、河马。头大，耳长，眼小，鼻孔大。皮肤坚厚，除耳与尾外完全无毛。在肩胛、颈下及四肢关节处均有厚褶，呈栖状，皮肤上有许多疣状凸起。皮呈黑灰色，略带紫色。雌雄兽鼻端均有1角，粗而不长，黑色，坚硬。前后肢均3趾。

爪哇犀 体形较小。皮肤也有厚褶，背部的3条褶上下完全连接。仅雄兽有1角，角长约25 cm。

苏门犀 体形最小。身上多毛，呈褐色或黑色，皮粗而厚。雌雄兽均有双角，前角长，后角短，纵列而生。上唇不突出。

黑犀 体大。皮肤无褶，皮灰黑色，略带褐色。雌雄兽都有双角，前角长而向后曲，后角短而垂直。上唇尖长而突出。

白犀 体形很大。雌雄兽均有双角。雄犀前角基部方形，雌犀的角较细。吻阔，上唇方形。（图14-47-3）

[**产地**] 暹罗角主产于印度、尼泊尔、缅甸、泰国、马来西亚及印度尼西亚等国。广角

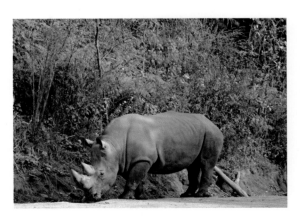

图14-47-3 白犀动物

主产于非洲东部及东南部。犀为濒危动物，应予保护，不得猎捕。

[采收加工] 割下其角。

[药材鉴别] 性状鉴别 暹罗角：呈圆锥形，稍向后弯曲，长10～30 cm。表面乌黑色或黑棕色。上部光滑，并有细纵纹，顶端钝圆；中部有纵纹及未去净的硬刺，习称"刚毛"。角前面有1纵长凹沟，长3～10 cm，身深0.5～3 cm，习称"天沟"。与"天沟"相对的底面上有1脊状隆起，长6～7 cm，高1～2 cm，习称"地岗"。角基部周边凹凸不平，习称"马牙边"。角底盘较大，长圆形，前窄后宽，灰黑色或黑棕色，中央凹陷，深3～6 cm（习称"窝子"），其上密布针孔状鬃眼（习称"砂底"）。角质坚硬，可纵面剖开，剖面有明显的纵粗丝，不断裂，无裂丝牵连（无绞丝）。镑片多纵切与斜切，卷曲不平，呈灰白色，夹有暗棕色芝麻状小点或短线纹。置沸水中微浸后，气微清香。（图14-47-4）

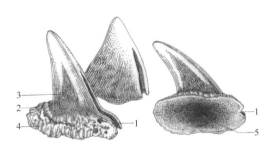

图14-47-4　暹罗角

1.天沟　2.地岗　3.刚毛　4.马牙边　5.窝子

以个大角尖粗、乌黑光润显顺纹、中部少裂隙、沟及岗明显、底盘长圆形、内部灰黑色布满鬃眼、纵剖面丝粗顺直者为佳。

广角：较长、大，长可达60 cm。自底部向上渐细，中部较圆，尖端弯曲而略扁。上部灰黑色，下部灰黄色，表面较粗糙，有细裂纹。底部四周有粗毛，底盘圆形，稍凹入，有极细小的鬃眼。无"天沟""地岗"特征。角质坚硬，不易劈开，纵剖面丝纹细，常有裂丝牵连。镑片呈灰白色，夹有暗棕色短线纹，芝麻状小点不明显，质柔韧而不脆。入沸水中浸泡，无清香气。（图14-47-5）

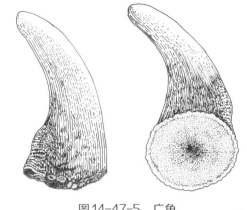

图14-47-5　广角

以个大完整、灰黑色、表面无裂隙、角尖粗长光滑、底盘网眼明显、中心乌黑者为佳。

一般认为暹罗角品质较优。

显微鉴别 粉末深灰色。暹罗角：① 横断面碎片。髓呈类圆形或扁卵形，长径约60 μm；髓的周围有多层多角形、梭形或类长方形的细胞（皮层细胞），呈同心性排列，内含多数暗棕色或棕色色素颗粒。间质细胞呈窄长纺锤形，内含少数或不含棕色色素颗粒。② 纵断面碎片。髓呈长管形，内有类球形髓细胞；髓的周围皮层细胞呈长梭形，间质细胞呈多角形，少数梭形或类长方形。

广角与上者不同点：① 粉末类白色。② 横断面碎片。髓的周围有多层窄长梭形几呈线形的皮层细胞，同心性排列，几无色透明，不含或少含棕色色素颗粒，间质细胞多数呈多角形，少数为梭形或类长方形，内含少量棕色色素颗粒。③ 纵断面碎片。髓呈长管形，内有类球形髓细胞；髓周围的皮层细胞为长梭形。间质细胞呈纺锤形。

[成分] 含角蛋白（keratin）、肽类化合物、胍（guanidine）衍生物、甾醇类物质及无机物等。水解后可得多种氨基酸，如谷氨酸、亮氨酸、丝氨酸、精氨酸、天门冬氨酸、丙氨酸、胱氨酸及半胱氨酸等。含钙、磷、钠、镁、锰、铜等。

据报道，本品有效成分为犀氨酸（s-sulfocysteine），并含强心成分。

[功效] 性寒，味苦、酸、咸。清热凉血，解毒，定惊。

[**论注**]（1）犀牛角为犀牛的角，根据法律规定禁止猎杀。古方中使用的犀牛角已用水牛角代替。为提供鉴定方法，在水牛角项下附犀牛角有关资料以供参考。

（2）犀角杯，系犀角经加工雕刻而成，具犀角纹理的特征，以杯边无裂纹者为真，可供药用。商品中曾发现有以牛角雕琢伪充犀角杯。

（3）进口的小犀角中也发现有牛角伪充，加工成黑色光滑蘑菇头状或馒头状，应注意鉴别。

# 羚羊角

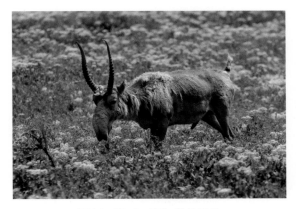

图14-48-1　赛加羚羊动物

SAIGAE TATARICAE CORNU

本品始载于《神农本草经》，列为上品。雷敩曰："凡用，有神羊角甚长，有二十四节，内有天生木胎。"陈藏器曰："羚羊有神，夜宿防患，以角挂树不着地，但角弯中深锐紧小，有挂痕者为真。"苏颂曰："其形似羊，青色而大，其角长一二尺，有节如人手指握痕，又最坚劲。"

[**别名**]　羚角，活羚角。

[**来源**]　为牛科动物赛加羚羊 Saiga tatarica Linnaeus 雄兽的角。

[**动物形态**]　为陆栖兽类。体形中等，身长 1 ～ 1.4 m。头大，鼻吻显著膨大（故有"高鼻羚羊"之称），鼻孔大，且能灵活伸缩和左右摇动，鼻上皮呈皱折状，上有毛覆盖；额前部分较隆起；眼大，耳短略圆。四肢细小，蹄低而长。尾短细，下垂。全身棕黄色或栗色，背脊中央有狭长的1条呈肉桂色。颈下方、胸腹部及四肢内侧、臀部为黄白色。冬毛粗长而厚，色较淡，淡黄色或淡灰黄色。雄兽具角，长于眼眶之上方，向后微倾。雌兽无角，仅有短的突起。幼兽7个月时开始长角。（图14-48-1）

栖息于荒漠及半荒漠地区。冬季为避风雪而迁往比较平缓山间坡地或山间平原中过冬。夏季活动于清晨和傍晚，冬季多为日间活动。活动一般为小群，入秋后往往大群活动。以各种植物为食，往往边食边行。冬季交配，翌年4—5月产仔；雄兽要过1年才达性成熟，雌兽则8个月后就能参与繁殖。

[**产地**]　我国新疆北部有产。俄罗斯产量大。

[**采收加工**]　全年均可猎捕，但以8—10月者为好，因此时角的外皮已经脱落；冬季因受霜雪侵袭，角质变粗糙，有裂隙，品质较次。猎获后锯下其角，洗净角上杂质后，晾干。

[**药材鉴别**]　性状鉴别　呈长圆锥形，长15 ～ 40 cm，基部直径2 ～ 4 cm。下部较粗，灰白色，上部渐细并稍弯曲，黄白色，顶端部分光滑，自然，光润如玉，表面无或有裂纹。中心有1条扁三角形小孔直通角尖，习称"通天眼"。嫩者角尖多为黑棕色，其内部常有血丝或紫红色斑纹。除顶端光滑部分外，中部以下有10 ～ 20个隆起的环节。角下半段内有骨塞，习称"羚羊塞"；除去骨塞，角下段为筒状，骨塞与筒状角鞘接合处呈不规则的锯齿状。质坚硬。无臭，味淡。（图14-48-2）

以体丰满、色润、质嫩、表面无裂纹、内含红色斑纹、无底盘者为佳。

[**成分**]　主含角蛋白、甾类化合物、磷酸钙及不溶性无机盐。经酸水解后测定，则含异亮氨酸、亮氨酸、苯丙氨酸、酪氨酸、丙氨酸等10多种氨基酸，含量约0.24%。此外尚含卵磷脂、脑磷脂、神经鞘磷脂、磷脂酰丝氨酸及磷脂酰肌醇等磷脂类成分约0.12%。

[**贮藏保管**]　置干燥处存放。

[**功效**]　性寒，味咸。清肝，明目，散血，解毒。用于高热惊痫，神昏痉厥，子痫抽搐，癫痫发狂，头痛眩晕，目赤翳障，温毒发斑，

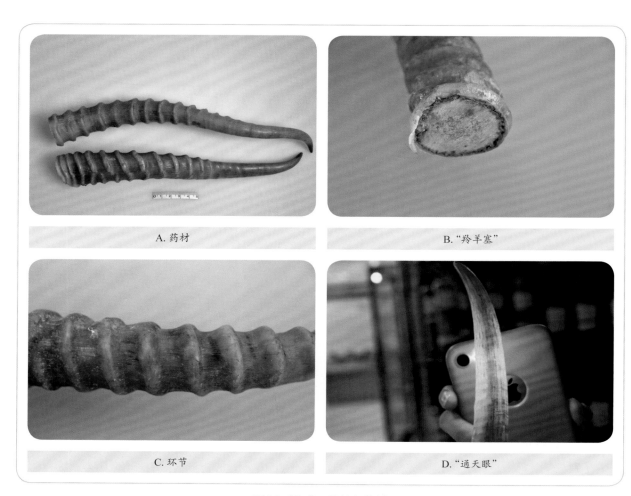

A. 药材　　　　　　　　　　B. "羚羊塞"

C. 环节　　　　　　　　　　D. "通天眼"

图14-48-2　羚羊角药材

痈肿疮毒。

[**用法用量**]　1～3 g，宜先煎2小时以上；磨汁或研粉服，每次0.3～0.6 g。

[**方例**]　羚角钩藤汤（《通俗伤寒论》）：羚羊角，桑叶，川贝，鲜地黄，钩藤，菊花，茯神，白芍，甘草，竹茹。功能凉肝熄风，增液舒筋；主治肝热生风证，症见高热不退，烦闷躁扰。

[**论注**]　（1）山羊角为牛科动物青羊 *Nemorhedus goral* Hardwicke的角。其角短而直，近尖端稍弯，长10～14 cm；除尖端外，其余部分都有环棱，但环棱不宽，色黑。近年来一些单位对此进行研究，通过临床观察，证明有较好类似羚羊角的疗效。

（2）因为羚羊角国内产量不多，多为进口，价格昂贵，故市场曾发现以黄羊、长尾黄羊、藏羚羊等动物之角混充羚羊角，应注意鉴别。

1）黄羊 *Procapra gutturosa* Pallas之角呈长圆锥形而侧扁，略呈"S"形弯曲，长达20 cm；表面灰黑色或灰棕色，较粗糙，有裂纹，不透明，轮脊17～20个；基部断面呈椭圆形，中央有骨质角髓，呈污白色，外面为黑色角质鞘，骨髓与角结合处微呈齿状接合；无通天眼。

2）长尾黄羊（鹅喉羚）*Gazella subguttarosa* Guldenstaedt之角呈长圆锥形，稍扁，角尖弯曲度较大；表面黑色，粗糙，有明显的纵向丝纹，中下部有斜向环脊约8个。

3）藏羚羊 *Pantholops hodgsoni* Abel之角，长且很侧扁，弯度很小，几乎直向上伸，长50～70 cm，表面黑色，较平滑而有光泽，可见细小纵裂隙及浅色纹理，有环脊16个。

# 第十五章

# 矿物类中药

## 大青盐

HALITUM

本品原名戎盐，始载于《神农本草经》，列为下品。陶弘景曰："北海青，南海赤。"苏颂曰："今青盐从西羌来者，形块方棱，明莹而青黑色，最奇。北海来者，作大块而不光莹，又多孔窍若蜂窠状，色亦浅于西盐。"

[别名] 青盐，石盐，戎盐。

[来源] 为卤化物类石盐族湖盐 Halite 的晶体块。属等轴晶系。

[产地] 主产于青海、陕西、甘肃、西藏及内蒙古等省区。

[采收加工] 全年可采，自盐湖或泉中取出，晒干。

[药材鉴别] 性状鉴别 呈立方体、八面体或菱形结晶，有的为歪形晶体，直径 0.5～1.5 cm。青白色至灰白色，半透明，具玻璃样光泽，多数颗粒有1至数个小孔。置火焰燃烧，火焰即呈亮黄色。质硬，易砸碎，断面光亮。气微，味咸、微涩苦。（图15-1-1）

以晶形整齐、色白、洁净者为佳。

[成分] 主要含氯化钠（NaCl），尚含少量钙、镁、铁、钾等。

[贮藏保管] 置通风、干燥处，防潮湿。

[功效] 性寒，味咸。清热凉血，明目。用于吐血，尿血，牙龈肿痛出血，目赤肿痛，风眼烂弦。

[用法用量] 1.5～2.5 g；或入丸散用。

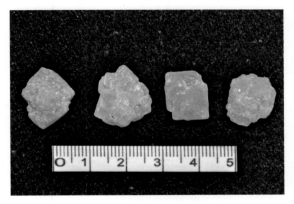

图15-1-1 大青盐药材

外用适量，研末擦牙或水化漱口、洗目。

[注意] 水肿者慎用，肾脏病患者忌服。

[方例] 茯苓戎盐汤（《金匮要略》）：戎盐，茯苓，白术，水煎服。功能益肾健脾利湿；主治小便不利。

[论注] 光明盐之名见于《新修本草》，即《雷公炮炙论》之圣石，又名"石盐"。为天然的石盐结晶，较大青盐纯净。主含氯化钠，以及少量的钙、镁、铁、铝、锰、铜等。以"色甚明莹""映月光明洞彻如水晶"者为佳。传统多用于头面诸风、目赤痛、多眵流泪，尤为眼科良药。现代蒙医还常配入调理脾胃药，治疗胃酸缺乏性胃病等。蒙医更偏重于用光明盐入药。光明盐为等轴晶系晶体，晶体大多呈长方体或立方体状，大小不等；类白色透明，表面有时因溶蚀而致钝圆，有光泽，质硬，较脆易砸碎，断面整齐，呈玻璃样光泽。

# 芒 硝

NATRII SULFAS

《神农本草经》收载朴硝，列为上品。《名医别录》谓芒硝生于朴硝。《嘉祐补注本草》名马牙硝。李时珍曰："生于盐卤之地，状似末盐……煎炼入盆，凝结在下粗朴者为朴硝，在上有芒者为芒硝，有牙者为马牙硝。"又曰："取芒硝、英硝（马牙硝），再三以萝卜煎炼去咸味，即为甜硝。以二硝置之风日中吹去水气，则轻白如粉，即为风化硝。以朴硝、芒硝、英硝同甘草煎过，鼎罐升煅，则为玄明粉。""凡牛马诸皮须以此治熟，故称皮硝。"

[别名] 芒消，盆消。

[来源] 为硫酸盐类芒硝族天然芒硝 Mirabilite 或含芒硝之碱土经煮炼而得的精制品。属单斜晶系。

[产地] 全国大部分地区均有制产。

[采收加工] 取天然产的芒硝矿（习称"土硝"）或含有芒硝之土壤，加水溶解，放置沉淀并过滤，然后加热浓缩，放冷析出结晶，习称"朴硝"或"皮硝"。再将朴硝加鲜萝卜片[10:（1~3）]于锅中共煮，至萝卜熟透，滤取溶液，趁热倒于盆或缸中（也可在盆中加些稻草芯，使结晶附着其上，提高芒硝的产量及质量），冷却后析出无色透明晶体物，取出，晾干，即为芒硝。

[药材鉴别] 性状鉴别 为棱柱状、长方柱或不规则形结晶，两端不整齐。形如圭角状而明净者称为"马牙硝"。无色透明，断面呈玻璃样光泽。质脆，易碎，断面不整齐。在空气中易风化，故存放者表面常被有白粉。无臭，味苦而咸。（图15-2-1、图15-2-2）

以无色透明、长条棱柱状结晶者为佳。

[成分] 主要含含水硫酸钠（$Na_2SO_4 \cdot 10H_2O$），及钙、镁、锶、铁、铝、钛、硅等多种元素。

[贮藏保管] 置阴凉、干燥处，防风化。

[功效] 性寒，味咸、苦。泻下通便，润燥软坚，清火消肿。用于实热积滞，腹满胀痛，大便燥结，肠痈肿痛；外治乳痈，痔疮肿痛。

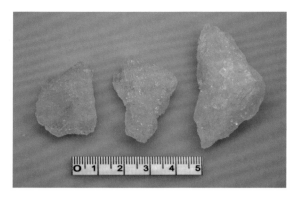

图15-2-1 芒硝药材

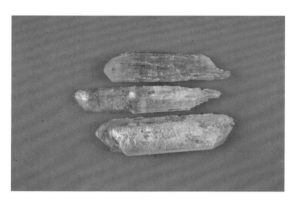

图15-2-2 马牙硝

[用法用量] 6~12 g，一般不入煎剂，待汤剂煎得后，溶入汤液中服用；外用适量。

[方例] 大陷胸汤《伤寒论》：芒硝，大黄，甘遂。功能泻热逐水，破结通便。主治结胸证。

[论注]（1）朴硝为较不纯的硫酸钠结晶。一般不直接内服用，只供制备芒硝。

（2）制芒硝为棱柱状、长方形或不规则块状或颗粒。无色透明或类白色半透明。质脆，易碎，断面呈玻璃样光泽。无臭，味咸。（图15-2-3）

（3）玄明粉（元明粉、风化硝）为白色极细粉末。为芒硝风化后失去结晶水之白色颗粒状结晶粉末。主要含无水硫酸钠（$Na_2SO_4$）。功效与芒硝同，但作用较缓。加工方法是取芒硝和萝卜（10:1）再精制1次，将重结晶品晾干，再经风化而成的白色粉末。（图15-2-4）

（4）西瓜霜为葫芦科植物西瓜 Citrullus lanatus （Thunb.）Matsumu. et Nakai 的成熟果实与芒硝经加

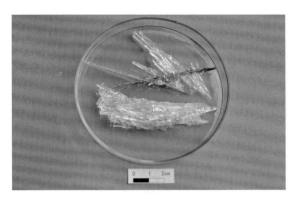

图15-2-3　制芒硝药材

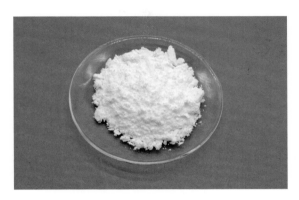

图15-2-4　玄明粉药材

工而成的白色结晶粉末，形似粗盐，遇热即化。以洁白、纯净、无泥屑、无杂质者为佳。加工方法为：取新鲜西瓜，沿蒂头切一厚片作顶盖，挖去部分肉瓤及水，将芒硝填入瓜内，盖上顶盖，用竹签钉牢，悬挂于阴凉通风处；待析出白霜时，随时刷下，直至无白霜析出（每西瓜100 kg，用芒硝15 kg）。（图15-2-5）

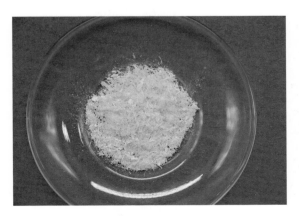

图15-2-5　西瓜霜药材

# 硼　砂

## BORAX

本品始载于《日华子诸家本草》。苏颂曰："今医家用硼砂治咽喉，最为要切。"李时珍曰："硼砂生西南番，有黄白二种。西者白如明矾，南者黄如桃胶，皆是炼结成，如碯砂之类。西者柔物去垢，杀五金，与消石同功，与砒石相得也。"由此可知，古代所用硼砂主要为西产色白者。

[别名]　月石。

[来源]　为硼酸盐类硼砂矿Borax经精制而成的结晶。属单斜晶系。

[产地]　主产于青海、西藏等省区。

[采收加工]　多存在于干涸的含硼盐湖中。一般于8—11月间采挖矿砂，溶于沸水中，滤取滤液倒入缸内；在缸上放数条横棍，棍上系数条麻绳，麻绳下端吊1铁钉，使之垂沉于溶液内；溶液冷却后，绳上、缸底均有结晶析出，取出干燥。结在绳上的又名"月石坠"，结在缸底的则称"月石块"。

[药材鉴别]　性状鉴别　由菱形、柱形或粒状结晶组成的不整齐块状，大小不一。无色透明或白色半透明，有玻璃样光泽，日久则风化成白色粉末，不透明，微有脂肪样光泽。体轻，质脆，易碎。气无，味咸、苦。（图15-3-1、图15-3-2）

以无色透明、洁净者为佳。

[成分]　主要含四硼酸钠（$Na_2B_4O_7 \cdot 10H_2O$）。

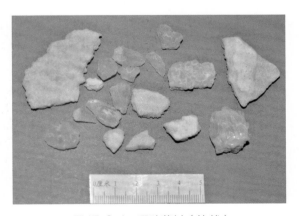

图15-3-1　硼砂药材（块状）

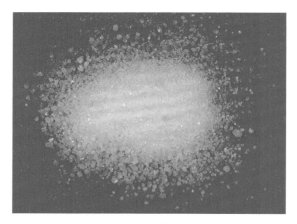

图15-3-2　硼砂药材（粒状）

[贮藏保管]　密闭存放。

[功效]　性凉，味甘、咸。清热消痰，解毒，防腐。用于咽喉肿烂，目赤肿痛，热痰咳嗽。

[用法用量]　1.5 g～3 g；外用适量，研细末外掺或吹喉。

[方例]　囚宝丹（《疡医大全》）：硼砂，冰片，甘草，雄黄。外用治鹅口疮。

# 滑 石

## TALCUM

本品始载于《神农本草经》，列为上品。雷敩曰："凡使有多般，其白滑石如方解石。色似冰白，画石上有白腻文者，真也。"苏敬曰："此石所在皆有，岭南始安出者，白如凝脂，极软滑。出掖县者，理粗质青有黑点，惟可为器，不可入药。"陈藏器谓："始安者软滑而白，宜入药。"李时珍曰："滑石性滑利窍，又滑腻，故以名之，产云桂林各邑及瑶峒皆有之，山东蓬莱县桂府亦佳，故医方桂府滑石与桂林者同称也。"

[别名]　硬滑石。

[来源]　为硅酸盐类滑石族滑石Talcum的矿石。属单斜晶系。

[产地]　主产于山东、江苏、陕西、山西、辽宁等省。以山东莱西、栖霞、莱州为主要产区。

[采收加工]　多存于变质岩、石灰岩、白云岩、菱镁矿及页岩中。全年可采，采得后，去净泥土、杂石。

[药材鉴别]　性状鉴别　呈扁平形、斜方形或不规则块状，石质，称"硬滑石"，大小不一。白色、黄白色或淡蓝灰色，有蜡样光泽，半透明或微透明。体较重，质细腻，手摸有滑润感，指甲可刮下白粉。用滑石块书写，可见白色条痕。以舌舐之感觉微凉而不粘舌。无臭，无味。（图15-4-1）

以整洁、色白、滑润、无杂石者为佳。

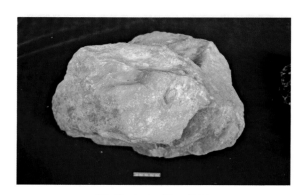

图15-4-1　滑石药材

[成分]　主要含硅酸镁 [$Mg_3(Si_4O_{10})(OH)_2$ 或 $3MgO \cdot 4SiO_2 \cdot H_2O$]，通常一部分氧化镁被氧化铁所替换，并常含有氧化铝等杂质。

[贮藏保管]　置干燥处。

[功效]　性寒，味甘、淡。利尿通淋，清热解暑；外用祛湿敛疮。用于热淋，石淋，尿热涩痛，暑湿烦渴，湿热水泻；外治湿疹，湿疮，痱子。

[用法用量]　10～20 g，先煎；外用适量。

[方例]　六一散（《伤寒标本》）：滑石，甘草。功能清暑利湿；主治因暑热夹湿所致的暑湿证。

[论注]　（1）软滑石系高岭石Kaolinite的块状体。主含含水硅酸铝 [$Al_4(Si_4O_{10})(OH)_8$]。与滑石主要区别是：呈不规则块状；白色或夹有浅红色、淡棕色、灰色，不透明；质松软，手压即可成白色粉末，习称"软滑石"；微有泥土样气，无味，置水中即崩解，以舌舐之有粘舌感。主产于江西、四川。江西主产于鹰潭

地区。产地习惯上作滑石入药，功效类同。（图15-4-2）

（2）滑石粉系将滑石洗净粉碎，过细筛后的白色或类白色、微细、无砂性粉末，手摸有润滑细腻感，无臭，无味。本品在水、稀盐酸或稀氢氧化钠溶液中均不溶解。（图15-4-3）

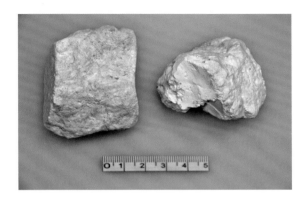

图15-4-2 软滑石药材

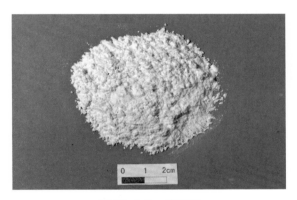

图15-4-3 滑石粉

# 赤石脂

HALLOYSITUM RUBRUM

本品始载于《神农本草经》，载于五石脂项下，即青、赤、黄、白、黑石脂，列为上品。陶弘景曰："今俗惟用赤石、白石二脂……余三色石脂无正用。"寇宗奭曰："赤、白石脂四方皆有，以理腻粘舌缀唇者为上。"雷敩曰："凡使赤脂，研如粉，新汲水飞过三度，晒干用。"李时珍曰："亦有火煅水飞者。"

［别名］ 红高岭土。

［来源］ 为硅酸盐类多水高岭石族多水高岭土 Halloysite rubrum 的一种红色块状体。

［产地］ 主产于福建、江西、河南、江苏、陕西、湖北、山东、安徽、山西等省。

［采收加工］ 为外生矿物，产于岩石的风化壳和黏土层中。全年皆可采挖。挖出后，拣去杂石、泥土，即得。

［药材鉴别］ 性状鉴别 呈不规则的块状，大小不一。粉红色、红色至紫红色，或有红白相间的花纹。质较软，滑腻如脂，易砸碎。吸水性强，用舌舐之粘舌。微有土腥气，味淡，嚼之无沙粒感。（图15-5-1）

以色红、细腻、易碎、吸水性强者为佳。

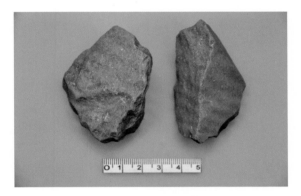

图15-5-1 赤石脂药材

［成分］ 主要含水合硅酸铝 $\{Al_4[SiO_{10}(OH)_8]\cdot 4H_2O\}$，并含少量的氧化铁、氧化铬。

［贮藏保管］ 置干燥处，防潮。

［功效］ 性温，味甘、涩。涩肠，止血，生肌敛疮。用于久泻久痢，大便出血，崩漏带下；外治疮疡久溃不敛，湿疮脓水浸淫。

［用法用量］ 9～12 g，先煎；外用适量，研末敷患处。

［注意］ 不宜与肉桂同用。

［方例］ 桃花汤（《伤寒论》）：赤石脂，干姜，粳米。功能温中涩肠；主治伤寒下利，便脓血不止。

［论注］ （1）白石脂为高岭石 Kaolinite 类黏土。性状与赤石脂相似，但色白，功效与赤石脂类同。

（2）黄石脂是以水云母和多水高岭石为主要成分的1味矿物药。今各地只以赤石脂、白石脂供药用，无黄石脂作单味药出售，但市售的赤石脂或白石脂中常混有灰黄、黄灰色品种，按古本草的划分应属于黄石脂。

# 玛 瑙

## ACHATUM

本品始载于宋《嘉祐本草》。陈藏器曰"赤烂红色，似马之脑，故名。"李时珍曰："马脑出西南诸国，云得自然灰即软，可刻也。"又曰："试马脑法：以砑木不热者为真。"

[别名] 马脑。

[来源] 为火山作用产物，由胶体溶液所形成，充填于岩石的裂隙或洞穴内。为石英类矿物玛瑙 Agate 的矿石，属三方晶系。

[产地] 全国各地均有出产。

[采收加工] 全年皆可采挖，采得后拣净杂质，即得。

[药材鉴别] 性状鉴别 呈不规则的块状，大小不一，浅红色、橙红色至深红色，呈云雾状色彩，透明至半透明，表面平滑或凹凸不平，具蜡样光泽。质硬而脆，易砸碎，断面略平滑。气无，味淡。（图15-6-1、图15-6-2）

以质坚、色红润者为佳。

[成分] 与石英相同，属石英的隐晶质变

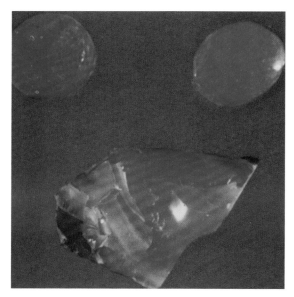

图 15-6-1　玛瑙药材 I

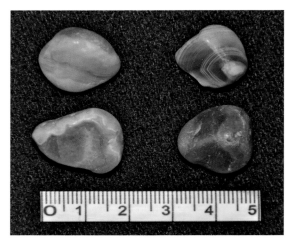

图 15-6-2　玛瑙药材 II

种。由二氧化硅（$SiO_2$）组成，常含有微量铁、锰等杂质。

[贮藏保管] 用木箱装，一般存放。

[功效] 性寒，味辛。清热明目。用于眼生翳障。

[用法用量] 研末外点眼，适量。

# 硫 黄

## SULFUR

本品始载于《神农本草经》，列为中品。李珣引《广州记》云："生昆仑国及波斯国西方明之境，颗块莹净，不夹石者良。"李时珍曰："凡产石硫黄之处，必有温泉作硫黄气。"《魏书》云："悦般有火山，山旁石皆焦熔，流地数十里乃凝坚，即石硫黄也。"《庚辛玉册》云："……以嚼之无声者为佳。舶上倭硫黄亦佳。"

[别名] 黄牙，黄硇砂。

[来源] 为自然元素类硫族硫黄 Sulfur 矿石的加工品。属斜方晶系。

[产地] 主产于山西、河南、山东、湖北、湖南、江苏、四川、广东及台湾等省。

[采收加工] 常由火山作用产生，故常见于温泉、喷泉、火山口等处；也可由含硫化物加工制得。天然硫黄全年可采；挖取呈泥状之硫黄矿石，放于土罐内加热熔化，除去杂质，倒入模型中冷却，打碎，即得。

[**药材鉴别**] 性状鉴别 为不规则块状物，大小不一。黄色或黄绿色。表面不平坦，常有麻纹及细砂孔，有光泽。质重而松脆，易碎，断面有呈蜂窝状小孔，纵断面呈粗针状结晶。燃烧时呈青蓝色火焰。臭气特异，味淡。（图15-7-1）

以色黄、光亮、质松脆者为佳。

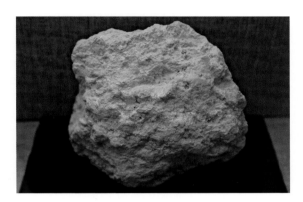

图15-7-1 硫黄药材

[**成分**] 主要含硫，并含有机质。

[**贮藏保管**] 防火，置干燥处。

[**功效**] 性温，味酸；有毒。外用解毒杀虫疗疮；内服补火助阳通便。外治用于疥癣，秃疮，阴疽恶疮；内服用于阳痿足冷，虚喘冷哮，虚寒便秘。

[**用法用量**] 外用适量，研末油调涂敷患处；内服1.5～3 g，炮制后入丸散服。

[**注意**] 孕妇慎用。不宜与芒硝、玄明粉同用。

[**方例**] 半硫丸《和剂局方》：半夏，硫黄，姜汁。治虚寒便秘。

[**论注**] 商品规格除硫黄外，还有天生黄和倭硫黄。

（1）天生黄系含硫温泉附近岩石上的升华凝结物。收集后用冷水洗去泥土，再用热水烫7～10次，然后放在香油内，捞取浮于表面者即得。主产于云南。主要特点是：呈大小不等的片状或砂状结晶性颗粒，少有呈碎片状；黄绿色，闪烁发光，有硫黄特异臭气。功效同硫黄。

（2）倭硫黄系将硫黄经过加工而成的一种商品药材。过去从日本进口。呈不规则块状；全体呈鲜黄色，半透明，有玻璃样光泽；体轻而松脆，断面不平坦；有硫黄特异臭气，味淡。

# 白 矾

## ALUMEN

本品始载于《神农本草经》，列为上品。苏敬曰："矾石有五种：白矾多入药用。"苏颂曰："矾石初生皆石也，采得烧碎煎炼，乃成矾也。"李时珍曰："今人但煅干汁用，谓之枯矾，不煅者为生矾。"

[**别名**] 矾石，明矾。

[**来源**] 为硫酸盐类明矾石 Alunite 的矿石或其他铝矿石经加工提炼制成的结晶。属等轴晶系。

[**产地**] 主产于甘肃、安徽、山西、湖北、浙江等省。

[**采收加工**] 明矾石多产于火山岩中。采集后，用水溶解，收集溶液，蒸发浓缩，放冷析出结晶，再滤取结晶晾干。滤取结晶后之水溶液，继续加热浓缩，冷却结晶。

[**药材鉴别**] 性状鉴别 呈不规则块状或粒状结晶体，大小不一。无色或淡黄色，透明或半透明，有玻璃样光泽。表面略平滑或凹凸不平，具细密纵棱。质硬而脆，易砸碎。易溶于水。气微，味微甜而涩。（图15-8-1）

以色白、透明、质硬而脆、无杂质者为佳。

[**成分**] 主要含硫酸铝钾[$KAl(SO_4)_2$·

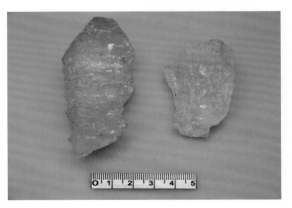

图15-8-1 白矾药材

$12H_2O$ ]。

[贮藏保管] 用麻袋装，置干燥处。

[功效] 性寒，味酸、涩。外用解毒杀虫，燥湿止痒；内服止血止泻，祛除风痰。外治用于湿疹，疥癣，脱肛，痔疮，聤耳流脓；内服用于久泻不止，便血，崩漏，癫痫发狂。

[用法用量] $0.6 \sim 1.5$ g，内服入丸散；外用适量，多宜煅用。

[论注]（1）枯矾为无水明矾 $KAl(SO_4)_2$。将白矾置锅内加热熔化，至水沸腾，逐渐起大泡转呈玉白色，继续蒸干呈粉白色时，铲出冷却，剁成碎块即得。枯矾可收湿敛疮，止血化腐。用于湿疹湿疮，脱肛，痔疮，聤耳流脓，阴痒带下，鼻衄齿衄，鼻息肉。（图15-8-2）

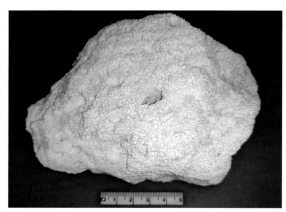

图15-8-2　枯矾药材

（2）近期发现有用便宜的硫酸铝铵冒充硫酸铝钾（白矾）。两者外观和味道相似，可采用《中国药典》铵盐检测法，很容易鉴别。

# 石　膏

GYPSUM FIBROSUM

本品始载于《神农本草经》，列为中品。苏敬曰："石膏、方解石大体相似，而以未破为异，今市人皆以方解代石膏，未见有真石膏也。"雷敩曰："凡使勿用方解石，方解虽白不透明，其性燥，若石膏……其色莹净如水精，性良善也。"李时珍曰："石膏有软硬二种。软

石膏大块生于石中，作层如压扁的米糕形，每层厚数寸，有红白二色，红者不可服，白者洁净，细纹短密如束针，正如凝成白蜡状，松软易碎，烧之即白烂如粉。"

[别名] 白虎，软石膏。

[来源] 为硫酸盐类硬石膏族石膏 Gypsum 的矿石。属单斜晶系。

[产地] 主产于湖北省。河南、山东、山西、宁夏等省区也产。

[采收加工] 常存在于海湾盐湖和内陆湖泊中形成的沉积岩中，与石灰岩、黏土、岩盐等共生。全年可采，一般多在冬季采挖，挖出后，去净泥土及杂石，即得。

[药材鉴别]　性状鉴别　呈长块状或不规则块状（为纤维状结晶的聚合体），大小不一。全体白色、灰白色或浅黄色；常有夹层，内藏有青灰色或灰黄色片状杂质。体重，质松脆，易纵向分开；纵断面具纤维状纹理，并显绢丝样光泽。无臭，味淡。将生石膏以 $120 \sim 140℃$ 煅或烧之后，失去一部分结晶水而成熟石膏；研粉加水，又可变为生石膏（具有黏性的固体）。（图15-9-1）

以色白、块大、质松脆、纵断面如丝、无夹层、无杂石者为佳。

[成分] 主含含水硫酸钙（$CaSO_4 \cdot 2H_2O$）。另外，尚含铁、锰、钠、铜、钴、镍等元素。

[贮藏保管] 竹篓或草袋装，一般存放。

[功效] 性大寒，味辛、甘。生石膏清热降火，止渴除烦；熟石膏生肌敛疮。用于高热烦渴，肺热喘咳，胃火亢盛，头痛，牙痛。

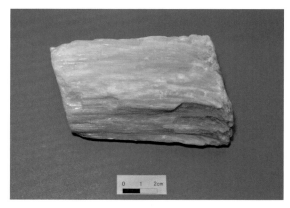

图15-9-1　石膏药材

［**用法用量**］ 15～60 g。外用适量。内服宜生用。入汤剂宜打碎先煎，外用须煅用。

［**方例**］ 白虎汤（《伤寒论》）：石膏，知母，甘草，粳米。功能清热生津，益胃止渴；主治阳明气分盛热，状热面赤，大烦大渴，大汗出，脉洪大有力或滑数。

# 寒水石

GYPSUM RUBRUM CALCITUM

《神农本草经》收载"凝水石"，列为中品。《名医别录》称"寒水石"，但并非现在所用的寒水石，而为"盐精"类物质。陶弘景曰："凝水盐之精也。"李时珍曰："寒水石有二，一是软石膏，一是凝水石，惟陶弘景所注，是凝水之寒水石，与本文相合……诸家不详本文盐精之说……遂以石膏、方解石指为寒水石，唐宋以来相承其误，通以二石为用，而盐精之寒水，绝不知用，此千载之误也。"

［**别名**］ 凝水石，凌水石。

［**来源**］ 为碳酸盐类矿物方解石族方解石 Calcite 或硫酸钙矿石红石膏 Gypsum（rubrum）的矿石。前者属三方晶系，习称"南寒水石"；后者属单斜晶系，习称"北寒水石"。

［**产地**］ 南寒水石主产于河南、安徽、浙江、湖北等省；北寒水石主产于内蒙古、新疆、山东、甘肃等省区。

［**采收加工**］ 全年可采。北寒水石一般在冬季采挖，掘出后除去泥土、杂石等杂质。

［**药材鉴别**］ 性状鉴别 南寒水石：多呈斜方块状或斜方板状，大小不一。无色、白色或黄白色。透明、半透明或不透明，表面平滑，具玻璃样光泽。质坚硬，易砸碎，硬度3，比重2.6～2.9，碎块多为小块斜方体，断面平坦。用小刀可以刻画。气微，味淡。（图15-10-1）

以色白、透明、有如含水状之光泽、击碎后呈方形具棱角者为佳。

北寒水石：呈不规则的扁平块状，大小不等。粉红色，半透明，表面凹凸不平，常黏附灰色泥土。质软，硬度1.5～2。比重2.3。敲击时易纵向断裂，断面有纤维状纹理。用指甲

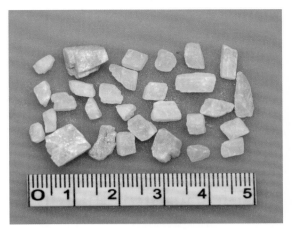

图15-10-1 南寒水石药材

可以刻画。略带泥土气，味淡稍咸，嚼之显粉性。（图15-10-2）

以粉红色、纯净薄片状、细丝纹、有光泽者为佳。

理化鉴别 南寒水石：① 取本品粉末少许，滴加稀盐酸，即发生大量气泡，此气导入氢氧化钙试液中，即生成白色沉淀。② 取本品水溶液，加酚酞指示液，即显深红色。

北寒水石：取本品粉末约2 g，于140℃烘20分钟，加水1.5 ml搅拌。放置5分钟，呈黏结固体，但凝固程度不如石膏。

［**成分**］ 南寒水石主要含碳酸钙（$CaCO_3$），并含少量镁、铁、锰等。北寒水石主要含硫酸钙（$CaSO_4 \cdot 2H_2O$），并含少量镁、铁、铝等。

［**贮藏保管**］ 竹篓或草袋装，一般存放。

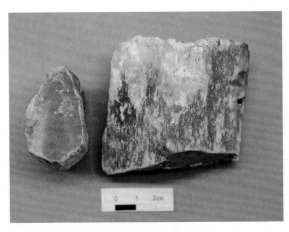

图15-10-2 北寒水石药材

[**功效**] 性寒，味辛、咸。清热降火，除烦止渴。用于壮热烦渴，口干舌燥，牙痛，小便不利。

[**用法用量**] 6～12 g，先煎；外用适量。

[**方例**] 三石汤《温病条辨》：飞滑石，寒水石，生石膏，杏仁，竹茹，金银花，白通草，金汁（冲）。功能清热利湿，宣通三焦。主治暑温邪在气分，大热烦渴、苔黄等症。

# 龙 骨
## （附：龙齿）

DRACONIS OS

本品始载于《神农本草经》，列为上品。陶弘景曰："生晋地川谷，及太山岩水岸土穴中死龙处，采无时。"又曰："作白地锦文，舐之着舌者良。"吴普曰："色青白者良。"苏敬曰："生硬者不好，五色具者良。"

[**来源**] 为古代哺乳动物如象类、犀牛类、三趾马等的骨骼化石，或象类门齿的化石。前一种习称"龙骨"；后一种习称"五花龙骨"。

[**产地**] 主产于山西、内蒙古、陕西、甘肃、河北等省区。

[**采收加工**] 全年可采。由于出土后，露置空气中极易破碎，故采挖时应立即去净泥土等杂质，再用毛边纸粘贴。

[**药材鉴别**] 性状鉴别 五花龙骨（青化龙骨、花龙骨）：为不规则块状或圆柱状、半圆柱状，大小不一。全体淡灰白色、淡黄白色或淡黄棕色，夹有蓝灰色及红棕色花纹，深浅粗细不一，略似大理石条纹。表面平滑，时有小裂隙。质硬而脆，易成片状剥落，断面粗糙，吸湿性强，舌舔之可吸附于舌上。无臭，无味。（图15-11-1）

以质脆、分层、有"五色"花纹、吸湿力强者为佳。

龙骨（白龙骨、土龙骨）：呈骨骼状或破碎呈不规则块状，不具花纹，但有的具纹理、裂隙或棕色条纹和斑点。质地坚硬不易破碎，更无片状剥落。一般认为较五花龙骨质次。（图15-11-1）

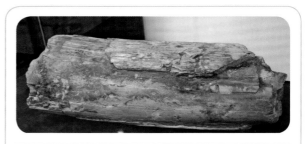
A. 五花龙骨

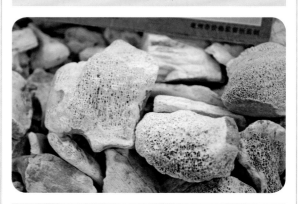
B. 龙骨

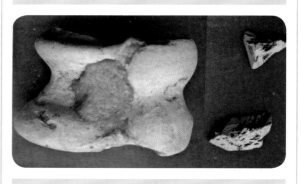
C. 龙骨（左）与五花龙骨（右）

图15-11-1 龙骨药材

以质硬、色白、吸湿性强者为佳。

[**成分**] 主要含碳酸钙（$CaCO_3$）、磷酸钙[$Ca_3(PO_4)_2$]，并含少量的铁、钾、钠、氯等。

[**贮藏保管**] 置干燥处，防潮。

[**功效**] 性平，味甘、涩。镇惊安神，收敛涩精。外用生肌敛疮。用于心悸易惊，失眠多梦，自汗盗汗，遗精，白带，崩漏；外治溃疡久不收口，阴囊湿痒。

[**用法用量**] 15～30 g，先煎。收敛固涩煅用，其他生用；外用适量，研末敷患处。

[**方例**] 金锁固精丸（《医方集解》）：龙

骨，牡蛎，沙苑子，芡实，莲须，莲肉。功能
补肾涩精；主治遗精滑泄。

［论注］ 伪品龙骨系采用黄泥土加入黏合
剂、龙骨碎片加工伪制而成。呈不规则块状或
条状，大小不一，直径大多在 2 cm 以下，表面
土黄色，有的表面有孔隙，多嵌有白色龙骨碎
片，表面可被指甲刻画，刻画面较光滑，刮之
呈细腻粉末状。体重，质硬脆，易掰断，断面
颜色较表面深，呈黄褐色，平整但不光滑，有
的具孔状裂隙，手捻之能进一步碎裂呈细小
碎块。

# 附: 龙齿

DRACONIS DENS

［来源］ 为龙骨原动物的牙齿化石。

［采收加工］ 采挖后，除去泥土等杂质，
敲去牙床。

［药材鉴别］ 性状鉴别 呈完整齿状或破
碎成不规则的块状，完整者可分为犬齿和臼
齿。犬齿呈圆锥状，略弯曲，长约 7 cm，直径
0.8 ～ 3.5 cm，近尖端处常中空。臼齿呈圆柱
形或方柱形，略弯曲，一端较细，一般长 2 ～
20 cm，直径 1 ～ 9 cm，多有深浅不同的棱；
其中呈青灰色或暗棕色的习称"青龙齿"，呈黄
白色的习称"白龙齿"；有的表面具光泽的珐琅
质（光泽的釉质层）。质坚硬，断面粗糙，凹凸
不平或有不规则的凸起棱线。有吸湿性。无臭，
无味。（图 15-11-2）

以吸湿性强者为佳。无吸湿性、烧之发烟
有异臭者，不可入药。

［成分］ 主要含碳酸钙（$CaCO_3$）、磷酸钙
[$Ca_3(PO_4)_2$]，并含少量的铁、钾、钠等。

［贮藏保管］ 木箱或麻袋装，置干燥处，
防潮。

［功效］ 性凉，味甘、涩。镇惊安神，除
烦热。用于心悸易惊，心烦，失眠多梦。

［用法用量］ 9 ～ 15 g，先煎。

［论注］ 龙齿墩（俗称牙床）呈不规则
方形，长约 7 cm。表面灰白色，粗糙或光滑，
在龙齿脱落处有明显痕迹。质坚硬，断面粗

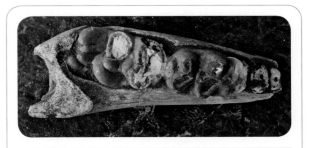

A. 正面

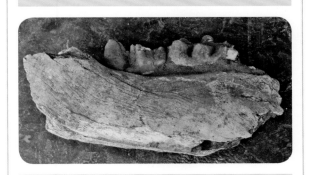

B. 侧面

图 15-11-2　龙齿药材

糙，亦有吸力。以吸湿性强者为佳，但比龙
齿质次。

# 花蕊石

OPHICALCITUM

本品始载于《嘉祐补注本草》。掌禹锡曰：
"花蕊石出陕华诸郡，色正黄，形之大小方圆无
定。"寇宗奭曰："黄石中间有淡白点，以此得
花之名，图经作花蒜石，是取其色黄。"

［别名］ 花乳石，白云石。

［来源］ 为变质岩类蛇纹石大理岩
Ophicalcite 的石块。

［产地］ 主产于陕西、河南、河北、江苏、
浙江、湖南、山西、四川等省。

［采收加工］ 全年可采，选择夹有淡黄色
或黄绿色彩晕花纹者，除去杂石，即可。

［药材鉴别］ 性状鉴别 呈不规则的块状，
具棱角，大小不一。表面不平坦，灰白色或黄
白色，有淡黄色或黄绿色花纹（习称"彩晕"）

相夹其间，对光视之，有闪星状亮光。体重质坚，击碎之断面不整齐。可用小刀刻画成痕。无臭，无味。（图15-12-1）

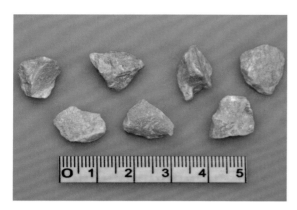

图15-12-1 花蕊石药材

理化鉴别 （1）取本品少许，置试管中滴加稀盐酸数滴，即发生大量气泡。

（2）取本品少许，加硫酸（1:3）1滴，即发泡溶解，置显微镜下观察，可见有针簇状的硫酸钙结晶析出。

[成分] 主要含碳酸钙（$CaCO_3$）及镁的硅酸盐[$Mg_6(Si_4O_{10})(OH)_8$]，并含少量铁、铝等。

[贮藏保管] 置干燥处。

[功效] 性平，味酸、涩。化瘀止血。用于咯血，吐血，外伤出血，跌扑伤痛。

[用法用量] 4.5～9g，炮制后研末服用；外用煅制品适量，研末敷患处。

[方例] 化血丹（《医学衷中参西录》）：三七，花蕊石，血余。功能止血化瘀，主治吐血、衄血、便血及二便下血。

# 钟乳石

STALACTITUM

本品始载于《神农本草经》，列为上品。载曰："为石灰石山洞内所生，其状如冰柱。"陶弘景曰："第一出始兴，而江陵及东境名山石洞亦皆有，惟通中轻薄如鹅翎管，碎之如爪甲，中无雁齿光明者为善，长挺乃有一二尺者，色

黄，以苦酒洗刷则白。"李时珍曰："桂林融山洞穴中，钟乳甚多……石液融结成者，乳床下垂，如倒数峰小山，峰端渐锐，且长如冰柱，柱端轻薄中空如鹅管。"

[来源] 为碳酸盐类方解石族钟乳石Stalactte的矿石。

[产地] 主产于广西、湖北、四川、山西等省区。

[采收加工] 全年可采。自洞穴中采集后，除去杂石。其中粗如酒杯者称"钟乳石"，细如管状者称"滴乳石"。

[药材鉴别] 性状鉴别 呈圆锥形或圆柱形，大小不一，长5～15cm，直径2～7cm。白色、灰白色或棕黄色，表面粗糙，凹凸不平。体重，质硬，不易砸碎，硬度3，比重2.6～2.9；断面较平坦，对光观察断面显闪烁的亮光，中心带有1圆孔，圆孔周围有多数圈层。大型钟乳石敲击可由圈层处断裂成弧形薄片。无臭，味微咸。（图15-13-1）

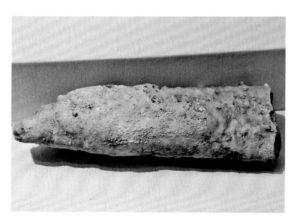

图15-13-1 钟乳石药材

[成分] 主要含碳酸钙（$CaCO_3$），并含少量铝、钠、铁、镁等。

[贮藏保管] 置干燥处。

[功效] 性温，味甘。温肺，助阳，平喘，制酸，通乳。用于寒痰咳喘，阳虚冷喘，腰膝冷痛，胃痛泛酸，乳汁不通。

[用法用量] 3～9g，先煎。

[方例] 钟乳丸（《张氏医通》）：钟乳石，麻黄，杏仁，甘草。治冷哮痰喘。

# 鹅管石

GALAXEA

本品始载于《本草纲目》，列于石钟乳项下。目前商品药材一种为栎珊瑚的骨骼，另一种为钟乳石的细长尖端部分。前者称"珊瑚鹅管石"；后者称"钟乳鹅管石"。

[**别名**] 珊瑚鹅管石。

[**来源**] 为树珊瑚科动物栎珊瑚 *Balonophyllia* sp. 的石灰质骨骼。属三方晶系。

[**产地**] 主产于广东、广西等省区。

[**采收加工**] 全年可采。自暖海深处的岩礁上采取后，敲去杂石部分，取细如管状部分，洗净晒干，即得。

[**药材鉴别**] 性状鉴别 呈圆管状，有的稍弯曲，一端较细而尖，形如鹅毛管，长3～5 cm，直径4～7 mm。表面乳白色或灰白色，有突起的节状横环纹及多数纵直棱线，其间有细横棱线交互成小方格状。质硬而脆，断面有多数中隔，自中心呈放射状排列，形成菊花心样花纹。气无，味微咸。（图15-14-1）

以条均匀、色白、无杂石者为佳。

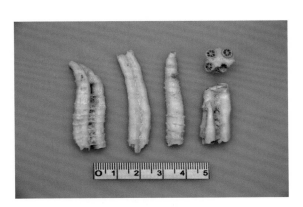

图15-14-1 鹅管石药材

[**成分**] 主要含碳酸钙（$CaCO_3$）。

[**贮藏保管**] 竹篓装，一般存放。

[**功效**] 性温，味甘。温肾，壮阳，通乳。用于肺痨咳喘，胸闷，阳痿，腰膝无力，乳汁不通。

[**用法用量**] 9～15 g。

[**论注**]（1）钟乳鹅管石系钟乳石 Stalactitum 之先端细而呈管状部分，又名"滴乳石"。据考证，本草中所记载的鹅管石，因产量小，现仅部分地区使用。呈圆锥形或圆柱形，多中空如管状，长3～5 cm，直径0.5～0.8 cm，白色、灰黄色或棕黄色，表面颗粒状，有纵斜纹理，多粗糙半透明状或光滑透明。质硬而脆，易折断，断面略平坦，有环状层次和玻璃样光泽，中心常有1圆形空洞。气无，味咸。珊瑚鹅管石与钟乳鹅管石主要成分均为$CaCO_3$，功能相同，但其成因有别，性味及临床应用略有差异，宜区别入药。

（2）核珊瑚骨骼为核珊瑚 *Caryophllia* sp. 等珊瑚虫所分泌的石灰质骨骼，表面无明显节状横环纹，余同珊瑚鹅管石。珊瑚鹅管石与核珊瑚等珊瑚虫所分泌的石灰质骨骼虽性状略有差异，但其化学成分、成因、显微特性、性味及临床应用相同，宜作为药源加以扩大。

# 自然铜

PYRITUM

本品始载于《雷公炮炙论》。马志曰："其色青黄如铜，不从矿炼，故号自然铜。"苏颂曰："今市人多以矿石为自然铜，烧之成青焰如硫黄者，是也。"其所描述的正为今日所用之黄铁矿。

根据本草记载，自然铜应为天然产之铜，但以黄铁矿作自然铜使用在宋代即已开始。今市售自然铜主要为黄铁矿，黄铁矿经氧化后变成棕黄色的褐铁矿，个别地区亦当作自然铜使用。

[**来源**] 为硫化物类黄铁矿族黄铁矿 Pyrite 的矿石。属等轴晶系。

[**产地**] 主产于四川、广东、云南等省。

[**采收加工**] 全年可采。在矿区拣取，去净杂石、沙土及黑锈后，敲成小块。

[**药材鉴别**] 性状鉴别 多呈方块形，直径0.2～3 cm。表面亮黄色，有金属光泽，有的黄棕色或棕褐色，无金属光泽；具棕黑色或墨绿色细条纹及砂眼。体重，质坚硬或稍脆，易砸碎；断面黄白色，有金属光泽；或断面棕

褐色，可见银白色亮星。无臭，无味。灼烧可产生蓝色火焰，并发生二氧化硫气体；不溶于稀盐酸，溶于硝酸，并析出硫。（图15-15-1）

以块整齐、色黄而光亮、断面有金属光泽者为佳。

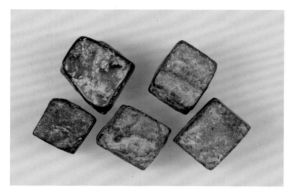

图15-15-1　自然铜药材

[成分]　主要含二硫化铁（$FeS_2$），并常含镍、砷、锑、铜、钴等杂质。

[贮藏保管]　竹篓、木箱装，一般存放。

[功效]　性平，味辛。散瘀止痛，续筋接骨。用于跌打损伤，筋伤骨折，瘀血作痛。

[用法用量]　3～9 g，煅研细末入散剂，每次0.3～0.6 g。若入煎剂宜先煎；外用适量。

[方例]　自然铜散（《张氏医通》）：自然铜，乳香，没药，当归，羌活。治跌扑骨折。

[论注]　矿物学上的自然铜，是指铜元素在自然界天然生成的集合体，常见为黄铜矿（$CuFeS_2$），与中药自然铜完全不同。矿物铜（Cu，理论含铜量100%，但常含银和金等元素）也为混淆品。2种混淆品特点如下。

黄铜矿：① 晶体结构属四方晶系，为四面体状，但少见，多呈致密块状、粒状集合体。② 铜黄色，表面常呈暗黄或斑状锖色。③ 条痕绿黑色，金属光泽。④ 硬度3～4，相对密度4.1～4.3。性脆，能导电。

矿物铜：① 晶体结构属等轴晶系，晶体呈立方体，但很少见，常呈不规则树枝状集合体。② 铜红色，表面常因氧化而呈褐黑色。③ 条痕铜红色，金属光泽。④ 硬度2.5～3，相对密度8.5～8.9。具强延展性，为电和热的良导体。

# 磁　石

MAGNETITUM

本品始载于《神农本草经》，列为中品。陈藏器曰："慈石取铁，如慈母之招子，故名。"苏颂曰："今磁州、徐州及南海傍山中皆有之，磁州者岁贡最佳，能吸铁虚连十数针，或一二斤刀器，回转不落者，尤良。采无时。其石中有孔，孔中黄赤色，其上有细毛，功用更胜。"

[来源]　为氧化物类尖晶石族磁铁矿 Magnetite 的矿石。属等轴晶系。

[产地]　主产于江苏、山东、辽宁、广东、安徽、河北等省。

[采收加工]　常见于许多岩浆和变质岩中，海滨沙中也常有，全年可采。采取后，除去无吸铁能力者及杂石，选择吸铁能力强的入药。

[药材鉴别]　性状鉴别　呈不规则块状或略呈方形，多具棱角，大小不一。外表铁黑色或棕褐色，条痕黑色，有金属光泽，或覆有棕色粉末而无光泽；有的粗糙并具少数针眼状孔隙。体重，质坚硬，难破碎，断面不整齐而致密，与表色同。具磁性。有土腥气，无味。（图15-16-1）

传统鉴别　将吸铁能力强者称"活磁石"或"灵磁石"，品质较好；无吸铁能力的称"死磁石"或"呆磁石"，质量次之。

以黑色、有光泽、质致密、吸铁能力强者为佳。

[成分]　主要含四氧化三铁（$Fe_3O_4$），并

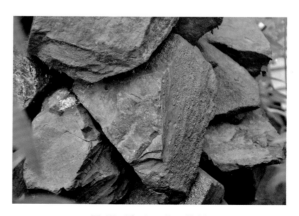

图15-16-1　磁石药材

含少量氧化镁、三氧化二铝等。

[贮藏保管] 置干燥处，最好用铁屑混装，以保持磁性。

[功效] 性寒，味咸。镇惊安神，平肝潜阳，聪耳明目，纳气平喘。用于惊悸失眠，头晕目眩，视物昏花，耳鸣耳聋，肾虚气喘。

[用法用量] 9～30 g，入汤剂先煎；入丸散剂，每次1～3 g。

[方例] 神曲丸（《千金方》）：磁石，辰砂，六曲，治眼目昏暗。

[论注] 磁石采收后，久放会发生氧化，使磁性减退。所以应经常用铁屑或泥土包埋之，以保持磁性。如已失去磁性，则将其与磁石放在一起，磁性可渐恢复。

# 赭 石

HAEMATITUM

本品始载于《神农本草经》，列为下品。陶弘景曰："出代郡者名代赭。""生齐国山谷，赤红青色如鸡冠，有泽染爪甲不渝者良。"苏颂曰："今河东江东山中亦有之……医家一所用，多择取大块，其上文头有如浮区丁者为胜，谓之丁头代赭。"李时珍曰："赭，赤色也。代，即雁门也。"

[别名] 代赭石，钉赭石，生赭石，赤赭石。

[来源] 为氧化物类矿物刚玉族赤铁矿Haematite矿石。属三方晶系。

[产地] 主产于河北、山西、山东、广东、江苏、四川、河南、湖南等省。

[采收加工] 常存于铁岩石风化岩形成的残余赤铁矿床，变质岩有时含丰富的赤铁矿。全年可采。采后，选取表面有钉头状突起部分的称"钉头代赭石"，除去泥土、杂石。

[药材鉴别] 性状鉴别 多呈不规则的扁平状，大小不一。全体棕红色或铁青色，表面附有少量棕红色粉末，有的有金属光泽。一面有圆形乳头状突起，习称"钉头"；另一面与突起相对应处有同样大小的凹窝。质坚硬，硬度5.5～6，不易砸碎，断面显层叠状，且每层均依"钉头"而呈波浪状弯曲。用手抚摸，则有红棕色粉末粘手，在石头上磨划呈红棕色。气微，味淡。（图15-17-1）

以色棕红、断面层次明显、有"钉头"、无杂石者为佳。

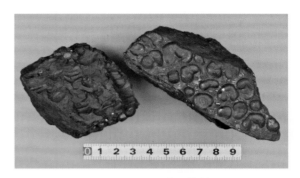

图15-17-1 赭石药材

[成分] 主要含三氧化二铁（$Fe_2O_3$），其次为中等量的硅酸、铝化物及少量的镁、锰、碳酸钙及黏土等。含铁量一般为40%～60%。

[贮藏保管] 竹篓或草袋装，一般存放。

[功效] 性寒，味苦。平肝潜阳，重镇降逆，凉血止血。用于眩晕耳鸣，呕吐，噫气，呃逆，喘息，吐血，衄血，崩漏下血。

[用法用量] 10～30 g，入汤先煎。降逆平肝宜生用，止血宜煅用。

[论注] 赭石由于原矿物不同，分为钉头赭石和无钉头赭石。前者为赤铁矿的集合体，后者为赤铁矿-水针铁矿的集合体。无钉头赭石表面不具钉头状突起，断面层纹平直。

# 炉甘石

CALAMINA

本品始载于《本草纲目》。李时珍曰："炉火所重，其味甘，故名。炉甘石所在坑冶处皆有，川蜀湘东最多……金银之苗也，其块大小不一，状似羊脑，松如石脂，亦粘舌。产于金坑者，其色微黄为上；产于银坑者，其色白，或带青，或带绿，或粉红；赤铜得之，即变为黄。"

[来源] 为碳酸盐类方解石族矿物菱锌矿Smithsonite的矿石。属三方晶系。又称"生

甘石"。

[产地] 主产于湖南、广西、四川等省区。

[采收加工] 常见于铅锌矿氧化带中。全年可采掘。挖出后拣净杂石、去净泥土，即得。

[药材鉴别] 性状鉴别 呈不规则块状，有的呈圆形或扁平形，大小不一。表面白色、淡红色或黄褐色，凹凸不平，多孔，似蜂窝状，显粉性。体轻，质松，易碎，断面灰白色或淡棕色，颗粒状，并有细小孔。有吸湿性。无臭，味微涩。（图15-18-1）

均以体轻、质松、色白者为佳。

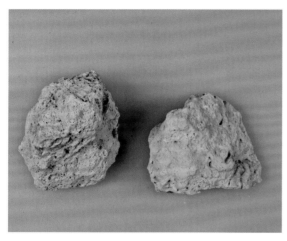

图15-18-1 炉甘石药材

[成分] 主要含碳酸锌（$ZnCO_3$），并含少量铁、钴、锰等碳酸盐。含氧化锌（$ZnO$）不得少于56.0%。

[贮藏保管] 置干燥处。

[功效] 性平，味甘。解毒明目退翳，收湿止痒敛疮。用于目赤肿痛，睑弦赤烂，翳膜遮睛，胬肉攀睛，溃疡不敛，脓水淋漓，湿疮瘙痒。

[用法用量] 外用适量。

[方例] 炉甘石散（《证治准绳》）：炉甘石，片脑，黄连，黄柏。止血，消肿毒，生肌，明目去翳，退赤，收湿除烂。

[论注] 浮水甘石为水锌矿 Hydrozincite 的矿石。多为白色，孔隙较多。体轻，质松软，有较强的吸水性，舐之粘舌。主要成分为碱式碳酸锌 [$Zn_5(CO_3)_2(OH)_6$]。

# 砒 石

ARSENICUM SUBLIMATUM

本品始载于《开宝本草》。苏颂曰："惟信州者佳，其块有甚大者，色如鹅子黄明彻不杂。"寇宗奭曰："生砒谓之砒黄，色如牛肉，或有淡白路……将生砒就置火上，以器覆之，令烟上飞，着器凝结，累然下垂，如乳尖者，入药为胜。"李时珍曰："惟出信州（今江西上饶、贵溪），故人呼为信石。"又曰："生砒黄以赤色者为良，熟砒黄以白色者为良。"

[别名] 信石，人信。

[来源] 为砷华 Arsenolite 的天然矿石，或用毒砂 Arsenopyrite 或雄黄为原料加工制造成的块状物。商品中分红砒、白砒2种，属等轴晶系。药用的主要是天然红砒。

[产地] 主产于江西、湖南、广东、贵州等省。

[采收加工] 天然砷华矿很少，系由他种含砷矿分解而成。与他种含砷矿共生，全年可采，采挖后除去杂石，即得。加工制成方法有新老2种：老法系将毒砂 [硫砷铁矿（FeAsS）] 砸成小块，除去杂石，以煤、木炭或木材烧炼，然后升华，即得砒石；此法设备简单，但有害健康。新法系取纯净的雄黄，砸成10 cm以下的小块，点燃之，使雄黄燃烧，将生成气态的三氧化二砷通过冷凝管道，得到充分冷凝，即为砒石，生成的二氧化硫则从烟道排出。

[药材鉴别] 性状鉴别 红砒（红信石）：呈不规则块状，大小不一。粉红色，具黄色与红色影晕，略透明或不透明，具玻璃样光泽，或无光泽。质脆，易砸碎。无臭。本品极毒，不能口尝。（图15-19-1）

白砒（白信石）：为无色或白色，其余特征同上。（图15-19-2）

[成分] 主要含三氧化二砷（$As_2O_3$）。

[贮藏保管] 按毒性药品管理规定。

[功效] 性大热，味辛、酸；有大毒。蚀疮祛腐，平喘化痰，截疟，杀虫。用于痔疮，瘰疬，走马牙疳，癣疮，溃疡腐肉不脱，寒痰哮喘，疟疾。

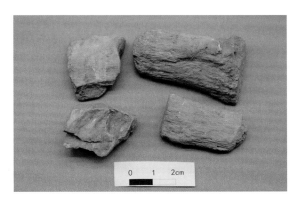

图15-19-1　红砒药材

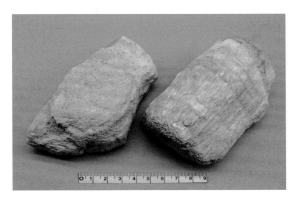

图15-19-2　白砒药材

[**用法用量**]　0.002～0.004 g，内服入丸散；外用适量。

[**注意**]　大毒之品，用之宜慎，体虚者及孕妇忌用。

[**论注**]　砒霜为砒石升华而得的精制品。为白色粉末，微溶于热水。其毒性较砒石剧，效用与砒石同。

# 雄　黄

## REALGAR

本品始载于《神农本草经》，列为中品。吴普曰："雄黄生山之阳，是丹之雄，所以名雄黄也。"苏敬曰："宕昌、武都者为佳，块方数寸，明彻如鸡冠。"苏颂曰："今阶州即古武都山中有之。形状如丹砂，明彻不夹石，其色如鸡冠者真。"李时珍曰："武都水窟雄黄，北人以充丹砂，但研细色带黄耳。"

[**来源**]　为硫化物类雄黄族雄黄Realgar的矿石。属单斜晶系。

[**产地**]　主产于湖南、贵州、云南等省。四川也产。

[**采收加工**]　常存在于热液矿脉、温泉（由含砷物质升华凝结而成）、煤矿和褐铁矿床（为次生者，是由有机物质腐烂所产生之硫化氢与含砷溶液作用而生成）中，全年均可采挖。雄黄在矿中质软如泥，见空气即变硬，故采挖后一般只要用竹刀剔取，除去杂质、石块、泥土，即可。

[**药材鉴别**]　性状鉴别　呈不规则的块状或粉末，大小不一。全体呈深红色或橙红色，块状者表面常覆有橙黄色粉末，以手触之易被染成橙黄色。体重质松，易碎，断面具树脂样光泽，晶面有金刚石样光泽，或断面暗红色，具细沙孔。粉末及条痕为橙黄色。微有特异臭气。燃之易熔融成紫色液体，并生黄白色烟，有强烈的蒜臭气，冷却后成红紫色固体，质纯者凝成橙红色固体。（图15-20-1）

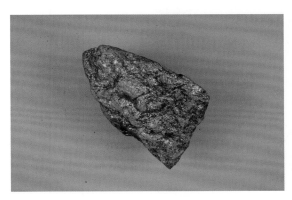

图15-20-1　雄黄药材

以块大、色红、质松脆、有光泽者为佳。

[**成分**]　主含硫化砷（$As_2S_2$），并含少量其他重金属盐。

[**贮藏保管**]　置干燥处，密闭。

[**功效**]　性温，味辛；有毒。解毒杀虫，燥湿祛痰，截疟。用于痈肿疔疮，蛇虫咬伤，虫积腹痛，惊痫，疟疾。

[**用法用量**]　0.05～0.1 g，内服入丸散；外用适量。

[注意] 外用为主，内服宜慎，阴虚血亏及孕妇禁用。

[论注]（1）《清嘉录》为清代苏州人顾禄的著作，记录了苏州地方节令习俗。载有雄黄酒，曰："研雄黄末，屑蒲根，和酒饮之，谓之雄黄酒。"我国南方各地端午节期间，用雄黄酒点小童额头，认为有辟邪、解毒作用。用艾枝叶点雄黄酒于房屋周边，有杀虫作用。雄黄含二硫化砷，建议不作内服。

（2）雌黄系雌黄矿Orpiment的矿石，主含三硫化二砷（As$_2$S$_3$），常与雄黄共生。性状与雄黄比较相似，不同点是：雌黄全体色黄，燃后熔融液体成红黑色，冷却后成红黑色固体。（图15-20-2）

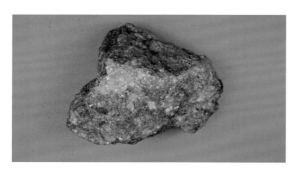

图15-20-2　雌黄药材

（3）商品中常分为雄黄、明雄、烧雄等规格。明雄又名"雄精"，系熟透的雄黄，多呈块状，色鲜红，半透明，有光泽，松脆，质最佳，但产量甚少；古时加工成椭圆形，随身佩戴作装饰用，故又名"腰黄"。烧雄为雄黄提炼加工品，呈块状，色紫红，无光泽，条痕黄色，质较硬脆，易砸碎，断面胶质状，不呈结晶性，常具细砂孔，微有硫黄气味。

# 朱　砂

## CINNABARIS

本品始载于《神农本草经》，列为中品。苏颂曰："今出辰州、宜州、阶州，而辰州者最胜……生石上，其大块者如鸡子，小者如石榴子，状若芙蓉头、箭镞，连床者紫黯若铁色，

而光明莹彻，碎之崭岩作墙壁，又似云母片可拆者，真辰砂也，无石者弥佳。"

[别名]　辰砂，丹砂，赤砂。

[来源]　为硫化物类辰砂族辰砂矿Cinnabar的天然矿石。属三方晶系。

[产地]　主产于湖南、贵州、四川、广西、云南等省区。湖北、哈尔滨等地也产。过去以辰州（今沅陵）产的为好，故得"辰砂"之名。

[采收加工]　常于石灰岩、板岩、砂岩中寻挖辰砂的矿脉；将采集到辰砂矿劈开，除去杂石，并利用比重不同将朱砂与岩石分开。即将凿碎的矿石放在直径约1尺余的淘洗器中，于水中托盘旋转，朱砂重于石则在下，石则在上。分出后再用磁铁吸尽含铁杂。将大的朱砂劈成片状，称之"镜面砂"；块状者称之"豆瓣砂"；细小片块、颗粒或碎者，称之为"朱宝砂"或"泽光砂"。

[药材鉴别]　性状鉴别　呈颗粒状或块片状，大小不一。全体呈鲜红色或暗红色，有光泽，条痕红色至褐红色。质脆体重，硬度2～2.5，触之不染手。无臭，无味。

商品有以下几个规格。

镜面砂（劈砂、片砂）：呈斜方形或长条形板片状，大小、厚薄不一。边缘不齐，色红而鲜艳，光亮如镜且微透明。质较脆，易破碎。

豆瓣砂（豆砂、个砂）：呈块粒状，方圆形或多角形，色暗红。质坚，不易碎。（图15-21-1）

珠宝砂（洋尖砂）：呈细小片块状或颗粒状，色红明亮，有闪烁的光泽。

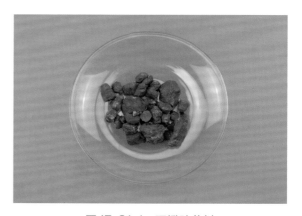

图15-21-1　豆瓣砂药材

以色鲜红、有光泽、质重、质脆者为佳。

[成分] 主含硫化汞（HgS），常夹杂着少量黏土及有机质等。

[贮藏保管] 用纸或塑料袋装好后用木箱装，炮制后用瓦缸或瓶装，放干燥处。

[功效] 性微寒，味甘；有毒。清心镇惊，安神，明目，解毒。用于心神不宁，惊痫癫狂，失眠多梦；外用治咽喉肿痛，痈疽疮疡。

[用法用量] 0.1 ～ 0.5 g，入丸散服；外用适量。

[注意] 不宜多服久服。

[方例] 朱砂安神丸（《兰室秘藏》）：朱砂，黄连，甘草，生地黄，当归。功能镇心安神，清热养血；主治心火上炎，心神烦乱，惊悸怔忡，失眠多梦。

[论注] （1）人工朱砂又称"灵砂"，是以水银、硫黄为原料加热升华而合成的制成品。其完整者呈盆状，商品多为大小不等的碎块；全体暗色；质松脆，易破碎，断面呈纤维状、针状结晶（习称"马牙柱"），具宝石样或金属样光泽；无臭，味淡。（图15-21-2）

（2）银朱也是由水银、硫黄升炼而成，与人工朱砂同原料、同方法，在同一罐内制成，只是结晶的部位不同。呈细粒、疏散土状的深红色粉末。质重，具强光泽。吸湿易结块，捻之极细而染指。除供医药用外，亦作化工原料。

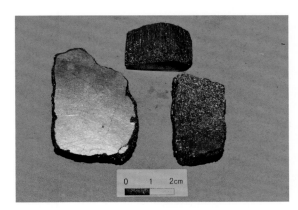

图15-21-2 人工朱砂药材

# 索 引

## 中药中文名索引
### （以拼音为序）

# 药材拉丁名索引

# 植（动）物拉丁学名索引

# 后 记

范崔生教授是全国知名中药专家，长期致力于中药鉴定实践、教学和科研工作，遵从中医药理论，善于将传统中医药学与现代科学技术融合起来研究中药，积淀了深厚的理论基础和丰富的实践经验，具有独特的学术思想和学术风格。挖掘和传承范师的宝贵经验，正是遵循"传承精华、守正创新"的中医药发展要求，对推进中医药事业继承创新有着深远意义。

2016年2月，习近平总书记在江中药谷制造基地考察时指出："中医药是中华民族的瑰宝，一定要保护好、发掘好、发展好、传承好。"江中药业股份有限公司（以下简称"江中药业"）隶属华润江中制药集团有限责任公司，前身是江西中医学院的校办企业——江中制药厂。50年来江中人始终秉承"打造极致产品"的理念，在不断创新发展中传承国药精粹。药材好，药才好。江中药业的每一款高品质好产品的诞生都源自对药材道地性的坚守。范师作为特聘专家长期为江中药业把关中药材质量。2012年，为充分总结传承范师学术思想和宝贵经验，江中药业专门组建团队跟师学习，着手梳理范师手稿并筹备编撰工作，以期更好地服务于中医药行业。2014年，国家中医药管理局批复成立范崔生全国名老中医药专家传承工作室（2018年建设期满并高分通过验收）。2015年，江中药业与传承工作室联手成立《中药鉴定学通论——方法·应用·图谱》编撰委员会，共同推进著书事宜。2017年，范师又被推选为首届全国名中医，翌年成立范崔生全国名中医传承工作室，团队力量进一步充实，编撰工作持续开展。范师倡导实践出真知，鼓励大家深入各个药材产地、市场进行实地调研，以更好地掌握药材的真伪优劣情况以及生产经营中存在的问题。在范师的悉心指导下，编撰委员会成员们的足迹遍布祖国大江南北，对常用中药材的基原、分布、加工、品质等进行系统调查，积累了大量一手资料及图片；在每月定期开展的传承工作室学术交流会上，筛选重点品种、特色品种进行分享，共同探讨中药鉴定学的理论方法及实践应用，丰富了本书内容。

作为一部纯学术著作，本书内容系统全面、涉及广泛，工作量远远超出预期。这几年几经易稿，在不断修订中日臻完善。范师治学严谨，年近90高龄仍心系中药鉴定学的传承与发展，每一稿都认真校对并手写修订意见，倾注了大量心血。范师孜孜以求的治学精神值得后辈仿效。《中药鉴定学通论——方法·应用·图谱》一书凝聚着范师70余年从事中药工作的宝贵经验，具有较高的学术价值和应用价值，对开展中药鉴定工作、提升专业能力均具有较强的指导意义，必将对推动中医药事业繁荣振兴和培养中医药技术人才产生深远影响。

本书编写的主要分工：在传承、挖掘、调研过程中，范崔生教授对中药鉴定学的方法和应用，特别是传统经验鉴别技术作了系统、深入的传授，拟定编写大纲、编写体例，并对全书进行了细致的审定。为扩大传承工作室学术交流范围并提高本书编写质量，特聘江西省药品检验检测研究院袁桂平主任药师及上海交通大学曹智勇编审为特邀主编。袁桂平具有丰富的中药材鉴定、检验、监督及标准制定经验，负责总论的编写和全书的统稿、审稿；曹智勇从事多年中医药专业书籍编辑工作，具有丰富的中药鉴定理论基础和编辑经验，负责全书的结构设计、文字润色、编辑校正及索引编制，并对全书进行精细统稿和审定。钟虹光、易敏之、卢建中为项目发起人，负责编写大纲与资源协调等统筹工作，多次组织召开编撰工作讨论会，并负责全书的审稿；谌瑞林负责根及根茎类（前1/2）的编写，拍摄全书中大部分原植（动）物照片，搜集全书中大部分药材样品并拍摄照片，并负责全书的统稿、定稿、审稿；谢斌负责根及根茎类（后1/2）、目录的编写，拍摄原植（动）物照片，搜集药材样品并拍摄照片，并负责全书的统稿、定稿、审稿；吴志瑰负责茎木类、叶类、花类及10个重点研究品种的编写，并拍摄原植物照片；李洋负责皮类、全草类的编写；吴蜀瑶负责果实种子类（前2/3）的编写，并拍摄药材照片；付小梅负责果实种子类（后1/3）及动物类（后1/2）的编写，并拍摄药材照片；李琼负责其他类、动物类（前1/2）、矿物类的编写；杨安金负责菌藻类的编写；刘文君组织实地调研、药材样品搜集及拍摄；赖学文负责原植物图片的鉴定；袁春林负责全书墨线图的绘制。参与人员还有李治光、徐春良、尧梅香、柯瑜、何浪、熊艳霞、陈浩、叶群力、杨凌宇、张璐、刘慧莹、曾宣荣、周磊等。

本书的编撰工作，还得到各级领导及行业同仁的热心指导和帮助。借本书出版之机，向关心和支持本书的所有单位和人员，表示由衷的感谢！

范崔生全国名中医传承工作室
江中药业股份有限公司

2020年4月